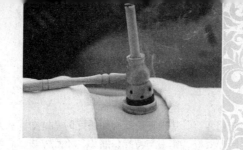

实用中医脐疗

温木生 ◎ 主编

中国健康传媒集团

中国医药科技出版社

内 容 提 要

本书分基础理论和临床应用两篇。基础理论篇介绍脐疗的基本知识和方法，包括脐疗的起源、脐的生理与解剖、治疗机制、治疗效应、作用与特点、脐诊、治疗方法、意外的防治、适应证、禁忌证及注意事项等内容；临床应用篇重点介绍传染、内科、外科、妇科、儿科、皮肤科、五官科等150余种常见病的治疗方法。为保证实用性，每病精选了数则处方，供临床时选用。本书作者参考了大量文献资料，并结合自己的临床经验，内容丰富，实用性强，适于基层医务人员及中医药爱好者阅读参考。

图书在版编目（CIP）数据

实用中医脐疗 / 温木生主编 . — 北京：中国医药科技出版社，2023.5
ISBN 978-7-5214-3846-8

Ⅰ . ①实… Ⅱ . ①温… Ⅲ . ①脐—中药外敷疗法 Ⅳ . ① R244.9

中国国家版本馆 CIP 数据核字（2023）第 057807 号

美术编辑 陈君杞
版式设计 也 在

出版 **中国健康传媒集团** | 中国医药科技出版社
地址 北京市海淀区文慧园北路甲 22 号
邮编 100082
电话 发行：010-62227427 邮购：010-62236938
网址 www.cmstp.com
规格 787 × 1092 mm $^1/_{16}$
印张 28 $^1/_4$
字数 669 千字
版次 2023 年 5 月第 1 版
印次 2023 年 5 月第 1 次印刷
印刷 北京紫瑞利印刷有限公司
经销 全国各地新华书店
书号 ISBN 978-7-5214-3846-8
定价 **86.00 元**

获取新书信息、投稿、为图书纠错，请扫码联系我们。

版权所有 盗版必究
举报电话：010-62228771
本社图书如存在印装质量问题请与本社联系调换

编委会

主　编　温木生

副主编　周定伟　刘　莉　温　馨

编　委（按姓氏笔画排序）

邓　强　李　润　李章华　肖安波

韩鹏艳　谭　飞　潘志翔

脐疗，即肚脐疗法，为中医外治法之一，是根据病情的需要，选择相应的治疗药物制成适当剂型（如糊、散、丸、膏等）敷于脐部，或在脐部给以艾灸、热熨、拔罐、针刺等物理刺激，从而防治全身疾病的一种方法。该疗法以中医学的经络学说、脏腑学说为理论基础，以肚脐（即神阙穴）为用药或刺激部位，通过经络的作用，布散全身，从而达到激发经气，疏通经络，促进气血运行，调节人体阴阳与脏腑功能的作用。脐疗法在我国已有2000多年的历史，既具有悠久之历史渊源和丰富的科学内涵，又有深厚的文化底蕴和时代的新意。集培元固本、通经活络、调理脏腑、平衡阴阳、防病治病、调整身心、启迪智慧、美容抗衰、激发潜能、增寿延年等众多神奇效果于一身，为历代医家和道、儒、法等诸子百家所推崇，到现在，这种方法因它的简、便、效、廉在临床的应用越来越广泛。

脐疗法作为中医外治法的一种，内容丰富，方法众多，具有操作简便、针对性强、安全快捷等特点，并且疗效肯定，材料易得，适应证广，易于临床掌握。由于给药途径特殊，无副作用，避免了口服及注射给药的缺点，病人无痛苦，易于接受，被称为绿色疗法。在《黄帝内经》中，就有脐和脏腑经络联系密切的论述，另一部中医经典《难经》提出脐下肾间动气"为五脏六腑之本，十二经脉之根""主通行三气，经历于五脏六腑"，为脐疗防治全身疾病提供了重要的理论依据。后世医家多在此基础上进行了较为广泛的理论探讨与临床应用。

脐疗法大致可分为药物贴敷脐疗法（包括敷脐、贴脐、填脐、纳脐、蒸脐、熏脐、熨脐、灸脐、掺脐、角脐等）、物理刺激方法（包括拔罐、推拿和针刺）等，可治疾病的范围涉及内、外、妇、儿、皮肤和五官等科约二百种疾病和症状，从理论到临床应用不断丰富。脐疗法的现代中医临床应用范围更广，涉及呼吸、循环、消化、泌尿、神经、免疫、内分泌、生殖等系统。在内、外、妇、儿、血液、皮肤、保健等科都取得了明显的医疗效果。

但是，由于种种原因，脐疗法还存在许多不足，如：理论基础研究不足，探讨和推理较多，相关实验及系统的文献研究不足；脐疗临床研究虽报道较多，但大多是低水平重复，证据说服力不足。

笔者长期工作在临床第一线，经常使用脐疗法，取得了很好的效果，深为该疗法的优势和特点所折服，总想弥补以上不足，为脐疗的推广与发展作一点力所能及的贡献，遂不揣愚昧，结合临床经验和体会，将20多年来各位同仁在脐疗上取得的最新成果汇集成册，在理论上和临床上作一些探讨和总结，向各位脐疗爱好者作一些介绍，以利于普及、推广脐疗法，为其发展做出自己的贡献。

应该引起注意的是，脐疗中所用中药一部分属于峻烈、有毒甚至剧毒药品，应用时应十分小心。这类药物的共同特点是含有较多的挥发油，生物活性强，具有较强的通经活络、渗透吸收功能和辛灼高效的理化刺激优势，能够有效克服体表屏障，而且自身也具有一定的药效作用，目前很多研究者都在研究这一类中药的促透作用。麝香、冰片、肉桂等一类芳香、气味俱厚的中药不仅能通经活络，而且还有促透作用。这类药应用于脐疗十分必要，但一定要在医师指导下使用，控制用量，做到低毒高效。对孕妇禁用，小儿慎用，患者如果用手接触了这类药后一定要洗手，不能马上接触食物或将手放入口内，更不能让小儿接触或误食。

本书共分基础理论和临床应用两篇，基础理论篇较详细介绍了脐疗法的起源、脐的解剖与生理、治疗机制、治疗效应、作用与特点、脐诊、治疗方法、治疗意外的防治、适应证、禁忌证及注意事项等内容。临床应用篇则介绍了传染病、内科、外科、妇科、儿科、皮肤科、五官科等150余种疾病和症状的脐疗方法。书中部分处方涉及一些临床已不再使用的药物，如虎骨、穿山甲等，为保持文献原貌，均予保留。

脐疗法发展到今天已2000多年，经过众多医家的努力，付出心血和经验，才有了今天全新的面貌。怎奈笔者才疏学浅，工作繁忙，难以全面反映出这些成果，在许多地方还难免有不足之处，请各位同仁指正。

温木生

2022年3月

目录 *Contents*

━━•◦❀◦•━━ **基础理论篇** ━━•◦❀◦•━━

基础理论篇

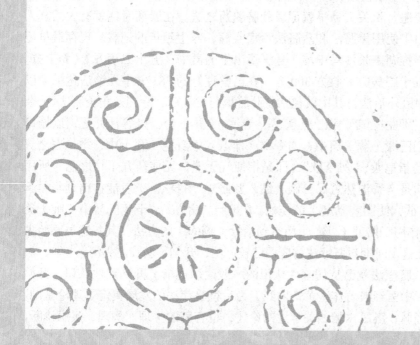

第一章　脐疗法的源流和发展

外治法是中医学宝库中的宝贵遗产，她历史悠久，源远流长，其内容丰富多彩，方法繁多，在几千年的历史中，对中华民族的繁荣昌盛做出了巨大贡献。清代外治大师吴尚先就曾盛赞外治法曰："神奇变幻，上可以发泄造化五行之奥蕴，下亦扶危救急层见叠出而不穷。且治在外则无禁制，无窒碍，无牵掣，无沾滞。世有博通之医，当于此见其才。"就是对外治法的恰当的评价。而脐疗法正是中医外治法中的一朵奇葩。

在原始社会里，人们为了生存而四处觅食，常常会生病或受伤，开始时，他们无意识地用树叶、草茎之类涂敷伤口治疗与猛兽搏斗导致的外伤，偶然发现这种方法可以减轻疼痛和止血，甚至可以加快伤口的愈合，以后就有意识地用这些外治方法对病痛进行治疗，这就是中药外治的起源，也可以说是医疗的萌芽。他们还总结出了用"砭石"放血、刺病，用树叶、兽皮、泥灰、唾液以裹敷创伤，用树枝、干草燃烧来取暖、御寒，缓解身体不适和疼痛。而用兽皮、树皮包裹烘热的石块或沙土做局部加温来减轻或消除某些疼痛效果更好，也更方便，于是便产生了现在所说的热熨法，进而用"药物"作燃料对局部进行温热刺激以消除疼痛或肿疡，这样便形成了灸法。用双手按揉推摩也可减轻疼痛，以后就形成了推拿疗法。这些原始的方法就是针灸、敷贴、热熨、按摩疗法的萌芽。脐疗法的产生也是劳动人民在长期与疾病作斗争中总结出来的，与外治法的产生几乎同步，其历史悠久，溯源于远古，发展于中古，成熟于明清。

脐疗法经过人们的不断摸索，经验日益丰富，疗法不断提高，在春秋、战国时代，脐疗法的应用已很普遍。相关文献早就记载肚脐填药之法。在殷商时期就有太乙真人和巫彭（即巫医彭祖）使用熏脐法和蒸脐法治疗疾病、养生延年的记载。现存最早记载脐疗法的文献，当推湖南长沙马王堆 3 号汉墓出土的帛书《五十二病方》《养生方》《杂疗方》。其中《五十二病方》收方 300 方，在已整理好的 283 方中外治法达一半以上，记载了上百种中医外治法，其中就包括有肚脐填药、敷药、涂药及角灸脐法。《杂疗方·内加》中载："职桂、姜、椒、蕉荚等，皆冶，（并）台，以谷汁丸之，以榆口搏之，大（如）□□□藏（藏）筒中，勿令歇。即取入中身空（孔）中，举，去之。"这里的"蕉荚"就是指皂荚；"勿令歇"，即是指使气无泄，无使药丸干枯之意。所用桂、姜、椒、皂荚均是辛香温热之品，制丸纳入肚脐（"中身空"）后能益精延年，起到"内加"（激发情欲，使阴茎勃起）的作用。《五十二病方》："干葱□盐隋（睢）灸尻。"亦系通过药物作用于脐部（"隋"）而达到治疗"癃病"的方法。其叙述虽原始古朴，却充分体现了在这个时期对脐疗法的应用已较广泛，开创了脐疗之先河。

从战国到秦汉，脐疗法就已从凭感性认识的一般运用逐渐上升到理性认识，开始从理论上进行探索。中医经典著作《黄帝内经》为后世脐疗法的发展奠定了理论基础。书中就有脐与十二经脉、五脏六腑相关学说的论述，也有脐的生理、病理、疾病诊断、治疗和预防等方面的阐述。《素问·气穴论篇》曰："脏俞五十穴……脐一穴……针之所由行也。"指出356穴中就有神阙穴。《灵枢·营气》篇曰："故气从太阴出……上过毛中，入脐中。"《灵枢·经脉》篇说："胃足阳明之脉……其直者，从缺盆下乳内廉，下挟脐，入气街中。"均说明脐通过经络的维系，与脏腑有密切的联系，这些论述对阐明脐疗法的作用机制很有帮助，并为后世敷脐疗法的应用奠定了坚实的理论基础。

《黄帝内经》之后的《难经》对脐与脏腑对应关系有更进一步的认识，它指出脐下肾间动气者为"五脏六腑之本，十二经脉之根，呼吸之门，三焦之原""主通行三气，经历于五脏六腑"，这些理论基本阐述了脐疗的生理和治疗机制，是对脐疗理论做出的一大贡献。此外汉代的张仲景在《金匮要略》一书中，也记载了脐疗法。如《金匮要略·杂疗方》中说："屈草带，绕喝人脐，使三两人溺其中，令温。亦可用热泥和屈草。"通过屈草溺脐以温熨脐中，其脐疗方法简便易行，给后人以启发。

晋唐时期，脐疗方法进一步丰富，并扩大了主治病证范围。最早提出"神阙"二字的就是晋代皇甫谧的《针灸甲乙经》。而把神阙作为腧穴者则始见于《素问·气穴论篇》。神阙：神，尊也、上也、长也，指父母或先天。阙，牌坊也，其本义指先天或前人留下的标记。由于是连接脐带的地方，胎儿在母体时就靠脐带获得营养，就好像瓜蒂一样，是吸取营养的唯一途径，所以也称命蒂，就是生命结蒂之处，因而中医认为神阙是指元神出入和居住的地方，地位极其显贵。说明了神阙穴的重要性。

东晋时期葛洪《肘后备急方》描述治疗霍乱用盐（药物）填脐灸法，实为开创了药物填脐疗法的先河，"以盐纳脐中，灸百壮，治霍乱卒死"等。唐代医家孙思邈在《备急千金要方》和《千金翼方》两书中，对脐疗法有较多的记述，并且独树一帜，专列脐疗一节，介绍灸脐、熨脐、涂脐、药物填脐、摩脐等多种治法，论述精辟，立意新颖。这些治法充实了后世临床治病手段，对后世脐疗的应用，产生了深远的影响。《针灸甲乙经》是我国现存第一部针灸专书，书中谈道："脐中，禁不可刺，刺之令人恶疡，遗矢者死不治。"这段经文首次指出神阙穴宜灸，禁针，并对误针之危害作了原则性的告诫。由于技术的进步，现在已经打破这种禁忌，可以在脐部针刺，但如果针刺不当，仍易出现意外，故至今仍有临床指导意义。

宋金元时期，应用脐疗法者众多，对脐疗应用之广、方剂之多、方法之精、医家之众、运用之验是前所未有的。这一时期的《太平圣惠方》和《圣济总录》两书及《本事方》《扁鹊心书》中，载有药物填脐的方剂也颇多，由此可见宋代应用脐疗治病也已经相当普遍，并具有相当规模了。

明清时期的脐疗法，处于充实理论、临床发展阶段，治疗方药增多，对脐疗的辨证论治有较大的发展，治疗范围也进一步扩大，脐疗的临床经验总结较为全面，论治体系逐渐形成，从当时的许多医药著作和文献中可以看出脐疗的使用更加普遍，已处于脐疗法的鼎盛时期。

在明代，医家对脐疗法的论述和作用有增无减。李时珍《本草纲目》记载了多种病证的脐疗方法和方药，且其经验简、便、效、廉。而虞抟《医学正传》、张时彻《摄生众妙方》、胡濙《卫生易简方》、方贤《奇效良方》、张洁《仁术便览》、龚廷贤《万病回春》等医著亦记载了若干脐疗方药，对脐疗均有一定贡献。

清代脐疗法的发展，较集中反映于《急救广生集》《理瀹骈文》和《外治寿世方》三部较有代表性的外治法专著中。程鹏程的《急救广生集》为我国现存第一部外治专书。该书有关脐疗法的记载较为丰富，内容具体，疗法较好，其介绍的脐疗法具有简、便、廉、验的特点，平易而有良效。《华佗遗书》除了讲述常用医疗手法，还提出了脐疗外治的独到经验，对后世很有启迪，使后世脐疗法更趋成熟。清代医家赵学敏在《串雅内编》和《串雅外编》两书中均记载有不少民间药物贴脐的验方，实用而效好。清朝宫廷御医吴谦编纂的《医宗金鉴》中说"阴阳熨脐葱白麝，冷热互熨水自行"。可见当时药物贴脐法的应用，在宫廷太医中也吸收应用了。

至晚清，中医对脐疗法的认识、研究和应用有了重大进展，使脐疗逐渐走向成熟。吴师机的专著《理瀹骈文》使脐疗法治法更臻于完善，为我国外治法的代表作，也是脐疗法的推广之作，书中对脐疗论述达 300 多处，该著中记载有贴脐、填脐、纳脐、涂脐、敷脐、掺脐、灸脐等疗法的验方达近百种之多，为脐疗法治疗方法之最。在作用机制、方药配伍、药物选择、赋型基质、用法用量、操作方法、注意事项以及辨证施治等都做了全面描述，使脐疗发展到臻于完善的境界。吴氏以药物贴脐法治疗一切内、外、妇、儿、五官、皮肤科等疾患。可以说这本外治专著标志着脐疗法在经过历代医家不断探索实践中逐步走向成熟，并形成了独特的实践和理论体系。

对脐部进行按摩治疗疾病，古已有之，历代医家、武术家、佛家、道家等不同推拿流派在常规按摩的基础上，着力探寻脐部按摩的方法和技巧，采用摩、擦、搓、掐、揉、按等方法，呈现多种风格流派。在文献上，东汉时期张仲景《金匮要略》、晋代葛洪《肘后备急方》、隋代巢元方《诸病源候论》，五代时期杨凝式《神仙起居法》等，分别记载了唐宋以前脐部按摩之种种方法，有他按、有自按，或存想脐中，或内气摩荡，形式多样，不拘一格。明代陈氏按摩经有"揉脐法"；清代唐元瑞《推拿指南》有"靖脐法""补脐法""摩脐法"。各家各派各具特色。明代脐部推拿法的主要特色是以内气行功与动作导引相结合。清代傅金铨《女丹要言》录有"妇女可以按摩之法用之，当早起静坐一刻，以右手向内按定心，左一手在腹脐抚摩二十下，随手摩至腰，一揉一拍"的自我保健法，这是妇科脐部推拿的明确记载。儿科推拿在明清之际取得全面突破和广泛运用，脐部推拿也呈兴盛之势。

民国时期到中华人民共和国成立后，随着西医学的发展，脐疗法开始与西医学结合，并用西医学对其原理进行探讨，进一步阐述了脐疗的治疗原理和作用机制，对脐疗的发展起到较大的推动作用。近代医家陆晋笙所著《鲟溪外治方选》一书，是近代对脐疗法所进行的一次较为全面的总结。此书介绍脐疗方药近百首，临床用之均有一定疗效。

中华人民共和国成立以后，中医受到党和政府的重视，中医事业有了长足的进步，随着中医事业的发展，脐疗法愈益受到国内外学者的重视，脐疗法在理论探讨和临床应用等方面都有不少发展和创新。但在 20 世纪 70 年代以前，其发展较为迟缓，至 20 世纪 70 年代后期和 80 年代初，人们才逐渐重新发现和注意到这一宝贵遗产，尤其是近年来，越来越多的人开始意识到脐疗的优越性，愈来愈受到国内外学者的重视，无论在临床还是理论研究方面，都有了新的发展和认识。脐疗法的应用范围更广，涉及呼吸、循环、神经、消化、泌尿、免疫、内分泌、生殖等系统。在内、外、妇、儿、血液、皮肤、保健等科，都取得了独特的医疗效果。人们用西医学的手段和方法，结合临床进行了多方面的探索，取得了可喜的科研成果。证明了脐疗有提高免疫力、延缓衰老、抗肿瘤、抗过敏、调节自主神经功能、兴奋大脑、改善微循环，甚至还有美容等功能。如《浙江中医药》报道："以温药贴脐，治疗肾阳虚型支气管炎的病人200多例，经验证，能提高免疫系统的功能。"《医学文摘》报道，在脐填入鼠粪灸之，可作用于免疫系统，具有抗衰老和抗肿瘤的作用，还有抗过敏和美容的功能。随着现代科学技术的发展，运用现代科技的手段和方法，结合临床对敷脐法进行了多方面的探索，如超声、激光、红外线、电离子等在脐疗中的应用。在学术上，对脐疗的总结也越来越多，在国内医药学期刊检索中，关于脐疗法的报道有620余篇；相关专著有20余部。谭支绍所撰《中医药物贴脐疗法》对脐疗法进行了总结。此后，韩文领等编著《脐疗》专著，用中医和西医学理论阐述脐疗的原理，介绍各种施治方法；2008年，罗和古《脐疗巧治病》一书问世，是当时介绍脐疗收方最多的专著之一；蒋希林《中华脐疗大全》、高树中《中医脐疗大全》均对脐疗法作了详尽介绍，为脐疗法的推广与发展做出了较大贡献。

在现代对脐疗的研究中，一个很重要的突破是在肚脐进行针刺的研究。在神阙穴应用中，古今针灸学家一致认为该穴禁针，使该穴的应用受到限制。但通过现代临床研究可以看出，针刺神阙穴只要注意严格消毒和进针角度、深度，就可突破传统的应用模式，增加其治疗方法及治疗范围。当代针灸名家王秀英指出："神阙，在严格消毒条件下，直刺0.5~0.8寸，进针要慢，可行捻转手法，幅度不宜大，针后不宜拔罐，针后再涂以碘酊消毒针眼。"此可谓经验之谈。事实上，有人对禁针穴进行研究，认为在传统的34个禁针穴位中，除乳中只作胸部取穴标志外，其余禁针穴均可针刺。这些建立在现代解剖学和临床实践基础上的研究成果，为神阙穴的针刺应用铺平了道路。齐永还通过长期实践，总结出了"脐针疗法"这一有独特效果的脐疗方法，为脐疗法的发展做出了突出贡献。

总之，脐疗法经过历代医家的实践和总结，经历了萌芽、发展、成熟等阶段，时至今日，被广泛运用于临床，并已开始发扬光大，可以预料，随着医学科技日新月异的发展，脐疗法这一中医学的奇葩，将会开得更加绚丽多彩。相信在不远的将来，脐疗法在挖掘、整理和提高的过程中，能得到更好的研究和利用，从而为人类保健事业做出更大的贡献。

第二章 脐的解剖与生理

肚脐又称脐，俗称肚脐眼，中医称之为"神阙"，是指胎儿出生后，与母体相连的脐带脱落后形成的凹陷。从本质上来说是胎儿出生后，脐带脱落后留下的瘢痕。由于脐的生理和解剖的特殊性，决定了肚脐的诊断和治疗意义，因此，了解脐的生理和解剖情况，对学习脐疗法有重要的临床意义。

一、脐的解剖

（一）肚脐的位置

肚脐的位置在腹部的正中。临床上，为了诊疗的方便，常将腹部以两条水平线和两条垂直线划分为九个区（图 2-1）。上水平线为通过两侧肋弓最低点的连线，下水平线是通过两侧髂嵴最高点的连线。两条垂直线分别通过两侧腹股沟韧带的中点。由此划分为上腹部和左、右上腹部，中腹部和左、右侧腹部，下腹部及左右下腹部。肚脐就位于中腹部，在腹部中央的正中线上。理想的人体以肚脐为界，分为身体上半部与下半部，两者之比正好是 5∶8。

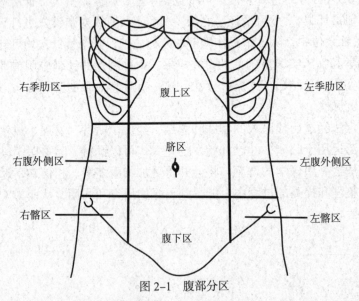

右季肋区 ————   腹上区   ———— 左季肋区

右腹外侧区 ————   脐区   ———— 左腹外侧区

右髂区 ————   腹下区   ———— 左髂区

图 2-1 腹部分区

其实，脐的位置并不是完全确定的。《针灸腧穴学》上早就将脐（神阙）与腰椎的位置进行了对比，言神阙穴与第二腰椎下的命门穴平行相对。但临床的考查证明，肚脐的位置应该还要偏下，说明脐的位置并不完全确定。脐的高度大约在第 3 至第 4 腰椎水平处，脐部位置可随年龄的不同而产生变化，20 岁时多集中分布于第四至第五腰椎范围内，但从 30 岁年龄组开始，脐部位置有从尾椎向头侧缓慢增加的倾向，而这种倾向至 50 岁年龄组逐渐消失，而至 60 岁，由于皮肤张力下降，脐部就从下位腰椎向骶椎方向移动，但到了 70 岁年龄组其皮下脂肪减少，结果脐部位置又回到同 20 岁年龄组相同的位置。脐的位置与人体的体位也有关系，由于年龄不同，卧位时的脐部位置有向上或向下的倾向。立位时 30 岁以上年龄组一般情况下脐部向尾侧移动，特别肥胖者可能显示脐部的解剖学位置向下移动，而实际脐旁压痛点却有很大的向上移动的倾向。

（二）脐的形态

肚脐是人体腹部体表的一个小凹坑，它四周高，中间低，形成一个凹坑，这个小凹陷的四周还有不同的名称，如坑的上部与腹壁交界处的边缘叫脐檐；坑底的局部小突起为脐乳突；坑底与壁交界处的浅沟称脐内沟。一般年轻人的肚脐扁平而呈纵向，随着年龄不断增长，人体腹部的发育，脐周环形脂肪组织也不断堆积，而肚脐这个瘢痕已不可能变动，其脂肪堆积在肚脐四周，使脐的周围高耸，中间则呈凹陷状并随着年龄而变化。

脐的形象可比作平地上一个小坑，稍低于腹壁平面，呈凹陷状，周围边缘大致相等。肚脐的外形如螺壳，螺的壳底朝向壳顶的，相当于壳轴的凹陷处。有的脐孔明显，如螺的各个壳旋紧贴壳轴回旋；有的看到有呈深洼状圆锥形的脐孔，这是不靠近壳轴回旋所造成。

对肚脐的形态，一般而言，根据肚脐的三维结构可将其分成五种类型：T 型、椭圆形、垂直型、水平型及扭曲形。万氏则将脐分为四型，圆形、卵圆形、纵形、不规则形。万小毛认为脐以卵圆形和圆形为多，其中男性尤为突出，占 73.2%。女性则以卵圆形和纵形为主占 64.4%。脐檐以无檐者为多，男女合计占 61.6%。其中男性有脐帽檐者为多，而女性则以无帽檐者占多，占 76.4%。脐檐出现部位，以下缘出现较多，占 58.4%，其中男性以下缘出现多见。脐窝突起数男性有 1 个者占多数，占 68.8%。

由于胎儿与母体相连接的脐带有粗有细，脐带脱落后留下的瘢痕就有大有小，因此，脐孔的大小也是不确定的，正常人的脐孔直径约 0.8~1.5cm，如果直径超过 2.0cm，我们称为大脐眼，直径小于 0.5cm，称为小脐眼。脐眼的大小一般来讲取决于胎儿时期与母体相连接的脐带的粗细，一般脐带越粗，脐眼越大，子体先天充足，个体强壮；反之脐眼越小，先天禀赋不足，个体羸弱。可见，肚脐的情况可以反映出人体内脏的盛衰乃至疾病变化。

（三）脐的构造

脐在腹部中点稍下方，肚脐形态多为凹陷状，是一个被皮肤、皮下脂肪所围绕的窝状结构。脐的结构以筋膜为主体。在胚胎发育过程中，卵黄囊、尿囊（主要是脐动脉和脐静脉）、连接蒂等结构被羊膜包裹就构成一个柄状伸长部，这就是脐带。脐带的一端连着胎儿，一端连着母体，连着胎儿这一端就是肚脐部。脐带中通过的血管即脐动脉和脐静脉，卵黄囊的血管即脐肠系膜动脉及脐肠系膜静脉，脐动脉和腔静脉当然是最重要的结构，连接着胎儿和母体，是母亲与胎儿之间的重要连接。母体的血液和营养就通过这些动静脉来营养胎儿。胎儿与母体联系的脐动、静脉以及卵黄囊管和脐尿管等结构在脐带中通过，在出生后脐带被结扎、剪断，就只留下了残留的结扎端，痊愈的瘢痕就形成了肚脐。

在胚胎发育期，脐为腹壁的最晚闭合处。脐带脱落后，由腹白线形成的脐环即行闭锁，局部形成致密的筋膜板，称为脐筋膜。在脐底部有由皮肤和瘢痕组成的脐板，脐板下是白线，再下有腹肌肌膜，最内层为腹膜壁层。在脐板部有脐旁动静脉。脐轴是指脐板中央与脐周壁中心方向的连线。其结构从外至内依次为皮肤、致密瘢痕组织、脐筋膜和腹膜壁层。内部是小肠。由于脐部有许多皱襞，层次稀少，表皮菲薄，无脂肪组织，肌肤、筋膜和腹膜直接相连，故脐为腹壁薄弱处之一。

（四）脐的解剖特点

脐的位置是很重要的，它是腹部的重要标志之一，其意义在于：①脐位于腹部正中线。②脐的上、下延伸即为腹前壁的白线。③脐与第10胸神经相平。④脐与右髂前上棘进行连线，此线的中、外1/3点为阑尾的体表投影。⑤脐与剑突连线的中点为幽门平面，是腹腔脏器及其血管集中部位。⑥脐平面以下浅筋膜分为浅深两层。⑦脐与腹直肌最低一腱划相平。因此，脐是人体重要体表标志之一，对脐疗法的掌握和应用也有重要意义。

肚脐的解剖学位置位于髂前上棘水平的腹正中线上。脐的层次解剖是：肌肤—皮下筋膜—脐纤维环—腹内筋膜—腹膜下筋膜。在胎儿时期，脐的表面包有羊膜，因为脐在胚胎发育中为腹壁的最后闭合处，所以脐部皮肤深部没有皮下脂肪层，表皮角质层较薄，有致密的结缔组织，脐中央部呈瘢痕化。脐筋膜是腹内筋膜的一部分，脐部外皮与筋膜和腹膜直接相连。

脐以上的浅淋巴管注入腋淋巴结；脐以下者注入腹股沟浅淋巴结；肝脏的淋巴管可沿肝圆韧带至脐。

脐的两侧有腹壁动静脉及丰富的毛细血管网，第10肋间神经的前行支在此通过。脐部靠近腹腔和盆腔，此处有腹腔丛、肠系膜间丛，腹下丛及盆腔丛等自主神经的主要神经丛存在，还有最主要的神经节，如腹腔节、肠系膜节、主动脉肾节、肠系膜下节等。它们支配腹腔和盆腔内所有的脏腑器官和血管。

腹前壁下半部有两条较大的浅动脉均起自股动脉，即腹壁浅动脉和旋髂浅动脉，前者上行越过腹股沟韧带走向脐部；后者分布髂前上棘附近。浅部和腹壁浅静脉、胸腹壁静脉相吻合，深部和腹壁上下静脉相连，腹下动脉分支也通过脐部。

腹前壁的浅静脉甚丰，互相吻合，联系成网，尤以脐区最发达。脐以上的浅静脉经腹外侧部的胸腹壁静脉汇入胸外侧静脉，再汇入腋静脉。脐以下的浅静脉经腹壁浅静脉和旋髂浅静脉汇入于大隐静脉，回流于股静脉，从而沟通了上、下腔静脉系的血液。脐区的浅静脉与深部的腹壁上、下静脉之间有吻合，此外还与门静脉的属支附脐静脉相吻合。所以，脐的周围有丰富的静脉网络，称之为脐周静脉网。脐周静脉网是上、下腔静脉系与肝门静脉系吻合的重要部位，脐上的静脉汇集形成胸腹壁浅静脉和腹壁上静脉及胸廓内静脉回流到上腔静脉；而脐下的静脉网则汇集形成腹壁浅静脉和腹壁下静脉，回流到下腔静脉。

胎儿出生切断脐带包扎后，脐动脉与脐静脉逐渐封闭，脐静脉在脐到肝的一段变为肝圆韧带，肝后缘到下腔静脉间的一段成为静脉韧带。脐动脉封闭后所残存的遗迹居脐外侧襞之中，成为脐外侧韧带。

在脐以下，腹前外侧壁的腹膜形成五条皱襞：位于正中线者为脐正中襞，其中有脐正中韧带；位于脐正中襞外侧者为脐内侧襞，内有脐动脉索；最外侧者为脐外侧襞，其中有腹壁下血管。在腹股沟韧带上方，脐外侧襞的内、外侧，分别为腹股沟内、外侧窝。

解剖观察表明，脐部表皮角质层最薄，屏障功能最弱，敏感度高，既是人体最重要的部位，也是最敏感、最有利于药物吸收和物理因子作用的部位。由于脐内含有大量微血管、渗透力强、渗透快，易于药物穿透、弥散和吸收，且脐下无脂肪组织，皮肤筋膜和腹膜直接相连，故渗透力强，药物较易透过脐部皮肤的角质层，进入细胞间质，迅速弥散入血而通达全身。同时，药物经脐部吸收，极少通过肝脏而代谢分解，有效药物成分也不经消化道而受到破坏。因此，脐疗作用也就显得特殊。传统脐疗法也就是根据这个特点进行治疗的。近代有人用"黄金律"测量人体，发现肚脐正位于人体的黄金点上，按现代数学理论，"黄金点"是调整人体的最佳作用点。这些理论成为脐疗法治疗疾病的依据之一。

（五）神阙穴位解剖

中医学的经络学说把肚脐命名为"神阙穴"，认为有"温通经络，调和气血"的功效。是中医学施行外治法治疗体内疾病的常用部位。由于脐与脏腑与经络的特殊关系，人们常认为神阙是胎儿与母亲气血相通之枢纽，是人体生命存在的重要源泉。

神阙深部有腹膜形成的大网膜分布，在大网膜内有丰富的毛细血管，周围有脐周静脉网，网内有丰富的静脉网络，是上、下腔静脉系与肝门静脉系吻合的重要部位，脐上的静脉网汇集形成胸腹壁浅静脉和腹壁上静脉及胸廓内静脉回流到上腔静脉；而脐下的静脉网则汇集形成腹壁浅静脉和腹壁下静脉，回流到下腔静脉。这成为神阙穴及脐疗法治疗疾病的解剖基础。

神阙穴内部的第一层为皮肤，深面无脂肪组织；第二层为致密瘢痕组织；第三层为脐筋膜，是腹内筋膜一部分；第四层为壁腹膜，在深面则为小肠。有第10肋间神经的前皮支的内侧支分布。脐下腹膜浅层有第10肋间神经前分支分布，深层有第10肋间神经吻合支分布。而第10肋间神经的细分支分布于腹膜壁层及腹膜外组织，胸6~10交感神经与迷走神经的分支又分布于中上腹各脏器和腹腔脏膜层，故神阙穴神经敏感度极强，刺激神阙穴及周围组织，效应极其明显。可通过神经反射激发调节人体功能，提高机体免疫力和抗病能力，从而达到治病目的。

因此，针刺时浅层可刺到第10胸神经前支的皮支和腹壁脐周静脉网，深层可刺到第10胸神经前支的分支。深刺进入腹腔内，正对小肠，由于小肠具有紧张性收缩和分节运动、蠕动性等性能，所以当针尖刺激肠壁时，肠管会回避。此时送针要慢，忌提插捻转，当进针4~5寸左右深时，下腹部或骶椎可有极强针感，此时宜停止进针。留针 30 分钟左右，或更长，以便候气，进而调整全身气血，达到治疗目的。

在神阙穴进行药物贴敷时，由于脐下无皮下脂肪组织，表皮角质薄，皮肤直接与腹膜相连，非常有利于药物的穿透与吸收；而脐下腹膜又有丰富的静脉网，其浅部和腹壁浅静脉、胸腹壁静脉吻合，其深部和腹壁上、下静脉相连，而腹下动脉分支也经过脐部，脐周围的静脉网可通过附脐静脉与门静脉联络注入肝内，药物在穿透脐部后，直接扩散到静脉网或腹下动脉分支而进入人体循环，类似于静脉给药，并可直接增强大网膜的防御功能，起到治病保健的作用。

二、脐的生理

（一）脐的胚胎发生

脐位于腹部正中央凹陷中，它为人体先天之本源，人在胎龄 3 个月时，脐带就形成了。在人类男性与女性交媾后，男性的精子和女性的卵子结合成受精卵，受精卵逐渐发育，然后分化形成内胚层、中胚层、外胚层，逐渐演化成人体各组织器官。在胚层开始分化的同时，胚盘向羊膜腔内隆起，开始形成胚体。随着胚体的发育，胚体腹侧的卷折缘越来越近，最终在胚体腹侧形成圆索状结构即原始脐带。

在胚胎发育过程中，脐动脉和脐静脉连接着胎儿和母体，它们分布于脐带中，是母亲与胎儿之间的重要连接。脐带由卵黄囊、尿囊（主要是脐动脉和脐静脉）、连接蒂等结构构成，被羊膜包裹，形成了带状。在出生后脐带被结扎、剪断，就只留下了残留的结扎端，也就是肚脐。

在胎儿时期，脐带是胎儿与母亲胎盘相连的主要部位，是连接于母子之间的条索状结构，连于胚胎脐部和胎盘之间，胎盘则与母体相连。脐带的外层是羊膜，内部为黏液性结缔组织和脐静脉 1 条，脐动脉有 2 条，还有闭锁的卵黄囊和尿囊，出生前后即行闭锁。人体卵黄囊是退化器官，在胚胎时卵黄囊与原始消化管（大约在回肠）相连；随着卵黄囊的退化闭锁，出生后不再与肠管相通。脐静脉闭锁后成为肝圆韧带，静脉导管成为静脉韧带。脐动脉是髂内动脉的分支，在胚胎时期动脉较短，以后逐渐增长。其由髂内动脉发出后先在膀胱两侧向上行走，后沿腹前壁上行，经脐环穿出闭锁成脐内侧韧带。

（二）脐的生理特点

脐是新生儿脐带脱落后遗留下来的一个瘢痕。脐带一端联结于胎儿的脐轮，另一端连接于母体的胎盘，是胎儿出生前唯一与母体相连的通道。在胎儿尚未分娩，脐带未断之前，胎儿还不能算是一个完整的独立生命，在母腹中，他有嘴不能吃食，有鼻无法呼吸，也没有必要吃食和呼吸。胎儿在母体中生长、发育整个过程中所需的一切，均通过脐带输送，从而得以维持胎儿的生命活动，促使胎儿生长发育；同时胎儿代谢的废物又通过脐带运输到胎盘，借母体而排出体外，这就是胎盘循环。其中脐静脉流动的是从母体而来的富含氧气和养分的动脉血，通过脐静脉，胎儿从母亲获得氧气及所需的各种营养物质。脐动脉是从胎儿流向母亲的静脉血，将胎儿的代谢废物传至胎盘通过母体而排出体外。胎盘循环保证了胎儿的正常生长发育。

婴儿出生后，脐带即被切断，先天呼吸中止，母体的营养也告中断，后天肺呼吸则开始由胎儿自行完成。这时一个完整的生命才真正降临在这个世界上。胎盘和脐带失去了原有的作用，完成了历史使命，脐带被结扎后血管神经均萎缩，由于没有血液供养和神经的支配，脐带会在 1 天后自然干瘪，3~4 天开始脱落，脐带留下的胎儿端的残端，组织收缩，导致脐部凹陷，形成肚脐。

在胚胎的一定时期内，脐是一个四通八达的"门户"，它既与膀胱相连，又与肠相连，其中的神经与血管更是与内脏维持着千丝万缕的关系。随着胎儿的发育，这些相连部分逐渐退化、分离，脐与肠和膀胱的联系也就"断绝"了。但是，虽然脐带脱落后使原来的脐静脉闭锁形成肝圆韧带，但仍有附脐静脉连于脐部，而脐静脉向腹内与肝门静脉相连通。脐部又有丰富的毛细血管和静脉网及神经末梢。脐可通过附脐静脉与门静脉、肝脏、下腔静脉相联系，其原有的与人体内脏相连的通道和联系的纽带并未完全封闭，所以，脐在断离后仍与自身的组织器官直接或间接相通。

中医认为"脐为先天之本""生命之本源"。在出生前，胎儿与母体通过脐带相连，所以脐与人体十二经脉、五脏六腑、四肢百骸、皮毛骨肉都有着极其密切的生理与病理的关联性。胎儿出生后，脐带虽与母体脱离，但仍与胎儿的五脏六腑相连，自成一体，仍然在生理上与自身的组织器官通过经络进行联系，因此，脐虽是脐带脱落之后的一个根蒂组织，但它绝不是一个孤立的蒂结。事实上，脐这个根结，它只不过是脱离了先天而变换为另一个形式的结缔组织，它仍然同脐带一样，具有"命根"的先天之本的生理功能。

第三章 脐与经络、脏腑的关系

经络是特有的人体结构和组成部分之一，是人体运行气血的通道，是沟通内外、上下的一个独特系统。脐与经络、脏腑之间有密切的联系，脐既与十二经脉相连，也与十二脏腑和全身相通，为人体先天之本源，这早在经典著作《黄帝内经》中就有论述。在《黄帝内经》以后的《难经》也明确指出：脐下肾间动气为"五脏六腑之本、十二经脉之根"，"主通行三气，经历于五脏六腑"，这些论述成为"脐通周身经脉脏腑"观点的最早文献依据，对脐疗法理论有重大贡献。

一、脐与经络的关系

脐是胎儿吸收母体营养物质进行新陈代谢的主要途径，与经脉关系非常密切，故曰："人之始生，生于脐与命门，故为十二经脉生长，五脏六腑形成之根柢也。"尤其是与奇经八脉有特殊关系，其中有四条经脉直接到脐。一是任脉，二是督脉，三是带脉，四是冲脉。任、督、冲"一源而三歧"，任、督、冲、带四脉脉气相通，共同纵横贯穿于十二经之间，对人体经络气血起着渗灌和溢蓄的调节作用。因此，神阙也能通过奇经八脉起到通调周身之经气，联系五脏六腑、四肢百骸、五官九窍、皮肤经脉筋骨的作用。

（一）脐与任脉

神阙穴是任脉的重要穴位，当然和任脉的关系最为密切。《经穴解》说："任脉上直乎心，心之所藏者神，此穴有隙焉，如王者宫门之有阙，故曰神阙。"任脉行于胸腹部正中，上联心肺，中经脾胃，下通肝肾，统摄手足三阴经，为"阴脉之海"，能"总任诸阴"，脉气与手足各阴经相交会，对全身阴经脉气有总揽、总任的作用。所以神阙穴为经气的江海，五脏六腑之本，足三阴与任脉交会于关元、中极；阴维与任脉交会于天突、廉泉；冲脉与任脉交会于阴交；足三阴经脉上交于手三阴经脉；故任脉联系了所有阴经，也就是说，脐通过任脉与全身的阴经相联通。此外，据《奇经八脉考》，任脉会足少阳于阴交，会手太阳、少阳、足阳明于中脘，会手足阳明、督脉于承浆。即：脐又可通过任脉与小肠经、三焦经、大肠经、胆经、胃经、督脉等阳经相联通。由此可见，任脉与全身的阳经也有一定联系。

（二）脐与督脉

脐与督脉有一定的联系。督脉起于小腹，向后行于背脊之中，上头及面部，背为阳，头亦为阳，且督脉与六阳经均有交会，故能总督六阳经，调节全身之阳气，因而又称督脉为"阳脉之海"。《素问·骨空论篇》曰："督脉者，起于少腹以下骨中央，女子入系廷孔。"由于督脉与任脉同起小腹，与任脉相贯，而神阙乃经脉的重要孔穴，故督脉与脐亦有一定的内在关系，它的脉气多与手足三阳经相交会（大椎是其集中点）；督脉与阳维脉交会于风府、哑门。故脐可通过督脉与诸阳经相联系。

（三）脐与冲脉

脐与冲脉也有较多联系。冲脉上至头，下至足，其脉气在头部灌注诸阳，在下肢渗入三阴，贯穿全身，能调节十二经气血，为人体气血循行之要冲。《素问·骨空论篇》就说过："冲脉者，起于气街，并少阴之经，挟脐上行，至胸中而散。"故人们称之为"十二经之海""五脏六腑之海"，冲脉与肾、胃经相并上行，故脐可通过冲脉与十二脉相通。冲脉与任脉相合在脐下，冲脉总冲一身之血，冲、任、督三脉互为贯通并联，有"一源三歧"之说，故脐与三脉均相交会而与冲脉联系更甚。

（四）脐与带脉

带脉横行腰腹之间，犹如束带，《灵枢·经别》："当十四椎，出属带脉。"带脉横绕腰腹周围，前平脐，后平十四椎；因带脉拦腰一束，故凡纵行于人体的经脉，如足部的阴阳经脉均归于带脉约束，故其能"约束诸经"。又由于带脉出自督脉，行于腰腹，腰腹部是冲、任、督三脉脉气所发之处，故脐也可通过带脉与足三阴经、足三阳经以及冲、督相联系。

二、脐与脏腑的关系

由于人体脐部与经脉有着密切的关系，而脏腑又由经脉相连成为互相联系、互相影响的功能系统，从而形成密不可分的经络脏腑系统。因此，脐与脏腑也有着密不可分的关系。古人说："脐者，肾间之动气也，气通百脉，布五脏六腑，内走脏腑经络，使百脉和畅，毛窍通达，上至泥丸，下至涌泉。"有人在经络敏感人体上针刺其神阙穴时发现能引出不少感传路线，其大体可分为三类：一是纵行的主干，呈双向贯注循行任脉通督脉；二是横行双向贯注的环形路线，为沟通神阙穴与命门穴的一条捷径；三是由神阙穴向胸腹壁斜行双向贯注的放射状路线，这些感传路线分布严正，排列规则，分布联系范围广泛。由此可见，脐与人体的经脉是相通的，进一步奠定了脐疗法治疗全身疾病的理论基础。

（一）脐与脏

肚脐，通过经络的联系，与内脏有千丝万缕的关系。

1. 脐与心

脐与心的关系，主要体现在经络的联系和心主血脉及脐供胎儿血液上。心主血脉，而脐是胎儿的唯一供血器官，血脉需经过脐才能给胎儿供给营养，因此它们在功能上具有一致性。解剖学证实，脐周静脉网是上、下腔静脉系与肝门静脉系吻合的重要部位，脐上的静脉网汇集形成胸腹壁浅静脉和腹壁上静脉及胸廓内静脉，回流到上腔静脉；而脐下的静脉网则汇集形成腹壁浅静脉和腹壁下静脉，回流到下腔静脉。这个血管系统的功能主要是母体与胎儿的血液之间执行着物质交换，将带氧的血液输入到胎儿，又将不带氧的血液从胎儿带到胎盘，经胎盘带到母体。由此得出一个结论，脐与循环系统的关系先天就已形成。

同时，脐与心由一定的经络相连，《灵枢·经筋》："手少阴之筋……下系于脐。"《素问·骨空论篇》说：督脉"其少腹直上者，贯脐中央，上贯心"。可见，脐与心，通过经脉相连，关系非同寻常。中医学认为，心与小肠为表里，以经脉相系，《灵枢·肠胃》："小肠后附脊，左环回周迭积，其注于回肠者，外附于脐上。"可见，脐也可通过小肠的经络与心相连。

心与脐的联系，也体现在心主神明和"脐为神之舍"上。肚脐是心肾交通神气通行出入的"门户"，《难经·六十六难》曰："脐下肾间动气者，人之生命也，十二经之根本也。"心又主神明，故名"神阙"。《灵枢·本神》曰："两精相搏谓之神。"脐名"神阙"即已暗示了脐与心的关系。《经穴名考察》："神阙：'神'指人之元神，心主神志。'阙'为中门，神阙就是心之神气通行的门户之合称。为生命力居住的地方。"《会元针灸学》："神阙（脐）者，神之舍也，心藏神。""神注于脐中而成人"可见，脐与神有密切的关系，解剖学证实，脐周有血管丰富的脐周血管网，同时有丰富的自主神经纤维，自然与全身的自主神经相连通，从而对人的神志产生影响。

2. 脐与肝

脐与肝的关系，也与血液相关。中医学认为，肝主疏泄而藏血，血液正常供应胎儿，需得力于肝的疏泄和藏血功能。"合足厥阴，上行至肝……其支别者……循脊入骶，是督脉也，络阴器，上过毛中，入脐中"（《灵枢·五十营》）。可见脐与肝通过经络相连。在胎儿时期，脐静脉直达肝脏，脐下腹膜有丰富的静脉网，联结于门静脉（肝脏），胎儿出生后脐周分布丰富的脐周静脉丛，分别回流至上、下腔静脉和门静脉，故不管是从中医学理论或是西医学理论，均证实了脐与肝的密切关系。所以临床上有通过对脐周腹壁血管的观察推断病人肝脏情况的方法，也有通过脐疗治疗肝病引起的黄疸的方法。如《理瀹骈文》就曾介绍："昔人治黄疸，用百部根放脐上，酒和糯米饭盖之，以口中有酒气为度。"由此可见肝与脐之关系。

3. 脐与脾

脐与脾的关系，主要是脐与消化系统的关系，《灵枢·经筋》："足太阴之筋……聚于阴器，上腹，结于脐。"冲脉挟脐上行，脾经之公孙穴通于冲脉，脐位于阴脉之海的任脉上，任脉总任包括脾在内的各条阴经，故脐与脾经脉相通。

同时，脐与脾胃的关系密切。脐又称"环谷"，脐与腹膜直接相连，与消化系统及下焦各脏器相连，与大肠、小肠、肝脏、脾、胃、胰等中、下焦脏腑的距离很近。脾为后天之本，神阙为后天之气舍，脐形凹陷似井，为阴中之阴，与胃相表里，脾胃居中央，为营卫之本，营卫之气可固护神阙之气，使之固守内藏，脾胃与神阙之气息息相通，又有脾胃之气健，神阙之气壮之说。

4. 脐与肺

脐与肺的关系主要表现在呼吸及其主脉上。在经络连属上，脐与肺是相通的，《灵枢·营气》："故气从太阴出……入脐中，上循腹里，入缺盆，下注肺中，复出太阴。"足少阴肾经挟脐上行，入肺中。此外，脐属任脉，而肺经之络穴列缺通于任脉，而且，肺脉属肺，下络大肠，而《灵枢·肠胃》曰："回肠当脐。"故脐与肺脏、肺经相通。

中医学认为，肺主呼吸，人体在母腹中时，并无自主呼吸，而是通过脐带将母亲吸入清气中的营养成分传给胎儿，以起到呼吸的功能，因此《医学衷中参西录》云："先天之呼吸在脐，后天之呼吸在肺。"但脐于后天亦和肺主呼吸相关，肺气亦常常下达于脐。

中医学还认为，肺朝百脉，谓此一脏通过朝百脉而系全身，胚胎学的研究也证明了人在出生前，呼吸的功能是由脐带和胎盘共同承担的。人体出生后，脐的周围有丰富的静脉网络，称之为脐周静脉网。脐周静脉网是上、下腔静脉系与肝门静脉系吻合的重要部位，脐上的静脉同汇集形成胸腹壁浅静脉和腹壁上静脉及胸廓内静脉回流到上腔静脉；而脐下的静脉网则汇集形成腹壁浅静脉和腹壁下静脉，回流到下腔静脉。因此，脐也与人体百脉有不可分割的联系，如我国古代气功和印度瑜伽功法通过特殊的修炼方法，由肺呼吸转为皮肤毛孔呼吸，随着功夫的加深，由皮肤毛孔呼吸转为脐呼吸，这个脐呼吸也称胎息，是脐与呼吸系统关系密切的最有力的证据。

5. 脐与肾

脐与肾的关系也较密切，从经脉循行来看，肾经的外行主干是挟脐半寸而过。脐属任脉，通督、冲、带脉。三脉也与肾相通，《灵枢·经别》："足少阴之正…上至肾，当十四椎，出属带脉。"而带脉前平脐部，故肾与肾经可通过带脉通脐。肾脉挟脐上行，脐下为丹田，丹田是结丹之田，它的位置在脐与肾之间即冲脉与带脉交叉处形成十字，加上外廓，酷似田字，故称丹田。它的实际位置，就在腰部正中。丹经所谓"前对脐轮后对肾，中间有个真金鼎"即此是也。

从功能上讲，肾为先天之本，脐也为先天之本。《道藏》载："神阙（脐）为心肾交通之门户。"脐与肾间动气相通，《会元针灸学》曰："神阙者……父母相交而成胎时，先生脐带形如荷茎系于母之命门。"《本草纲目》亦明确指出："脐者，人之命蒂也，以其当心肾之中，前直神阙，后直命门，故谓之脐。"冲任督带与生殖及经带胎产密切相关，肾也主生殖。二者在功能上也有相同之处。

（二）脐与腑

脐与脏腑的联系主要通过经脉，而表里脏腑经脉之间的络属关系，又使得脐既与五脏相通，又与六腑相通。

1. 脐与胃

脐与胃相通：脐属任脉，脐当胃口之下，足阳明之经，挟脐上引，其外行主干"从缺盆下乳内廉，下挟脐，入气街中"。《难经·二十八难》："冲脉者，起于气冲，并足阳明之经，夹脐上行，至胸中而散也。"可见脐与胃相通。此外，脾胃为表里，互为络属，《灵枢·经筋》也说："足太阴之筋……聚于阴器，上腹结于脐。"二者以经脉相连，说明脐与胃的关系十分密切。

2. 脐与胆

脐可通过任脉、督脉、带脉与胆腑及胆经相连。《灵枢·营气》说："合足厥阴，上行至肝……其支别者……循脊入骶，是督脉也，络阴器，上过毛中，入脐中。"而肝与胆为表里。脐属任脉，任脉会足少阳于阴交；督脉贯脐中央，督脉会足少阳于大椎，带脉过脐，会足少阳于带脉、五枢、维道，且足少阳胆经的足临泣穴通于带脉。临床上观察，肚脐眼向上延长，几乎成为一个三角形，具有这种肚脐的人，说明胃、胆囊、胰脏可能有健康问题。由此可见，肚脐与胆相通，胆腑有病，通过肚脐能诊察胆的病症。

3. 脐与大肠

脐与大肠的相通与脐的位置及与肺的关系有关。《灵枢·肠胃》："回肠当脐。"脐之深部直接与大肠连接，《幼科大全》："脐之窍属大肠。"又肺脉属肺，络大肠，《灵枢·营气》："故气从太阴出……入脐中，上循腹里，入缺盆，下注肺中，复出太阴。"故脐与肺、大肠直接相连。

4. 脐与小肠

脐与小肠相通主要是通过小肠与脐的解剖关系及经脉相联系而成。因为脐直接与小肠相连。《经络考辨》即说"小肠过脐"。在经络的联系上，《灵枢·肠胃》："小肠后附脊，左环回周迭积，其注于回肠者，外附于脐上。"而且，脐属任脉，《奇经八脉考》曰，任脉会手太阳于中脘。督脉贯脐中央，会手太阳于大椎，且手太阳小肠经的后溪穴通于督脉，故脐与小肠腑、小肠经相通。

5. 脐与三焦

脐与三焦相通，脐属任脉，《奇经八脉考》曰，任脉会手少阳于中脘。三焦经在体内从上到下，纵贯三焦之腑，所以《经络考辨》言："三焦经经过神阙穴。"《难经·论脏腑》："中焦者……其治在脐旁；下焦者……其治在脐下一寸。故名曰三焦。"故脐与三焦腑，三焦经相通。

6. 脐与膀胱

脐与膀胱相通，源于经脉的联系。肾与膀胱相表里，肾经的外行主干是挟脐半寸而过。脐属任脉，通督、冲、带脉。三脉也与肾相通，《灵枢·经别》："足少阴之正……上至肾，当十四椎，出属带脉。"而带脉前平脐部，足太阳膀胱经可通过带脉与脐相通。督脉"贯脐中"。

综上所述，脐乃经络的总枢，经气的汇海。脐直接或间接沟通五脏六腑和十二经脉，脐与人体经脉、五脏六腑有着密切的生理、病理联系。这些联系为脐疗可以防治全身各种病证提供了坚实的脏腑学和经络学依据。

第四章 脐疗法的治疗机制

脐疗法是利用各种治疗手段作用于脐部，通过经络调整人体脏腑气血功能，以治疗疾病的一种方法。脐疗法根据治疗方式的不同，一般分为药物脐疗和非药物脐疗两种。药物脐疗法是指通过将药物加工制成一定的剂型，敷置于脐部，以治疗疾病的一种外治方法；非药物脐疗法则是指通过灸脐、熨脐或脐部拔罐等非药物方法施治于脐部，以治疗疾病的一种外治方法。二者虽治疗方式不同，但作用机制大同小异。历代医家对其治疗机制均有独特的见解，综合起来，一般有以下几种学说。

一、脏腑经络理论

脐虽是脐带脱落之后的一个根蒂组织，但其与脏腑和经络均有不一般的关系。中医学认为，脐位于大腹中央，介于中下焦之间，与诸经百脉相通，纵横上下，沟通内外，为经络的总枢，经气的汇海，并为五脏六腑之本。由此奠定了脐疗的脏腑经络基础。

历代医籍对脐通周身经脉脏腑的理论多有论述。经典著作《黄帝内经》反复指出了"脐"这一特殊部位的重要性，认为可以"主治五脏六腑之有疾"。明代龚廷贤《万病回春》载有"彭祖小接命熏脐秘方"，认为人在母腹之内时，"四门皆闭，九窍不通，惟有其脐则与母气相通，母呼则呼，母吸则吸"。指出肚脐是胎儿在母腹内与母体相通的唯一通道，当胎儿在母体中生长、发育时，均依靠脐带的供血和营养输送，以维持胎儿的生命活动。人出生后，脐部仍然与周身上下内外息息相通。《医学原始》曾说："人之始生，先脐与命门，故命门为十二经脉之主。"《针灸大成》就说神阙"主百病"。说明脐是人体先天之本源，它仍然与人体十二经脉、五脏六腑、四肢百骸、皮毛骨肉都有着极为密切的生理、病理联系，从而使它能通过其特殊性而起到独特的治疗作用。

《难经·六十六难》曰："脐下肾间动气者，人之生命也，十二经之根本也。"从经络学说来看，脐为经络的中枢，经气的汇海，除部分重要经脉与脐有直接与间接的联系外，奇经八脉起到重要作用，因为奇经八脉纵横上下，沟通内外，联系周身经络。其中任脉属于阴脉之海，总司人体诸经百脉，为阴经之汇；督脉为"阳脉之海"，能"总督诸阳"，总管一身之阳经，故脐可通过任脉和督脉与诸阳经及阴经联系；带脉横绕腰腹周围前平脐，后平十四椎，能约束诸经，足部的阴阳经脉都受带脉的约束。又由于带脉出自督脉，行于腰腹，腰腹部是冲、任、督三脉脉气所发之处，故脐可通过带脉与足三阴经、足三阳经以及冲脉、督脉相联系。同时，脐又为冲脉循行之所，冲脉亦为经脉之海，冲脉在循行过程中，挟脐上行，散布胸中，其分支从胞中出，向后与督脉相通。《素问·骨空论》载："冲脉者，起于气街，并少阴之经，挟脐上行，至胸中而散。"冲脉为"血海""十二经之海"，故脐也可通过冲脉与十二经相通。因此，奇经八脉之所以"奇经"，是因为它们虽然不同于十二正经，没有自己归属的脏腑，但却有着很奇特的作用，它们就像水库和阀门一样，随时调节着十二正经气血的运行，神阙穴通过奇经八脉可以影响到十二正经，所以脐在疾病的发生、发展及转归上具有重要作用。它的疗效也就可想而知了。

由上所述，治疗神阙一穴可作用于全身，这一机制与针灸疗法一样，都是根据经络的调节作用形成的。表面上看，脐疗法只是在神阙穴的部位进行填药、敷药或者艾灸等方法，影响的范围似乎很小，其实脐疗法正是从神阙这个特定穴位出发，通过经络系统，进而影响五脏六腑、四肢百骸、五官九窍、皮肉筋骨乃至全身。这也正是脐疗法可以对内外妇儿等诸多疾病有很好疗效的原因。

脐部给药是脐疗法的主要方法。通过人体体表穴位吸收药物，再通过经络的运行可以使相关的脏腑得到比一般注射、口服时浓度更高的药物。研究表明，穴位和经络这个给药途径具有提高疗效、减少进入体内药物的剂量这两个优点。这一疗法避免了大量药物进入人体而引起对人体潜在的蓄积损害，也避免了因长期服药引起对胃肠道的刺激。同时可根据疾病寒、热、虚、实的属性不同，分别运用"寒者热之，热者清之，虚则补之，实则泻之"的原则，选用相应的药物敷贴于脐部，在药物与经络效应的双重作用下起到调节脏腑功能和治疗疾病的目的。

同时，脐疗时，运用药物或非药物方法在脐部进行治疗，还可对脐产生物理刺激，刺激的信息通过经络传导作用通达全身，作用于病变部位，发挥激发经气、疏通经络、调整脏腑功能、调理气血、平衡阴阳、补虚泻实等作用，使机体失调的状态趋于平衡，达到康体愈病的目的。特别是在进行敷脐疗法时，去除药物后，脐部残存的刺激与刺激后局部产生的红、肿、痒等反应会对脐部产生一种持续的后作用效应，从而产生强大而持久的治疗效应。

二、神经及循环理论

脐是脐带脱落后的凹陷，其内部神经与血管丰富而复杂。脐部的皮肤较薄嫩，其肌肤由第9、10、11肋神经的前皮支重叠交织分布。从解剖部位看，脐部靠近腹腔和盆腔，腹腔和盆腔内有自主神经的主要神经丛存在，如腹腔丛、肠系膜间丛、腹下丛及盆腔丛等；还有最主要的神经节，如腹腔节、肠系膜节、主动脉肾节、肠系膜下节，它们支配所有腹腔和盆腔的脏器和血管，包括膈肌、肝、脾、胃、肠、肾、肾上腺、输尿管、膀胱、卵巢及子宫（或输精管）等及其所属的全部血管。从而给肚脐治疗全身疾病打下了良好的基础。

在胎儿未出生前，脐带是胎儿从母体中相互联系的唯一通道，其中有两条脐动脉和一条脐静脉，由此获得营养和氧气，胎儿出生剪断脐带后，脐静脉和脐动脉都随之闭锁。但其出生前形成的联系网络仍然存在，根据解剖学观察，脐周围有丰富的静脉网络，脐以上的静脉网汇集形成胸腹壁浅静脉和腹壁上静脉及胸廓内静脉回流到上腔静脉；而脐以下的静脉网则汇集形成腹壁浅静脉和腹壁下静脉，回流到下腔静脉。脐下腹膜还分布有丰富的静脉网，连接于门静脉。由此可见，肚脐的血管也比较丰富，循环十分旺盛。

　　肚脐的解剖十分有利于对疾病的治疗。脐部的局部解剖一般皮肤由表皮、真皮、皮下组织三层组成。真皮有 90% 是血管丰富的结缔组织，活跃的血液循环传输药物很快。因此，脐部比其他穴位更具有敏感性，有较强而迅速的吸收能力，有良好的感受功能及传导功能。现代研究表明，不断地刺激（包括药物）脐部皮肤，会使脐部皮肤上的各种神经末梢进入活动状态，藉以促进人体的神经、体液调节作用和免疫功能，改善各组织器官的功能活动，调整自主神经功能的失调，增强了机体的免疫力和抗病能力，达到了强身健体、防病治病之目的。

　　敷脐方法用为脐疗法的主要方法，就是将药物制成糊剂、散剂或饼剂，填敷脐中，利用温热的有刺激作用的药物如芳香药物进行穴位垫敷于脐部，通过药物刺激，有利于药物迅速穿透弥散、吸收，透入血管，进入血液循环，发挥治疗作用，使局部血管扩张，加快血液循环、局部组织营养，达到治疗疾病的作用。同时也可通过药物刺激神阙穴周围神经，脐疗会使脐部皮肤上的各种神经末梢进入活动状态，藉以促进人体的神经、体液调节作用和免疫功能，改善各组织器官作用和免疫功能。从而改善各组织器官的功能活动。

　　而研究发现，脐为胚胎发育过程中腹壁最后闭合处，表皮角质层最薄，屏障功能较差，具有皮肤薄、敏感度高的特点，且脐下无脂肪组织，皮肤筋膜和腹膜直接相连，通透性强，且脐下腹膜有丰富的静脉网：浅部和腹壁浅静脉、胸腹壁静脉相吻合；深部和腹壁上下静脉相连。腹下动脉分支也通过脐部。皮肤附属器汗腺、毛囊、皮脂腺等，也是药物吸收的通道，所以脐部结构渗透性强且吸收力快，有利于药物吸收。药物敷脐后，药物分子经脐部汗腺通道、角质层转运及表皮深转运进入细胞间质，迅速弥散进入毛细血管，依次经附脐静脉、门静脉、肝脏、下腔静脉到达心脏，再经肺循环和体循环通达全身，作用于病变部位，而发挥治疗作用。

　　从血管分布及药物的首过效应看，口服药物及注射药物大多从肝脏代谢，首过清除多，分解也多。而脐穴给药的最大优点是药物吸收后经过肝脏的量少，首过清除也少，分解就少，可以较大地提高药物利用度，避免肠胃道的影响。故用药剂量小，吸收快，疗效可靠。

　　灸法也是脐疗的主要治疗方法之一，它是利用某种燃烧材料，熏灼或温熨体表一定部位，通过调整经络脏腑功能，以防治疾病的一种方法。人体经络是一条高温线，是传热性较好的通道。艾灸治疗时，热热相加，其能量更大，热量沿着经络传导的距离更远，而人体组织受热后，毛细血管的血液温度也随之升高，血液黏度下降，流速增大，这种现象就是"气得温而易行"的表现。而气血运行通畅，则治疗疾病自然能获良效，这也是陈日新"腧穴热敏化艾灸新疗法"所证实了的。

　　隔药灸脐法的经皮给药途径特殊，并用大艾炷灸以加强渗透效果，较离子导入等作用强，因给药面积小，施术时间不长，对脐及其周围皮肤刺激不大，克服了其他透皮给药方法的不足。该疗法既有艾灸和药物对穴位的刺激作用，又有药物吸收后的作用，即是药物和穴位的综合作用，它是在激发、调动和增强机体的自身组织能力的前提下实现的，其实质是一种综合的调节作用。

　　在脐部拔罐，也有较好的治疗作用。将火罐拔在穴位上，具有机械刺激和温热治疗作用，火罐的负压吸附刺激可以使穴位局部的毛细血管充血、破裂出血。红细胞溶血后产生的一种类组胺物质进入血液，增强组织器官的活力，提高机体的免疫力。同时，物理性的机械刺激和温热刺激可以通过皮肤感受器和血管感受器的传入纤维传入中枢神经系统，后者调节兴奋与抑制过程，使之趋于平衡，加强对身体其他部分的调节，促进机体恢复原有的功能，使疾病好转。

三、生物全息学说

生物全息学说的产生，使针灸原理得到更为合理的阐述。针灸疗法的多元性也从一个侧面证明了生物全息学说的科学性，不管是耳针、面针、腹针、手针等针灸治疗方法，无疑都与生物全息学说有密切关系。当然，脐疗法也不例外。

生物全息律主要研究生物体部分与整体、部分与部分之间在生物学特性上的全息相关规律。全息，即人体的任何局部或特定部分，都可完整地反射出人体的整体信息，显示了生物体部分与部分、部分与整体之间的全息对应性。生物体内，其功能和结构与其周围的部分有相对明显的边界并为相对独立的部分，即构成一个"全息元"，机体内各"全息元"生物特性相似程度较大，各部位全息元上的分布规律与各对应部位全息元上分布规律基本相同，使每个全息元在不同程度上成为整体的缩影，也使各个全息元之间存在不同程度的相似，这就是"生物全息律"。

根据全息原理我们可以看出，人体的经络系统可以是全身的信息流，而每一个穴位或多或少都包含着整体经络信息，每一个穴位都像是全身的一个窗口，透过这个窗口，我们可窥获整体的全息。而在人体全身的穴位中，神阙应该是具有最高信息元的穴位。新加坡科学家发现脐带外围层含有丰富的干细胞，并发现了脐带血液中的干细胞。使之成为一个干细胞的代替源，不仅干细胞容易获取，而且还含有上皮干细胞和骨髓间充质干细胞。有研究者成功地将这些在脐带外围层发现的干细胞分化成具体的细胞，如皮肤、骨骼或脂肪细胞。脐带血干细胞含有大量的造血细胞，可以形成血细胞，这些脐带外围层干细胞形成其他细胞类型的潜力是显著的并且也是最好的。这些都说明肚脐与人体全身也具有全息关系，脐具有穴位全息性。

肚脐是一切血管、神经的发端。脐本是一个退化器官，是脐带脱落后的一个根蒂组织，但它绝不是一个孤立的蒂结，是"瓜熟蒂落"的必然结果。由于它与人体脏腑经脉有千丝万缕的关系，是一个发育程度较高的全息胚，具有整体缩影的胚胎性质，它不仅是整体控制下的结构单位，而且是一个相对独立的自主发育单位，他的组织结构特点和现代全息生物学全息胚的概念是一致的，其中包含有人体的全部信息，也反映了人体的整体和器官的情况，包含着人体各部位的生理和病理信息，当主体最高发育程度的全息胚的某一部位器官发生疾病时，与主体生活在同一内环境中的各个发育程度较高的全息胚，亦有异常病理性反应。因此，作为全息窗口之一的肚脐也能反映出全身的病理信息。

由于肚脐的特殊全息地位，有人在脐部按八卦理论形成脐八卦全息，它把人体投影纳入脐部，并根据这个规律来判断疾病和治疗疾病。因为八卦与五行、五行与人体脏腑有密切的联系，故八卦与人体脏腑有对应的医学联系。在临床上通过对肚脐进行观察，如脐周发现异常变化可提示脏腑潜在病变，而且在治疗已知的疾病时，可在脐周相应的部位实施针灸等治疗方法，故可应用这个全息规律指导临床。

我们将人体脐部视为一个后天八卦图，根据这个图来观察其变化，再进行判断人体的疾病。据八卦原意用 8 个符号（乾、兑、离、震、巽、坎、艮、坤）来表示 8 个不同的方位、不同的节气。如离位，方位在南，五行属火，在脏为心，在腑为小肠，五官属目，定点在脐之上部（时钟 12 点处），如该处有变化可提示心血管系统、小肠或眼部疾病。其他以此类推。《黄帝内经》《难经》及《易经》对脐及脐周部位同五脏六腑的对应关系有详尽的论述，而且临床观察证实，这种古老的模糊分类法，不仅大致符合人体内脏器官的解剖结构，在辨证施治中更具有重要的意义。

生物全息律在医学上应用十分广泛。根据该学说，认为生物体每一相对独立的部分都是源于同一生物胚的延续，它们在化学组成的模式上与整体相同，人体的任何一个长骨、肢节，任何一个相对独立的部位，都存在类似的全息规律，也存在类似的穴位规律。它的信息传递依靠全息反射机制，即脑内全息联系的神经元作为反射中枢而形成的全息反射路。从生物全息的角度来看，人类外在的每一个器官都可能形成一个微观的经络系统或称之为诊疗系统，如耳针、头针、眼针、手针等微针系统都是生物全息律的应用体现。当然，脐作为人体中的一个相对独立的部分与体内相互响应和联系，脐疗法也当然是一种全息疗法了。同时也存在着"全息反馈"现象，即人体整体的信息也对脐部发生影响，产生调节和控制作用，反过来，脐部的信息不但反映着整体的状况，也对整体产生影响和调控作用。

从耗散结构论看，人体是一个远离平衡区的多功能态，它与外界有着物质、能量和信息的交换，当机体功能正常时，它具有极高的组织度和有序度，系统的熵值很低。如果某一器官内脏发生疾病，机体发生疾病时有序度降低，熵值升高，机体即按照全息辐散原则将病理信息传向全身不同部位，以及与其相对应的各个生物学物质特性相似程度较大的全息穴位。使之释放出组胺等致痛物质及其他化学物质，产生对痛刺激敏感、皮肤电阻降低、痛阈降低等异常现象。临床上根据这些阳性反应，就可以从腹诊来诊断相应脏腑的疾病了。

脐疗法施治于脐部，在有异常病理性反应的部位用药物或非药物方法对全息胚脐的刺激，可通过神经或经络传至神经中枢，神经中枢会立即将穴位需要修复或调整的信息，经全息－特异性联系而激发出能修复或调整穴位的特定的生化物质组合，并使体内浓度产生变化，通过体液循环到达穴位进行修复或调整，由于这些穴位与疾病部位相对应，且生物学特性相似程度较大，所以在修复或调整穴位的同时，调整信息也按辐散原则传向相对应的患病部位，从而使病变修复和调整。通过体液循环使这种泛作用在体内广泛分布，使与被刺激部位所在同类集中的其他靶（如变部位）得到修复或调整。同时，外贴中药的生物活性成分在通过影响受体产生生理效应时，经穴的传导感应还可使中药的活性成分影响到机体其他多个层次的生理功能，而在循经感传过程中，它们之间有可能产生相互激发和相互协同的作用，从而导致了经穴的特殊生理放大效应。最后，当内脏疾病愈合，穴位也同时被修复，而腹部穴的阳性反应也会随之消失。从而达到治疗疾病之目的。

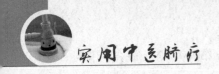

综上所述，非药物脐疗法和药物脐疗法，都可以通过经络的感应传导、神经体液的调节和全息胚脐的泛作用三条途径发挥治疗作用，但药物脐疗法除上述途径外，还可通过药物的透皮吸收这一主要途径而发挥治疗作用。由于脐疗时发挥作用的途径多，发挥作用的各个途径之间可产生相互激发、迭加的效果，导致了生理上的放大效应，故脐疗施治于脐部时，即使给予脐部较小的刺激（治疗信息），亦能取得较显著的治疗效果。

第五章　脐疗法的治疗效应

脐疗法是我国劳动人民在与疾病作斗争中总结出来的行之有效的治疗方法。它选用适当的药物，制成一定剂型（粉、糊、丸、膏、饼等）敷贴脐部，或通过对其施以物理刺激，如艾灸、热熨、拔罐、推拿、针刺等，以治疗疾病的一种方法。根据清代外治大师吴师机的"外治之理，即内治之理，外治之药，即内治之药"这一理论，中医治病用药常分内治与外治两种方法。脐疗法属外治法之一，而且是外治用药途径的精髓所在，与内治法殊途同归，所不同者只是给药的途径。

一、疗效基础

脐的解剖和生理特点是脐疗的疗效基础。人体初成，胎儿通过脐部与母体相连，胎儿的血液及营养供应均在这里通过，将母亲身上的养料输送到胎儿体内，以维系胎儿的发育和生长。从解剖部位看，脐部靠近腹腔和盆腔，分布着大量的神经丛和神经节，它们支配腹腔和盆腔内所有的脏器和血管。脐下腹膜之中还有丰富的静脉网与淋巴网，腹下动脉分支也通过脐部，循环旺盛，皮下神经分布极为丰富，均属第10肋间神经前皮支的内侧支，其感受器的强度阈值和时间阈值均体现出较高的刺激优势。脐在胚胎发育过程中，为腹壁最后闭合处，出生后此处的表皮角质层最薄，屏障功能最弱，皮下无脂肪，皮肤和筋膜、腹膜直接相连，渗透力强，为脐疗法的使用创造了条件。

从经络学角度讲，脐位于任脉上，任脉、督脉、带脉及冲脉直接到脐。神阙是任脉要穴，任脉总任一身之阴经，有"诸阴之海"之称，且任督冲脉"一源三歧"，故"脐通百脉"之说是有着充分依据的。根据"经脉所过，主治所及"的原则，刺激该穴可调节全身的经络气血，从而治疗全身的疾病。

脐位居人体中央，介于中下焦之间，又是肾间动气之处，因此，中医学把脐看作是先天之结蒂，后天之气舍，人体之根本，故又有"命蒂"之称。脐中有穴名"神阙"。神者，变化莫测，阙者，要处也。脐部可由此内联十二经脉，五脏六腑，外达四肢百骸。故神阙穴能补虚泻实，可升可降，统领三焦，无所不应，一穴而治百病。而总以回阳救逆，培元固本，健脾温肾，散结通滞为主要功能。所以，通过一定方法作用于脐部，可通达内外，贯穿上下，对全身许多疾病都有一定疗效。

由此可见，脐部通过独特的解剖和经络穴位的联系，使脐部与全身及各脏腑形成密切关系，这种关系又形成了脐疗法的疗效基础。

二、刺激效应

脐疗法是穴位刺激疗法的一个组成部分，也是用刺激通过神经系统起到治疗作用。

因此，这和其他针灸方法一样，有一种刺激效应在起作用。

脐部靠近腹腔和盆腔，脐下腹膜浅层有第 10 肋间神经前皮支分布，深层有第 10 肋间神经吻合支分布。而第 10 肋间神经的细分支布于腹膜壁层及腹膜外组织，胸 6~10 交感神经与迷走神经的分支又分布于中上腹各脏器和腹腔脏膜层，内有自主神经的主要神经丛，如腹腔丛、肠系膜间丛、腹下丛及盆腔丛等，它们支配腹腔和盆腔的所有血管与脏器。故神阙穴神经敏感度极强，因此刺激神阙穴及周围组织，效应极其明显。

脐疗法中，用药物敷脐是最常用的方法，其治疗作用仍然与刺激效应相关。只是其刺激源是药物而已。敷脐法中，常根据病情选用两类中草药，一类是辨证选药，主要起治疗作用；另一类是带辛辣温热和芳香性的药物，有较多挥发油和辛辣素，生物活性强，具有强烈的走窜渗透作用和辛灼刺激优势，能有效地克服体表屏障，为前一类药物中有效成分进入人体产生快速的透皮作用。由于脐的表层没有皮肤那种复杂的组织结构，屏障功能最弱，皮下又有丰富的神经和血管，这就为药物以脐部为通道治疗全身疾病打开了方便之门。药物在体温或其他热源下可较快地形成物理性的蒸气压，其压力差形成透皮压，挥发油和辛辣素等又可起到烧灼、损伤表皮角质层，使之产生充血、发热发痒、刺痛甚至发沉现象，可使组织细胞的动作电位的电讯号转化为神经冲动，通过躯体—内脏反射作用，由感觉神经传至脊髓前根至自主神经节交换神经元再传到脏器，改善和调整其功能活动。同时，这种生物效应能传到脊髓丘脑来，上达大脑皮质，调节大脑内部功能平衡，抑制病理兴奋性，从而激发体内特定的生化物质组合在体内浓度的增加，使自身免疫功能代谢和修复功能得到增强。实验观察表明，脐疗后人体内激素有较大增加和调整，使类风湿和风湿性关节炎患者的症状得到较快缓解，这说明脐疗法可以刺激内分泌和免疫系统，使机体免疫功能得到增强，新陈代谢能得到提高。临床也常常可以见到许多病人在脐疗或热灸时，温热感可在很短时间内从脐部迅速传遍全身，出现头脑清醒、四肢温热，有时觉一股热流向患处流窜，病痛顿减。可见，脐疗法的刺激效应是通过神经反射机制来实现的。

因此，当用各种适宜病情的药物或刺激方法施治于脐部时，可刺激局部的神经末梢，再通过神经系统的反射与传导，通过神经反射使脐部皮肤上的各种神经末梢进入活动状态，激发调节人体功能，尤其是能加速血液循环，改善局部组织营养，调整自主神经功能，从而改善各组织器官的功能活动，增强机体的免疫和抗病能力，达到治疗疾病的目的。

三、药物效应

脐疗法是一种特殊的给药体系，他将药物敷于皮肤，能通过脐部刺激和吸收到达内脏之中，也同样能将药物透过皮肤，直达经脉，摄于体内，融化于津液之中，与之合二为一，利用整体药理效应或全身调节作用来达到治疗和预防疾病的目的，具有内外一贯之妙。

西医学研究表明：脐下无皮下脂肪组织，表皮角质最薄，皮肤直接与腹壁、腹膜相连，而脐下腹膜又有丰富的静脉网，脐部和腹壁浅静脉、胸腹壁静脉相系，其深部和腹壁上、下静脉相连，而腹下动脉分支也经过脐部，脐周围的静脉网与门静脉联络，注入肝内。脐的这种解剖特点极有利于药物离子的渗透、吸收和扩散，使脐成为药物进入体内的又一特殊通道。药物可以绕过肝脏首过效应及胃肠道对药效的干扰，增加病灶局部有效药物浓度，药效作用发挥快，作用时间长，给药频率和剂量少，生物利用率高，血液浓度较稳定持久，能根据情况及时增减和改变药物种类及终止用药，这就是《理瀹骈文》一书所说的"切于皮肤，彻于肉理"，从而达到激发人体功能的作用，调整人体功能阴阳的平衡，防治疾病，恢复健康的目的。所以该疗法深受医生和病人欢迎，具有十分广泛的运用前景。

脐疗法与内治法一样，原则上亦是在辨证论治理论指导下，辨证施治，按病情选方用药，也是利用药物气味及归经来纠正脏腑功能之偏，调和阴阳，以平为期。不过脐疗的用药比较繁杂，其药理作用也比较复杂。主要有以下几方面。

（1）通过刺激起作用：利用具有刺激作用的温热芳香药物施于脐部，通过药物刺激促使局部血管扩张，加快血液循环，改善局部周围组织营养，还可通过药物刺激，引起中枢神经反射，改善机体自身的调节作用。

（2）通过药物起作用。中医学认为，脐为经络之总枢，经气之总汇，通过奇经八脉而统属全身经络，联系五脏六腑，根据"经络所通，主治所及"的原则，脐能通全身。药入脐穴，药物通过经络的输布，散布于五脏六腑，作用于病所，以达补偏救弊、调和阴阳、防治疾病的目的。

脐疗法应根据疾病的不同，选用不同的药物。一般选药原则有：①用特殊的药引。这种药引具有通经走络、开窍透骨、拔毒外出的作用，目的是"逢山开路，遇水搭桥"，如姜、蒜、白芥子、花椒、冰片等。②用凶猛的药物。这种气味俱厚之品，或力猛有毒，且多生用，可以"斩关夺将"，因药力从外而入，气味轻淡之品不易收效，如半夏、吴茱萸、苍术等。③用温香的药物。应用温通、有芳香气味的药物，其性走窜，如丁香、乳香、樟脑等，以利于药物的吸收和促进气血流通，如《理瀹骈文》云："须知外治者，气血流通即是补。"④用温热峻攻之品。热药比凉药效果好，攻药比补药见效快。

由于辛味药物本身带有较高的蒸气压，在敷于脐上后，局部会形成一种难以蒸发扩散的密闭状态，加上体温或其他热源的辐射作用，可快速产生局部蒸气压，使药物浓度剧增，形成高浓度梯度，又产生较大的透皮压。同时，辛味药物可产生局部烧灼感等物理刺激，使皮肤角质层含水量大增，膨胀成多孔状态，细胞膜通透性增强，细胞间隙增大，其穿透速度可增加4~5倍，皮温也可增加5℃左右，由于压力和刺激时间的继续加深，皮下血管和淋巴管扩张，循环加快。可使皮质类固醇透皮能力提高8~10倍。给一些较大的分子透入体内创造了条件。药物分子通过蒸气压、透皮压和浓度差造成分子扩散运动，透过脐的表面结构角质层，从细胞外液迅速弥散进入血循环和淋巴循环，很快布散到全身，渗透到各脏腑组织器官，产生整体药理效应和全身调节作用，直接针对病因病位发挥治疗作用，一般两个小时左右即可出现显著作用，同时，这种方式极易透过血脑屏障，产生直接的中枢作用，配合局部调整而大大增加其治疗效应。

在脐疗中，药物离子直接进入体液循环中，还可绕过肝脏直接进入大循环，从而减少"肝首过消除效应"和对肝脏产生损害，也避免了胃对药物的破坏及药对胃的损害。笔者在临床上曾发现一个有趣的现象，一个患者在用丁香等药物进行脐疗时，觉得有一股热气向上沿任脉慢慢推行，一会儿就觉得口中有了丁香味，接着鼻内也出现了丁香味。阻塞的鼻腔通畅了，头也清醒了许多。而整个过程都在数分钟内出现，可见药物通过脐疗可以直接渗到组织器官以起到治疗作用。

四、协调效应

脐疗法协调效应主要通过经络形成的。经络是一个多层次、多功能、多形态的平衡调控系统，它将穴位和脏腑、肢体、组织、器官连接成有机整体，具有双向调节功能，使人体内外上下保持协调统一，成为脐疗法治疗效应的基本形式之一。

脐正中是腧穴学的"神阙"穴，为任脉主穴之一。任脉系阴脉之所承；督脉系阳脉之总督。任脉与督脉互为表里，共主人身诸经百脉，又任、督、冲脉"一源三歧"，故脐与人体诸脉相通，通过各经脉的经气运行，交通于五脏六腑、四肢百骸、五官九窍、皮肉筋骨，用相应药物敷贴于脐中，通过药物不断刺激局部腧穴的作用，以疏通经络，调理气血，补虚泻实，调节脏腑阴阳，使人体功能趋于平衡，恢复健康，达到"阴平阳秘"的状态。该疗法既有艾灸和药物对穴位的刺激作用，又有药物吸收后的作用，即是药物和穴位的综合作用，它是在激发、调动和增强机体的自身组织能力的前提下或同时实现的，其实质是一种综合的调节作用。

在使用脐疗法时，药物在腧穴和经络上也显示出特殊性。敷脐一点而贯发全身的特点完全体现出经络的全息特性。脐疗时有的经络现象如感传具有双向性、慢性传导性回流、可被加压和冷冻等阻断，用神经体液学是解释不了的，然而用经络学说解释则一目了然，说明经络是独立于神经和体液系统的另一个调控系统，而且在脐疗法中起着重要作用。穴位对药物有着特殊的亲和力，药物的性味很易透入穴内，引起穴位和经络产生一系列生理变化。经测定，脐疗治疗后，脐部皮肤与皮下组织新陈代谢加强，物质交换加速，表面湿度也相应增高。如神阙穴的温度会升高 0.75℃ 以上，同时穴处电阻值下降，电解质增高，钾离子浓度升高，肌电位神经电位也同样发生改变。

经络是穴位功能成线形的连接。穴位受刺激后功能的改变，可激发、激惹经络之气发生相应改变。经络有区域性、导向性。有观察表明，药物进入穴位后，沿经络运行，并不扩散到以外部位，而是沿经脉到达相应部位。外贴中药的生物活性在通过影响受体产生生理效应的同时，经穴的传导感应还可使中药的活性成分影响到机体其他多个层次的生理功能，而在循经感传过程中，它们之间有可能产生相互激发和相互协同的作用，从而导致了经穴的特殊生理放大效应。不同的药物也有不同的性味，刺激和渗入神阙穴后，就会有选择性地归经，然后以经络为载体，较直接地把药物运送到相应区域和部位。使局部药物达到较高浓度，从而发挥药物和穴位的双重作用，达到平衡阴阳、调和脏腑、调理气血的临床效果，说明经络在脐疗中存在着一种独特的生理效应，即使给予小量的药物和小面积刺激，也可以起到相当大的治疗和协调作用，而且作用范围大大增加，从而出现穴位作用的放大效应。

综上所述，脐疗法是一种复合性的外治方法，具有综合性效应，其刺激效应主要通过神经系统产生生物物理效应，药物效应主要通过体液系统产生生物化学效应；协调效应主要通过经络系统产生协调平衡效应。刺激效应是一种速效效应，见效迅速，但疗效持续时间短；药物效应是一种续效效应，当速效效应减缓时，这种效应即开始发挥一种持续和巩固的作用；协调效应则介于二者之间。因此，脐疗疗效的产生，实际上是三者共同作用的结果，而且不是简单的相加，往往 1+1+1 > 3，通过机体的整合作用，渐从单一的物理刺激向更深一层的生理物理化学模式发展，激发体内"生理应激系统"，其形式可如：药物—敷脐—神经 / 体液 / 经络—免疫系统—病因 / 病位，从而达到治疗疾病的目的。脐疗法具有简、便、效、廉、无痛、无创、安全等特点，值得深入研究和不断完善，并积极推广应用。随着脐疗法的进一步发展，其治疗机制也将得到更为深入全面的阐述和证实。

第六章　脐疗法的特点与作用

脐疗法历史悠久，在经历了两千多年的摸索与发展，已经逐渐成熟，并越来越显示出它的优势。近年来，越来越多的人开始意识到了脐疗的优越性，运用西医学科技手段和方法，对脐疗法进行多方面的探索，也取得了可喜的成果。研究表明，脐疗有提高机体免疫力、抗衰老、抗肿瘤、抗过敏、调节自主神经、改善微循环的作用，与其他疗法相比，脐疗法具有独特的优势和作用。

一、优势与特点

脐疗法在临床使用时，具有许多优点，真正是一种简、便、效、廉的治疗方法。一般来看，具有以下优势与特点

（一）适应证广，疗效显著

脐疗法的适应证很广，对于内、外、妇、儿等临床各科的常见病和多发病大都可以应用。临床实践及医学文献记载表明，脐疗法对于妇科疾病如月经不调、痛经、产后尿潴留等，小儿疾病如疳积、遗尿等，心血管疾病如高血压等，呼吸道疾病、消化系统疾病、神经系统疾病等200多种疾病和症状均有独特的治疗和辅助治疗作用。尤其对老人、幼儿、急症等"不肯服药之人，不能服药之症"的患者，脐疗法的优势尤为突出，可以补内治之不及。

由于脐离内脏最近，在脐部使用药物贴敷疗法，可以避免口服及其他给药途径要通过肝的首过效应，使药物成分被破坏分解，由此，脐疗时进入人体的药物很少浪费，到达患处的药物浓度相对较高，故奏效快捷，疗效显著。脐疗的方法很多，不仅一方治多病，而且一病可用多方。使用灵活，为提高疗效打下了良好的基础。

因此，脐疗的适应证很广，对于内、外、妇、儿等临床各科的常见病和多发病大都可以应用，并且具有奏效快、疗效高的特点。

（二）方法简便，易于操作

脐疗法的操作方法多，热疗、熨疗、理疗、远红外疗、中药电疗仪、药物热敷袋、外敷散、灸熨剂、热疗贴等，但方法非常简便，一看便懂，一听便知，一用便会。脐疗中最常用的中药敷脐疗法可根据不同疾病需要，取一定量的鲜药捣烂，或取干药研成细末加水或药汁、酒、姜汁、油脂等充分调匀，脐部清洁后将调好的药物直接敷于脐部，外加胶布或膏药予以固定即可。也可将干药（捣碎）炒热，装入薄布袋内直接敷于脐部后再予以固定，方法简便易行，除急症外，一般3~7天换药1次，不需煎药、服药、注射，省去了煎药、服药等的麻烦，且易于学习和操作，医者可用，患者也可自疗，故易于被患者接受。便于推广普及。

（三）经济价廉，节省药材

脐疗时，所用无非一个灸条，一个火罐，即使使用药物，大都是常用的中草药，其价格低廉，有的可以自己采集，不需花钱。同时本法所用药量很少，一般每次少则几克，多则十几克，且都为普通药材，药价低廉，患者能够承受，并能节省药材，深受广大患者的欢迎。

（四）药源广泛，取材方便

脐疗法所用药物大都是普通中草药和家庭常备食物（如葱白、姜、蒜、花椒、盐等），易于采集和制作。药源广泛，取材方便，贮存也十分方便，一旦需要，随时可用，有利于危急重症的抢救与治疗。

（五）使用安全，无毒副作用

内服或注射药物，有时会因药物的各种不良反应而造成负面影响，甚至可导致出现不良后果。但敷脐却易于随时观察患者的适应度和感受情况，从而决定是继续治疗还是撤除。脐疗法一般不会对机体造成损害，治上不犯下，治下不犯上，治中则上下无犯，治适其所，中病即止，则无贻患，且见病治病，不走迂途、随病之进退，应变斡旋，虽有功伐，脾胃无伤，生机无害，从体外施药，很少有不良反应，且可随时除去，所以比口服药更为安全可靠。

脐疗法属外治法，即使发生一些皮肤过敏或出现水疱等反应，可随时去掉或更换药物，症状就会自行消失。脐疗方法无痛苦，能免去患者的精神负担，避免了口服及注射给药的缺点，对那些怕打针吃药及不能服药的患者尤其适宜，所以比较安全可靠。使用时只需一些药物敷贴于患者脐孔，或用火罐及艾灸施治，不需煎药、注射，故不麻烦、不痛苦，患者乐于接受。

二、治疗作用

随着针灸疗法的蓬勃发展，脐疗在理论探讨和临床应用等方面也有了不少发展和创新。尤其是近年来，越来越多的人开始意识到了脐疗的优越性。综合对脐疗法的相关研究，脐疗法有以下的治疗作用。

（一）温补脾肾，回阳救逆

神阙穴，顾名思义即精神元气出入门户之意，在人身之重要性不言而喻。神阙属任脉，居脐中，为真气所承，在神阙穴进行治疗，可以温补脾肾，振奋精神、强壮元气，一般对慢性虚弱性疾病有较好疗效。

历代针灸文献认为神阙穴是强壮保健常用穴位，具有健脾益胃，温补下元，益气固脱的作用。现代研究也表明，不断地刺激（包括药物）脐部皮肤，会使脐部皮肤上的各种神经末梢进入活动状态，藉以促进人体的神经、体液调节作用和免疫功能，改善各组织器官的功能活动，达到防病治病的目的。特别是用温热药物贴脐，通过药物的温热刺激，或艾灸、热熨的传导作用，能兴奋呼吸中枢神经，加速血液循环，改善微循环，对虚脱晕厥、休克、中风昏迷病人的急救有功效。常使病人回阳复苏，从而温通阳气，回阳固脱，使病人达到阳复厥苏的目的。

临床上，用艾炷填盐灸神阙，能回阳固脱，功同四逆汤，可用于阳虚、脱阳、寒厥之证。《针灸资生经》说："近世名医遇人中风不省，急灸脐中皆效，徐㧑卒中不省，得桃源簿为灸脐中，百壮始甦。"临床上使用艾灸神阙抢救中风脱症，往往能使病人很快脱离险境。治元阳暴脱、昏仆肢冷的气厥证，重灸神阙以挽回暴脱之阳，对于危重患者，即速隔盐艾炷灸，有回阳救急之功。对阴寒盛下利，或戴阳、格阳，可用生姜、附子脐疗，能直接温下元、补命火，多获事半功倍之效。

（二）调和气血，调补冲任

神阙位脐中，脐为大腹中央，介于中下二焦之间，脐下肾间动气处，是"五脏六腑之本，与冲脉、任脉有密切关系。冲脉循行之地，元气归藏之根"，故有调和气血、调补冲任之功。任脉为诸阴之海，主胞宫；冲脉为血海，主生殖。妇人的经、带、胎、产诸疾与冲任之脉息息相关。因此，脐疗法有调和气血、调补冲任的作用。临床上常用于治疗妇女月经不调、痛经、崩漏、带下等疾患，并有安胎的作用。其他如女子湿热带下及尿淋痛或性交痛，凡是下焦湿热，舌红苔黄，用黄连脐疗均有卓效；妇女虚寒带下用鹿角霜或蛇床子；寒湿痛经用吴茱萸；不孕用附子或蛇床子；肾虚滑精用龙骨；夜卧盗汗用五倍子等等。《类经图翼》曾记载："妇人血冷不受胎者，灸此永不脱胎。""人有房事之后，或起居犯寒，以致脐腹痛极濒危者，急用大附子为末……大艾炷灸之"。《千金要方》"妇人胞落颓，灸脐中三百壮"，"少年房多短气方……又盐灸脐孔中二七壮"。可见，古人对妇科疾病的治疗早有良法，只要辨证正确，连用脐疗无不速效。

（三）通调三焦，利水消肿

中医认为，人体是一个内外统一的有机整体，经络纵横交错，外与皮肤肌腠相连，内与五脏六腑相接，联系全身各部，抗御外邪，内养脏腑。在大脑皮质的指挥下，全身的各器官、系统既分工负责，又互相协调，以维持经脉、脏腑的正常生理功能活动。

由于经络有运行气血、调节脏腑的功能，所以人体才能气血调畅、阴阳平衡、安宁无病。若人体受外邪或内伤，影响了脏腑的阴阳平衡，发生了病变，可根据疾病寒、热、虚、实的属性不同，分别运用"寒者热之，热者清之，虚则补之，实则泻之"的原则进行治疗。三焦者主决渎，利用药物贴脐后，借助药物的刺激和药理作用，能激发三焦的气化功能，促进气机运畅，经络隧道疏通，使小便通利，达到消肿的目的。临床上常用于治疗肝、肾、心疾病引起的浮肿、腹水、黄疸等症。

（四）健脾和胃，理肠止泻

脐为中下焦之枢纽，脐疗可增强脾胃功能，使清阳得升，浊阴下降，健脾止泻，和胃降逆。可用于胃痛、痞满、反胃、呕吐、泄泻、痢疾、呃逆等。

《针灸大成》记载，神阙治"腹中虚冷，伤败脏腑，泄利不止……肠鸣壮如流水声"。《类经图翼》："干霍乱……急用盐汤探吐，并以细白干盐填满脐中，以艾灸二七壮。"《针灸资生经》："予尝久患溏痢，一夕灸（神阙）三七壮，则次日不如厕，连数夕灸，则数日不如厕。"如对常见的下利（包括痢疾与泄泻），一般初起风寒或寒湿，用羌活、防风、藿香或苍术敷脐亦有卓效；伤食下利用神曲；虚寒下利用干姜或肉豆蔻；若湿热下利用黄连，清下焦湿热效果显著。特别是夏秋季节，湿热下利，舌红苔黄腻者，用黄连脐疗效如桴鼓。

（五）培元固本，收敛固精

脐疗法可恢复元气在体内经脉的畅通，使元气在体内的流通如它在胎儿时期那般顺畅，从而达到守先天之元气、固后天之根本。药物贴脐后，通过药物吸收和经络的传导作用，调整脏腑阴阳平衡，使气血调畅、营卫通利，达到敛汗固表、收涩固精、收敛白带的效果。临床用于治疗气虚自汗、阴虚盗汗、滑精、梦遗、久泄及妇女白带等疾病。如治盗汗，用五倍子研细末，每晚睡前用适量药粉加温水调揉成软面状，填平脐孔，用胶布贴脐固定，早晨起床拔除。又如用黄柏、五倍子等份，研末水调成饼状敷脐，治疗阴虚盗汗36例，取得良效。此外，亦有用五味子敷脐治疗重症盗汗而汗止。

脐疗还能收敛人体的精、气、神、津，调整脏腑阴阳平衡，使气血调畅，营卫通利，精、气、神、津有归，从而起到敛汗固表，涩精止带的作用。临床常用于治疗自汗、盗汗、梦遗、滑精、久泄、带下、惊悸、失眠等，均有良好的疗效。

（六）温经通络，祛风除湿

据考，"脐"中为古医家练功过程中所发现的"玄关一窍"，即气穴。人在生出后的一点真元之气聚于脐下，为生命的根本，其位于大腹中央，为先天之命蒂，后天之气舍，介于中下焦之间，所以为经络的总枢，经气的汇海，五脏六腑之本，并与诸经百脉相通，纵横上下，沟通内外。

因此，在肚脐治疗，选用相应的药物作用于神阙穴上，可以通经活络，行气止痛。选用温热性药物贴脐治疗后，借用药物的温通刺激作用，可激发经络之气，能起通经活络，理气和血，达到"通则不痛"的目的。这一机制与针灸疗法一样，都是根据经络的调衡原理而形成的。可用于风寒湿所致痹证、手足麻木及诸酸痛之症、风湿关节炎、内脏瘀积、气滞血瘀痛经等证。临床艾灸治疗风寒湿痹、经络阻滞之全身关节疼痛有众多报道，效果十分理想。如有人用隔盐灸治疗坐骨神经痛、关节炎、漏肩风和筋脉拘挛等症，其疗效之神速，远胜针药，屡试屡验。

（七）养生保健，祛病延年

脐居正中，"肚脐为穴中之穴"，中医称脐中为"神阙"，如门之阙，神通先天，俗称肚脐，脐为先天之命蒂，后天之本源，《医学原始》说："人之始生，先脐与命门，故命门为十二经脉之主。"故脐是强壮保健的要穴，具有温补下元、健脾益气的功能，可增强人体抗病能力。用于虚劳诸疾、神经衰弱和预防保健，进而可延年益寿。

《类经图翼》卷八记述，神阙隔盐灸，"若灸之三五百壮，不惟愈疾，亦且延年"。脐疗法养生保健作用的产生，主要是用灸法和温药敷脐的方法。灸神阙有养生延年之功效，历代针灸书籍均有记载。《针灸大成》用五灵脂、青盐、乳香、没药等九味药，调成细末，水和面作圈置脐上，将前药末二钱放于脐内，用槐皮剪钱，放于药上。以艾灸之，每岁一壮，药与钱不时添换，根据后开日，取天地阴阳正气，纳入五脏，诸邪不侵，百病不入，长生耐老，脾胃强壮。《针灸资生经》："向使徐灸至三五百壮，安知其不永年耶。"《养老书》曰：有人年老而颜如童子，盖每岁以鼠粪灸脐中一壮故也。

据现代研究，灸神阙穴可增加机体免疫功能，提高抗病能力，对预防感冒、胃肠道病、中风等方面有明显作用。新生儿出生1周后，隔面窝灸三壮，可预防腹泻。凡用此法灸过的婴幼儿，不但很少发生腹泻，而且肠胃功能好，消化能力强。民间流传新生儿断脐时，内放麝香如米粒大。据说一生很少患外感病及消化系病。说明此穴确有抗病防病、益寿延年之作用。

以温药贴脐，能温肾壮阳，补中益气，起到保健、防病、益寿延年的作用。经实验研究，这种方法可以作用于机体的免疫系统，从而达到增强人体抗病能力，提高免疫能力。而免疫功能低下是人体衰老的主要原因，因此灸脐有抗衰老作用。

第七章 脐部诊断法

神阙穴位于任脉，而任脉属于阴脉之海，与督脉相表里，脐为冲脉循行之所，任、督、冲三脉经气相通，共同管理人体的诸经百脉，所以脐和诸经百脉相通。由于奇经八脉纵横，贯穿于十二经脉之中，联系全身经脉，因此五脏六腑、四肢百骸、五官九窍、皮肉筋骨，均系于脐，在很多病理情况下脐部都有病象反应，通过对脐的观察，可以对某些疾病进行初步诊断。

历代医家在长期医疗实践中都明确认识到"脐"是一个"敏感"的部位。如用手轻轻触按脐心，就会产生一种奇异的敏感和特殊的感觉。脐带未断之前，子体尚属先天而并非一个完整的独立生命，它依然靠母体血液从脐带输入，将代谢产物再从脐带输入到母体。一旦脐带断离后，子体就由先天态转为后天态，这时一个完整的生命才真正降临在这个世界上。我们可以这样认为，脐是先天与后天的连接门户。我们不但可以通过对脐的观察得知机体后天的情况，也可推测个体的先天素质，比如目前被认为最先进的产前诊断就是通过脐血穿刺而获得胎儿健康信息。西医学也已经证明，在脐血中有大量的先天信息，如脐血中含有大量的胎血干细胞，将其提取输入，可利用干细胞分化的特性，治疗许多血液系统的疑难病症。

脐部粗看似乎每人没有什么区别，其实千变万化，千姿百态，几乎很少有人相同。脐孔的大小、脐孔的深浅、脐蕊的高低、脐壁有无倾斜都不尽相同，观脐诊病就是看脐部的这些变化来诊断疾病。观察病人脐部的皮肤色泽、脐孔大小、脐部外形、脐蕊皱褶等来判断病人的先天禀赋、疾病发生、转归与预后等。

一、肚脐的望诊

脐孔虽小，却能窥测全身的健康与否。在脐诊中应该注意光线的变化，必要时还需使用放大镜进行观察。另外，腹部暴露要有一定的范围，最好上达肋缘，下抵髂前上棘，以便观察。望脐断病是一种技术，需要不断实践，不断总结，逐步提高。通过望诊对脐部进行诊断，主要有局部诊断和全身诊断两种。

（一）诊局部疾病

局部诊断即通过对脐的病理变化，对脐的病变进行诊断。脐部局部的异常常由脐本身疾病引起，正常情况下新生宝宝的脐带在两周内脱落。如发现宝宝出现以下情况，均属异常，应及时诊治。

（1）炎性改变：脐轮皮肤发红肿胀、疼痛，脐部流水或有脓性分泌物，有臭味。如有全身反应，如发热、倦怠、纳呆等，应警惕有无败血症，需紧急就医。

（2）湿疹：脐部出现丘疹、糜烂、渗出及脱屑等，大多伴瘙痒，常因过敏因素引起。

（3）肉芽肿：脐带脱落后，脐根部形成小的肉芽组织，直径 0.2~0.5cm，表面湿润，有少量黏液或血性分泌物，日久不愈。多因创面受异物刺激（如爽身粉、血痂）或感染引起。

（4）脐茸：脐带脱落后，其创面有红色、表面光滑湿润像黏膜样的肿物，有少量分泌物，它是肠黏膜组织，为胚胎时期卵黄管的残留物。

（5）瘘管：脐带脱落后，周围皮肤常发生糜烂，脐正中产生一种黏膜样物，中心有小眼，为瘘管，可在孔中流出肠内容物，带有臭味，此为胚胎时，卵黄管与脐部相通，卵黄管未闭合残留所致。

（6）脐疝：脐部有一圆形或半圆形肿物，哭时增大，安静时恢复，手指探入可触到根茎部环的边缘。此为脐部的腹直肌鞘未合拢，腹压增高时，腹膜、肠管等由此部位向外突起所致。

（二）诊全身疾病

脐的全身诊断即是通过脐的局部变化观测全身疾病的变化。

肚脐又名肚脐眼，在中医学中称之为"神阙"。根据国外医生临床发现，从肚脐眼的形状可以看出身体健康与否。在脐的诊断上，齐永进行了较系统的研究，发现了一些带规律的现象。下面是齐永在脐疗诊断上的一些经验。

1. 脐的大小

脐大说明子体先天足，个体强壮；脐小说明天禀赋不足，个体赢弱；脐孔过深说明营养过剩，有肥胖、脂肪肝、高血糖、高血脂、高血压、高血黏度、冠心病、糖尿病、痛风等；肚脐浅小说明身体较为虚弱，体内激素分泌不正常，浑身无力，精神状况不佳。

2. 脐孔的形状

脐圆而下半部丰厚朝上，提示血压正常，内脏健康，肾功能强，精力充沛，为男性最佳脐形。满月形说明女性卵巢功能良好。脐形椭圆为女性最佳，提示身体健康，卵巢功能良好。脐外凸较多者多见有脏器下垂、严重水肿、卵巢囊肿，也是喘胀的险候，预示肺、肾之气将绝。凹形：脐陷于大腹是脾肾大虚之凶兆，多见于久泻、元气将脱，或见于暴吐之后。脐突然下陷为正虚邪闭的凶兆，多见于小儿瘟疫染身、毒邪内逼之证，病情险恶，预后不佳。浅小形说明身体较弱，内分泌功能不正常，经常感到全身乏力，此为先天不足，后天气虚。此外提示精神神经系统脆弱，受刺激易诱发精神障碍。这类人易激动，有歇斯底里倾向。闭合形多见于中老年妇女，原因是皮下脂肪松弛，提示卵巢功能减弱。女性肚脐若为枣核形，表示身体健康，卵巢功能良好；男性则表示精力充沛、血压正常、五脏六腑都很健康。脐为海蛇形是肝硬化等肝脏疾病的征兆。

3. 脐的移位

脐位上移，向上延长成三角形为气滞、气逆的反应，临床上为肺、胃之气上逆，或肝气升发太过，或肝气郁滞之象，或提示胃、胆囊、胰腺有病，或腹内有较大的肿瘤，因瘤体的位置牵拉引起脐位上移。脐位下移，多为肾虚、中气不足、内脏下垂、子宫脱出及脱肛。脐位右移多为气虚，可见于高血压、左侧肢体瘫痪，并提示易患肝炎、十二指肠溃疡。脐位左移多为血虚，见于各种贫血、寄生虫病人及右侧肢体瘫痪，也提示胃肠功能不佳、肠粘连、便秘等。

4. 脐的朝向

肚脐眼向上延长，几乎成为一个顶端向上的三角形，应多留意胃、胆囊、胰脏的疾病；肚脐向下应注意预防罹患胃下垂、便秘、慢性肠胃疾病及妇科疾病；肚脐偏左：应预防肠胃功能不佳、便秘或大肠黏膜病变；肚脐偏右应注意肝炎、十二指肠溃疡等疾病。

5. 脐的色泽

脐色白提示功能低下。全脐色白多反映肺气虚、心阳不足、血虚，常与脐凹陷、少腹凉并存。局部色白则反映相应脏器的功能低下。色赤提示热毒内蕴。全脐色赤多反映心火旺，或心火下移小肠，热积腹中，毒溢于脐，可见口渴、便秘、心烦等症状。局部色赤为相应脏器的急性炎症。色黑预示病症凶险。全脐色黑为暴病将卒的恶兆和久病生机将绝之征，常与呼吸急促、神识昏迷等危象并存。脐周出现对称性黑色素沉着，并有角质增生应注意消化系统肿瘤，尤其是胃癌。色黄提示湿热之邪内蕴或过食肥甘所致。临床可见痞满纳呆、大便不爽，可有高血脂、高血黏度、高血压等症状。色青提示内有寒积、水饮或风寒内伏。如局部色青则提示相应的脏腑功能欠佳，或见痛证。色紫为内有瘀积之色，也可见腹内或盆腔内肿瘤，常伴有脐部瘀斑。

6. 脐的附属物

脐周有毛并与会阴相连提示精力旺盛，性欲强。如突生体毛并累及颜面和全身则应注意体内癌症。脐周静脉曲张提示肝硬化门脉高压，常合并有脐周色泽暗黑。脐周皮肤局部点状角化提示相应脏器有结石存在的可能。脐孔有油性分泌物提示过食油腻。

二、肚脐的触诊

（一）朱氏触诊法

朱莘农（1894~1962），江阴峭岐凤戈庄人。其先人八世皆工医，兄朱少鸿亦为一代名医。先生幼承家学，壮岁即享盛誉，晚年悬壶无锡，名噪苏南。擅治伤寒大症，治夹阴证尤负盛名，著有《夹阴证治》一书。所创"脐诊法"等即为寻求"肾虚"本质，辨认体气变化，开拓治疗新路之重要方法。

脐部触诊法就是按切脐部的动脉，探查其动态变化，以了解"肾间动气"的一种方法。适用于重症外感热病（夹阴伤寒）及复杂的内伤病辨证等方面。其主要表现为当脐筑动，简称脐跃，亦称脐旁动气。

1. 脐诊诊法

令患者仰卧，手足平伸，敞露脘腹。医者以手掌心平按患者当脐，作轻、重、浅、深的切按，注意辨析脐动态的大小、缓急、深浅、浮现等。按切时应上下左右移动，上及于脘，下及脐下三寸。

2. 脐诊辨证

脐诊应与腹诊结合运用。常人脐跃动气均纳藏较深而冲和有力，体瘦者稍显浮露。若见当脐筑筑，喘动应手，病本多为肾虚失纳，冲脉动逆。脐腹柔软者，主因在虚，脐腹窒硬，少腹弦急者，则阳虚寒盛。脐跃浮露甚而躁急者，为下虚较甚，多见阴伤。脐跃粗大、表浅，直至于脘者，则下元空虚已甚，中气而不能镇护。此际如见少气、汗出、咽塞、呃逆、躁扰等任何一症者，其根元衰竭，阴阳有离别之变。尤以见于大病之后，或久泻久痢者，乃亡阴之候，病多难治。此外，肾为阴阳之宅，与肝乙癸同源，故又常见阴阳并伤，或肾寒肝热，寒火杂见等证，当与全身症状，脉舌变化互参。内伤杂病如胃病、咳喘、头痛、遗精、崩漏、产后病等，亦每见肾盛冲肝气逆而脐跃不已者，辨证均宜详察。

（二）农氏触诊法

本法是广西马山县老壮医农秀香家传的诊病方法，已有 100 多年的历史。农秀香，女，壮族，广西马山县人，著名民间壮医。擅长用农氏腹诊法诊断妇科疾病。这种腹诊法主要是通过检查脐部及腹部的血脉跳动情况来诊断疾病，尤其适用于诊断妇科经、带、胎、产方面的疾病，是一种独具特色的壮医诊断方法。

病人取仰卧位，双手垂直平放床上，暴露腹部，放松身体，医者立于病人右侧，面对病人。医者以右手中指按压脐部，分别走脐中、上、下、左、右各部位以候血脉跳动情况。上部主心胸、肺、头面等上方的疾病，下部主花肠（子宫）、咪麻（睾丸）等下方病症；左侧为血路，右侧为黄水通道。然后左手中指先候下腹中点（子宫点），接着中指、无名指定两侧膀胱线（膀胱及附件），再依次走上方两条火线、心窝（心点）、两侧肾点及肝部、锁骨上窝、肺点等部位。

具体定位法是以脐为中点，作 8 条均匀相等的辐射线如'米'字样，每条线距脐三寸（即指患者食指、中指、无名指三指并拢后第二指节总宽度）处为按诊点。脐上为正管，脐下为子宫，脐旁两侧为肾点，斜向上方的两点为火线，斜向下方的两点为膀胱点。

正常腹脉：不浮，不沉，节律一致，和缓有力，往来流利。病理脉象：脉紧，过于强大，提示该脏腑"过实"，有邪气滞留。脉象过于弱小，无力，为该脏腑虚弱，气血不足。脉不跳动，为黄水怪。脐部脉浮乱，为月经失常。脐上子宫点脉不通，为无生育。两侧膀胱线均停止跳动，有受孕可能，等等。

第八章　脐疗法的种类

脐疗法是指经肚脐给药或在脐部给以某些物理刺激（艾灸、热敷等），用于治疗人体疾病的方法，属于中医的外治法之一，脐疗法的治疗操作并不是单一的，主要分为药物和非药物两大类。前者如敷脐疗法，后者如灸法、火罐法、针刺法、按摩法和照射法等。

一、敷脐疗法

脐疗法中，在脐部使用药物进行治疗是最常用、最重要的一种方法，又称敷脐疗法。敷脐方法，就是将药物制成糊剂、散剂或饼剂，填敷脐中以治疗疾病的方法。春秋战国时期的帛书《五十二病方》外治方中，就有肚脐填药、敷药、涂药等脐疗法的记载，此可谓开启脐疗法实际应用之先河。明清时代，脐疗法应用更加广泛，已经进入了成熟时期。到现代，敷脐疗法的临床应用更加广泛，治疗范围不断扩大，得到较大的发展。

（一）脐部给药的选药规律

药物贴脐，既有药物对脐部的刺激作用，又有药物本身的作用，而且在一般情况下，往往是两种作用的综合，是在触发、调动和增强机体的组织能力的前提下同时实现的，其实质是一种综合的调节作用。因此，脐疗法对药物的选择十分重要，在临床上选药时也有一定的规律。

1. 芳香药物，渗透性强

由于脐疗法是将药物从肚脐皮肤上透入人体产生作用，其药力从外而入，气味轻淡之品通透力不足，不易收效。因此，为了能使药效更快、更彻底地进入，一般都应在贴敷的药物中配入渗透力强、芳香通络、气味俱厚的药物，如花椒、肉桂、姜、葱、蒜、吴茱萸、半夏、白芥子、皂角、桂枝、菖蒲、白芷、公丁香、沉香、檀香、广木香，以及五倍子、五味子、荜茇、透骨草、醋与酒等。另外增加适当的赋形剂和现代透皮剂，更能促进透皮吸收作用。此类药大多性质温通，气味芳香，善于通经走络，开窍透骨，拔毒外出，可使治疗药物的药效渗透进入体内产生治疗作用。填脐药物总是以猛药、生药、香窜药、引经药为好，如生大黄、生草乌、生川乌、甘遂、芫花、冰片、麝香、樟脑等药物。其目的一是通过透皮促进由外达内之效，二是起到物理、化学、针灸样的刺激作用；三是通络活血化瘀，改善微循环，增加血流量，促进药物吸收；四是起到皮肤渗透促进剂的作用。实验证明，辛香走窜之品，可使皮质类固醇透皮能力提高 8~10 倍，从而使药物能尽快进入人体产生治疗作用。

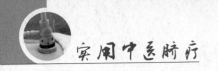

2. 辨证论治，配伍用药

辨证论治是中医理论的核心，在脐疗法用药时，也不能脱离这个原则。在治疗过程中，要始终以整体观念、辨证论治为指导，配伍用药，体现中医特色。肚脐用药的目的是使药效进入人体内产生治疗作用，因此，它如同内服药一样，是要对病情进行辨证后再根据病的寒热虚实、药的温凉补泻进行配伍用药。一般情况下，内服某药能治某病，用某药敷脐同样能治某病。如内服芒硝可治便秘，用芒硝敷脐也能治便秘。但有时也有例外，即外用某药敷脐能治某病，但内服药却不能治某病，如葱白敷脐可治便秘，但葱白内服却不能治便秘，因为在这里，葱白只起到一种芳香刺激作用，通过刺激，激发相应经络产生治疗作用。临床还发现，治疗同一种疾病，因脐部用药不同，疗效也有差异，只艾灸脐部和敷药后再艾灸脐部，病人的反应也常有不同。

3. 用药精少，配用引经

由于肚脐之处乃方寸之地，在此用药量不大，选择填脐药物应该少而精。"少"是指用量小、味数少，常用一种或三五种药物。"精"是选药精，药力专，疗效高。从辨证观点看，要求精，精必然要药味少，以出奇制胜。因为，用于脐疗法的中药大多选用猛药、生药、香窜药，只需极少药物，即可达到透脐作用。由于脐部联系百脉，在此用一药而引全身，故最好使用引经药，以引领药物直达病所，力专而效捷。猛药、生药率领群药开结行滞，有破关斩将之势，芳香走窜之品与引经药物功如舟楫，可载药入里，配合诸药，相得益彰。

引经药物根据归经理论选择，一是根据病位选择药物，如病在胸膈以上用白酒或黄酒调药；病在肠胃属寒者用生姜汁调；属热者用黄连浸液调；病在肝胆者，可用食醋调；病在肾经、膀胱经，可用盐水调；病在下肢，用牛膝浸液调等。二是通过药物的归经选择药物，如足太阳膀胱经，病在上者选羌活，病在下者用黄柏；少阳经与三焦经，上用柴胡、川芎，下用青皮；阳明胃经与大肠经用升麻、白芷；厥阴经用吴茱萸、醋；手少阴用黄连、桂心；足少阴用细辛；手太阴用桔梗、葱白；姜汁通行十二经；诸上用酒，诸下用川牛膝。

4. 方法灵活，结合创新

在肚脐上治疗疾病的方法很多，仅敷脐的方法也达十余种，但不管有多少种方法，都要根据病情进行选择，不但选择方法，对使用的药物也应根据病情进行辨证来选取，在临床上治疗方法与选择药物要灵活多样。在使用其中一种方法时，要注意与其他方法的结合，以产生新的协同效果，如一些病可内服外治结合，或临证时灵活掺药，或适当增加热、熨、按摩等辅助手段，予以较长时间的刺激效应，总的目的都是根据患者的病情进行选择。

随着现代科技和医学的发展，一些现代的医疗方法和手段不断涌现，脐疗法也应顺应发展需要，结合创新，与现代科技相结合，采用高新技术与传统的脐疗相结合，往往取得更好的疗效，如董国臣等研制的电子药贴，利用电压陶瓷产生的高压小电流作电源，靠产生的电脉冲、透皮促进剂等，使少而精的药物既对穴位产生刺激，又通过穴位把药物透入体内。又如利用超声的作用，使药物经皮肤或黏膜透入体内的治疗方法。齐永通过创新，打破肚脐不能针刺的禁区，创立了脐针法，这就是传统医药方法与现代科技结合的产物。

（二）脐部给药的常用药物剂型

敷脐疗法将药物敷于脐部，其用药剂型根据药物的特点和病情的需要而变化，一般常用的剂型有以下几种。

1. 鲜药

鲜药是指鲜活的药用动、植物。在民间，使用鲜药敷脐最为常见，其来源广，使用方便，加工容易，深受群众欢迎。植物鲜药多采用新鲜的药用植物，如取葱、姜、蒜、鲜石榴皮、鲜马蹄金、鲜艾叶、鲜青蒿等。根据病情选用其中一味，打烂成泥状。常用的动物鲜药如地龙、活螺肉、活蟾蜍、活鸡、蜗牛等，均可用来敷贴脐部，并产生较好的疗效。这些鲜活的动、植物药还常用作赋形剂，与其他药物粉末混合，共同使用，发挥疗效。

2. 散剂

散剂系指一种或多种药材混合研为细末的制剂。散剂制法简便，可随用随制，剂量可随意增减，易于固定，携带方便。使用时取适量填脐内，外用胶布固定。散剂表面积大，因而具有易分散、奏效快的特点。可将药粉或浸膏粉、药物提取物等粉剂直接填入脐内。有的药物本身就是散剂，如盐，可直接填入肚脐。

3. 糊剂

糊剂指药物细粉与适宜赋形剂制成的糊状制剂。用时将药物研细末，再用适当的溶剂调成糊状，外敷脐部，上盖纱布，胶布固定。糊剂的赋形剂使药物分散性更好，易于有效成分的溶出、透皮和吸收。水、醋、酒、唾液、鸡蛋清、凡士林、蜂蜜等为常用的赋形剂。

4. 丸剂

丸剂是将药物研细末后，用水、蜜或药汁等拌和，制成大小适宜的药丸，分为水丸、蜜丸、丹剂、锭剂等种类。用时取药丸填脐内，外盖敷料。

5. 丹剂

丹剂系采用升华法制成的金属化合物，呈结晶状制品，为中医外科常用药，如白降丹等，用时放入肚脐中，外盖敷料即可。

6. 膏药

膏药是一种附有裱背的外贴膏剂。先根据患者病情选用相应的处方，将药料切段或捣碎，放麻油中浸泡，然后倒入锅中，用火熬至药枯浮起为度，熄火后略停，用布袋等物滤净药渣。将炒过的黄丹徐徐投入，不停地搅动，等到锅内先发青烟，后起白烟，膏药就熬好了。搅匀摊药膏于布或纸上即成。用时将膏药以微火或隔水加热溶化，摊于布或纸上，外贴脐部。或将膏药摊于布或纸上，冷却，使用时将发硬的药膏在火上烤化，外贴脐部。

7. 软膏

将药物碾成细粉，然后根据病情选用白蜜或香油、水、鲜药汁、白酒、黄酒、醋、乳汁、葱汁、姜汁、唾液、米汤、甘油、凡士林、鸡蛋清、枣肉、藿香正气水、风油精等，取其中一种，调药粉成软膏状，再贴敷于脐上即可。

8. 饼剂

饼剂是指将药物细粉与适量黏合剂制成饼状的固体剂型。有三种方式，一是将药物研末后，加少许水或其他溶剂调成适宜大小的饼状；二是将药物研末后，加用一些葱白或其他新鲜植物药的茎叶、根茎等鲜药一起捣烂，制成药饼，然后贴敷脐部，外盖纱布，胶布固定；三是将新鲜的植物药捣碎，制成药饼，用火烘热敷脐上。

9. 酊剂

酊剂是指药物用规定浓度的乙醇浸出或溶解制成的澄清液体制剂，亦可用流浸膏稀释制成，或用浸膏溶解制成。药物经过提取、精制，且有乙醇混合其中，因此穿透作用强，具有较强的走窜能力，其活血通络功能也较强。

10. 膏剂

脐疗法所用的膏剂是将药物与适宜基质均匀混合制成具有适当稠度的半固体或近似固体的外用制剂。一般分为软膏剂、硬膏剂和浸膏剂 3 种。

（1）软膏剂：指药物与适宜基质均匀混合制成具有适当稠度的半固体外用制剂。将应用的药物研为细末，放入醋或酒内，加热熬成膏状，或将药物研细末后，加入适量的蜂蜜、姜汁或凡士林等调为膏状，用时摊贴穴位上即可。

（2）硬膏剂：指将药物溶解或混合于黏性基质中制成的一类近似固体的外用剂型，如伤湿止痛膏。在脐疗法应用中硬膏剂常做固定材料，如在脐部敷药后用此外贴固定。

（3）浸膏剂：是指药物经水或乙醇提取，并浓缩至适宜密度的制剂，使用时将浸膏放于肚脐内，外盖敷料即可。

11. 栓剂

栓剂是指药材提取物或药粉与适宜基质制成供腔道给药的固体剂型。用基质与药物融合制成适合于脐窝大小的剂型，外部用防渗圈和贴敷材料固定。

（三）药物调敷介质

1. 酒

酒是外治法中常用的调敷介质。贴敷药物用酒调和，可引药入肝经和血分，产生较强的活血化瘀及通络作用。因为酒本身具有很强的穿透性，且具有较强的走窜力，可协助药物透入皮肤，同时产生通经活络的作用。

2. 醋

醋酸可入肝，用之调药敷于脐部，可引药入肝，醋酸又有一定的刺激性，具有促透皮作用。醋同时具有活血作用，对外伤用醋热敷可达到很好的消肿、止痛和活血作用，用以调和药物敷脐，临床收效显著。

3. 汁

汁就是用鲜药榨汁。常用的有姜汁、蒜汁、葱汁等辛辣刺激性的鲜药，既有温中散寒作用，又有促透皮吸收作用。

4 水

水是最方便、易得的溶剂，分散性好，无刺激性。敷脐时，将药粉加水调和后共研细末，填入肚脐，外盖敷料，临床可取得佳效。

5. 蜂蜜

蜂蜜其性温和，滋润，具有清热、解毒及消炎作用。用以调配药物，一可使药物更加滋润，不易干燥，更易与皮肤紧密接触；二可降低药物中的毒性和燥性，防止损伤皮肤。

（四）中药透皮剂的使用

由于脐部具有得天独厚的解剖、生理学优势，凹形的脐窝最适宜盛药；脐部皮肤及角质层菲薄，皮下无脂肪；皮与皮下神经、血运丰富，克服了其他外敷疗法起效慢、透皮困难、用药剂量小的缺陷。药物经脐部给药的生物利用度是前臂给药的1~6倍。当然，这也与中药透皮剂的使用有一定关系。

用中药填脐多用芳香通络、气味俱厚的药物。这些中药透皮剂在脐疗中使用，具有许多优点，一是可以长期维持稳定的给药速率，延长半衰期较短药物的治疗效果。二是不经过口服，避免了肝脏的"首过效应"和胃肠道环境对药效的干扰。三是可减少给药次数。四是对不适宜口服给药者以及不愿打针与服药的儿童可方便地通过经皮给药途径给药。最后，可以提高用药的安全性，降低药物毒性和不良反应。常用的有：花椒、肉桂、姜、葱、蒜、吴茱萸、半夏、白芥子、皂角、桂枝、菖蒲、白芷、公丁香、沉香、檀香、广木香以及五倍子、五味子、豨莶草、透骨草、醋与酒等。另外还可以增加适当的赋形剂和现代透皮剂，以促进透皮吸收作用。

（五）敷脐方法

1. 药物准备

根据病情选定方药和剂型，常用剂型有散剂、软膏、鲜药、膏药等。敷脐疗法所选用的药物大多为2~3味药的配方。按剂型制定的要求加工成相应药剂的形状，大多制成后装瓶或盒，密闭保存备用。临床用时打开使用。

2. 消毒

由于脐疗时有可能轻微损伤皮肤，故仍应注意皮肤的消毒，一般使用清水或75%乙醇将肚脐擦洗干净。亦可用碘伏消毒。

3. 贴敷

将已研磨备用的药粉按要求用醋、黄酒、姜汁等介质调成糊状，或用中成药的丸、散、膏剂，填入脐窝，以药物填平为度，不用用力按压，装平即可。

4. 固定

药物装入脐并填平后，外用塑料薄膜覆盖，再用橡皮膏盖上贴牢，注意边缘应贴牢，不能透气，否则药气外泄易影响疗效。

5. 热熨

药物固定后，病情需要时，可加上热熨。热熨是将温热的物品或药物放在脐部，使熨物的热或熨药的药气透入腹内，起救急苏厥、温通血脉、祛邪扶正的功效。

6. 贴敷时间及疗程

贴敷时间一般根据病情和实际情况而定。刺激性小的药物每次贴敷可保留数小时，或 1~2 天换 1 次，或 3~5 天换 1 次；刺激性大的药物，应视患者的反应确定贴敷时间，数分钟至数小时不等；如使用天灸疗法，由于使用刺激性大及发疱之品，则只贴敷 1~2 小时左右，小儿则更应少于 1 小时，总之以患者反应为准。患者感到灼热疼痛即可。如需再贴敷，应待局部皮肤基本恢复正常后再敷药。

（六）传统脐疗方法分类

1. 填法

填法是将相应药物研成细末，也可制成丸剂，存放备用。用时将其填于脐中，整理平整，再外用胶布固定。

2. 敷法

敷法是取新鲜的植物药或动物药，洗净后捣烂，敷于脐部；或用水或用蜜、酒、唾液等为媒介，混入药物，调和成膏状，敷于脐部，外用胶布固定。使用药水或药酒时，可用棉垫或纱布浸蘸，然后敷于肚脐上，外覆医用防渗水敷料贴，再以医用胶布固定。

3. 覆法

覆法是将所用药物捣烂，或将药物研为细末或调成糊状，将全药覆盖在脐部及脐周围，外用胶布或纱布固定。主要用于药物量大者。由于药量大，覆盖只能以肚脐为中心，可涉及其周围皮肤，不局限于神阙穴。

4. 熨法

熨法是将所用药物切成粗末，在火上炒热，再用布口袋包装，趁热外熨脐部。或先将药物贴敷穴位上，再用艾火或神灯或其他热源在药物上温熨。

5. 涂法

涂法即在脐部涂抹药物的方法。将药汁、药膏、药稀糊或药用植物油调和或成糊状涂于脐部，外用胶布或纱布固定。

6. 滴法

滴法也称为滴脐法。先将药物煎汁，鲜药可捣烂取汁，根据病情需要确定温度，一滴滴徐徐滴入脐内，以达治疗目的。

7 罨法

罨通"掩"，遮盖之意。罨法可分为干罨和湿罨二种。即将药物罨盖于脐部并加以固定的方法。将药物干撒脐部叫干罨，将药水浸泡于纱布上，趁温热敷脐部叫湿罨。

8. 贴法

凡用药物外贴于脐部的各种方法统称为贴脐法。先将药物制成膏药，贴于脐部，或将大小适度的布膏直接贴于脐部，固定紧扎。

9. 围脐法

围脐法是用面圈、鸡蛋或药物围脐四周的一种治疗方法。如《理瀹骈文》治伤寒目瞪口呆，身热无汗，便秘，不省人事，用煮鸡蛋砌脐四旁；或用老油松节、胡椒煮鸡蛋，趁热切去蛋顶壳，覆脐眼，外用面圈护住。

10. 掺法

掺法是将药物研为细末，撕开膏药，把药粉少量掺于膏药的中央部位上，外贴时将药粉对准于脐部，再贴于脐上。

11. 熏脐法

熏脐法是利用药物燃烧时产生的热气或药物煮沸后产生的蒸汽来熏脐治病。

12. 纳脐法

纳脐法是将药物捣烂如泥状，或研为细末，用酒适量调和，软硬适度，捏成圆形药丸，纳入患者脐孔中，以手往下压平，使紧贴脐壁，外加胶布贴牢固定之。

13. 封脐法

封脐法是以药物（或药末，调入水或其他液剂），封于脐部外边以胶布固封，不致泄气。

14. 缚脐法

缚脐法是将药物捣烂，布裹缚于脐上。

以上熨脐法、熏脐法也属于"灸脐法"范畴，将在灸法中介绍。

（七）注意事项

（1）由于肚脐部位小，敷脐药物应少而精。

（2）药物应尽量研为细末应用，鲜药应捣烂如泥，以充分发挥药效。

（3）敷药前应先将脐部擦拭干净并消毒，脐病或有感染者禁用。

（4）加用膏药烘烤不可太热，严防烫伤皮肤。

（5）注意保护皮肤，个别患者敷药后出现局部红肿、痒痛等过敏现象，可揩去药物，暂停3~5天；如出现局部溃疡或皮损严重，应停止敷脐，改用其他疗法。

（6）对急症、急性病，在未确诊前不宜单用敷脐方法，以免延误病情，可在贴敷同时对疾病进行确诊，确诊后再采取相应治疗措施。

（7）用此法7~10天后仍无效，改用其他疗法。

（8）对所敷药外盖胶布或膏药周围应贴紧，不可有空气漏出，尽可能使其处在"密闭式"状态下，以免药性"外泄"影响疗效。

二、脐部针刺法

脐部针刺法，又称"脐针疗法"。是近年来发展推广的新的脐疗方法。

神阙穴，古今文献记载均禁针。《素问》注解曰："脐中也，禁刺，刺之使人脐中恶疡，溃矢出者死不可活。"《针灸甲乙经》曰："禁不可刺，刺之令人恶疡，遗矢者死不治。"所谓禁针穴，古人认为这些穴位多处于重要脏器或动脉附近，易因针刺不当造成不良后果。今针具改进，穴位解剖部位明确，只要消毒严密，针刺的方向深度适当，不少古代禁针穴位已可针刺。因神阙穴凹进腹壁，其内多皱褶，易藏污纳垢，故在此穴针刺易造成严重感染，即"恶疡"。又因神阙穴是人体腹壁最薄的地方，针刺容易损伤小肠，使肠内容物溢出，即"溃矢出"，形成严重感染，加之古代医者控制感染的能力有限，所以就有了"死不治"的后果。以上也就是神阙穴古来禁针的原因。当我们明白了这些原因后，就能够消除和避开这些不利因素，也就能够更好地利用神阙穴的治疗作用，为人们解除更多的疾苦。经过多年努力探索，"脐针疗法"在临床取得了较好疗效。特别是齐永发明的脐针影响较广，下面着重介绍齐永的脐针经验。

（一）脐针的特点

肚脐为方寸之地，中间仅有一个穴位，就是神阙穴，以神阙穴为中心，在其周围针刺可以治疗许多疾病，充分显示了全息学说和中医学整体观念的科学性。同时，可根据临床需要一穴一针，也可以一穴多针。特别在多脏器疾病、多系统疾病、疑难病、危重病的病例中更多地使用一穴多针技术。由此可以产生一穴多效和一针也可多效的效果。

脐针疗法也可以内外兼治，不但对功能性疾病、运动性疾病效果很好，对一些脏腑疾病也有很好的疗效，对一些疑难重病也达到不错的治疗效果。同时，操作简便、经济实惠，在遇紧急情况时，随身又无毫针，也可以笔代针或以棍代针在脐部治疗，不必刺破皮肤，只要在相应的部位进行点压让患者感到疼痛就行，均可收到预期效果。

（二）脐针进针定位法

齐永认为，脐为方寸之地，但麻雀虽小，肝胆俱全，它仍充分表现出人体整体全息信息，因此，关键在把脐按方位进行分区，以便于与人体脏腑相对应。为方便选穴，常将脐的方位分成几个部位进行命名。脐中央朝外凸出的瘢痕状组织称为脐蕊，脐孔的周缘壁称为脐壁，脐壁与脐蕊相连的皮肤凹陷称为脐谷。这三个地方都是脐针疗法的进针区，而以脐壁在临床使用最为常见，在此基础上确定针刺的部位。临床上，在脐部进行选穴定位是脐针疗法的关键，在这方面，齐永做了大量工作，创造性地确定了脐针疗法的进针定位方法，其常用的选穴定位方法有以下几方面。

1. 寻找压痛点

齐永经过临床观察，认为一般约有 20% 左右的患者可以在脐壁、脐谷、脐蕊处寻找到十分敏感的压痛点。越是急性病，压痛点越明显。只要用探针找到这个压痛点，往往一针即可见效。而寻找压痛点则是按照洛书定位，即"戴九履一，左三右七，二四为肩，六八为足（在临床治疗中实为股），五居于中。"根据疾病发生的部位在相应的脐壁上寻找压痛点，然后用针灸毫针以脐蕊为中心，向外呈放射状刺入压痛点，进针深度为 0.5~1 寸。留针数分钟。找到压痛点一针即可见效。如果有多个压痛点必需找其中最明显的一点，这也是治疗效果最好的一点。

2. 寻找皮下结节法

许多慢性病患者因长期患病，在脐部相应的体表投影区产生了一些皮下结节，与皮肤同色，质硬，活动度差，大小如同小米粒大小，按之有疼痛，但可忍受。如发现结节后，不必针刺，可让患者用手指按压，每日数次。经数周按压后结节会自然消失，疾病也就治愈了。

3 八卦定位进针法

齐永将人体脐部看作一个后天八卦图，将脐蕊为中心向四周八方扩散形成八卦的方位。就此方位将上、下、左、右、左上、左下、右上、右下（后天八卦图是上南下北，左东右西。上下左右方位是医生看患者），分别按后天八卦定下离、坎、震、兑、坤、乾、巽、艮八个方位，并通过八卦方位找出相应的疾病对应关系，然后进行治疗。比如呼吸系统的疾病，我们一般取兑位（即右位），就是将针在脐部的右壁刺入，方向朝外，呈放射状，留针数分钟。如肝病则取震位（即左位）。

4.五行生克制化法

齐永采用中医的八纲辨证法，分清阴阳、虚实、表里、寒热，采用虚则补其母，实则泻其子法，利用木、火、土、金、水五行之中相生相克方法来补其不足，泻其有余。其中又分比合之法、我生之法、克我之法、生我之法等四种。针往下垂直一扎，平补平泻，五土居中，归了脾胃了；若针往上斜就着重治心脏或眼睛的病症；针向下斜着重治肾治膀胱；向右斜着重治肺的病症，依次类推。因此脐针仅神阙一穴可以治百病（图8-1）。

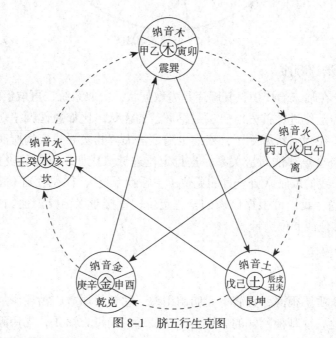

图8-1　脐五行生克图

5.脐地支全息进针法

这种方法多用于临床上有明显时辰规律的慢性病，范围涉及各科，只要有固定的发作时间，并有明显的时间规律，无论是什么病，均可应用此法，而且疗效不错。齐永指出，首先我们把肚脐（神阙）看作一个地支图（图8-2），然后根据地支相应的时间，寻找与疾病发作时或加剧时相同的时间，并在脐壁上进行定位。比如五更泻，我们可以在丑时（3~5时）相应的脐壁上（时钟的7点处）进行针刺，疗效很好。除了在时间医学上相应外，五更泻又为脾胃之病，丑时为土，扎之疗效确切。再如有明显发作时间规律的神经性头痛，只要我们找到这个时间规律，按脐地支全息相应的脐壁上扎针即可。

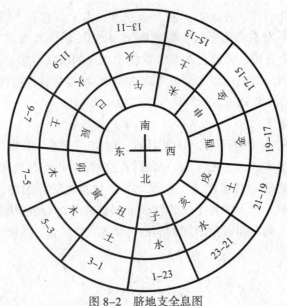

图 8-2　脐地支全息图

（三）脐针治疗顺序

齐永的脐针在临床治疗中，其顺序是先取症状，次取系统，再取疾病。其意思是，在治疗中脐针的定位进针首先对患者最感痛苦的症状，比如急性腰扭伤，应先予以止痛。许多疾病往往因症状解除了，疾病也随之消失。其次寻找疾病所属的系统，根据该系统在脐八卦全息律的对应关系，进行定位进针。比如，支气管炎伴咳嗽、咳痰，应属呼吸系统，我们取脐八卦全息的兑位（主呼吸系统），往往收到不错的疗效。有些疾病已非常明确，我们可根据该病的全息定位，直接予以治疗。比如肝炎或胆囊炎，可取其对应的震位或巽位进针。

（四）治疗操作

1. 脐部的消毒

肚脐表皮角质层很薄，且脐下无脂肪组织，它皱纹层叠，污垢深居其中，损伤后极易感染，因此，针刺神阙穴的关键是严格消毒。消毒方法是，先用碘酒消毒；再用75% 乙醇脱碘，待所有皱褶处污垢擦净，然后开始进行，针后再用碘酒消毒针眼一次。

2. 针具选择

因为肚脐部皮肤较硬，组织柔韧性大，进针时阻力也大，因此，使用的针具也不宜太细，太细不易进针，但也不能太粗，太粗会影响进针，也会给患者带来痛苦。

3. 进针方式

齐永将脐针疗法进针点选在脐窝边缘中点与腹壁皮肤成角处，以脐蕊为中心，向时辰相应的脐壁上作向外横刺或斜刺，切不可直刺。进针时入皮宜快，用弹拨进针法较好，以减轻疼痛。过皮后以试探式缓慢进针。进针深度 3~30mm，不宜过深，应视患者的胖瘦而定，针尖避免触及小肠，为防止万一针尖触及小肠壁，应有一缓冲、反射性回避的时间。

4. 行针手法

在一般治疗中不主张强刺激，因为脐部特别敏感，只要进针了就可起效。但对于急性疼痛性疾病，可采用间断性强刺激。行针不宜提插，可小幅度捻转或刮针柄，手法切忌粗暴，一般留针 10~20 分钟为宜；或持续行针 2~5 分钟，然后每隔 5~10 分钟行针 1 次，留针 30 分钟。

5. 脐针补泻

齐永指出脐针进针的方向和留针的位置并非是随意的，是根据患者的阴阳盛衰和疾病的分类来决定的。"下针必有方向，进针需含补泻"，这是脐针进针的原则，其临床的补泻原则是根据五行生克制化来确定的，具体可分比合法、我生法、生我法和克我法几种方法。

（1）比合之法：齐永将比合之法又分大比合与小比合，作用都是平补平泻。大比合之法：即本位之病刺本病之位。例如：呼吸系统疾病的八卦本位是兑金，在治疗该系统疾病的时候，针刺脐八卦的兑位；小比合之法：即本位之病刺本病之表里关系位。在大小比合中，一般来讲大比合疗效胜于小比合，如患者不但有咳喘，且又有便秘或动脉硬化及神经系统部位的疾病，在取针方位上取小比合之法，可以兼顾其他病种。

（2）我生之法：我生之法就是利用五行生克制化的原则，采用我生来减弱病势的一种方法。临床上多用于实证，其作用为泻。中医说"生我者母，我生者子""生我则我强，我生则我泻"。意思就是采用我生之法，那么我就虚了、泻了、弱了。这要求首先知道该病的八卦方位，其次知道方位的五行所属，再根据所属生克关系，选择具体的进针方位。

（3）克我之法：克我之法方简意赅，用克法制邪，临床作用为泻。所以在治肺金之病时，先强其心火来克制肺金，克我则我弱。

（4）生我之法：生我之法为补，用于虚证，采用"缺什么，补什么"的原则，虚者补之。如肺虚久咳病人不仅可用针刺脐蕊（五土居中），也可取艮位、坤位，这两个位也属土，培土生金，都可起到补母壮子的作用，也叫补脾胃之气壮肺气。

此外，齐永老师还根据脐地支理论进行方位补泻：在与疾病时间性相同的脐壁上进针是平补平泻法，即酉时（17~19 时）的咳嗽，在脐壁的酉时位（时钟 3 点处）进针是平补平泻。对虚证的治疗是选用患病后一个时辰方位进行针刺为补法，以补其不足。如照样是酉时（17~19 时）的虚咳，在脐壁的戌时位（时钟 4 点处）进针是补法，以土生金。对实证的治疗采用患病前一个时辰方位进行针刺则为泻法，以泻其有余。如还是以酉时（17~19 时）的实咳为例在脐壁的申时位（时钟的 2 点处）进行针刺是为泻法。同时配合手法补泻：强刺激为泻，留针为补。临床上对一些疾病时间较长的慢性病例，多采用方位补泻与手法补泻相结合，合二而一，能收到更好的效果。

6. 留针时间

进针后一般留针 10~20 分钟。急性病留针时间短，慢性病留针时间长，疼痛性疾病一般痛止即拔，不作留针。

7. 出针

出针时缓慢退针，拔针后用消毒棉球按压针眼，再用碘酊、酒精消毒。

（五）注意事项

脐针疗法在临床上有很好疗效，但齐永又推出了一些注意事项，以保证脐针的安全。

（1）脐针宜在饭后一小时后进行治疗，以免引起胃肠道出现痉挛。

（2）脐部皮肤消毒时，如遇脐孔较深、污垢较多的患者，不宜先用常规消毒法，可用松节油去除污垢，然后再常规消毒。

（3）冬季注意保暖，以免引起腹部受凉，针时可用 TDP（特定电磁波谱）照射。

（4）只要操作得当，一般没有不良反应。如采用强刺激可引起头晕、腹痛、恶心，严重者可能会有呕吐。

（5）因脐部皮肤较硬，细针难刺入，最好选用 28 号针为宜。

（6）进针时不宜过深，以避免刺穿小肠，同时进针要缓慢，针尖一旦触及小肠时，小肠可有时间反射回避。

（7）针刺可行捻转手法，不宜大幅度提插。

（8）针后不宜拔罐，以免扩大创口吸出腹腔内液体等。

（9）禁忌证：小儿及妊娠妇女不宜脐针治疗。对大出血、各种原因引起的休克、多脏器衰竭、脑卒中、急性传染病、癌症晚期、恶液质、低蛋白水肿、血友病等及有出血倾向的血液病、烧烫伤、骨折、挤压综合征等，不宜用脐针。

三、脐部灸治法

脐部灸治法又称灸脐法，是在脐部运用灸疗的方法，主要是借灸火及其他方法产生的热力熏灼或温熨，刺激人体脐部，以达到防治疾病目的的一种方法。灸法治病，《黄帝内经》中早已提出，并认为它与针刺治病一样的重要，而且往往能弥补针刺及其他方法治病的不足，《医学入门》曰："凡病药之不及，针之不到，必须灸之。"《灵枢·官能》也说"针所不为，灸之所宜"。通过灸治，不仅可无病防病，也可调整全身的免疫功能。脐部灸治法主要包括艾灸法、熨脐法和天灸法。

（一）艾灸法

1. 艾炷灸

施灸时燃烧的锥形艾团叫艾炷。艾炷的制作方法有手捻和艾炷器制作两种。手捻制作时把纯净陈久的艾绒放在平板上，用拇、食、中三指边捏边旋转，捻成上尖下平、紧实的圆锥艾炷。根据临床的需要，艾炷常分为三种规格，小炷如麦粒大，中炷如半截枣核大，大炷如半截橄榄大。一般临床常用中型艾炷，炷高 1cm，炷底直径约 0.8cm，可燃烧 3~5 分钟。每燃尽一个艾炷，称为一壮。

艾炷灸分为直接灸和间接灸两种，其中后者在脐疗法中最为常用。因肚脐部位特殊，不宜使用瘢痕灸。

（1）直接灸：是将大小适宜的艾炷，直接放在皮肤上施灸。若施灸时需将皮肤烧伤化脓，愈后留有瘢痕者，称为瘢痕灸。若不使皮肤烧伤化脓，不留瘢痕者，称为无瘢痕灸。①瘢痕灸。又名化脓灸：即在艾灸时将艾炷烧完，直接烧灼皮肤，使之产生瘢痕的一种灸法。施灸时先将所灸腧穴的皮肤上涂以少量的大蒜汁，以增加黏附和刺激作用，然后将大小适宜的艾炷置于腧穴上，用火点燃艾炷施灸，艾炷烧完后皮肤会留下瘢痕。脐疗法不宜使用本法。②无瘢痕灸。即在艾灸时直接烧灼皮肤，但不留下瘢痕的灸法。施灸时先在所灸腧穴皮肤涂以少量的凡士林，以使艾炷便于黏附，然后将大小适宜的艾炷，置于腧穴上点燃施灸，当灸炷燃剩 2/5 或 1/4 而患者感到微有灼痛时，即可易炷再灸。若用麦粒大的艾炷施灸，当患者感到有灼痛时，医者可用镊子柄将艾炷熄灭，然后继续易位再灸，按规定壮数灸完为止。一般应灸至局部皮肤红晕而不起疱为度。因其皮肤无灼伤，故灸后不化脓，不留瘢痕。一般适用于虚寒性疾患。

（2）间接灸：间接灸又称间隔灸或隔物灸。在脐疗中，又称蒸脐法、炼脐法、温脐法，也是通常所说的熏脐疗法，是将药物研成极细药末填满脐部，上置艾炷或艾条灸之的一种方法。如隔盐灸脐法、隔姜灸脐法、隔附子饼灸脐法、隔葱灸脐法，经由药物温灸肚脐，具有温补下元、调理冲任、调和阴阳之效，临床上常用于虚寒性体质、过敏性体质调理。多用于虚证、泌尿生殖系统疾病和用于养生保健。

在间隔灸时，需要选用不同的间隔物，常用的如鲜姜片、蒜片、蒜泥、药瓶等。在施灸前均应事先备齐。鲜姜、蒜需洗净后切成约 2~3mm 厚的薄片，并在姜片、蒜片中间用毫针或细针刺成筛孔状，以利灸治时导热通气。蒜泥、葱泥、蚯蚓泥等均应将其洗净后捣烂成泥敷于脐上，再灸之。用药物作间隔物时，应将药物捣碎碾轧成粉末后，用黄酒、姜汁或蜂蜜等调和后塑成薄饼状，也需在中间刺出筛孔后应用。①隔姜灸：将新鲜生姜切成约 0.5cm 厚的薄片，中心处用针穿刺成筛孔，放在肚脐上，再在姜片上放上艾炷，点燃施灸，当患者感到灼痛时，可将姜片稍许上提，使之离开皮肤片刻，旋即放下，再行灸治，反复进行直到局部皮肤潮红为止。多用于治疗外感表证和虚寒性疾病，如感冒、咳嗽、风湿痹痛、呕吐、腹痛、泄泻等。②隔蒜灸：用独头大蒜切成约 0.5cm 厚的薄片，中间用针穿刺成筛孔，放在肚脐上，用艾炷灸之，每灸 4~5 壮，换去蒜片，一次可灸 5~7 壮。多用于治疗肺痨、腹中积块及未溃疮疖等。③隔盐灸：患者仰卧屈膝，以纯白干燥的食盐，填平脐孔，再在盐上放上艾炷施灸。也可在盐上加施姜片，目的是隔开食盐和艾炷的火源，以免食盐遇火起爆，导致烫伤。这种方法对急性腹痛、吐泻、痢疾、四肢厥冷和虚脱等证，具有回阳救逆的作用。凡大汗亡阳、肢冷脉伏之脱症，可用大艾炷连续施灸，不计壮数，直至汗止脉起，体温回升，症状改善为度。④隔附子（饼）灸：将附子切片，用针刺成筛孔，放于肚脐处作间隔物，上置艾炷灸之。用附子饼灸时，将附子切细研末，以黄酒调和，制作成饼状，厚约 0.5cm，直径约 2cm，放于肚脐上，再放上艾炷，点燃灸之，饼灸干后更换药饼，直灸至皮肤出现红晕为度。灸时在药饼下衬垫纱布，以防烫伤，药饼灸后可重复再用。治疗各种阳虚证，如阳痿、早泄以及外科疮疡窦道盲管，久不收口，或既不化脓又不消散的阴性虚性外证。

2. 艾条灸

是将点燃的艾条悬于施灸部位之上灸之的一种灸法。又称悬起灸。又分为温和灸、雀啄灸和回旋灸。

（1）温和灸：将艾卷的一端点燃，对准肚脐，约距离皮肤 2~3cm，进行熏烧，使患者局部有温热感而无灼痛为宜，一般每次灸 10~15 分钟，至皮肤出现红晕为度。

（2）雀啄灸：施灸时，艾卷点燃的一端与施灸部位的皮肤并不固定在一定的距离，而是像鸟雀啄食一样，一上一下地移动灸至皮肤潮红为止。

（3）回旋灸：施灸时，艾卷点燃的一端与施灸皮肤虽保持一定的距离，但位置不固定，而是均匀地向左右方向移动或反复旋转地进行灸治。

3. 药条灸

是指用药物与艾绒混在一起，卷成艾条，再在腧穴上进行灸治的办法。临床上常用的有太乙针灸及雷火灸法。太乙针灸施灸时，将太乙针的一端烧着，用布七层包裹其烧着的一端，立即紧按于肚脐，进行灸熨，针冷则再燃再熨。如此反复灸熨 7~10 次为度。此法治疗风寒湿痹、顽麻、痿弱无力、半身不遂等均有效。雷火针灸其制作方法与"太乙针"相同，惟药物处方有异。施灸方法与"太乙针"相同。

4. 器械灸

温灸器灸：是用金属特制的一种圆筒灸具内放艾绒或艾条进行灸治的方法，故又称温筒灸。其筒底有尖有平，筒内套有小筒，小筒四周有孔。施灸时，将艾绒（或加掺药物）装入温灸器的小筒，点燃后，将温灸器之盖扣好，即可置于腧穴或应灸部位，进行熨灸，直到所灸部位的皮肤红润为度。有调和气血，温中散寒的作用。

另有一种木制灸盒，底放铁丝网，盒上开一两个圆孔，将艾条点燃放入孔中，把灸盒放于脐上负之，时间 10~15 分钟，以皮肤潮红为度。

5. 注意事项

（1）凡属实热证或阴虚发热、邪热内炽等证，如高热、高血压危象、肺结核晚期、大量咯血、呕吐、严重贫血、急性传染性疾病、皮肤痈疽疔疖并有发热者，均不宜使用艾灸疗法。

（2）器质性心脏病伴心功能不全，精神分裂症，孕妇的腹部、腰骶部，均不宜施灸。

（3）在灸治过程中，要注意防止艾火灼伤皮肤。如有起疱时，可用酒精消毒后，用毫针将水疱挑破。

（4）如遇到昏厥或局部知觉减退的患者及小儿进行艾条灸时，医者可将食、中两指置于施灸部位两侧，这样可以通过医生的手指来测知患者局部受热程度，以便随时调节施灸距离，掌握施灸时间，防止烫伤。

（5）患者如有灸后身体不适，如身热、头昏、烦躁等，可令患者适当活动身体，饮少量温开水，或针刺合谷、内关等穴位，可使症状迅速缓解。

（6）施灸时注意安全使用火种，注意使用隔离物，以防止烧坏衣服、被褥等物引起火灾。

（二）脐熨法

脐熨法是以温热的物体或以特制的熨灸器，置于患者肚脐部位，借助温热和药物的双重作用来治疗疾病的一种外治方法。具有温阳祛寒、通经活络、调和气血、健运脾胃、理气止痛、消除疲劳等功效，由于熨敷疗法简便易行，收效迅速，无不良反应，故深受民众欢迎，成为临床和家庭常用的外治法。

1.脐熨法分类及操作

（1）以取热方式分类：①直接法：就是将物体温热后直接熨敷于脐上的方法，例如将药物等材料（如食盐）煨炒温热后装袋直接熨敷在脐上，或用煨热的石块、装有温热水的容器等在脐上直接熨敷。②间接法：就是将温热的物体熨敷在药物或布帛上间接传热给人体的一种方法，借其温热穿透力量使药力透入脐腹内，以治疗疾病。

（2）以熨敷材料分类：①药物法：即使用药物在脐部熨敷的方法。根据疾病情况辨证论治，选择合适的药物组成处方，配制成剂，加热后再熨敷于脐处，借温热之力使其透入腹内而发挥温热和药物的双重作用。一般多选取气味辛香雄烈药物为主配制而成，其药物配制的剂型及其操作方法主要有以下几种。a.药袋法：将配制好的药物打碎，根据病情酌加酒、醋等料，置于炒锅中炒热，取适量装入药袋或以绢布包裹，趁热放在脐部，直接熨敷脐部，待其温度降低，则可更换药袋，如此反复数次。亦可将药袋放在微波炉中加热30秒后，再放在脐上温熨。b.药饼法：根据患者病情选择适宜药物，将药物研为细末，酌加面糊、水、酒、醋等调制成大小厚薄不等的药饼，置于脐部，其上覆布，取熨斗、热水袋、水壶、玻璃瓶等热熨器加以烫熨，以患者能忍受而不灼伤脐及脐周皮肤为度。c.药膏法：将药物研为极细末，加入饴糖、黄蜡等调制成厚薄适度的药膏，于火上略加烘热，或放微波炉内加热，拿出药膏趁热贴于脐部，或将药膏涂于脐中，以熨斗或吹风机及神灯等加热器具烫熨或烘烤。d.药汁法：将药物煎汤取汁，或将药物浸泡于酒中制成。用时加热，趁热用纱布或毛巾等浸润药汁后熨敷脐部。②灰土法：以灶心土在锅内炒热贮于布囊内烫熨脐处，有温中散寒的功效，主治心腹痛等症。③葱白法：取鲜葱白500g，捣烂后放入铁锅内炒热，用布包裹扎紧，置于脐处；或将葱白捣烂做饼，置于脐部，然后用熨斗熨其上。葱白有发表和里、通阳和血的作用，可治小便不通、阳脱、结胸等症。④姜熨法：取生姜500g，洗净捣烂，挤出姜汁，然后将姜渣放在锅内炒热，用布包后趁热熨敷脐处，待冷再倒入锅内，加些姜汁，炒热后再熨敷。生姜有温中散寒的功效，熨之可治疗腹中冷痛、恶心、腹泻等症。⑤盐熨法：取食盐500g，在锅内慢火炒热，用布包裹成拳头大小，用系绳捆住，在脐部熨敷，一面敷，一面摩运转动。盐包冷时，再行更换，此法具有温中散寒、通利气机、调和营卫的功能，不论外感、内伤诸证，只要有寒者，皆可选用。⑥沙熨法：取沙500g，去杂质后放在铁锅内急火炒热，趁热用布包裹，用绳捆住，置于脐部，可来回或旋转熨烫，冷时再换。⑦铁末熨法：取铁末若干，洗净，炒至发红，倒出晾冷到一定温度，装入布袋，加入100ml陈醋，用两手揉布袋，把布袋拍成扁平状，外包毛巾或手帕，熨敷于脐部。⑧砖熨法：取两块青砖，用火烘热，在需熨敷处放上四五层纱布或二层毛巾，然后将热度适宜的砖块放置在纱布或毛巾上，两块砖轮流热敷脐中。⑨醋熨法：取陈醋加热，将布或毛巾浸于其中，趁热取出熨敷于脐部。或取食盐250g左右，放入铁锅内，炒爆后，即用陈醋半小碗，洒入盐内，边洒边搅，醋洒完后，再略炒一下，即倒入布包内，趁热置于脐部。⑩酒熨法：用质量较好的烧酒或陈年黄酒，在温水中炖热，将布或毛巾趁热蘸酒熨敷脐部，可治心胸胀闷、气郁不舒，也可消肿。⑪水熨法：以热水袋、玻璃瓶等器具装热水，外包棉布、毛巾，放置于脐部，或在脐周做往复、回旋转动以及点按，也可用毛巾浸泡于热水中，约5分钟后捞出，拧去多余的水后，放置于脐部，冷后再换。

2. 注意事项

（1）在进行熨敷治疗时，宜采取舒适的卧位，并须在温室避风处进行，以免熨敷后毛孔舒张，风邪从脐侵入而生他疾。

（2）熨敷时须严格掌握温度，应以患者能忍受为度，温度太低则药力不能透达，过烫则损伤皮肤。对于小儿和失去知觉者，医者可用自己的手指皮肤置于脐旁试温。

（3）在熨敷时所采用的推、揉、擦、按、摩、运等手法，力度应恰当，温度高时手法宜轻快，温度稍降时手法可稍重一些。避免擦破皮肤。

（4）在治疗过程中，如患者感到不适或其局部有不良反应时，应立即停止，同时注意防止因病者出汗过多而致虚脱。

（5）皮肤感染、破损处，孕妇的腰骶部和腹部，不宜使用本法。

（6）治疗后宜避风保暖，静卧休息避免伤风。

（三）天灸法

天灸：又名自灸，近代称为发疱疗法。最早见于宋代王执中《针灸资生经》。天灸脐部法是用对皮肤有刺激性的药物敷贴脐部，使局部充血、起疱有如灸疮，感觉皮肤如火燎，故名曰灸。常用的药物有：生白芥子、吴茱萸、生甘遂、蓖麻子、蒜泥等。如白芥子末敷脐治腹痛，甘遂末敷脐治疟疾等。

1. 药物的制备

（1）药物组成：以白芥子、延胡索、甘遂、细辛、生姜作为基本处方，可结合既往的临床经验和地域特点等进行加减。

（2）药物制备：白芥子、延胡索、甘遂和细辛采用道地药材，白芥子可以通过炒制或者调整其配伍比例控制其对皮肤的刺激程度，其余药物均采用生药。选用洁净药材，将药物烘干，用机器进行粉碎，再过80~120目筛，装瓶备用。药物制备过程要求在无菌、清洁、常温环境下进行，或者在当地医疗机构的专用制剂室完成。

（3）姜汁的制备方法：选用生姜，洗净，粉碎，三层无菌纱布挤压取汁。但不宜使用纯姜汁，宜通过加适量蒸馏水稀释至50%~100%之间才能临床使用。

生药粉和生姜汁的比例为100g：10ml。可以根据各地气候因素和经验予以适当调整。贴敷时取生药粉用姜汁调成较干稠膏状，药物应在使用的当日制备，或者事先制好置冰箱冷藏室备用。

2. 操作

用精选的中药磨成粉状，以姜汁调成膏状。不能太稀，以免流出。先将贴敷部位用75%乙醇或碘伏常规消毒，干后取直径1cm，高度0.5cm左右的药膏，贴于神阙穴上，如脐凹陷较深，可增加药量，用5cm×5cm（小儿患者可适当减小）的脱敏胶布固定。不使泄气，成人一般贴2~4小时，儿童贴0.5~2小时。具体贴敷时间根据患者皮肤反应而定。同时考虑患者的个人体质和耐受能力，一般以患者能够耐受为度，患者如自觉贴药处有明显不适灼热疼痛感，可自行取下。敷贴之后，应避免在神阙穴贴敷时起疱，如皮肤出现水疱，用针头刺破放出水液，应注意保护好创面，避免抓破引起感染。

3. 注意事项

（1）禁忌证：急性（以上病症）发作期、发热、咽喉发炎，3岁以下幼儿，孕妇，肺结核、严重心肺功能不全、短时间内敷贴即会大量起水疱的患者，皮肤贴外用药容易过敏者、艾滋病、结核病或其他传染病患者，糖尿病、血液病、恶性高血压、严重心脑血管病、严重肝肾功能障碍、支气管扩张、恶性肿瘤的患者。

（2）贴敷后局部皮肤微红或有色素沉着、轻度瘙痒均为正常反应，不影响疗效。

（3）贴敷后皮肤局部出现刺痒难忍、灼热、疼痛感觉时，应立即取下药膏，禁止抓挠，不宜擅自涂抹药物，一般可自行痊愈。症状较重可服用抗过敏药物缓解。

（4）若皮肤出现红肿、水疱等严重反应，可进行皮肤消毒处理，严重者需及时咨询医生。

（5）贴敷期间忌食辛辣油腻食物和冷饮，应多饮水；贴敷当日不宜游泳；注意皮肤清洁。若出现水疱，待水疱消退后再洗澡。

四、肚脐声透疗法

声透疗法又称超声药物透入疗法，系将药物加入接触剂中，利用超声波对媒质的弥散作用和改变细胞膜的通透性把药物经过皮肤或黏膜透入机体的治疗方法。

（一）治疗机制

超声药物透入的原理是超声波作用所引起的振动波能改变分散相表面分子结构，可使细胞膜通透性增加，从而使药物易于透入到细胞内。由于超声波在细胞内部形成"微流"，引起细胞内部结构位置变换的趋向，出现新的酶中心，从而改变了催化过程和细胞对某些药物的敏感性，所以超声药物透入不仅局部地增加了药物制剂的浓度，而且由于超声波和药物综合作用而加强了治疗效果。

（二）特点和优势

1. 特点

（1）声透疗法能将药物透入体内，同时保持原有药物性能，这种超声波和药物综合作用可使疗效加强。

（2）声透疗法是将整个药物分子透入体内，所用的药源较广，不限于电离和水溶物质，可以根据药物性能配成水剂、乳剂或油膏等作为接触剂被透入。

（3）无电刺激现象，不发生电灼伤，操作简便。缺点是药物透入体内的量和深度不易测定，影响药物透入的因素及超声对药物的影响等，尚须进一步研究。

2. 作用优势

（1）透药速度快，药物直达病处。

（2）可实现定位、定量及定速给药，在病变局部形成药物高浓区，并可促进药物向细胞内转运，增加药物的作用，从而提高疗效。

（3）大大提高药物的生物利用率，减少用量总量，避免毒副作用。

（4）药效稳定持久，比口服药长 2~3 倍。

（5）适应范围大，除化学药物外，还能透过大分子生物制剂和中药胶体颗粒成分。

（6）无痛、无创、简捷、方便。

（三）操作方法

声透疗法与一般的超声波治疗方法相同。所不同的就是把药物加入接触剂中（如水剂、乳剂、油膏等）即可，治疗时多采用直接接触法。强度：固定法一般为 0.5W/cm2 以下，移动法 0.5~1.5W/cm2。治疗时间 5~10 分钟。

目前常用药物有：维生素 C、氢化可的松、呋喃西林及其他抗生素，普鲁卡因等麻醉药，以及丹参等活血化瘀中药等。

（四）注意事项

（1）注意避免使用强烈刺激皮肤及引起过敏的药物。

（2）注意根据病情选择相应的药物。

（3）肚脐局部有炎性病变时不宜使用本法。

（4）恶性肿瘤（大剂量聚集可治）、活动性肺结核，严重心脏病的心区，出血倾向、孕妇（早期）禁用。

五、肚脐磁疗法

穴位磁疗是运用磁场作用于人体经络穴位来治疗疾病的一种方法，又称"磁穴疗法"。它具有镇静、止痛、消肿、消炎、降压等作用。磁穴疗法的作用机制较复杂，但其最基本的一点是通过磁场对机体内生物电流的分布，电荷的运动状态和生物高分子的磁距取向等方面的影响而产生生物效应和治疗作用。肚脐磁疗法是将磁疗用于肚脐的治疗方法。

（一）操作方法

1.静磁法

此法是将磁片（或磁珠）贴敷在腧穴表面，产生恒定的磁场以治病的方法。也有用磁针的。

（1）直接贴敷法：用胶布或无纺胶布将直径 5~20mm、厚 3~4mm 的磁铁片，直接贴敷在肚脐上，用胶布或伤湿止痛膏固定。磁铁片表面的磁场强度约为数百至2000Gs。脐疗法贴敷时可采用单置法和并置法。单置法：即只使用一块磁铁片，将其极面正对治疗部位，这种方法局限于浅部病变。并置法：若选用的穴位相距比较近，则根据同名极相斥的原理，可使磁力线深达内部组织和器官。在这种情况下，不用异名极并置法，以免磁力线发生短路，不能达到深层组织。若病变浅且范围较大时，可在病变范围两端贴敷异名极磁片，这种方法可使更多的磁力线穿过病变部位。

（2）间接贴敷法：如患者皮肤对胶布过敏，磁铁较大，用胶布不易固定；或出汗洗澡时贴敷磁铁有困难；或慢性病需长期贴敷磁铁片时，可用间接贴敷法。即将磁铁片包在布袋内，贴敷固定在肚脐上。

2.动磁法

动磁法即利用动磁场进行治疗的方法。动磁场的磁场强度随时间发生变化，或者是磁场强度与磁场方向随时间发生变化，主要是低频交变磁场与脉冲磁场，又统称为电磁场。操作时将电磁治疗机的磁头置于治疗部位，每次治疗 15~30 分钟，每天治疗 1次，10~15 次为 1 个疗程。在动磁法中，还有一种旋磁法，它是将装在旋磁机上的磁片通过小电动机的带动而旋转，使磁片的静磁场变为动磁场。治疗时将磁头置于病变部位或穴位上，每天治疗 1 次，每次治疗 20~30 分钟，10~15 次为 1 个疗程。

（二）磁疗的疗程

磁疗的时间，根据方法来决定。贴敷法，一般急性浅表病约贴 3 天到一周左右，慢性病或病变深的贴敷时间应较长。旋磁法，每次治疗时间一般为 20~30 分钟，若分区治疗，每区（或每穴）5~10 分钟。疗程的长短，根据病情决定。一般 3~4 周为 1 个疗程，疗程之间一般休息 5~10 天。

（三）注意事项

（1）首先应明确诊断，根据病情施治。

（2）做贴磁疗法时必须 2 天内复查，因为不良反应大部分在 2 天内出现。不良反应有心慌、心悸、恶心、呕吐、一时性呼吸困难、嗜睡、头晕、乏力、低热等。如不良反应轻微，且能坚持者，可继续治疗；若不良反应严重不能坚持者，可取下磁片，中断治疗。

（3）如磁疗患者平时白细胞计数较低（如在 $4×109/L$ 以下），在磁疗中应定期复查血象。当白细胞计数较前更为减少时，应立即停止治疗。

（4）夏季贴敷磁片时，可在贴片和皮肤之间放一层隔垫物，以免汗液浸渍使磁片生锈。

（5）磁片不要接近易被磁化损坏的物体或装置。

（6）白细胞总数在 $4×109/L$ 以下、急性严重疾患，如急性心肌梗死、急腹症、出血、脱水、体质极度虚弱、高热、皮肤破溃、出血、磁疗后不良反应明显者不宜多用本法。

六、肚脐拔罐法

拔罐法又名"火罐气""吸筒疗法"，古称"角法"。在脐疗法中，又称为角脐法。角脐法是通过罐内负压，使被拔的脐部皮肤充血、瘀血，以达到防治疾病的目的。通过拔罐，可促使经络通畅、气血旺盛，具有活血行气、止痛消肿、散寒、除湿、散结拔毒、退热等作用。

（一）罐的种类

1.竹筒火罐

竹罐用坚实成熟的竹筒做成，罐口打磨光滑圆润。将其一端去掉竹节作为开口，一头保留竹节用作罐底，罐口直径分 3cm、4cm、5cm 三种，长短约 8~10cm。

2. 陶瓷火罐

陶罐用陶土制作而成，口圆肚大，再涂上黑釉或黄釉，放在窑里烧制。有大、中、小和特小的几种，陶瓷罐，里外光滑，吸拔力大，经济实用，北方农村多喜用之。

3. 玻璃火罐

玻璃火罐，是用耐热硬质玻璃烧制的。肚大口小，清晰透明，便于观察，罐口边缘略突向外，分1、2、3种号型，罐口光滑吸拔力好。

4. 抽气罐

用小药瓶，将瓶底切去磨平，切口须光洁，瓶口的橡皮塞须保留完整，便于抽气时应用。现有用透明塑料制成的真空罐，使用方便，不易破碎。上置活塞，便于抽气。

（二）拔罐分类

1. 火罐法

火罐法是利用燃烧时的火焰的热力，排去空气，使罐内形成负压，将罐吸着在皮肤上。有下列几种方法。

（1）闪火法：用镊子夹住棉球，稍蘸95%酒精，用酒精灯或蜡烛点燃，往罐底一闪，迅速撤出，马上将火罐扣在应拔的部位上，此时罐内已成负压即可吸住。也可用7~8号粗铁丝，一头缠绕石棉绳或线带，成为专用的酒精棒。使用前，将带有火焰的酒精棒一头进入罐内，撤出后拔罐。

（2）投火法：将薄纸卷成纸卷，或裁成薄纸条，纸卷和纸条，都必须高出罐口一寸多，点燃，燃着到1/3时后，投入罐里，将火罐迅速叩在选定的部位上。投火时，等到燃烧一寸左右即投入，纸卷和纸条，都能斜立罐里一边，火焰不会烧着皮肤。

（3）滴酒法：向罐子内壁中部，滴入1~2滴酒精，将罐子转动一周，使酒精均匀地附着于罐子的内壁上（不要沾罐口），然后用火柴将酒精燃着，将罐口朝下，迅速将罐子叩在选定的部位上。

（4）贴棉法：扯取大约0.5cm见方的脱脂棉一小块，薄蘸酒精，紧贴在罐壁中段，用火柴燃着，马上将罐子扣在选定的部位上。

2. 水罐法

一般应用竹罐。先将罐子放在锅内加水煮沸，使用时将罐子倾倒用镊子夹出，甩去水液，或用折叠的毛巾紧扣罐口，趁热按在皮肤上，即能吸住。有的先选用相应的药物煎煮竹罐后，再用上法拔罐，称为药罐。

3. 抽气法

先将抽气罐紧扣在需要拔罐的部位上，用注射器从橡皮塞抽出瓶内空气，使产生负压，即能吸住。或用抽气筒套在塑料杯罐活塞上，将空气抽出，即能吸着。

（三）拔罐法的运用

适用于肚脐拔罐的拔罐方法常用的有以下几种。

1. 闪罐

罐子拔上后，立即起下，反复吸拔多次，至皮肤潮红为止。多用于局部皮肤麻木或功能减退的虚证病例。

2. 留罐

拔罐后，留置一定的时间，一般留置 5~15 分钟。罐大吸拔力强的应适当减少留罐时间，夏季及肌肤薄处，留罐时间也不宜过长，以免损伤皮肤。

（四）操作方法

（1）先用干净毛巾，蘸热水将拔罐部位擦洗干净，然后用镊子镊紧棉球稍蘸酒精，火柴燃着，用闪火法，往玻璃火罐里一闪，迅速将罐子扣住在皮肤上。

（2）在肚脐拔罐的时间不宜过长。可根据身体强弱和浅层毛细血管渗出血液情况，考虑改成 3 分钟到 6 分钟比较合适。实践证明，短时间留罐比长时间留罐好处多。严重瘀血减为轻微渗出血或充血，便于吸收，增强抗病能力；不留瘢痕；防止吸过度，造成水疱伤引起感染；时间虽短，疗效较高。

（3）起罐：左手轻按罐子，向左倾斜，右手食、中二指按准倾斜对方罐口的肌肉处，轻轻下按，使罐口漏出空隙，透入空气，吸力消失，罐子自然脱落。不可硬拔，以免损伤皮肤，也不能起罐太快，易造成负压骤减，使患者产生产疼痛。

（4）火力大小：拔罐时酒精多，火力大则吸拔力大；酒精少，火力小则吸拔力小。还有罐子叩得快则吸力大；叩得慢则吸力小。这些都可根据情况临时掌握。但酒精不能太多，以免下滴烧伤皮肤。

（5）间隔时间：可根据病情来决定。一般讲来，慢性病或病情缓和的，可隔日一次。病情急的可每日一次。

（6）一般以 12 次为 1 个疗程，如病情需要，可再继续几个疗程。

（五）注意事项

（1）应用投火法拔罐时，动作要快，使罐口向上倾斜，避免火源掉下烫伤皮肤。应用闪火法时，棉花棒蘸酒精不要太多，以防酒精滴下烧伤皮肤。用贴棉法时，须防止燃着棉花脱下。用煮水罐时，应甩去罐中的热水，以免烫伤患者的皮肤。

（2）起罐时手法要轻缓，以一手抵住罐边皮肤，按压一下，使气漏入，罐子即能脱下，不可硬拉或旋动。

（3）拔罐后一般局部呈现红晕或紫绀色（瘀血），为正常现象，会自行消退。如局部瘀血严重者，不宜在原位再拔。如留罐时间过长，皮肤会起水疱，小的不需处理，防止擦破引起感染；大的可以用针刺破，流出疱内液体，涂以皮肤消毒剂，覆盖消毒敷料，防止感染。

（4）脐部皮肤有破损时，不能使用拔罐法。

七、脐部按摩法

脐按摩是通过在脐部施以各种按摩手法达到疏通经络，调整脏腑气血的目的，以增强人体抗病能力。脐按摩不受设备、器械等条件限制，经济方便。医师在神阙穴及其周围，施以不同的手法，通过有效刺激神阙穴，并经经脉传递输布，可使这种良性刺激布散全身，从而起到疏通经络、调和营卫、平衡阴阳、扶助正气的作用，达到治疗疾病之目的。

（一）操作方法

脐按摩的手法大体可分为：一指禅推法、揉法、按法、摩法等几种。

1. 一指禅推法

（1）用大拇指指端、罗纹面或偏峰着力，腕部放松，沉肩、垂肘、悬腕，肘关节略低于手腕，以肘部为支点，前臂作主动摆动，带动腕部摆动和拇指关节作屈伸活动。手法频率每分钟120~160次。可用于脐边缘或脐周部位。

（2）如一指禅推法的频率提高到每分钟220~250次，称缠法。用大拇指指端或偏峰着力于一定部位以减小接触面，同时减小摆动幅度，降低对体表的压力，以提高一指禅推法的频率。缠法有较强的消散作用，临床常用于实热症。

2. 揉法

（1）掌揉法：是用手掌大鱼际和掌根吸定于肚脐部，腕部放松，以肘部为支点，前臂作主动摆动，带动腕部附于脐部或脐周，作轻柔和缓的回旋揉动。

（2）指揉法：是用手指罗纹面吸定于肚脐处，腕部放松，以肘部为支点，前臂作主动摆动，带动腕和掌指做顺时针或逆时针方向的轻柔缓和揉动。

3. 按法

（1）指按法：用拇指端或指腹按压者，称指按法。按法操作时着力部位要紧贴体表，不可移动，用力要由轻而重，不可用暴力猛然按压。

（2）掌按法：用单掌或双掌，也可用双掌重叠按压者，称掌按法。按法在临床上常与揉法结合应用，组成"按揉"复合手法。

4. 摩法

摩脐法以食、中、无名指端或以掌心摩脐部，均称摩神阙。用手掌掌面或食、中、无名指指面附着于以腕关节连同前臂作环形的摩动时要和缓协调。关于旋转方向，古有左补右泻之说。

（1）掌摩法：是用掌面附着于脐部或脐周围，以腕关节为中心，连同前臂做节律性的环旋抚摩。先做顺时针方向旋转摩5~10分钟，再做逆时针方向旋转摩5~10分钟。每分钟30~120次左右。

（2）指摩法：是用食、中、无名指面附着于一定的部位上，以腕关节为中心，连同掌、指作节律性的环旋运动。令患者仰卧，医者以手指置神阙穴上，以脐为中心，先做顺时针方向旋转摩5~10分钟，再做逆时针方向旋转摩5~10分钟。每分钟30~120次左右。

（二）注意事项

（1）本疗法一般宜在食后半小时进行，不宜空腹进行。

（2）本疗法操练时须匀速、缓慢、柔和、轻松自然。

（3）应用本疗法期间，仍须注意饮食适度，易于消化，不可暴饮暴食，或过食油腻生冷等。

（4）在患者过饥、过饱、膀胱过胀或胃肠穿孔、内脏出血、腹膜炎及妇女妊娠期，一般不宜做手法，女子经期如按摩治疗，其手法宜轻。

（5）要注意把握好柔、悠、透三个环节。柔，指作用力要轻盈适宜，轻柔为常法。悠，指操作时间要充足、悠长。透，指作用效应宜深透、经络之气宜通透。

八、肚脐照射法

肚脐照射法就是利用光辐射能作用于肚脐以治病的方法。一般有以下几方面的方法。

（一）红外线照射法

红外线脐部照射疗法是应用红外线照射肚脐，利用不同波长红外线的辐射能产生热效应，以影响组织细胞的代谢以及神经系统的功能，有温通经络，宣导气血，治疗疾病的功能。又称红外线灸疗法，可产生灸法效应。这种热效应作用较深，能量稳定，易于调节，操作简易。

1. 操作

肚脐照射前，先用白布遮住其他部位，露出肚脐部，在反射罩前加用锥形管，用红外线发生器进行照射，以利于红外线集中投射。用锥形管时，红外线辐射量减弱，可令患者接近反射罩，锥形管前端距照射部位为5~10cm。如需要照射肚脐部较宽的部位，即以神阙穴为中心，包括邻近腧穴在内的部位，反射罩与照射部位距离40~60cm。以患者有舒适的温热感和皮肤现淡红色为度。治疗剂量应根据机体部位、患者感觉及皮肤温度来决定。

2. 注意事项

（1）对高热，心血管功能不全、有出血倾向、心功能不全、恶性肿瘤、活动性肺结核、有出血性倾向或出血性疾病等不宜应用。局部温觉障碍者也不可使用。严重的肢体血液循环障碍时，易于发生灼伤应慎用或禁用。

（2）治疗过程中，若出现头晕、恶心、欲吐、倦怠、乏力等情况，应停止治疗，必要时给予对症处理。

（3）在感觉障碍的区域照射要多加注意，以免因感觉迟钝引起灼伤。

（二）紫外线照射法

紫外线照射法亦称紫外线穴位照射法，是指应用紫外线对穴位或特定部位进行照射治疗疾病的一种方法。

1. 器具

一般应用紫外线发生器进行照射治疗。

2. 操作方法

先将肚脐进行皮肤消毒，给患者戴上眼罩，将有小圆洞的白布方巾遮住肚脐周围皮肤，并露出肚脐，并用紫外线发生器照射穴区。成人宜从2个剂量开始，以后每次治疗时加半个至一个生物剂量，逐步增到5~6个生物剂量，使出现红斑反应为止。年老体弱者须较成年人剂量酌减。每次每穴照射15分钟左右，每日1次，3~5次为1个疗程。

3. 注意事项

（1）应用本法，少数患者可出现头晕、失眠、食欲减退、疲劳等反应，当剂量减少后可消失。反应较重者宜暂时停用本法或改用其他疗法。

（2）必须正确掌握照射剂量，因剂量过小影响疗效，过大则反而能加重症状。

（3）年老皮肤干燥者，对紫外线敏感度较低，红斑反应往往不理想，且易发生不良反应，故对此类患者宜在治疗过程中密切观察其反应及疗效情况，酌情增减穴位及剂量等。

（4）血友病、血小板减少性紫癜、肝肾功能障碍、对紫外线过敏的皮肤病等患者，不宜应用本法。

（三）激光照射法

穴位激光照射法，是利用低功率激光束直接照射穴位以治疗疾病的方法，又称"激光针"。激光是受激辐射光，有光效应、热效应、机械效应、电磁效应，对机体功能产生多重影响。能使人体局部血管扩张，血流加快，细胞活力加强，而达到活血祛瘀、消炎止痛的目的。

1. 激光器具

能产生激光的装置叫激光器，针灸最常用的激光器是氦－氖（He-Ne）激光器和半导体激光器。He-Ne激光器主要由放电管、光学谐振腔、激励源三部分组成，发出波长6328A的红色激光，功率一般为2~20mW，光斑直径为1~2mm，通过柔软的导光纤维，可随意投射到任何穴位上。He-Ne激光束能部分地达到生物组织10~15mm深处，故可在一定程度上代替针刺刺激穴位以达治病目的。

2. 操作方法

为避免发生触电或致机器烧毁，在使用之前，必须检查地线是否接好，有无漏电、混线等问题，然后方可使用。照射前先在肚脐部进行皮肤消毒后，将机器接通电源，He-Ne激光器发射出橘红色的光束，若此时激光管不亮或出现闪辉现象时，表明启动电压过低，应立即断电，并将电流调节旋钮顺时针方向转1~2档，停1分钟后，再打开电源开关。切勿多次开闭电源开关，以免引起故障。经调整电流，使激光管发光稳定，然后将激光束的光斑对准穴位，距离为8~100mm，直接垂直照射，每次每穴照射5~10分钟，共照射时间一般不超过20分钟，每日照射1次，10次为1个疗程。

3. 注意事项

（1）避免直视激光束，以免损伤眼睛。

（2）光束对准穴位后，患者切勿移动，以免照射不准，影响疗效。

（3）若治疗中出现头晕、恶心、心悸等不良反应，应缩短照射时间和次数，或终止治疗。

（4）癌症、孕妇、患有出血性疾病者，佩戴心脏起搏器患者慎用，避免激光直射眼睛。

（四）日光灸

日光灸即将艾绒平铺在脐腹部，在日光下曝晒的一种治疗方法，既有日光浴，又有艾的作用。常用于虚寒腹痛、慢性虚弱疾病、小儿缺钙、皮肤色素变性等。

1. 操作方法

肚脐皮肤消毒后，先将艾绒铺在穴位或病所，借助聚光镜聚焦而施灸。用5倍放大镜一面（直径约8cm），放置于肚脐上，对好日光，再将镜面提起，距离应灸穴位约12~15cm（此时镜面摄收之日光焦点，已渐缩小）。如此照射片刻，被灸部位即有灼痛感。可将镜面下放，使焦点放大，即可缓解灼痛。稍停一刻，再将镜面提起，使焦点缩小，加强刺激力。如此照射，约5分钟左右，被照射部位皮肤有红晕出现，即可停止（再灸，即起疱）。此法每日1次，以中午前后阳光较强时为佳。以患者有温热感为度；亦可以日光下曝晒（周围应用物遮盖好）。每次灸10~20分钟。

2. 注意事项

（1）注意透镜的焦点应在肚脐部艾绒以内，以免灼伤皮肤。

（2）灸治以肚脐出现灼热红晕为度，不能灸之太久，以免起疱。

第九章　意外及处理

一般来说，脐疗法是一种安全有效的外治法，除脐针以外，甚至没有什么痛苦，但如应用不当，亦可发生意外事故，只不过产生意外的概率相对较少而已。早在我国晋代就有这方面的记载："渊液……不可灸，灸之不幸，生肿蚀、马刀伤，内溃者死。"（《针灸甲乙经》）。这是由于古代缺乏消毒概念和条件，加上缺少有效的抗炎措施，容易发生感染。晕灸，在古人的临床实践中很常见，所以在清代医家吴亦鼎所著的《神灸经纶》中已提到晕灸的救治之法："或着火有眩晕者，神气虚也，仍以冷物压灸处，其晕自苏，再停良久，以稀粥或姜汤与饮之，以壮其神。"因此，学习脐疗法，应该了解脐疗法可能出现的意外及其处理方法。

一、晕（针）灸

晕（针）灸发生在针刺或灸治时，患者突然出现晕厥的现象。晕（针）灸在脐疗法中并不多见，且多为轻症，但也时有发生，有的症候也较严重者。应引起注意。晕灸与晕针一样都是一种血管抑制性晕厥。它是由于强烈的刺灸等刺激，通过迷走神经反射，引起血管床（尤其是周围肌肉的）扩张，外周血管阻力降低，回心血量减少，因而心脏的输出量减低，血压下降，导致暂时性、广泛性的脑血流量减少，而发为晕厥。

原因：晕（针）灸常见于体质虚弱，精神过于紧张、饥饿、疲劳，特别是过敏体质，血管神经功能不稳定者；或因针刺刺激过强，灸火太旺，可致晕（针）灸；也可在坐位或直立施针灸时发生。气压低之闷热季节，诊室中空气混浊，声浪喧杂等也可能促使患者出现晕（针）灸。

表现：初期可出现头部各种不适感，上腹部或全身不适，眼花，耳鸣，心悸，面色苍白，出冷汗，打呵欠等。发作轻者头晕胸闷，恶心欲呕，肢体发软、凉，摇晃不稳。重者突然意识丧失，昏仆在地，唇甲青紫，大汗淋漓，面色灰白，双眼上翻，二便失禁。少数可伴惊厥发作。大多发生于针灸过程中，但也有少数患者在取针后数分钟乃至更长时间才出现症状，被称为延迟晕灸，应特别注意。

预防：首先应针对有猜疑、恐惧心理者，或针灸时哭笑、惊叫、颤抖、躲避、肌肉痉挛，伴有瞳孔、血压、呼吸、心跳、皮温、面色、出汗等自主神经系统和内分泌功能改变者，均可做预先心理预防，如语言诱导：施灸前，先耐心给患者讲解针灸的具体方法，说明可能出现的针灸的感觉、程度和传导途径，以取得患者的信任和配合。松弛训练：对好静、压抑、注意力易于集中、性格内向的患者，令其凝视某物体，待其完全进入自我冥想（入静）状态后，始行灸刺。转移注意力：对急躁、好动、注意力涣散、性格外向的患者，可令患者作一些简单的快速心算，或向其提出一些小问题，利用其视、听觉功能和思维活动等，转移其注意力，促进局部组织放松。

在生理预防上，治疗前宜适当进食；过度疲劳者，应令其休息至体力基本恢复。特别对有晕针或晕灸史者，最好采取仰卧位治疗，减轻刺激量。在治疗过程中，一旦患者有晕针灸先兆症状，应立即处理。针灸疗结束后，最好能嘱患者在诊室休息 5~10 分钟后始可离开，以防延迟晕灸。

处理：轻度晕针灸应迅速停止针灸，将患者扶至空气流通处。抬高双腿，头部放低（不用枕头），静卧片刻，即可。如患者仍感不适，给予温热开水或热茶饮服。重者立即停（针）灸，然后平卧，如情况紧急，可令其直接卧于地板上。针刺水沟、涌泉，也可在百会作雀啄式温灸，直至知觉恢复，症状消退。必要时，配合施行人工呼吸，注射强心剂等。

二、皮肤过敏

皮肤过敏是在肚脐使用艾灸、药物贴敷等法时肚脐皮肤产生过敏现象。

原因：导致过敏反应的主要原因是患者本身具有过敏体质，多有哮喘，荨麻疹史或对多种药物、花粉过敏史。加上一些药物中含有某些致敏物质，就容易导致皮肤过敏。

表现：以过敏性皮疹最为常见，表现为可见局部瘙痒、红赤、丘疹等现象，或全身性的风团样丘疹，往往浑身发热，瘙痒难忍，亦可能出现咳嗽、哮喘，重者可伴有胸闷，呼吸困难，甚至面色苍白，大汗淋漓，脉象细微。皮肤过敏反应出现的时间：药物贴敷及艾灸过敏常在一至数小时内出现。

预防：询问病史针灸前，应仔细询问病史，了解有无过敏史，有皮肤过敏史者，应慎用刺激性大的药物，对艾灸过敏者应停止艾灸。

处理：脐疗给药时一般用胶布或伤湿止痛膏等固封，个别患者会对胶布等发生过敏反应，可见局部瘙痒、红赤、丘疹等现象，可暂停用药，外涂炉甘石洗剂，一般于停止治疗后几天内自然消退。如使用毒性较大、药性峻烈的药物敷脐后局部有皮疹痒痛，应暂停 3~5 天，避免使用激素软膏，可用烧烫伤软膏外涂；如出现局部溃疡，应停止敷脐，改用其他疗法。如局部出现水疱，应用消过毒的针刺破，外用皮肤消毒剂涂擦。贴药后局部皮肤红肿，皮肤局部水疱或溃烂者应避免抓挠，保护创面或涂搽烫伤软膏、万花油、红霉素软膏等。皮肤过敏若出现范围较大、程度较重的皮肤红斑、水疱、瘙痒现象，应立即停药，进行对症处理。如兼发热，奇痒，口干，烦躁不安等症状时，可适当应用抗组胺类药或皮质类激素。

三、灸疗中毒

灸疗中毒，多见于用药灸条施灸。

原因：因药灸条中大多含有雄黄，点燃后可形成砷的烟气，经呼吸道进入人体，导致慢性甚至急性砷中毒。

表现：一般于灸疗过程中或灸疗之后，出现流泪、咽痒、呛咳等症状，随之发生流涎、头晕头痛、乏力、心悸、胸闷、气急。严重者可有恶心、腹部阵发性绞痛、冷汗淋漓、吐泻交作等症。

预防：砷中毒问题应引起医患人员重视，应用时要做好防护工作，限制用量（每次不超过半支），对孕妇、过敏体质者禁用；对长期应用药艾条的医患人员做砷的常规检查。为了彻底防止砷中毒，应研制开发不含砷的药灸条。

处理：停用药灸条治疗，症状轻微者，一般予可采用绿豆汤送服盐酸小檗碱。以200g绿豆煮成500g汤剂，盐酸小檗碱6片，每日分3次送服。症情重者应送医院治疗。

四、脐部感染

脐部感染是指脐疗时发生于脐部的急性化脓性疾患。

原因：脐部感染可因针刺时消毒不严引起；也可因灸法、拔罐法、贴敷法等引起水疱破损感染引起；还可因脐部治疗后因局部瘙痒搔抓后引起感染。

表现：初起微肿痒痛，或灼痛，渐至整个脐部或脐窝边缘高突若铃，或肿大如瓜，呈半球形，表面光亮，皮色或红或白，疼痛加剧，按之有波动感。一般酿脓较快，酿脓时可伴有寒热。溃后流出黄白色脓汁，无臭味者易敛；流出稀污脓液或挟有粪臭，尿液或脐孔正中下方有条状硬结者，可成脐瘘，久不收口。

预防：针刺时一定要清洁肚脐局部的污垢，然后用碘酒、酒精消毒。针刺不能过深，避免刺穿小肠引起感染。如脐部出现水疱，要妥善处理，不能把水疱皮去掉，引起感染。局部出现瘙痒，不能用手抓挠。

处理：治疗以局部为主，患处用热盐水湿敷，保持干燥，效果较好，一般不需用抗生素。渗出液较多时，避免用龙胆紫外搽，以免表面干结使渗液不易排出，妨碍引流，急性期过后，应小心清洁脐部，并使之干燥，可用脱脂棉蘸酒精，轻轻清洁脐内皱褶处，消除深部缝隙的潮湿液体，去掉脱落的表皮，避免再发炎症。并发深部感染、蜂窝织炎等全身症状时，应用抗生素治疗。

五、脐部水疱

脐部水疱是在脐疗过程中，因操作不当引起的事故。

原因：脐部水疱多由药物贴敷、拔火罐治疗时间过长、操作时烫伤，或温灸太久，距离太近引起。

表现：治疗后局部皮肤出现红晕、轻度红肿、小水疱、轻度热痛感属正常现象。严重者局部皮肤严重红肿、大水疱、溃烂、疼痛，皮肤过敏，低热。

预防：贴敷艾灸和火罐时不宜时间过长，尽量少用刺激性太强的药物如斑蝥、生甘遂等贴敷。

处理：贴敷部位如果出现小的水疱，一般不必特殊处理，可用皮肤消毒剂擦涂，并嘱患者不要抓破，让其自然吸收，一般数日后即可吸收自愈，或者给予湿润烧伤膏外涂以减轻不适。对于大水疱应以消毒针具挑破其底部，排尽液体，消毒以防感染。水疱溃破者应避免抓挠，保护创面，外涂消炎药，防止感染，做消毒处理后，外用无菌纱布包扎，以防感染。在用有较强刺激性的药物时，或隔药灸脐法壮数较多时，宜先在脐部涂一层凡士林后再用药或治疗，可避免脐部皮肤起疱。在给小儿用药时尤应注意。

六、脐部出血

脐部出血即针刺后治疗部位出现出血或青紫。

原因：在进行脐针时，损伤皮下血管，引起出血。

表现：取针后，针眼处冒出鲜血，止血后，局部往往出现青紫斑块。

预防：针刺时应避开皮下血管，进针后不要过度捣针，取针时缓慢退出针体，出针后应用消毒干棉球压迫针眼处，以避免出血。

处理：浅部出血，可用消毒棉球强力按压数分钟，一般即可止住。局部出现明显的面积较大的瘀肿时，可先冷敷，待血止住24小时后，转用湿热敷，每次20分钟左右，以促进出血消散吸收。

七、腹部疼痛不适

在脐部治疗时，引起患者腹部疼痛或不适。

原因：由于脐部吸收药物较快，个别患者使用刺激性较大或走窜、寒凉药物时，会暂时性地引起胃肠痉挛，导致腹部疼痛或不适。有时针刺及火罐拔神阙穴时，亦会引起类似症状。

表现：在脐部治疗后，几天之内，会出现腹部不适或隐痛感，有的还有恶心的感觉，一般过几天会自行消失。

预防：在脐部使用有刺激性或走窜药物，贴敷的时间不能过长，对胃肠虚寒者，不能使用寒凉药物。针刺时，刺激不能过度，拔罐时，时间不能过长。

处理：一般而言，这种反应几天后会自行消退。但对症状较重者，可用热敷的办法解决，对因寒凉药物贴敷发生的反应，还可服用生姜红糖水。一般不会产生较重的后果。

八、火罐烫伤

拔火罐时，容易发生皮肤烫伤。

原因：造成火罐烫伤的主要原因是酒精用的过多，滴在罐内皮肤，烫起一片血疱；火焰烧热罐口，容易叫罐口烙伤圆圈；或因进火时，罐口离皮肤太近，火焰离开罐口时接触皮肤引起烫伤。留罐时间过长，容易拔起水疱。

表现：皮肤烫伤后，会出现剧烈的灼痛感，皮肤变红充血。几分钟后可能出现水疱。

预防：可用以下几种方法预防：①涂水：在拔罐地方，事前先涂些水（冬季涂温水）。涂水可使局部降温，保护皮肤，不致烫伤；②火焰朝罐底：酒精棉球火焰，一定要朝向罐底，万不可烧着罐口，罐口也不要沾上酒精；③留罐时间短：缩短留罐时间，不要过长，过长容易吸起水疱，一般3~5分钟即可，最多不要超过10分钟。

处理：轻度烫伤，局部发红充血，可消毒后补擦烫伤膏。如局部起水疱，小者涂以皮肤消毒剂，大者在水疱下方用针挑破排出液体后，涂烫伤膏，外盖消毒纱布固定，以免感染。

第十章　脐疗法的适应证、禁忌证及注意事项

一、适应证

据古今文献资料统计表明，脐疗对消化、呼吸、泌尿生殖、神经、心血管等系统均有作用，并能增强机体的免疫力，可广泛用于内、外、妇、儿、皮肤、五官等科100多种疾病的治疗，还可用于养生保健。足见其用途之广泛。特别在治疗中焦疾病和小儿疾病最有特色。吴师机在《理瀹骈文·续增略言》指出："中焦之病，以药切粗末炒香，布包缚脐上为第一捷法。"以脐处于中焦大腹之中部，用脐疗法治中焦之病能直达病所，故易取捷效。在近十几年以脐疗法治病的大量报道中，虽涉及各种疾病，但以儿科病尤多，其中又以儿童腹泻更多。这与小儿的生理特性及用药途径更适合脐疗法有关。此外，脐疗法最常用于以下疾病。

1. 危急症
对虚脱、昏厥、中风昏迷等急症，每有回阳救急之功。

2. 消化道疾病
胃痛、痞满、呕吐、泄泻、痢疾、纳呆等病症有较好疗效。

3. 男科及妇科疾病
脐通任、督、冲、带四脉，冲为血海，任主胞胎，冲任督带与生殖及妇女的经、带、胎、产息息相关。故脐疗在临床上可用于遗精、阳痿、早泄及妇女月经不调、痛经、崩漏、带下、滑胎、不孕等疾患。

4. 肝肾疾病
可转运阴阳之气，激发三焦的气化功能。临床上可治疗小便不通、腹水、水肿、黄疸等病症。

5. 痛证
脐通全身经脉，脐疗可使全身经络通畅、气血调和。临床上可治疗痹证及诸痛证。

6. 虚证
脐为先天之命蒂，又为后天之气舍，能收敛人体的精、气、神、津。具补脾肾、益精气之功，为保健要穴。脐疗可增强人体抗病能力，提高机体的免疫功能，从而增强人体抗病能力，起到保健、防病、益寿延年的作用。临床上可用于虚劳诸疾、神经衰弱和预防保健。

二、禁忌证

（1）孕妇一般慎用。

（2）对一些危急病症如大出血、休克、脑卒中、惊厥等病症不宜将脐针疗法作为

首选疗法。

（3）脐针法的针感较强，故对儿童不适用，对妊娠妇女，可能导致流产。

（4）脐疗的药物大多直接外敷于脐表面，有皮肤过敏史的人，或贴药后出现过敏者应慎用。

（5）有瘢痕史者慎用刺激性较大的毒性药物贴敷法，以免脐部皮肤受刺激受损后产生瘢痕。

三、注意事项

1. 选择体位，方便取穴

一般宜采取仰卧位，充分暴露脐部，以方便取穴、用药和治疗。

2. 注意消毒，避免感染

脐孔内常有污垢，脐疗时，一般应先用 75% 的酒精棉球按常规消毒法在脐部及四周皮肤上进行灭菌消毒，以免针灸或药物刺激损伤皮肤而导致细菌或病毒感染。

3. 辨证施治，正确选药

脐疗用药虽有自己的特点，但一般情况下仍宜辨证用药，以中医的整体观和辨证论治为依据，在四诊的基础上，结合阴阳、表里、寒热、虚实八纲，进行辨证论治，正确选用和配制敷脐药物。方能提高疗效。

4. 注意反应，及时治疗

脐疗虽然相对安全，但对一些特殊患者，如患有严重高血压、心脏病者，要密切注意其敷药后的反应，如有不适要及时中止治疗，并采取相应的处理措施。由于脐部吸收药物较快，故用药开始几天内，个别患者（尤其用走窜或寒凉药物时）会出现腹部不适或隐痛感，一般过几天会自行消失。

5. 保护皮肤，疗程宜短

脐部皮肤娇嫩，而本法常有一些有刺激性或辛热性药物敷贴于脐上，贴药之后可有局部皮肤发痒、灼辣，甚至发生水疱等现象。为了有效地减少上述反应，通常用药剂量不宜过大，更不应连续长期使用刺激性的药物。脐部皮肤娇嫩，在用有较强刺激性的药物时，或隔药灸脐法壮数较多时，宜先在脐部涂一层凡士林后再用药或治疗，可避免脐部皮肤起疱。在治疗过程中，每个疗程之间宜休息 3~5 天。慢性病和预防保健应用脐疗药物时，宜采取间断用药的方法，如二次换药之间宜间隔数小时或 1 天，每个疗程间可休息 3~5 天。一般不应长期连续使用，以免引起脐部过敏反应。用此法 7~10 天后仍无效，可改用其他疗法。贴敷时应护理好患儿，嘱其不能用手抓搔或拭擦，以防止敷药脱落。同时小儿肌肤娇嫩，不宜使用烈性药物，贴药时间和灸疗时间也不宜过久，一般贴敷控制在 1~2 小时为宜，灸疗时间可在 10~20 分钟左右。

6. 重视过敏，正确处理

脐疗给药时一般用胶布或伤湿止痛膏等固封，个别患者会对胶布等发生过敏反应，可见局部瘙痒、红赤、丘疹等现象，可暂停用药，外涂炉甘石洗剂，待脱敏后再继用。如使用毒性较大、药性峻烈的药物敷脐后局部有皮疹痒痛，应暂停 3~5 天，避免使用激素软膏，可用烧烫伤软膏外涂；如出现局部溃疡，应停止敷脐，改用其他疗法。如局部出现水疱，应用消过毒的针刺破，外用皮肤消毒剂。对于平时皮肤容易过敏的患者，宜先将产品涂抹少量于手肘内侧皮肤较敏感处 30 分钟后，观察其反应，如有痒、肿、红、热、痛等发炎现象时，应禁用此药。

7. 科学固定，防止脱落

对所敷药外盖胶布或膏药要尽可能使其处在"密闭式"状态下，以免药性"外泄"影响疗效。外以胶布或橡皮膏贴紧固定，也可用绷带或宽布条束紧固定之。以免药物流失，或药物脱落而影响疗效。为提高疗效，可采取局部适当加温或将药物加热的办法。

8. 注意保暖，预防受凉

冬天室内宜生火，以免受凉感冒。本法一般在室内进行施药，在冷天或严寒季节施药时，室内宜生火取暖，或用暖空调调节室温；医者应快速操作，以免患者受凉感冒，尤其对于体虚患者、老年人及小儿更应注意。

9. 慎用毒药，防止中毒

应该引起注意的是，脐疗中所用中药一部分属于峻烈、有毒甚至剧毒药品，应用时应十分小心，一定要在医师指导下使用，控制用量，做到低毒高效。这类药物对孕妇禁用，小儿慎用，患者如果用手接触了这类药后一定要洗手，不能马上接触食物或将手放入口内，更不能让小儿接触或误食。

临床应用篇

第十一章　内科疾病

第一节　呼吸系统疾病

感　冒

感冒，总体上分为普通感冒和流行性感冒，是由多种病毒引起的一种呼吸道常见病。普通感冒，中医称"伤风"，流行性感冒中医学称之为"时行感冒"。

【病因病机】

西医学认为当人体受凉、淋雨、过度疲劳等诱发因素，使全身或呼吸道局部防御功能降低时，则原已存在于呼吸道的或从外界侵入的病毒、细菌可迅速繁殖，引起本病，以鼻咽部炎症为主要表现。引起普通感冒的主要为鼻病毒。

中医学认为，感冒的发生主要由于体虚，抗病能力减弱。当气候剧变时，人体卫外功能不能适应，邪气乘虚由皮毛、口鼻而入，引起一系列肺卫症状。偏寒者，则致寒邪束表，肺气不宣，阳气郁阻，毛窍闭塞；偏热者，则热邪灼肺，腠理疏泄，肺失清肃。感冒虽以风邪多见，但随季节不同，多夹时气或非时之气，如夹湿、夹暑等。

【诊断要点】

（1）普通感冒起病较急，早期症状有咽部干痒或灼热感、喷嚏、鼻塞、流涕，开始为清水样，2~3 天后变稠；可伴有咽痛；一般无发热及全身症状，或仅有低热、头痛。一般经 5~7 天痊愈。

（2）流行性感冒有本病的集体发病史及接触史。突起高热，全身酸痛，软弱无力等中毒症状较重，而呼吸道症状较轻，病程短。白细胞总数正常或略减少，淋巴细胞相对增多。继发细菌感染者，白细胞总数及中性粒细胞均明显增高。

【治疗方法】

方一

[**主治**] 感冒具有发热、流涕、咳嗽或不咳，头痛、身疼等全身不适症状者。

[**材料**] 桂枝、石膏、麻黄、银花。

[**方法**] 取药物桂枝、石膏、麻黄、银花的分量比例为 1:3:1:2。共研细末，用凡士林调成膏状，以不黏手为度，捏作直径约 1.5cm 之丸剂备用。

[**用法**] 用敷脐法。临证时根据病症的侧重予以加入对症的西药，如：热重者加复方水杨酸钠 0.42~1.26g，流涕者加复方磺胺甲噁唑 0.48~0.54g，咳嗽者加甘草片

0.25~0.5g，咳喘者加氨茶碱 0.1~0.3g。小儿用量酌减，用时将西药研细成末与中药丸混匀，再捏作饼状，中心嵌入一粒特制之磁石，对准脐眼贴上，胶布固定，1 剂贴 2 天，为 1 个疗程。

[疗效] 田锦胜治疗 142 例中，痊愈 84 例，占 59.15‰；好转 44 例，占 28.16%；无效 14 例，占 9.86%；总有效率为 90.14%。

[体会] 单一的药物脐疗、磁石外用在我国已有悠久的历史，该法以人体之络脉为通道，磁力线（磁石与人体细胞之触电磁场构成）为载体，将混合后之药产生的特殊气息传输布达病所，借之以磁化，活化体液，激活人体的防御力及免疫机制，从而恢复健康。

[出处]《中医外治杂志》2022，11（2）：433.

方 二

[主治] 各型小儿感冒。

[材料] 感冒散 1 号：荆芥、防风、杏仁、金银花、板蓝根、赤芍、桂枝各 10~15g，适用于风寒型感冒。感冒散 2 号：荆芥、柴胡、黄芩、赤芍、连翘、银花各 10~15g，适用于风热型感冒。感冒散 3 号荆芥、防风、白术、杏仁、紫苏子、金银花各 10~15g，适用于感冒咳嗽，吐痰夹积者。

[方法] 1、2、3 号药分别研末，加醋调和成糊状，每次用 10~15g（视年龄大小而定剂量多少）。

[用法] 用敷脐法。用 75% 乙醇或新洁尔灭液清洁脐部，将感冒散直接敷在神阙穴上，用纱布覆盖，再用绷带或布条拦腰扎好（松紧适度）。每日换药 1 次。

[疗效] 刘成武治疗小儿感冒 480 例，全部痊愈，其中 1 次痊愈 58 例，2 次 221 例，3~5 次 201 例。

[体会] 本方药不仅对普通感冒疗效满意，对流行性感冒亦有显著效果。伴有呕吐腹泻，食欲减退者用此方药仍可治愈。

[出处]《河北中医》1998，20（2）：69.

方 三

[主治] 小儿风寒型感冒。

[材料] 药物组成：紫苏叶 10g，荆芥、秦艽、防风、蔓荆子各 6g，香附、陈皮各 8g，川芎 3g，生姜 9g，甘草 5g。

[方法] 以上诸药共为细末，装瓶备用。

[用法] 用敷脐法。用时取药粉适量，用米酒调成糊状，敷于脐部，外以长宽各 6cm 的胶布固定，每日换药 1 次。

[疗效] 段昭侠治疗 126 例，治愈 110 例，好转 16 例，总有效率 100%；对照组 60 例患者中，治愈 39 例，好转 6 例，无效 15 例，总有效率 75%。

[出处]《吉林中医药》24（9）：31.

方 四

[**主治**] 风热型感冒。

[**材料**] 用板蓝根、生石膏、连翘、薄荷、淡豆豉各 10~15g，葱白、蜂蜜、鸡蛋清各适量。

[**方法**] 将前五味药共研为细末。取药末适量与葱白共捣烂如泥状。继取鸡蛋 1 个打一孔取蛋清，加入蜂蜜调匀，再与药泥调拌和匀，制成一个圆形小药饼备用。

[**用法**] 用敷脐法。将药饼烘热，趁热填入患者脐孔中，以指按平，外用纱布 1 块覆盖，胶布贴紧。每天换药 1 次。贴药后令患者吃热粥助汗，汗出病愈。

[**疗效**] 谭支绍治刘某，受凉后头痛，发热，体温 39.1%，用方四治疗 2 次后痊愈。

[**出处**] 谭支绍.《中医药物贴脐疗法》广西科学技术出版社.

方 五

[**主治**] 风热型感冒。

[**材料**] 用复方板蓝根散：板蓝根、生石膏、马勃、淡豆豉各 15g，连翘、薄荷各 10g，葱白（去泥）5 根。鲜生姜 3 片，蜂蜜适量。

[**方法**] 用敷脐法先取前 6 味药混合研成细末，用筛筛过，贮瓶密封备用。

[**用法**] 用敷脐法。临用时取药末 15g，加入葱白、生姜片共捣烂，再加入蜂蜜适量共捣成稠膏状，取药膏蘸于脐上。以纱布胶布固定。

[**体会**] 凡感冒以热粥一碗以助发汗其效更佳。

[**出处**]《针灸临床杂志》1997，13（4）：108.

方 六

[**主治**] 风寒型感冒。

[**材料**] 取葱白、生姜、豆豉、食盐各适量。

[**方法**] 将上药共捣烂备用。

[**用法**] 用敷脐法。将捣好的药物炒热，然后用纱布包扎，敷于脐部，每日 2 次，连用 2~3 天。

[**出处**] 常宇.《脐疗》科学技术文献出版社.

【按语】

临床观察显示，用脐疗治疗小儿外感发热比对照组退热快而稳定，症状、体征改善明显，疗效确切，给药途径适宜，应用方便，患儿乐于接受。而且住院时间短，治疗费用低，减轻了患儿家庭经济负担，并无不良反应，适合儿科临床推广应用。

发热是感冒的常见症状，特别是小儿感冒，最易因发热产生惊厥。对以发热为主的小儿感冒，可用以下处方退热：将糊状小儿退热散（麻黄 100g，金银花 200g，山豆根 100g，细辛 10g，薄荷 100g，冰片 80g，甘草 60g，经超微粉碎，置玻璃容器存储，用时取 3~10g 加适量米醋调成糊状）置于有塑料内衬的胶布敷神阙穴，根据年龄大小分别用 3g，5g，7g，10g，每 6 小时换药 1 次，根据病情用药 3~5 日。治疗期间可有皮肤发红、轻痒等刺激现象，间断数小时可自行消失。

脐疗使用细辛时，由于细辛对肾脏有一定毒性，肾功能不全者应慎用。细辛每日口服用量超过20g可导致口唇、舌尖、趾指发麻感，因此不可误服，停药后可以恢复。

支 气 管 炎

支气管炎是一种常见的呼吸系统疾病，根据病程分急性支气管炎和慢性支气管炎，是由于气管和支气管黏膜因感染、物理或化学刺激以及变态反应等因素引起的炎性改变，属于中医学"咳嗽""咳喘"范畴。

【病因病机】

慢性支气管炎的病因现在还没有完全搞清楚，据国内外调查与研究认为，是多种因素长期互相作用的结果。病毒和细菌所引起的感染是慢性支气管炎继发感染和加剧的重要因素，粉尘、大气污染、刺激性烟雾、长期吸烟的慢性刺激是主要病因，气候寒冷、过敏也是发病的诱因。机体抵抗力减弱，呼吸道防御功能降低，是引发慢性支气管炎的内因。

中医学认为该病多由外邪犯肺，肺卫失宣，津液失于敷布，聚而成痰，阻塞气道而成，慢性者则因病情迁延日久，肺、脾、肾功能失调导致。

【诊断要点】

1. 病史

急性支气管炎一般在发病前无支气管炎的病史，即无慢性咳嗽、咳痰及咳喘等病史。而慢性支气管炎既往均有上呼吸道病史。

2. 病程及症状

急性支气管炎起病较快，开始为干咳，以后咳黏痰或脓性痰。常伴胸骨后闷胀或疼痛、发热等全身症状，多在3~5天内好转，但咳嗽、咳痰症状常持续2~3周才恢复。而慢性支气管炎则以长期、反复逐渐加重的咳嗽为突出症状，伴有咳痰。咳痰症状与感染与否有关，时轻时重。还可伴有喘息，病程迁延。

3. 并发症

急性支气管炎多不伴有阻塞性肺气肿及肺心病，而慢性支气管炎发展到一定阶段都伴有上述疾病。

【治疗方法】

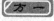

[**主治**] 风寒型小儿急性支气管炎。

[**材料**] 麻黄10g，法夏10g，白果仁10g，白芥子5g，公丁香5g，肉桂5g。

[**方法**] 将上药研细备用。

[**用法**] 用敷脐法。用镊子夹取药末约蚕豆大小，分别敷脐和定喘处，滴2~3滴75%的酒精于药末团上，使药末湿润，然后用胶布固定在穴上，24小时后除去，再隔

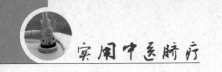
24 小时后进行第 2 次敷贴。3 次为 1 个疗程。疗程间隔 1 个月。

[疗效] 段祥余用方一治疗小儿急性支气管炎 58 例，临床治愈 42 例，占 72.4%；显效 8 例，占 13.8%；无效 8 例，占 13.8%。有效率 86.2%。

[出处]《中国针灸》1997，17（6）：339.

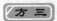

[主治] 慢性支气管炎和小儿喘息性支气管炎各型患者。

[材料] 古神磁疗袋。

[用法] 用敷脐法。用古神磁疗袋贴脐。打开塑料袋，用敷袋，束于脐部，对成年患者给予每日佩戴 24 小时，14 天为 1 个疗程；学龄前儿童每日佩戴 6~8 小时，学龄儿童每日佩戴 12 小时，7 天为 1 个疗程。

[疗效] 吴耀持用方二治疗慢性支气管炎和小儿喘息型支气管炎 74 例，痊愈 10 例，显效 32 例，有效 26 例，无效 6 例，有效率 92%。

[出处]《上海针灸杂志》1996，15（5）：42.

方 三

[主治] 各型喘息型支气管炎。

[材料]

虚寒型用药：①虚寒 1 号方：制黑附子、干姜、人参各等份，共研极细末备用。②虚寒 2 号方：川椒、白果、补骨脂、五味子各等份，研极细面备用。用法：先向脐中填麝香 0.15g，再用蜂蜜，温水调 1 号方药粉成糊状填满肚脐，继用 2 号方药粉用温水合成一个大药饼覆盖脐部。

痰湿型用药：①痰湿 1 号方：制黑附子、干姜各等份研极细面备用。②痰湿 2 号方：川椒、白果、白术、陈皮各等份研极细面备用。用法：先向脐中填麝香 0.15g，再用温水调痰湿 1 号方药粉成糊状填满肚脐，继用温水合痰湿 2 号方药成一大药饼，覆盖脐部。

痰热型用药：①痰热 1 号方：青黛、蛤粉各等份备用。②痰热 2 号方：白果、枇杷叶、鱼腥草、大贝各等份，研极细面备用。用法：先向脐内填冰片 0.31g，再用鲜竹沥水调痰热 1 号方药粉成糊状填满肚脐，继用温水调痰热 2 号方药粉成一大药饼，覆盖脐部。

肺燥型用药：①肺燥 1 号方：沙参、冬虫夏草、川贝各等份，研极细面备用。②肺燥 2 号方：白果、玉竹、麦冬、枇杷叶各等份；研极细面备用。用法：先向脐内填冰片 0.31g，再用蜂蜜、温水调肺燥 1 号药粉成糊状填满肚脐，继用温水合肺燥 2 号药粉成一大药饼覆盖脐部。

[方法] 将上药研细备用。

[用法] 用熨脐法。先将脐内及脐周（直径 150cm）用温水清洗干净，再常规消毒。在脐内填麝香或冰片后，先用各型 1 号方药粉分别用蜂蜜、温水、鲜竹沥汁调糊填满肚脐，再用各型 2 号方药粉合成 3cm 厚、直径 12cm 的大药饼，覆盖于以脐为中心的脐部，在药饼上面紧扣一个同药饼一样大小（带边 1.5~2cm 宽）的搪瓷盘，在搪

瓷盘边下面药饼周围用小麦面团加以固定。然后再用一带洞（直径 12cm）小棉被（较腹部面积略大）套在盘底上并紧包腹部，以固定药饼和保护腹部（防止烫伤）。再将封闭式自控电炉放盘底上加温熨疗。虚寒型与痰湿型患者保持脐部皮肤与药饼 38~40℃的温度，痰热型与肺燥型患者保持 38℃的温度，持续加热熨疗。每次熨疗 6~12 小时，每 2~3 天 1 次，10 次为 1 个疗程。结束时，取下药饼，保留脐内药糊，用一无毒塑料薄膜盖严固定，穿好衣服休息半小时方可出屋，最好结束后即盖被入睡。

[疗效] 常庆林用方三治疗 120 例，临床控制 68 例，显效 25 例，好转 20 例，无效 7 例，总有效率 94.17%。

[体会] 使用方三时，要注意，①熨疗时，先感脐部温暖舒适，1 小时左右温热感透入腹内，2~3 小时，温热感透入整个腹腔和腰部，甚至全身。②熨疗过程中患者出汗，以全身微汗为适度。体壮者熨至全身、头顶、脚心全部汗出，效果更好。但不宜连续出大汗，以防亡阳。③熨疗 3 个小时，痰鸣、喘息即好转，有的患者熨疗 1 次，第二天早晨痰量即减一半，喘息消失。注意事项：①熨疗前，患者适当进食，排大便，尽量防止间断熨疗。②熨疗时间长，中间可进食熟鸡子等食。③熨疗中和熨疗后一定要避风寒。④为保持疗效稳定，禁房事 1~3 个月。⑤熨疗期间，戒生冷，慎风寒。保养 1 个月后，会感到精神饱满，体魄健壮。⑥不慎烫伤者，按外科烫伤常规处理。

[出处]《临床荟萃》1994，9（18）：857.

方 四

[主治] 风塞型支气管炎。

[材料] 复方桂枝散：桂枝、干姜、杏仁、芍药、甘草、桔梗各 5g，盐酸异丙嗪 25mg，盐酸林可霉素 0.6g，三乙醇胺 0.2g，二甲亚砜 0.3g，葱汁适量。此为治疗 1 次用量。

[方法] 上述药物除杏仁、三乙醇胺、二甲亚砜外，研成细粉混匀，杏仁捣成泥状，三乙醇胺用少许水润湿，和二甲亚砜混匀，加入到杏仁泥中研匀，再加到上述中药粉末中，用葱汁适量，做成药饼。

[用法] 用敷脐法。用上药饼敷脐。隔日换药 1 次，3 次为 1 个疗程。

[疗效] 夏学恒用方四治疗 55 例，经 2~4 个疗程治疗，显效 22 例，好转 31 例，无效 2 例，总有效率 96.3%。

[出处]《安徽中医学院学报》1996，15（5）：21.

方 五

[主治] 风寒型支气管炎。

[材料] 取苍耳、苍术、细辛、白芥子各 5 份，公丁香、肉桂、半夏各 3 份，麻黄 10 份，麝香草酚 1 份。

[方法] 共研细末。

[用法] 每次取药末 5g，放入脐中，用麝香镇痛膏固定，同时温针灸百劳、定喘、肺俞、膻中、中府等穴，留针 30 分钟，起针后拔罐 10 分钟。

[出处]《中医外治杂志》2007，16（3）：35.

方六

[**主治**] 小儿急性支气管炎之风寒型或风热型。

[**材料**] 支炎散散剂：由生麻黄、野菊花、白芥子、山豆根、辛夷、薄荷、丁香、肉桂等组成。

[**方法**] 将以上药物研为极细末备用。

[**用法**] 用敷脐法。研细末敷脐，每日换药1次，至愈为度。

[**疗效**] 治疗组痊愈75例，痊愈率72.11%；对照组痊愈38例，痊愈率73.08%。

[**体会**] 本方的配伍特点首先在于寒温同用，既不遏寒邪表散，又不温燥助热，使在表之寒热俱散，肺之气机得以宣畅，其病得以治愈。所以本方对风寒型和风热型均可适用。

[**出处**]《新疆中医药》2000，18（1）：18。

方七

[**主治**] 支气管炎顽固性咳嗽。

[**材料**] 麻黄、白芍、半夏、桔梗、杏仁、百部各10g，桂枝、炙甘草各6g，干姜、细辛、五味子各3g。

[**方法**] 以上诸药共为细末，装瓶备用。

[**用法**] 用敷脐法。用时取药粉适量，用米酒调成糊状，敷于脐部，外以长宽各6cm的胶布固定，每日换药1次。

[**疗效**] 治疗组80例患者中，治愈61例，好转16例，无效3例，总有效率96.25%。对照组40例患者中，治愈15例，好转13例，无效12例，总有效率70.00%。

[**出处**]《医外治杂志》2004，13（3）：21。

【**按语**】

经观察，使用脐疗时治疗组在主要临床表现缓解时间上均明显优于对照组（$P < 0.001$），其中在咳嗽、咯痰、肺部啰音的消失上具有优势，推测本方宣肺止咳之功能是通过良好的抗病原微生物作用，稀化痰液，改善支气管上皮纤毛功能，从而促进排痰作用，对抗炎症反应，消除黏膜水肿，是从改善通气、换气功能来实现的，而体温的降低，可能与对抗炎性反应，减少毒素产生与吸收的作用有关，因而比对照组具有更好的降低感染性发热的治疗作用。

在治疗期间，应积极控制感染，促使排痰，保持良好的家庭环境卫生和室内空气流通，有一定湿度，控制和消除各种有害气体和烟尘，戒除吸烟的习惯，注意及时添减衣服，避免受凉感冒，加强体育锻炼，增强体质，提高耐寒能力和机体抵抗力。冬天坚持用冷水洗脸、洗手，睡前按摩脚心、手心，都有一定帮助。

哮　喘

支气管哮喘是一种由于变态反应、自主神经功能失调引起的广泛性、可逆性的小支气管痉挛。中医称其为"哮喘"。

【病因病机】

本病的形成与体质的遗传过敏有关，外源性哮喘致敏原来自体外，如花粉、屋尘、尘螨、动物毛等，亦有因进食某些食品过敏而发作。内源性哮喘则为细菌或病毒感染引起。这些因素引起支气管平滑肌痉挛，黏膜充血水肿，黏液腺分泌增加，细支气管管腔狭窄，导致呼吸困难。

中医学认为，凡感受风寒风热，闻及花粉、烟尘、异味均可影响肺气宣肃，津液凝聚为痰饮，阻塞气道发为哮喘；也可因饮食不当，贪食肥甘鱼虾，以致脾失健运，聚湿生痰，内伏于肺，壅遏肺气而为哮喘。慢性者可导致肺、肾、心三脏俱虚，一旦感受外邪，则新感触动伏痰，痰气相结，阻塞气道，影响肺气升降而致哮喘发作。

【诊断要点】

（1）有典型的哮喘症状。具有反复发作病史。

（2）有阵发性呼气困难并伴有哮鸣音的典型症状及体征。发作时胸廓饱满隆起，呈桶状胸，肺部叩诊呈过清音。听诊呼吸音减弱，呼气延长，两肺满布哮鸣音及干啰音，继发感染时可闻及湿啰音。

（3）嗜酸性粒细胞通常增多，合并感染白细胞总数可增加。X线检查仅见两肺纹理增粗或透亮度增高。

【治疗方法】

方一

[主治] 支气管哮喘。

[材料] 复方止喘膏：氨茶碱 0.1mg。马来酸氯苯那敏 4mg，泼尼松 10mg，山莨菪碱片 1mg。

[方法] 将上药研粉加氮酮适量为糊状。

[用法] 用敷脐法。75% 乙醇消毒脐部皮肤，随即将止喘膏置于神阙穴内，再用麝香止痛膏或纱布封闭神阙穴位，每天换药 1 次，连续应用 14~28 天再进行肺功能测定。

[疗效] 黄永清用方一治疗本病 106 例，对照组 30 例，分别显效 99、14 例，有效 6、13 例，无效 1、3 例，有效率 99%、90%。

[出处]《中国误诊学杂志》2005，5（1）：71.

方二

[主治] 支气管哮喘之虚寒型者。

[材料] 当归 30g，白芥子、冬虫夏草各 15g，肉桂、熟地、高丽参各 20g，麝香 3g，黄芪 18g。若气逆者加苏子、阿胶；喘甚者加炙麻黄、桂枝；痰多者加牛蒡子、半夏、莱菔子；下肢浮肿者加茯苓皮、葶苈子；自汗者加炙黄芪；唇甲紫青色加丹参、红花；肾阳虚加附子。

[方法] 用隔药灸法。将中药粉碎，用水和成饼状，约 6cm×6cm 大，粗针扎无数

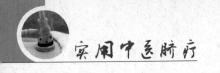

小孔。

[用法] 往肚脐部灌入麝香 0.3g，樟脑 2g，苏合香 3g，盖上药饼，用艾卷在药饼上灸疗，1 次 10 个艾卷，15 天治疗 1 次为 1 个疗程。

[疗效] 张晋华用方二治疗 64 例中，临床治愈 33 例，好转 28 例，无效 3 例，总有效率 95.31%，以虚寒型疗效为佳。

[出处]《陕西中医》1995，16（10）：438.

方 三

[主治] 支气管哮喘。

[材料] 白芥子、延胡索、甘遂、细辛各 25g，入麝香 1g 共为末，装袋备用。年老气虚，喘咳汗出者，加五倍子、五味子 10g。

[方法] 将上药研细，用姜汁或醋调成糊状，做成直径 2cm 左右的圆形药饼。

[用法] 用敷脐法。可将治疗的最佳时机选择在夏季三伏天阳气旺盛时，用相对温热的药来激发患者体内的阳气以利康复，达到冬病夏治目的。具体治法为每年三伏时，即初伏、二伏、三伏，每隔 10 天贴 1 次，再把药饼置于神阙穴上覆盖塑料薄膜，再用胶布固定。一般贴 4~6 小时，如局部有灼热或疼痛，可提前取下，若贴后局部有微痒、发热之舒适感，可多贴几小时。一般连续治疗 3 年。

[疗效] 秦志中用方三治疗 100 例患者，总有效率为 95%，贴治 1 年显效率 40%，2 年显效率 60%，3 年显效率 95%，无效 5%。

[体会] 方四使用甘遂和细辛重在透皮作用，但生甘遂作用较强，毒性也较大，58 只小鼠服药后有 11 只死亡，故不能误服。

[出处]《四川中医》2004，22（1）：47.

方 四

[主治] 风寒之邪引发之哮喘。

[材料] 清肺散：制半夏 10g，白果仁 9g，杏仁 6g，细辛 6g。以上诸药共研开，用姜汁调为糊状。

[方法] 将上药研为极细末备用。

[用法] 外敷脐部。纱布包扎。每日换药 1 次。

[疗效] 一般连用 2 次即可见效。

[出处]《针灸临床杂志》1997，13（4）：102.

方 五

[主治] 哮喘急性发作。

[材料] 大号火罐 1 个。

[方法] 将火罐消毒备用。

[用法] 用拔罐法。患者平卧，用闪火法在神阙穴处进行闪罐，直到皮肤潮红为度，或者临床症状减轻，治疗大约 10~20 分钟。

[疗效] 52 例患者中，显效 27 例，占 51.9；有效 23 例，占 44.2%；无效 2 例，占

3.8%。

[**体会**] 在神阙穴拔火罐，对止喘有一定效果，西医学研究认为，火罐疗法具有机械性刺激和温热效应等作用，罐内形成的负压，能使局部毛细血管充血，甚至破裂。红细胞破裂，随即产生一种组胺类物质，刺激有关器官，增强其功能活力。机械性刺激可通过皮肤感受器和血管感受器的反射途径传导至中枢神经系统，加强对身体各部分的调节和管理功能，使患部组织代谢旺盛，白细胞吞噬作用增强，促进局部血液循环，改善充血状态，增强血管通透性及白细胞吞噬能力，从而起到治疗疾病的目的。

[**出处**]《按摩与导引》2004，20（5）：29.

方 六

[**主治**] 虚寒型支气管哮喘。

[**材料**] 姜片，艾叶。

[**方法**] 将厚约0.2cm的鲜姜片扎数个小洞，艾叶作为艾炷。

[**用法**] 用隔姜灸法。在神阙穴上，置以约2.5cm×3cm大小，厚约0.2cm扎数个小洞的鲜姜片，又在姜片上放置底面直径约1cm的圆锥形艾炷（1.5~2g）。连续灸3壮，以病人感到一股热气向脐眼渗透，局部皮肤潮红为度。每天灸1次，15次为1个疗程。

[**疗效**] 27例中，临床治愈9例，好转15例，无效3例，有效率88.9%。

[**体会**] 经临床观察，灸后T3、T4比灸前明显升高，由此证明艾灸能增进内分泌功能，提高机体的免疫功能，以对抗其衰老性衰弱，并产生止喘的作用。

[**出处**]《福建中医学院学报》1996，6（4）：30.

【**按语**】

艾灸法是治疗哮喘常用的方法。说明灸法是通过调节机体失衡的免疫功能达到治疗作用，它促使偏高偏低的功能趋向正常，而对正常者却没有影响。灸法的作用在于重建其自稳机制，恢复各系统功能的平衡，这与中医"扶正祛邪，调和阴阳"的治则一致，初步揭示了艾灸治疗支气管哮喘的作用机制。

第二节 消化系统疾病

慢 性 胃 炎

慢性胃炎是主要由幽门螺旋杆菌感染引起的胃黏膜慢性炎症。中医学根据其临床表现可归属于"胃痛""胃脘痛"范畴。

【**病因病机**】

常见病因有化学性刺激，如大量饮酒和过量服水杨酸盐类等药物；细菌感染和毒素，如葡萄球菌性食物中毒、猩红热、肺炎；病毒感染，如病毒性胃肠炎、麻疹、肝炎、流感等；变态反应，如对水生贝壳类食物过敏等；最常见原因是食物污染后细菌及毒素所致。胃黏膜呈局限性或弥漫性充血、水肿、表层上皮细胞坏死脱落可产生浅表糜烂，因黏膜下血管损害，引起出血或血浆外渗，深的糜烂可累及胃体，一般不超过黏膜肌层。

中医学认为，胃炎的病因病机，有饮食不节，戕伤中州；或外邪内侵，损及脾胃；或忧患郁怒，肝失疏泄，横逆犯胃，以及禀赋不足，脾胃虚弱等。其病在"胃"，但与"脾""肝""肾"关系密切，病机特点是虚中夹实。

【诊断要点】

（1）持续性上、中腹部疼痛，痞满，闷胀，厌食，或伴有恶心呕吐，胃脘部有烧灼感，遇劳累、精神刺激、进食生冷食物后复发或加重。

（2）胃镜检查示浅表性胃炎（胃窦部呈弥漫性黏膜表面花斑状，呈红白相间改变）、肥厚性胃炎（胃黏膜皱襞粗大肥厚，光泽消失或潮红，可有糜烂，偶呈铺路石子状或脑回状）、萎缩性胃炎（胃黏膜苍白或灰白色，皱襞变细或平坦，黏膜下血管可透见）。

【治疗方法】

方 一

[**主治**] 各型慢性胃炎。

[**材料**] 505 神功元气袋（成人型）：由人参、冬虫夏草、鹿茸、黄芪、茵陈、佛手、艾叶等 59 味中药组成。

[**方法**] 密封，置阴凉干燥处。

[**用法**] 用贴脐法。洗净脐部周围皮肤，将本品置脐部（神阙穴），紧贴皮肤，可昼夜佩戴。

[**疗效**] 李涛用方一治疗慢性胃炎，总有效率 94.7%（36/38 例），其中显效率 31.6%（12/38 例），2 例无效，为胃溃疡胃切除术后残胃炎及糜烂性胃炎。

[**体会**] 经测定，505 神功元气袋可促进胃排空，抑制小肠推进运动，对胃肠功能有双向调节作用。并有镇痛、抗炎、保肝、利胆、利尿等作用及抗疲劳和耐缺氧作用。还可降低血液黏度，提高红细胞变形能力，抑制体内血栓形成，改善血液流变性。使用元气袋时要保持干净卫生，拆洗外袋时，须将药芯取出；暂停使用时，待其干燥后，置塑料袋内，密封保存；孕妇及素体过敏者，请慎用或遵守医嘱。

[**出处**]《现代中医》1997, 37（4）：250.

方 二

[**主治**] 虚寒型慢性萎缩性胃炎。

[**材料**] 益胃散：白芥子 4kg，砂仁 1kg，丁香 0.4kg，吴茱萸 0.4kg，白蔻仁 0.4kg，乌药 2kg，细辛 1kg，红花 0.4kg，冰片 50g。

[**方法**] 上药干燥粉碎，过 80 目筛，以棉纸分装，10g 为一小袋。

[**用法**] 用敷脐法。将脐部皮肤消毒后，用上药外敷神阙穴，每日换药 1 次，30 天为 1 个疗程。

[**疗效**] 徐宏用方二配合口服中药治疗慢性萎缩性胃炎 42 例，其临床症状缓解时间明显比对照组要短，3 个月后其临床疗效与对照组相似，但纤维胃镜的有效率明显高于对照组，提示其对胃黏膜组织的恢复明显优于对照组。

[**体会**] 方二中细辛用以温中散寒、降逆和胃，但此药有毒，应在医师指导下使用。

[**出处**]《国医论坛》1997，12（4）：39.

方三

[**主治**] 小儿中寒型急性胃炎。

[**材料**] 运脾散：白蔻仁、吴茱萸、苍术、莱菔子（炒香）、白胡椒、荜茇、肉桂、丁香等。

[**方法**] 将上药按 3：3：3：3：2：2：1：1 共研细末，过 100 目筛装玻璃瓶备用，每支 5g。

[**用法**] 用罨包法。小于 3 岁者，每次用 2.5g，大于 3 岁者，每次用 5g，用蜂蜜调成糊状外敷脐部，再用纸质胶布覆盖固定，每日 1 次，3 天为 1 个疗程。

[**疗效**] 治疗组 36 例、对照组 32 例，分别痊愈 32、20 例，好转 3、8 例，无效 1、4 例，总有效率 97.2%、87.5%。

[**出处**]《中医药通报》2005，4（6）：43.

方四

[**主治**] 急性胃炎，或慢性胃炎急性发作。

[**材料**] 仙人掌。

[**方法**] 将仙人掌去刺捣烂，纱布包裹。

[**用法**] 用敷脐法。将上药敷于脐周，胶布固定，每日 1 次。

[**疗效**] 作者用方四治疗张某，素有胃炎史，昨天吃火锅后复发，胃痛呕吐，西药无效，用方四治疗 3 次，痊愈。

[**出处**] 经验方。

方五

[**主治**] 慢性胃炎，胃寒胃痛。

[**材料**] 艾叶、小茴香各 15g，生姜适量。

[**方法**] 将艾叶、小茴香研末。

[**用法**] 用敷脐法。取适量生姜捣汁与面粉和成糊膏状，贴于脐部，胶布固定。每日 1~2 次，10 日为 1 个疗程，休息 5 日后再做 1 个疗程。

[**出处**] 罗和古.《脐疗巧治病》中国医药科技出版社.

方六

[**主治**] 慢性胃炎，证属肝胃不和者。

[**材料**] 药物组成：白芍、茯苓、丹参、陈皮、川楝子等。

[**方法**] 加工精制成粉末剂型，以适量药末用棉布扎成厚约 0.5cm 扁圆形药芯，再将药芯置入布料做成的椭圆形药囊内，药囊大小为 20cm×10cm，囊的两头各缝

100cm×3cm 的松紧带，带端缝以 6cm 的尼龙拉扣。

[**用法**] 用敷脐法。佩戴时将药囊固定于脐部，在背部以尼龙带扣定即可。使用期为 5~6 个月。

[**体会**] 根据病情需要，可提前或推后更换。戴上药囊时，一般停用其他中西药物，以便于疗效观察。

[**出处**]《湖南中医学院学报》2007，16（4）：23.

方七

[**主治**] 慢性浅表性胃炎。

[**材料**] 选用 26 号 2 寸毫针。

[**方法**] 患者取仰卧位，神阙穴处消毒，直到脐部所有的皱褶处污垢擦净。

[**用法**] 用脐针法。选用 26 号 2 寸毫针直刺神阙穴，慢捻转进针后，根据虚实分别给予补法、泻法，均要求病人有针感，深度为 0.8~1 寸，得气留针 10~20 分钟，针刺后，再用 2.5% 碘酒消毒 1 次。或艾炷灸 3~5 壮。

[**体会**] 针刺时不可大幅度提插，一定要慢捻转进针。针尖方向向下，酸麻重胀，触电样，针感至下腹部会阴处；针尖向上，针刺感觉传至上腹胃脘部；针尖向左，结肠蠕动增加；针尖向右，肝胆不适胀痛缓解，并有矢气。

[**出处**] 梁立武.《一针灵》北京科学技术出版社.

【按语】

据国内外文献报道，刺激腹部穴位，可使痉挛的胃弛缓，胃不蠕动的发生蠕动，蠕动过强的变慢，以及幽门开放。对胃液分泌功能有加强及调整作用，原来胃功能低下者可使其恢复，胃分泌增多，胃酸度上升；胃功能亢进者，可使胃液分泌减少，胃酸度下降。刺激这些腧穴对机体的不同状态起着双重性的良性调整作用。

胃炎的调养很重要，一般要求有五宜。宜慢：细嚼慢咽可以减少粗糙食物对胃黏膜的刺激。宜节：饮食应有节律，切忌暴饮暴食及食无定时。宜洁：注意饮食卫生，杜绝外界微生物对胃黏膜的侵害。宜细：尽量做到进食较精细、易消化、富有营养的食物。宜清淡：少食肥、甘、厚、腻、辛辣等食物，少饮酒及浓茶。

消化道溃疡

消化性溃疡主要指发生在胃和十二指肠的慢性溃疡。属中医"胃脘痛""吞酸""吐酸""嘈杂"范畴。

【病因病机】

消化性溃疡的发生与胃酸和胃蛋白酶分泌的增加有关，胃酸分泌过多、幽门螺杆菌感染和胃黏膜保护作用减弱等因素是引起消化性溃疡的主要环节。胃排空延缓和胆汁反流、胃肠肽的作用、遗传因素、药物因素、环境因素和精神因素等，都和消化性溃疡的发生有关。也可因持续而强烈的精神紧张，大脑皮质功能失调，迷走神经和肾上腺素能神经兴奋，胃酸分泌增多，引起黏膜自身消化，或胃黏膜屏障因胆汁、乙醇、药物等破坏，均可导致消化性溃疡发生。

中医学认为，消化性溃疡的发生与情志不舒和饮食所伤关系密切。由于情志不舒，忧思恼怒，郁而不解，伤及于肝，肝气郁结，横逆犯胃，胃失和降，或饮食不节，暴饮暴食，损伤脾胃，致脾不健运，气不和降等原因引起。

【诊断要点】

（1）上腹痛、慢性、周期性节律性上腹痛是典型消化性溃疡的主要症状。

（2）其他胃肠道症状及全身症状嗳气、反酸、胸骨后烧灼感、流涎、恶心、呕吐、便秘等可单独或伴疼痛出现。

（3）X线钡餐检查是重要方法之一。特别是钡气双重对比造影及十二指肠低张造影术的应用，进一步提高了诊断的准确性。内镜检查对消化性溃疡可作出准确诊断及良性恶性溃疡的鉴别诊断。粪便隐血检查，溃疡活动期，粪隐血试验阳性，经积极治疗，多在1~2周内转阴。

【治疗方法】

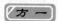 **方 一**

[主治] 十二指肠球部溃疡，证属虚寒者。

[材料] 生黄芪 60g，桂枝 30g，炒白芍 45g，延胡索 30g，炙甘草 15g，生姜、大枣（去核）各适量。

[方法] 上药除生姜、大枣外，余药共研细末，瓶贮备用。

[用法] 用敷脐法。取药末 5g，加生姜 1 片、大枣 1 枚共捣烂成饼，覆脐部，胶布或绷带固定，3~5 日换药 1 次，1 个月为 1 个疗程。

[疗效] 笔者用方一治疗李某，患十二指肠溃疡 5 年，呈现规律胃脘疼痛，呕酸，多治未愈，用方一治疗半月即愈。

[出处] 经验方。

方 二

[主治] 消化性溃疡，证属瘀阻型者。

[材料] 药物组成：乳香、没药、丁香、松香、麝香、雄黄、穿山甲（用他药代替）、桂枝、杜仲、皂角、细辛、川芎、独活、白芷、全蝎各 3g，硫黄 6g，艾绒 90g。

[方法] 用桑皮纸或棉纸 2~4 张，纸宽约 41cm，先将纸放平，再把艾绒平铺纸上，余药为末，掺布艾绒表面，卷如爆竹状，再用一薄棉纸以蛋清涂之，卷其表面阴干备用。

[用法] 用太乙神针法。取穴神阙，配以中脘、足三里。先将太乙神针一端烧红，用 7 层纱布包裹燃端，施灸时手要握紧，冷则易之，每灸 5~7 壮为度，7~10 天为 1 个疗程。

[疗效] 刘国欣用方二治疗黄某，患溃疡病 10 年，空腹痛剧，得食则减，恶心吐酸水，用方二治疗 3 次后疼痛消失。

[体会] 使用方二时应注意：①将太乙神针点燃时，一定要烧透，不然布包易熄灭；②施灸时要将纱布捻紧，以免烧破，损伤皮肤；③施灸时按在皮肤上的力度、热度、时间长短以患者感觉最强为度；④每壮间隔时间不宜太长，一般不超过3分钟，两针交替使用更佳。

[出处]《中国针灸》1996，16（10）：56.

方 三

[主治] 胃溃疡胃脘寒痛，痛时喜按，得热则痛缓解，伴泛吐清水，大便溏薄，气息低微，少气懒言，面色苍白，形寒肢冷，舌淡苔白，脉沉迟。

[材料] 温胃丸：附子、肉桂、炮姜、小茴香、丁香、木香、香附、吴茱萸各2g，麝香0.3g，生姜汁适量。

[方法] 除麝香外（另研末），其余药物共研为细粉末，加入姜汁调和成厚膏状，制成如桂圆大小的药丸备用。

[用法] 用敷脐法。先取麝香少许（约0.1g）填于患者脐孔中，再将药丸压碎纳入麝香上面，外以胶布贴紧。每日换药1次，10天为1个疗程。

[疗效] 谭支绍用方三治疗霍某，患胃溃疡10年，胃脘隐痛，饥时痛甚，用方三治疗2个月，病已痊愈。

[出处] 谭支绍《中医药物贴脐疗法》广西科学技术出版社.

方 四

[主治] 消化性溃疡，证属肝胃不和者。

[材料] 白芍、茯苓、丹参、陈皮、川楝子等。

[方法] 加工精制成粉末剂型，以适量药末用棉布扎成厚约0.5cm扁圆形药芯，再将药芯置入布料做成的椭圆形药囊内，药囊大小为20cm×10cm，囊的两头各缝100cm×3cm的松紧带，带端缝有6cm的尼龙拉扣。

[用法] 用敷脐法。佩戴时将药囊固定于脐部，在背部以尼龙带扣定即可。使用期为5~6个月。

[体会] 根据病情需要，可提前或推后更换。戴上药囊时，一般停用其他中西药物，以便于疗效观察。

[出处]《湖南中医学院学报》16（4）：23.

方 五

[主治] 消化性溃疡之胃寒者。

[材料] 麝香0.3g，苏合香0.2g，高良姜15g，砂仁15g，炙附子12g，川芎20g，醋延胡索15g，薄荷12g，山奈18g，白芷12g，佛手12g，木香15g，苍术15g，人参15g。

[方法] 上述14味药物配制成药粉备用。

[用法] 用敷脐法。每次取少量填满患者肚脐，然后用胶布粘牢贴紧，不漏缝隙，隔天换药1次，5次为1个疗程。

[出处]《中国针灸》(增刊) 1994：20.

【按语】

实验表明，灸法对胃黏膜损伤有保护作用，这与其提高胃黏膜前列腺素水平，改善胃黏膜血流量有关。说明在腹部艾灸对胃溃疡有治疗效果。

有观察表明，神阙隔药饼灸对应激性溃疡胃黏膜损伤的保护作用优于神阙单纯灸、非穴点隔药饼灸及神阙灯光加热，提示神阙隔药饼灸的保护作用不仅与艾灸的加热效应有关，还与穴位的特异性及艾绒与药物的作用有关。神阙灸能改善应激性溃疡大鼠胃黏膜血流，促进胃黏膜保护性物质降钙素基因相关肽转化生长因子的合成和释放，表现出良好的胃黏膜损伤保护作用。神阙灸对应激性溃疡胃黏膜损伤的保护作用明显优于非穴点隔药灸，证实了神阙穴的穴位特异性。艾灸可使黏膜损伤大鼠的胃黏膜血流量明显升高，胃黏膜损伤指数明显降低，显示艾灸对胃黏膜损伤的保护作用。神阙隔药灸后胃黏膜 PG 水平、胃黏膜血流量明显升高，胃黏膜损伤指数明显降低，胃黏膜厚度较化疗组有所增厚。反映"神阙"穴隔药灸能提高胃黏膜 PG 水平，改善胃黏膜血流量，促进胃黏膜细胞更新，加强加快对化疗所致胃黏膜损伤的修复。尤其是胃黏膜血流量的提高，可能是黏膜修复的重要环节。

胃 下 垂

胃下垂是指人在站立时，胃的位置偏低，胃的下缘垂坠于盆腔，胃小弯弧线的最低点降至髂嵴连线（约在肚脐水平线上）以下。中医学将其归属于"胃下""胃缓"的范畴。

【病因病机】

胃下垂多见于体型瘦长、体质虚弱、腹壁松弛、腹肌薄弱者。产生的原因，主要是由于悬吊、固定胃位置的肌肉和韧带松弛无力以及腹部压力下降，使胃整个位置降低、胃蠕动减弱。妇女产后，腹压突然下降，或瘦长体型、慢性消耗性疾病，以及长期从事站立工作或卧床少动的人，容易患此病。

中医学认为，本病多由脾胃虚弱或暴饮暴食伤及脾胃，或肝气横逆，侵犯脾胃，使脾胃功能失调，气血生化不足，日久则可导致元气亏虚，升举无力，而中气下陷，形成本病。

【诊断要点】

（1）临床表现为消瘦无力，饭后腹部下坠感，食欲不振，脘腹胀痛，便秘或腹泻等。

（2）主要根据超声波饮水立位检查（饮水量为 350ml），部分病例参考 X 线钡餐透视、拍片结果胃下极在髂嵴连线下 6~7.5cm 为Ⅰ度，7.6~10cm 为Ⅱ度，大于 10cm 为Ⅲ度。或用上消化道钡餐透视检查，胃小弯在髂嵴连线下。

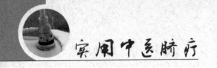
【治疗方法】

[**主治**] 胃下垂各种证。

[**方法**] 用掌揉法。

[**用法**] 用按摩法。患者仰卧，医者站于右侧，以右手掌贴附于脐穴（劳宫穴正对神阙穴），同时左手掌附于右手背以助其力。而后以脐为中心做顺时针或逆时针方向的环形揉动或揉摩，或以手掌周缘为轨迹做旋滚压法，动作宜柔和稳健，压力渐增，幅度逐渐扩大，频率每分钟最慢不少于60次，最快不超过100次。每次操作时间10~20分钟。

[**疗效**] 临床用方一治疗吴某，女，患胃下垂30多年，上腹胀满疼痛、呃逆、食欲不振，用方一配合点揉公孙、足三里穴各2分钟，治疗24次，恢复健康。

[**出处**] 经验方。

方 二

[**主治**] 轻中度胃下垂气机不畅者。

[**材料**] 神阙膏：乌药、木香、蟾酥皮、麝香等。

[**方法**] 将上药研细后制成膏药外用。

[**用法**] 用贴敷法。将肚脐皮肤消毒后，将膏药贴于神阙穴，贴6天，间隔1天，再复贴。

[**疗效**] 周玉来用方二配合厚朴生姜半夏甘草人参汤内服治疗本病35例，对照组35例，结果分别痊愈19、9例，好转14、17例，无效2、9例，总有效率为94.3%、74.5%。

[**体会**] 方二中蟾酥用以通窍止痛，但此药有毒，大剂量服用蟾酥及其制剂易引起呼吸急促、肌肉痉挛、心律不齐，最终导致麻痹而死亡，所以临床使用要在医生指导下进行。

[**出处**]《中国社区医师》2008，10（33）：79.

方 三

[**主治**] 胃下垂中焦虚寒者。

[**材料**] 姜片、艾条。

[**方法**] 将生姜切成2mm薄片，用针在姜片上刺些针眼。

[**用法**] 用隔姜灸法。将肚脐皮肤消毒后，把准备好的姜片置于脐部，用艾条悬起灸之，以胃脘部有温热舒适感为度，每次20分钟。以上治疗每日1次，15天为1个疗程，疗程之间休息5天，一般治疗2~3个疗程。

[**疗效**] 张建国用方三配合腹部推拿治疗43例，临床治愈26例，显效12例，有效2例，无效3例，总有效率93%。

[**出处**]《山东中医杂志》2002，21（8）：482.

方 四

[主治] 各型胃下垂。

[材料] 40mm~50mm毫针。

[方法] 将毫针进行消毒备用。

[用法] 用针刺法。主穴取神阙，配穴取足三里。患者取仰卧位，先用2%碘酒将神阙穴及脐周进行消毒，再用75%乙醇脱碘，将脐中所有皱褶处污垢擦净（防止感染）。选用40mm~50mm毫针。将针缓慢直刺神阙穴，当刺过结缔组织指下有轻松感，为避免刺穿小肠，故不宜过深，一般为0.8寸。留针40分钟，每隔10分钟行慢捻转1次，每天治疗1次，10次为1个疗程。

[疗效] 用方四治疗李某，男，患胃下垂多年，身体消瘦，腹胀嗳气，用方四治疗2个疗程，症状基本消失。

[出处] 经验方。

【按语】

胃下垂中医诊断属于胃缓，多为饮食不节、情志失调、劳倦过度、脾胃受损、腹部筋脉松弛、胃肠蠕动无力所致。本病虽为脾虚气陷，但因运化无力易见食滞、湿积内停。脾胃气虚，影响气机，易致气滞、气逆，形成本虚标实、虚实挟杂之证，尤以胃缓早期多见。治疗应循六腑以通为用之旨要，健脾和胃、行气消积、宽中除满。通过脐疗可促进机体功能恢复，益气健脾，行气消积，宽中和胃，扶助胃肠功能恢复，促进胃肠蠕动，增加腹部筋脉张力，故可用于治疗胃下垂。

胃下垂的治疗，要以功能锻炼和饮食调节为主，要经常参加体育锻炼，着重对腹肌进行锻炼，没有体育器械者，可采取仰卧起坐的简便方法，每日做三至五次，做累为止。饮食要少食多餐，选择易消化而富于营养的食物，餐后应卧床休息45分钟至1小时，以减轻胃的负担；减少站立时间，避免过度劳累。腹胀、恶心明显者，可服用胃动力药、维生素B_6以促进胃蠕动、增加胃的张力。

胃 脘 痛

胃痛又称胃脘痛，指以上腹胃脘部经常反复发作性疼痛为主的症状。中医学也称为"胃痛"。古代文献中常称"心痛""心腹痛""心口痛""心下痛"等多指胃脘痛而言。

【病因病机】

现代研究认为，胃痛的原因有幽门螺杆菌感染、自身免疫、饮食和环境因素、酗酒、药物以及其他病的应激反应等因素造成的，上述感染会造成胃黏膜缺血、炎性致变，使胃膜失去屏障功能，从而造成胃痛的发生。

中医学认为，本病可因寒邪客胃，外感寒邪，脘腹受凉，寒邪内客于胃或过服寒凉，寒凉伤中，致使胃气不和，收引作痛。也可因饮食伤胃，饮食不节，暴饮暴食，损伤脾胃，内生食滞，胃气失和而疼痛。五味过极，辛辣无度，肥甘厚腻，饮酒如浆，则蕴湿生热，伤脾碍胃，脘闷胀痛。还可因肝气犯胃忧思恼怒，情志不遂，肝失疏泄，气机阻滞，横逆犯胃，胃失和降而发胃痛。脾胃虚弱，素体禀赋不足或劳倦过度，或久病脾胃受损，或肾阳不足，失于温煦均可引起脾胃虚弱，中焦虚寒，致使胃失温养作痛，或如《证治汇补·心痛》曰："服寒药过多，致脾胃虚弱，胃脘作痛"。

【诊断要点】

（1）胃脘部疼痛，常伴痞闷或胀满、嗳气、泛酸、嘈杂、恶心呕吐等症。

（2）发病常与情志不畅、饮食不节、劳累、受寒等因素有关。

（3）上消化道钡餐X线检查、纤维胃镜及组织病理活检等，可见胃、十二指肠黏膜炎症、溃疡等病变。

（4）大便或呕吐物潜血试验阳性者，提示并发消化道出血。

（5）B超、肝功能、胆道X线造影有助于鉴别诊断。

【治疗方法】

方一

[主治] 胃脘痛，证属虚寒及实寒证者。

[材料] 易拉罐、艾条。

[方法] 取易拉罐一个，上下开口，中部用细铁丝编织作隔；准备一硬纸板，大小约为13cm×10cm；将健脾理气、活血止痛中药共研细末，用热水调和成糊状，以圆形置于硬纸板的正中，直径约4cm，厚约1~2cm，并取艾条6~7cm备用。

[用法] 用艾灸法。患者取平卧位，全身放松，将置有中药的硬纸板置于神阙穴上，用火柴点燃艾条从治疗罐上口放至罐中的隔上，将其下口对准药物，并将罐固定，防止倾倒烫伤皮肤。每日治疗1次，每次20~30分钟，6次为1个疗程，治疗2~3个疗程。

[疗效] 李宇用方一治疗58例，显效30例，有效26例，无效2例，总有效率96.6%。

[出处]《中国民间疗法》2001，9（11）：14.

方二

[主治] 胃脘痛属中寒证者。

[材料] 暖脐膏：附子、广木香、延胡索各10g，甘草4g。

[方法] 将上药共研细末，用生姜汁调匀制成药饼，装入4cm×6cm大小的桃花纸包里。

[用法] 用熨脐法。用时让患者仰卧，将药饼敷于脐部或脐腹部疼痛最明显处，然后用TDP灯照射，每次治疗15~20分钟，15天为1个疗程。

[疗效] 用方二治疗100例，28例显效，62例有效，10例无效。

[出处]《浙江中医杂志》1993（2）：64

方三

[主治] 各型胃脘痛。

[材料] 神阙贴。

[用法] 用贴脐法。将脐部皮肤消毒后，用神阙贴贴于脐部（神阙穴），每次1贴，每次贴敷18小时，每日1次，连用2周。

[疗效] 胡家才用方三治疗30例，全部好转。

[出处]《浙江中医杂志》2007，42（4）：244.

方四

[主治] 胃脘痛肝气不疏者。

[材料] 柴胡疏肝散、艾条。

[方法] 将药物研为细末，作丸剂备用。

[用法] 用隔药灸法。先用75%乙醇消毒，然后取数十粒，研碎，水适量调泥，填神阙穴，再外敷食盐少许，铺平成圆形，直径2~3cm，再用8cm×8cm胶布贴紧。每隔3天换药末1次，每天艾灸1次（药与艾之间放一圆形金属盖），艾条长约1.5cm，视患者体质强弱与病情轻重，酌灸3~6壮，灸后个别皮肤若起水疱，可用消毒针头刺破，外涂皮肤消毒剂，防止感染。7天为1个疗程，一般治疗2~3个疗程。

[疗效] 李敏用方四治疗28例，两组分别痊愈7、4例，好转3、7例，无效4、3例，有效率71.43%、78.57%，巩固率分别为92.80%、21.40%。

[出处]《中医外治杂志》2004，13（4）：27.

方五

[主治] 胃脘痛之有寒瘀者。

[材料] 生大黄9g，延胡索12g，五灵脂l5g，蒲黄12g，桂枝4g，生白芍10g。

[方法] 上6味药研为极细末。

[用法] 用敷脐法。每日卯时以0.7g敷于脐内，外以伤湿止痛膏固定，至申时换药1次。

[疗效] 轻者2次见效，重者6次即愈。

[出处]《河南中医》1999，19（30）：54.

方六

[主治] 热性胃痛。

[材料] 胃热膏：生栀子10枚，淡豆豉20粒，生香附10粒，生姜汁适量。

[方法] 上药共捣至融烂，加入生姜汁再捣至极烂，制成厚膏状备用。

[用法] 用敷脐法。取药膏适量敷布于患者脐孔中，盖以纱布，再用胶布固定。每天换药1次，至愈为止。

[出处] 谭支绍.《中医药物贴脐疗法》广西科学技术出版社.

方七

[主治] 胃痛有瘀血者。

[材料] 失笑散：五灵脂、蒲黄、乳香、没药、木香各等量。

[方法] 上药共碾成极细粉末，瓶贮密封备用。

[用法] 敷脐法。每取药粉适量，用脱脂药棉薄裹如小球状，填塞入患者脐孔中，外以胶布贴之。隔日换药 1 次，5 次为 1 个疗程。

[疗效] 通常填药 1~10 次，痛即缓解。

[出处] 谭支绍.《中医药物贴脐疗法》广西科学技术出版社.

【按语】

胃痛，又称胃脘痛，是中医临床常见病证。胃痛发生的常见原因有寒邪客胃、饮食伤胃、肝气犯胃、脾胃虚弱等几个方面。其因虽各不相同，但其"不通则痛"的机制则是一致的。因此。治疗上以理气和胃止痛为法。脐疗通过刺激神阙穴调整任、督、冲、带的功能，可达到"阴平阳秘"的治疗目的。经络调节作用和远红外线的理疗作用，调节各脏腑经络的功能活动，促使中焦气机调畅，使脾胃功能恢复正常。对肝胃不和，脾胃虚弱引起的胃痛有良好的治疗作用。

胃痛虽可由多种疾病引起，但最为常见的疾病是慢性胃炎和消化性溃疡，由于这两种疾病是慢性发展的反复波动、迁延难愈或易复发性疾病，因此对胃痛者的饮食调理尤为重要，首先要纠正不良的饮食习惯。多食清淡，少食肥甘及各种刺激性食物，如含酒精及香料的食物。谨防食物中的过酸、过甜、过咸、过苦、过辛，不可使五味有所偏嗜。有吸烟嗜好的患者应戒烟，同时饮食应定时定量。长期胃痛的患者每日三餐或加餐均应定时，间隔时间要合理。急性胃痛的患者应尽量少食多餐，平时应少食或不食零食，以减轻胃的负担。

神经性呕吐

神经性呕吐又称心因性呕吐，为无器质性病因而反复发作的呕吐，多见于女性。呕吐往往在进食后突然发生。中医学称之为"反胃""呕吐"。

【病因病机】

神经性呕吐可因各种因素引起，如突然与父母亲分离，强烈的刺激，亲人死亡等。也可能是对不愉快或感到憎恶的思想和经验的反应，或精神过度紧张，以及作为反对父母或对家庭施加压力的一种手段。这些原因使支配胃肠交感或副交感神经功能紊乱失调或过度兴奋。部分患者可由心理因素，如心理冲突或接受暗示引起，少数可与家族性有关。

中医学认为本病可由外邪犯胃，饮食停滞，胃中积热，肝气犯胃，痰浊内停，胃阴不足，脾胃虚寒导致胃失去和降功能，胃气上逆，从而引起呕吐。

【诊断要点】

（1）多见于女性，发病常与精神因素和情绪波动有关，多由于不愉快的环境或心理紧张而发生。常伴神经症症状。

（2）反复发生进食后呕吐，呕吐物为刚吃进的食物糜。进食完毕突然发生呕吐，不恶心。呕吐量不多，食欲正常。间歇期完全正常。

（3）体重减轻不显著，保持在正常体重的80%以上。

（4）无害怕发胖和减轻体重的想法。无导致呕吐的神经和躯体疾病。没有其他癌症症状。

（5）胃镜检查：钡餐透视均无异常改变。

【治疗方法】

[主治] 神经性呕吐寒热夹杂者。

[材料] 黄连6g，吴茱萸1g。

[方法] 上药共研为末备用。

[用法] 用敷脐法。用时取药末1g，加风油精适量调为糊状，填敷于脐中，干棉球覆盖，胶布固定，24小时换药一次，连用一周。敷药1小时左右口腔则有苦味感，须暗示患者此乃药物已发挥作用，为佳兆，并嘱其舒情志，节饮食。

[疗效] 朱会友用方一治疗50例，治愈41例，好转8例，无效1例，有效率98%。

[出处]《中国民间疗法》1995（3）：35.

方 二

[主治] 神经性呕吐胃寒者。

[材料] 吴茱萸15g，生姜汁1小杯。

[方法] 将吴茱萸研为细末，瓶贮备用。

[用法] 用敷脐法。临用时取吴茱萸末3~5g，调生姜汁如膏状，把药膏敷在患者脐孔上，以胶布贴紧。每天换药一次。敷脐的同时，再用艾灸悬灸，其效更佳。

[疗效] 谭支绍用方二治疗赵某，呕吐3个多月。伴呃声连连，四肢欠温，用方二治疗20天，诸症消失。

[出处] 谭支绍.《中医药物贴敷疗法》广西科学技术出版社.

方 三

[主治] 神经性呕吐与情志有关者。

[材料] 取吴茱萸适量。

[方法] 将药物研为极细粉备用。

[用法] 用敷脐法。在药粉中放入陈醋，调糊，置于脐中，白纱布覆盖，胶布粘贴固定，同时温针灸水分、气海、天枢等穴。

[疗效] 每获良效。

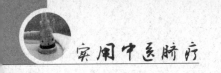

[**出处**]《中医外治杂志》2007，16（3）：35.

方四

[**主治**] 胃寒呕吐。

[**材料**] 胡椒 5g，丁香 5g，酒曲 3 个，生姜汁适量。

[**方法**] 将上药混合捣烂如膏备用。

[**用法**] 用敷脐法。治疗时取药膏加黄酒适量，炒热，贴于脐孔（神阙）上，覆以纱布，胶布固定,1 日 1 换。

[**出处**] 罗和古.《脐疗巧治病》中国医药科技出版社.

【按语】

神经性呕吐为无器质性基础之呕吐，大多与情绪因素有关，按其临床表现，当归属于中医学"肝火犯胃"范畴。《黄帝内经》谓："诸逆冲上，皆属于火，诸呕吐酸，皆属于热。"左金丸乃清泻肝火，和胃降逆之良方。方一以方中黄连之苦寒，借风油精清凉香窜之性经脐循经至口，其苦味之感乃势所必然，吴茱萸散肝经郁结，降逆止呕。二药合风油精敷之于脐，即有清肝泻火、开泄肝气、和胃降逆之功，亦含治疗之意，乃治病求本之法，且药少力锐，更无服药致呕吐之患，不失为治疗神经性呕吐的有效方法之一。

治疗时，医生应做好患者解释工作，消除思想顾虑，树立治疗信心。避免精神刺激和忧思郁怒，保持身心愉快。忌食膏粱厚味及辛辣烟酒等刺激性食物。如伴严重营养不良及消化、吸收障碍者，宜配合静脉输入营养液体。

膈肌痉挛

膈肌痉挛是由多种原因引起膈肌发生阵发性痉挛的一种常见症状。中医学称之为"呃逆"。

【病因病机】

膈肌的运动神经——膈神经的反射弧从第 3、4、5 脊髓颈节，受延髓呼吸中枢控制，还与大脑皮层有关。本病常常是由于饮食过饱引起的，或因胃、食管功能或器质性改变，也可由外界物质生化、物理刺激引起。比如：进入胃内的空气过多而自口腔溢出，精神神经因素（如迷走神经兴奋、幽门痉挛）、饮食习惯不良（如进食、饮水过急）、吞咽动作过多（如口涎过多或过少时）等，而胃肠神经症、胃肠道慢性疾病引起胃蠕动减弱所致时则发病率频繁且治疗时不易改善。任何原因包括受寒等使颈 3、4、5 脊髓节灰质前角迷走神经的正常兴奋与抑制发生失调，致异常兴奋占优势时，均可引起膈肌痉挛而发生呃逆。

中医学认为，本病可因过食生冷或寒凉药物，寒气蕴蓄于胃，胃气失于和降，气逆而上；或过食辛热、温补之剂，燥热内盛于阳明，气不顺行，上逆动膈。也可因恼怒抑郁，气机不利，胃气挟痰上逆，引动膈肌而发。还可因重病久病；或滥用吐下，耗伤中气；或损及胃阴，胃失和降；或病深及肾，肾失摄纳，引动冲气上乘，挟胃气动膈而成。

【诊断要点】

（1）起病突然，呃声连连，可反复发作，短促频繁，可持续数分钟乃至数小时、数天。

（2）可发作于任何年龄。

（3）原发性者常见于吸入寒气或食入冷食，或精神情绪波动引起；继发性者则有原发性疾病发现。

【治疗方法】

方一

[主治] 膈肌痉挛。

[材料] 毫针。

[方法] 毫针高温消毒后备用。

[用法] 用毫针刺法。用碘酒消毒脐部，然后用 75% 乙醇脱碘，持 50mm 毫针垂直刺入神阙穴，视患者形体胖瘦刺入 10~25mm 深，行捻转平补平泻法，留针 10~15 分钟，病重者每隔 5 分钟行针 1 次。

[疗效] 凌建维用方一治疗 26 例均 1 次治愈，有效率 100.0%。

[出处]《中国针灸》2005，25（3）：150.

方二

[主治] 膈肌痉挛。

[材料] 自制温灸盒。

[方法] 自制温灸盒，盒内三孔成边长为约 5cm 的等边三角形。

[用法] 用艾灸法。将各孔各放置约 5cm 长的艾条，以神阙为顶点，温灸神阙穴及下腹部 30 分钟，每天治疗 1 次。

[疗效] 卫海英用方二治疗一男，患肺癌，引起呃逆，多方治疗无效，改用方二治疗 3 次，呃逆停止。

[出处]《浙江中医学院学报》2005，29（4）：61.

方三

[主治] 膈肌痉挛。

[材料] 丁香、小茴香、高良姜、乌药、吴茱萸。

[方法] 上药各取 3g，共研细末混匀。

[用法] 用熨脐法。置铁锅中炒热后，放入布袋中，外敷于患者神阙穴。温度以患者自觉能承受为度。嘱患者在家中自行外敷，每日早晚各 1 次，每次 30 分钟，并应忌食生冷。

[疗效] 杜雅俊用方三治疗 110 例患者中，治愈 94 例，占 85.5%，好转 13 例，占

11.8%，无效 3 例，占 2.7%，总有效率为 97.3%。

[出片]《山西中医》2005，21（1）：53.

方 四

[主治]膈肌痉挛。

[材料]白胡椒 40 粒，芒硝 10g，朱砂 05g。

[方法]将上药共研成细末，为一次药量。缝制边长为 12cm 的正方形纱布袋 1 个，将研磨好的药物细末装入袋内缝合袋口备用。

[用法]用敷脐法。患者取仰卧位，用纱布蘸温水清洁脐部（必要时用棉棒清除脐部的污垢），将备好的药袋敷于脐部，用防过敏胶布将其粘贴牢固，外加宽腰带固定。贴敷 72 小时（为 1 次治疗）后，若显效（呃逆消失）则将药袋除去；若治疗 1 次后，呃逆不消失，可更换药袋再次治疗；用药时间长短应视病情而定。

[疗效]孙秀华用方四治疗 32 例，对照组 48 例，结果分别显效 15、22 例，有效 12、7 例，无效 5、18 例。总有效率经，84.4%、60.4%。

[出处]《实用护理杂志》2003（6）：48.

方 五

[主治]各证型膈肌痉挛。

[材料]麝香追风膏 1 片（其他止痛膏药亦可）。

[方法]取一片用火或磁疗灯烘热。

[用法]用敷脐法。将温热的膏药立即敷贴于神阙穴，再用手掌做顺时针按摩，以促进血液循环，气机顺畅。

[疗效]一般情况下，3~5 分钟呃逆减轻，10 分钟后基本消失。

[体会]严重者配合针刺双侧内关穴，毫针刺，用泻法。

[出处]《中国民间疗法》2006，14（1）：27.

方 六

[主治]各证型膈肌痉挛。

[材料]麝香、冰片各 3g。

[方法]共研细末，混合均匀后备用。

[用法]用敷脐法。敷于脐周，2~3 天为 1 个疗程，连用 1~2 个疗程。

[出处]《中医临床杂志》2003，15（5）：388.

【按语】

对于顽固性及反复性的膈肌痉挛患者，虽治疗可有效，但很易反复，特别要注意治疗原发病的治疗，在治疗有效后，可继续治疗 1~2 个疗程，以巩固疗效。

治疗期间患者应做到：少食多餐；禁酒，忌食辛辣食物；肥甘厚味之品不可过度，冷热要适宜，饮食宜清淡、松软；食物制作以蒸、炖、烩为主；忌食油炸、火烤制作的坚硬食物；要多食新鲜粗纤维蔬菜，保持大便通畅。医生在治疗期间要认真对患者进行健康指导，减轻其思想压力，使其保持稳定、乐观的情绪，才能使脾胃升降功能正常。

肝硬化腹水

肝硬化腹水是一种常见的慢性进行性弥漫性肝病。在我国主要由病毒性肝炎引起。肝硬化腹水属中医的"臌胀"或"单腹胀"范畴。

【病因病机】

肝硬化腹水是一种慢性肝病。由大块型、结节型、弥漫型的肝细胞变性、坏死、再生，促使组织纤维增生和瘢痕的收缩，致使肝质变硬，形成肝硬化。肝硬化肝功能减退引起门静脉高压，导致脾肿大、白蛋白降低、肾脏有效循环血量减少、内分泌功能紊乱，周围血管扩张，有效血容量相对不足，加之内分泌失调，交感神经障碍，导致水钠潴留，形成腹水。

中医认为，肝硬化的发生一般与情志郁结、酒食不节、劳欲过度、感染病毒或病后体虚有关。主要累及肝、脾、肾三脏。由于肝气郁结进而血瘀，以及脾失健运，水湿内停所致。早、中期为肝、脾、肾俱损，血瘀内积，湿热内蕴，晚期则为气、血、水相互搏结，三焦失司，水泛络伤。

【诊断要点】

（1）腹水性质为漏出液。

（2）有慢性肝病和肝硬化的体征，如肝掌、蜘蛛痣、男性乳房发育、月经紊乱，有时可见腹壁静脉曲张。

（3）内镜检查或食管吞钡 X 线摄片显示食管静脉曲张。

（4）B 超或 CT 显示肝硬化的征象，如肝外形不光整、结节状、肝叶比例失调等。

（5）血液生化检测示血清白蛋白降低，常低于每升 30g。

【治疗方法】

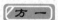

[主治] 肝硬化腹水。

[材料] 甘遂、牵牛子、肉桂、车前子。

[方法] 把甘遂、牵牛子、肉桂、车前子按 1：2：3：4 共碾细末备用。

[用法] 用敷脐法。在肝硬化常规治疗基础上，把上药细末，每次取 10g 与独头蒜 3 枚共捣成泥状，调匀，摊在纱布上，敷在脐上，用绷带固定。昼用夜取，每日 1 换。30 天为 1 个疗程。

[疗效] 郭晓华用方一治疗肝硬化腹水 30 例，对照组 30 例，结果腹水消退 1 级分别为 18、12 例，2 级 10、8 例，3 级 2、10 例，2 级以上 28 例中，占总数 93.33% 和 66.67%。

[出处]《中医外治杂志》2001，10（5）：50.

方 二

[**主治**] 肝硬化腹水各证。

[**材料**] 分型选药：气滞湿阻型用小青皮、川朴、砂仁、厚朴，研末，用酒调纳脐，以布盖之，一日一换，连用 15 天；寒湿困脾型用附子、干姜、厚朴、砂仁。湿热蕴结型用黄连、黄芩、大黄、川朴、冰片、蟋蟀粉，脾肾阳虚型用附子、肉桂、干姜、苍术。

[**方法**] 将上药研末备用。

[**用法**] 用敷脐法。气滞湿阻型用藿香正气水调成糊状，覆盖脐部，以布盖之，一日一换，连用 15 天；湿热蕴结型调成糊状敷脐，以纱布盖之，胶布固定，一日一换，连用 30 天；脾肾阳虚型用醋调纳脐，覆盖双层纱布，取麦麸 500g，炒热以不灼伤皮肤为度，装入布袋中，置于上药之上热熨，日熨 2 次，一日一换，30 天为 1 个疗程。

[**疗效**] 陈帅用方二治疗肝硬化腹水 4 例，均使腹水消退。

[**出处**]《中医外治杂志》2003，12（4）：28.

方 三

[**主治**] 肝硬化腹水。

[**材料**] 甘遂 6g，车前草 20g（干品，最好用鲜品），大蒜头 1 枚，葱白 4 根，气滞湿阻型加木香 6g，湿热型加生大黄 6g，寒湿型加肉桂 9g。

[**方法**] 将上药捣烂如泥备用。

[**用法**] 用熨脐法。以上药泥加少许水调成饼，敷于脐部并热熨，每日更换一次，5 天为 1 个疗程。

[**疗效**] 江华明用方三配合中药治疗 34 例，痊愈 16 例，好转 13 例，无效 5 例，总有效率 85.29%。

[**出处**]《中医外治杂志》2001，10（2）：17.

方 四

[**主治**] 肝硬化腹水。

[**材料**] 甘遂、大黄、槟榔、牵牛子、猪牙皂、水蛭各等量，米醋适量。

[**方法**] 用前六味药研极细末备用。

[**用法**] 用敷脐法。取上药粉 10g 与米醋调成膏状，外敷神阙穴，胶布固定，24 小时取下，再外敷期门 24 小时，两穴交替外敷，1 个月 1 个疗程。

[**疗效**] 宋华用方四治疗 48 例，1 个疗程腹水消失 11 例，2 个疗程消失 30 例，3 个疗程消失 5 例。结果显效 36 例，有效 10 例，无效 2 例，有效率 95.83%。

[**出处**]《中国针灸》1996，16（9）：25.

方 五

[**主治**] 肝硬化腹水。

[**材料**] 取麝香或冰片 0.5~1g，蟾蜍 1 只。

[**方法**] 将蟾蜍剖腹去五脏。

[**用法**] 用敷脐法。先把药物置于脐中，即将蟾蜍覆盖于脐，用绷带系紧，2~4 小时将药除去。

[**体会**] 同时配合针刺关元、肝俞、期门、三阴交等穴，疗效更佳。

[**出处**]《中医外治杂志》2007，16（3）：35.

方 六

[**主治**] 肝郁脾虚型早期肝硬化腹水。

[**材料**] 健脾软肝膏：由党参、白术、桃仁、郁金、薄荷、鸡内金等组成。

[**方法**] 将上药自制成健脾软肝膏。

[**用法**] 用艾灸法。敷于脐部，其量与腹面平，上用纱布或肤疾宁覆盖后，点燃艾条灸敷药处 15 分钟，每天加灸（灸神阙穴）3 次，48 小时换药 1 次。

[**出处**]《中国针灸》1996，16（9）：25.

【按语】

各种肝炎长期发作、营养不良、酒精中毒和血吸虫病等晚期病变均可造成肝硬化。肝硬化腹水患者除了注意休息、积极配合治疗外，饮食也是辅助治疗的一个重要措施。在饮食上应严格控制水分和盐的摄入量；以高热量、高蛋白、高维生素及适量脂肪的饮食为原则；食物要新鲜可口，柔软易消化，无刺激性；严格禁酒禁烟。这样才能有助于腹水和浮肿的减轻。

肝硬化腹水是一种较重的病症。腹水一旦形成，将会给患者生活、工作带来诸多不便与痛苦，使患者身心遭受很大压力，有效缓解腹水即成为治疗本病之关键。使用逐水之甘遂、大戟、芫花均为泻水逐饮，消肿散结之药，冰片具开窍醒神，清热止痛之功，姜汁有活血行气止痛之功，二者通经达络，引药入里，诸药合用，共奏泻水逐饮、消肿利尿之效，故能取得显著疗效。

本病所用甘遂、大戟、芫花均有毒。芫花为全株有毒，以花蕾和根毒性较大，含刺激皮肤、黏膜的油状物，内服中毒后可引起剧烈的腹痛和水泻。故此药不能内服，使用也宜在医生指导下进行。

胆 囊 炎

胆囊炎是指各种原因引起的胆囊炎性疾病。属中医"胆胀""胁痛"等范畴。

【病因病机】

急性胆囊炎多由细菌感染、浓缩郁阻的胆汁刺激或反流入胆道的胰液的化学刺激而引起；慢性胆囊炎可由急性胆囊炎反复发作迁延而来，也可由结石、浓缩的胆汁刺激或代谢障碍，导致胆固醇沉积于胆道黏膜上，形成结石及慢性炎症。

中医学认为，本病多由情志不畅、饮食不当、外感六淫、蛔虫阻塞等原因，导致肝胆疏泄失常，经脉痹阻，气机不和，胆腑不通，形成本病。

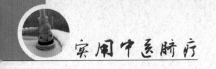
【诊断要点】

（1）急性胆囊炎：①多以油腻晚餐为诱因；②突发上腹部持续性阵发性疼痛，可向右肩胛部放射；③右上腹压痛，墨菲征阳性；④化验检查白细胞、中性粒细胞计数增高；⑤超声检查及 X 线可助诊断。

（2）慢性胆囊炎：①右上腹或右季胁隐痛、胀痛，多在进食油腻食物后加重；②胆囊区可有压痛，可扪及肿大的胆囊；③胆囊造影、超声检查及十二指肠引流可助诊断。

【治疗方法】

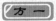

[**主治**] 各证型胆囊炎。

[**材料**] 毫针。

[**方法**] 将毫针消毒后备用。

[**用法**] 用脐针法。根据临床分型采用针刺部位。肝胆火盛型针震、巽、离、乾位；肝郁气滞型针坎震、巽、离、坎位；脾阳虚衰型针巽、坤、艮、兑位。行针顺序：一看二摸三揉四扎。治疗顺序，先取症状，次取系统，再取疾病；手法原则：进针必有方向，下针须含补泻。患者仰卧，用 1 寸毫针，常规消毒，以脐蕊为中心，向相应的脐壁横刺，进针深度 0.1~0.5 寸，留针 10~20 分钟。每天治疗 1 次，7 次为 1 个疗程。

[**疗效**] 张庆宁用方一治疗慢性胆囊炎 39 例，痊愈 18 例，有效 21 例，无效 0 例，总有效率 100%。

[**体会**] 临床表明，对于某些难治的慢性胆囊炎患者，应该考虑兼病的治疗，才会收到较好效果。多数脾阳虚型的慢性胆囊炎患者，均伴有慢性呼吸道炎症，二者相互影响。所以使用方一的关键是针刺时除了巽、坤、艮外一定要加兑位，这是由肺、脾、肝的五行决定的，慢性胆囊炎发病的根本在肝（木）和脾（土），同时和肺（金）有密切关系，治疗慢性胆囊炎，只有三者兼顾才能收到良好效果。

[**出处**]《中医外治杂志》2008，17（1）：36.

方 二

[**主治**] 胆囊炎，证属肝气郁结者。

[**材料**] 胆痹膏：柴胡、郁金、白芍、大黄、虎杖、白术、山药、槟榔、厚朴、鸡内金、麝香、地骨皮等药组成。

[**方法**] 用按照传统硬质黑膏药工艺并加入透皮吸收促进剂精制而成，每帖膏重 25g。

[**用法**] 治疗时每次用胆痹膏 2 贴，分别贴于神阙和日月穴，每 7 天换药 1 次，共治疗 4 个疗程。

[**疗效**] 邵泽善用方二治疗 100 例，对照组 50 例，近期治愈 52、22 例，好转 46、20 例，无效 2、8 例，有效率 98%、84%。

[**出处**]《中医外治杂志》2004，13（2）：6.

方 三

[**主治**] 胆囊炎胆气不利者。

[**材料**] 疏肝利胆散：莪术、皂刺各 60g，川楝子、川芎、木香、冰片各 30g 等。

[**方法**] 将上药加工为细末。

[**用法**] 用敷脐法。每次用 0.8g 填入患者的神阙穴内，覆盖 1.5cm × 1.5cm 薄棉团，然后外贴 5cm × 5cm 胶布，勿使药粉漏出即可。每 3 天换药 1 次，10 次为 1 个疗程。

[**疗效**] 邓莉莉用方三治疗 120 例，显效 101 例，有效 16 例，无效 3 例，总有效率 97.5%。

[**出处**]《陕西中医》1992，13（1）：14.

方 四

[**主治**] 胆囊炎。

[**材料**] 乐舒宁：柴胡、香附、川芎、党参、当归、陈皮等。

[**方法**] 将上药研末分装于布包。

[**用法**] 用敷脐法。将药包固定于患者脐部昼夜外敷，7 天为 1 个疗程。

[**疗效**] 刘安用方四治疗 60 例，对照组 30 例，显效 26 例，有效 33 例，无效 1 例，有效率为 98.33%。对照组显效 3 例，有效 18 例，无效 9 例，有效率 70%。

[**出处**]《山东中医杂志》1998，17（12）：542.

方 五

[**主治**] 胆囊炎因寒引起的疼痛。

[**材料**] 艾叶。

[**方法**] 将艾叶制成艾绒，并制成艾条备用。

[**用法**] 用艾灸法患者侧卧，点燃艾条后距神阙穴 1~2 寸，不断旋转，使病人有温热感，以能忍受为度。

[**出处**]《湖南中医杂志》1987，3（6）：34.

方 六

[**主治**] 胆囊炎。

[**方法**] 洗净双手，冬天应烤热手掌。

[**用法**] 用按摩法。患者仰卧，医者站于右侧，以右手掌贴附于脐穴（劳宫穴正对神阙穴），同时左手掌附于右手背以助其力。而后以脐为中心做顺时针或逆时针方向的环形揉动或揉摩，或以手掌周缘为轨迹做旋擦压法，动作宜柔和稳健，压力渐增，幅度逐渐扩大，频率每分钟最慢不少于 60 次，最快不超过 100 次。每次操作时间 10~20 分钟。

【**按语**】

药敷脐部经透入吸收，扩散至肝内毛细胆管乃至胆囊、胆管，影响调节其神经内分泌，可能通过促进胆汁分泌，胆囊收缩，胆管扩张等综合作用而获解痉止痛、利胆

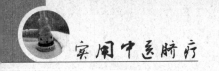
消炎和排石之效果。

有观察表明，在治疗开始最初 3 天内，无论是治疗组还是对照组，有 60% 的患者疼痛较治疗前明显加重，随着治疗的延续，又逐渐消失。说明疼痛是治疗过程中的一种正常反应，并非针灸治疗导致患者的病情加重。

黄　疸

黄疸俗称黄病，是一种由于血清中胆红素升高致使皮肤、黏膜和巩膜发黄的症状和体征。中医亦称为"黄疸"。

【病因病机】

西医学认为，黄疸可由以下几种原因引起：①由于红细胞破坏增加，胆红素生成过多而引起的溶血性黄疸。②肝细胞病变以致胆红素代谢失常而引起的肝细胞性黄疸。③肝内或肝外胆管系统发生机械性梗阻，影响胆红素的排泄，导致梗阻性（阻塞性）黄疸。④肝细胞有某些先天性缺陷，不能完成胆红素的正常代谢而发生的先天性非溶血性黄疸。

中医认为，黄疸之发生，主要是湿邪为患。湿邪既可从外感受，亦可自内而生。如外感湿热疫毒，为湿从外受，饮食劳倦或病后脾运失职所产生之湿，则由内生。由于湿阻中焦，脾胃升降功能失常，木土关系失调，影响肝胆疏泄，致胆汁不循常道，外溢浸淫肌肤而发生黄疸。属湿热熏蒸而致者，发为阳黄；湿热兼疫毒而致者，发为急黄；寒湿内阻，脾阳不振，胆液郁阻而外溢浸淫者，发为阴黄。

【诊断要点】

（1）目黄、肤黄、尿黄，以目黄为主。

（2）初起有恶寒发热，纳呆厌油，恶心呕吐，神疲乏力，或大便颜色变淡。黄疸严重者可出现皮肤瘙痒。

（3）有饮食不节、肝炎接触或应用化学制品药物等病史。

（4）肝脏、脾脏或胆囊肿大，伴有压痛或触痛。

（5）血清胆红素（直接或间接）、"尿三胆"、血清谷丙转氨酶、谷草转氨酶、谷氨酰转酞酶、碱性磷酸酶检查以及 B 超、胆囊造影、X 线胃肠造影等有助病因诊断。

（6）必要时作甲胎球白测定，胰、胆管造影，CT 等检查，以排除肝、胆、胰等恶性病变。

【治疗方法】

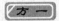

[主治] 阳黄。症见面目俱黄，黄色鲜明，发热口渴，大便秘结，小便短赤，口苦而干，呕吐恶心，舌苔腻黄，脉弦数。

[材料] 鲜百部 50g，糯米饭一小碗，米酒、温开水各 100ml。

[方法] 先将百部捣烂如泥备用，再取糯米饭同水、酒掺合拌匀备用。

[**用法**]用敷脐法。取百部泥膏覆盖在患者脐眼上，再将糯酒饭覆掩于百部泥面上，外以纱布盖上，再用绷带束定。每日换药1次，7天为1个疗程。通常覆盖1~2天后，患者口中感觉有酒味时，小便通利，黄疸自然消退。

[**疗效**]谭支绍治疗刘某，女，12岁，面、目俱黄，皮肤黄如橘，右胁痛，口苦，用方一治疗10天，黄疸完全消退。

[**出处**]谭支绍.《中医药物贴脐疗法》广西科学技术出版社.

方二

[**主治**]黄疸小便不利者。

[**材料**]大蒜、桂皮、面粉各适量。

[**方法**]大蒜捣汁，调桂皮末、面粉，捏成饼状。

[**用法**]用敷脐法。置神阙穴上，隔饼艾炷灸7壮。

[**疗效**]陈贻勋用方二治疗一个患者，32岁，因患急性肝炎、黄疸而住院。住院期间又小便不通，腹胀满，目身黄染，用上法施泻法灸7壮，即起床小解，自行排出黄色尿液约数百毫升。此后小便正常，未再复发。

[**出处**]《浙江中医杂志》1990，（10）：453.

方三

[**主治**]阳黄。

[**材料**]青背鲫鱼膏：青背鲫鱼1条（全用），砂仁30g，白糖30g，硝石10g，矾石10g，蚌壳1个（另用）。

[**方法**]诸药一齐捣烂如厚膏状备用。

[**用法**]用敷脐法。取药膏填入蚌壳内，以蚌壳药膏面覆盖于患者脐孔处，外用纱布固定。每天换药1次，5天为1个疗程。

[**疗效**]谭支绍用方三曾治愈患者颇多，通常覆药3~5次疗效显著，退黄快，颇验。

[**出处**]谭支绍.《中医药物贴脐疗法》广西科学技术出版社.

方四

[**主治**]黄疸。

[**材料**]退黄药灸：艾绒、姜黄、黄柏。

[**方法**]传统艾灸艾绒中加入姜黄、黄柏等药物粉末。

[**用法**]用艾灸法。在传统艾灸艾绒中加入姜黄、黄柏等药物粉末，做成艾条，灸神阙穴，1次/天。平均45天为1个疗程。同时采用甘草酸二铵注射液150mg，静脉滴注，1次/天；谷胱甘肽1.2g，静滴，1次/天。

[**疗效**]张立群用方四治疗30例，对照组30例，结果治愈分别28、21例，好转2、7例，未愈0、2例，总有效率93.33%、70%。

[**出处**]《中国中西医结合消化杂志》2007，15（3）：200.

方五

[主治] 肝胆湿热型黄疸。

[材料] 黄皮癞蛤蟆1个，麝香0.3g。

[方法] 癞蛤蟆破开，连肠杂用。

[用法] 用敷脐法。先将麝香放脐眼内，再将蛤蟆覆脐上，用布捆住。

[疗效] 数日愈。

[体会] 孕妇不用麝香。

[出处] 高树中.《中医脐疗大全》济南出版社.

方六

[主治] 湿热型黄疸。

[材料] 茵陈30g，栀子30g，大黄30g，芒硝30g，杏仁12g，常山12g，巴豆霜12g，淡豆豉60g，鳖甲12g。

[方法] 将上药放入砂锅内加水，文火煎熬至沸，滤出药液备用。

[用法] 用敷脐法。用白纱布将药渣包裹成药包，用药包蘸药液抹熨患者脐窝部位，反复熨之，最后将药渣覆盖于患者神阙穴上，外用纱布包束固定。每日熨药1次，3~5天为1个疗程。

[出处] 罗和古.《脐疗巧治病》中国医药科技出版社.

【按语】

退黄药灸灸神阙穴，是基于"外治之理即内治之理，外治之药亦即内治之药"理论的运用。退黄药灸方中艾绒烧灸后能使热气内注，具有温煦气血、透达经络的作用。姜黄性味辛温，归肝、脾经，有活血、通络、化湿之功；黄柏性味苦寒，归肾、膀胱、大肠经，能清热燥湿、泻火解毒、引湿热毒邪下行，《神农本草经》谓其："主五脏肠胃中结气热，黄疸，肠痔，止泄利，女子漏下赤白，阴阳蚀疮。"诸药合之，共奏温经活血、燥湿退黄之功。临床应用表明，退黄药灸灸神阙穴治疗黄疸，效果满意。

本病在治疗期间，应饮食有节，勿嗜酒，勿进食不洁之品及恣食辛热肥甘之物。黄疸患者应注意休息，保持心情舒畅，饮食宜清淡。本病一经发现，应立即隔离治疗，并对其食具、用具加以清毒，将其排泄物深埋或用漂白粉消毒。经治疗黄疸消退后，不宜马上停药，应根据病情继续治疗，以免复发。

功能性消化不良

功能性消化不良是一种由胃动力障碍所引起的疾病。多归属于中医的"胃痞""腹痛""呕吐""泄泻"等。

【病因病机】

本病病因和发病机制尚未完全清楚，一般认为属多因素的生理心理疾病，其病理生理基础主要与胃肠动力障碍和感觉异常、心理障碍和迷走神经低张、幽门螺杆菌感染与慢性炎症、胃酸作用、饮食因素等有关。而造成这些变化的机制尚未完全阐明，已知心理社会因素与功能性消化不良发病有着密切关系。

中医认为，导致本病的原因主要有以下几个方面：①感受外邪，如暑、湿、寒、热等外界不正常的气候。②饮食所伤，如暴饮暴食、过食肥甘、温凉失宜、饮食不洁之物等。③情志失调，如烦恼郁怒、忧郁思虑、精神紧张。④脏腑虚弱，多见于脾胃虚弱或脾肾阳虚。多因长期饮食不节，饥饱失调，或劳倦内伤，或久病之后，或素体不足，或年老体弱所致。

【诊断要点】

（1）在过去1年内至少积累12周有持续或间断性消化不良症状，无器质性病变。

（2）症状：上腹痛、胀，餐后早饱，嗳气，反酸烧心，恶心呕吐等，上腹部症状反复，大于3个月。

（3）内镜检查未发现胃、十二指肠溃疡、肿瘤，及排除肠道器质性病变。

（4）实验室：B超、X光线等检查排除肝、胆、胰病变。

（5）排除糖尿病、结缔组织病及精神病等全身性疾病。

【治疗方法】

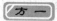

[主治] 消化不良。

[材料] 火罐。

[方法] 火罐消毒后备用。

[用法] 用拔罐法。在肚脐消毒后，在神阙穴闪罐数下，使脐及其周边皮肤潮红留罐。留罐10~15分钟。

[疗效] 用方一配合针刺合谷、足三里治疗3例，1例痊愈，2例好转，有效率100%。

[出处]《上海针灸杂志》2003，22（4）：32.

方 二

[主治] 功能性消化不良之中寒者。

[材料] 驱风脐帖：冰片5份、麝香3份、朱砂5份、苏合香油3份、丁香6份、木香6份、香附6份、乳香5份、细辛5份、荜茇6份、白术6份等按比例组成。

[方法] 将上药炼为膏剂密封备用，每瓶3g。

[用法] 用贴脐法。驱风脐帖1饼（3g）贴脐部，胶布固定，8小时/（次·天）。2周为1个疗程。

[疗效] 林信钊用方二配合口服顺胃丸治疗50例，显效21例（42%），有效13例（26%），好转11例（22%），无效5例（10.1%）。

[出处]《中医药临床杂志》2008，20（2）：149.

方三

[**主治**] 功能性消化不良之胃内虚寒者。

[**材料**] 吴茱萸。

[**方法**] 将吴茱萸研末成粉状。

[**用法**] 用敷脐法。洗净并擦干患者脐部（神阙穴），将吴茱萸研成粉状，每次取3g左右，用食醋5ml调成糊状，并加热至40℃，填满神阙穴，按压铺平；取生姜切片成直径2.5cm，厚度0.5cm，按压在吴茱萸外面；并用麝香止痛膏（6cm×5cm）于夜间临睡前敷贴固定，次日上午取下。每日1次，10天为1个疗程，治愈停药。

[**疗效**] 史斌娜用方三治疗31例患者敷脐治疗1~2个疗程，显效17例，有效12例，无效2例，总有效率94%。

[**出处**]《现代中西医结合杂志》2008，17（12）：1891.

方四

[**主治**] 功能性消化不良。

[**材料**] 中国灸（胃痛灸）。

[**用法**] 用贴脐法。选择中脘、神阙穴，敷贴，每日1贴。使用前清洁皮肤，取出灸贴，揭去粘胶离型纸，将药物部分对准穴位，再将粘胶均匀紧贴于皮肤即可。15天为1个疗程，观察2个疗程。

[**疗效**] 黄克文用方四治疗本病50例，对照组50例，结果分别治愈5、2例，显效32、22例，有效10、16例，无效3、10例，总有效率90%、80%。

[**体会**] 在中国灸治疗时应注意以下几点：①中国灸穴位敷贴前应向患者详细解释中国灸的具体操作方法，重点说明灸的部位微红是正常反应。灸的温度控制在局部皮肤微微潮红，患者可以耐受为度。若感觉温度太高无法忍受，可在中国灸背面贴控温贴，以减少空气进入，延缓氧化反应，达到控温的目的。每次贴灸的敷药时间一般应控制在24小时以内。若时间太短，穴位达不到刺激量，治疗效果差；时间太长，灸的热度已降低，达不到治疗效果，同时粘贴部位易出现局部皮肤损伤。若局部皮肤出现破损，应更换敷贴穴位（部位）。若局部皮肤出现明显红疹或水疱，可能为皮肤过敏反应，应立即停止使用，局部外涂抗过敏药膏。若敷贴部位温度过高造成皮肤小水疱，可用烧伤膏外涂。外用药膏。2~3次/天，3~4天后一般即可治愈。嘱患者勿用手搔抓，洗涤时避开患处，以免引起感染。

[**出处**]《中医外治杂志》2006，15（3）：39.

方五

[**主治**] 中毒性消化不良腹胀和腹腔手术后腹胀肝胃不和者。

[**材料**] 鲜艾叶、鲜竹沥、嫩叶各50g，茶油10g，盐少许。

[**方法**] 前2味捣碎，加入后2味药炒热。

[**用法**] 用敷脐法。将上药敷脐。1日1次，10次为1个疗程。

[**出处**]《广西中医药》1988，（3）：5.

方六

[**主治**] 消化不良之脾虚食滞者。

[**材料**] 桔梗、神曲、莲子、青皮、山药、木香各等份。

[**方法**] 研为细末，过筛。

[**用法**] 用敷脐法。敷神阙穴，并敷中脘穴。外盖铝纸、纱布，胶布固定。1 日 1 次，10 次为 1 个疗程。

[**出处**] 罗和古.《脐疗巧治病》中国医药科技出版社.

【**按语**】

患者治疗期间，饮食应清淡易消化，定时定量，配以药粥（如茯苓粥、山药粥等），以健脾养胃。舌苔厚腻者限制肥甘厚味，舌红少苔者忌食辛辣刺激品，舌淡苔腻者忌食生冷之品。症状严重者应禁食，一餐或两餐酌情而定。禁食期间可根据口渴情况饮用淡盐开水，以及时补充水和盐份，也可饮用糖＋盐水，因为糖可迅速吸收，不至增加胃肠负担。如无需完全禁食时，则减量进食，或只吃易消化的粥类加点开胃小菜。这样使胃肠感觉轻松舒适，消化不良易于矫正。少食刺激性食物、生冷食物以及咖啡、巧克力、土豆、红薯和酸性食物。少食多餐，忌烟戒酒。生活要规律，定时入睡。

功能性消化不良往往与精神因素密切有关，患者有性格及情绪异常，临床表现为多愁善感，对外界刺激反应敏感。因此，进行心理干预，调整患者的心理状况，可促进疾病的康复。如通过讲解医学知识、心理诱导、放松训练等方法，同时配合静坐、慢跑、太极拳等身体锻炼措施，缓解患者的精神压力。

化疗后胃肠道反应

放化疗后胃肠道反应包括：厌食、进食减少、嗳气、呃逆、恶心呕吐、大便失常等。属于中医学"呕吐""腹泻""便秘""呃逆"等范畴。

【**病因病机**】

西医学认为人体的胃肠道内，特别是上消化道既有众多的特殊功能细胞，又有丰富的神经末梢。当它们受到某些物理、化学或生物因子刺激后，即产生多种介质如毒蕈胆碱、组胺、多巴胺、5–羟色胺等作用于胃肠道的受体和传入神经，亦可直接经血液传入中枢神经系统的呕吐中枢，通过迷走、交感、膈神经及支配咽喉的脊神经而起作用，产生恶心、呕吐等反应。因化疗药所致的神经毒性作用于胃肠道平滑肌，使之蠕动减弱，进而可出现肠麻痹。化疗药物损伤口腔黏膜，引起口腔和口腔内软组织炎症，可形成口腔溃疡和感染。化疗药物使胃肠道上皮细胞损伤，增加肠管蠕动，影响水分和营养的吸收而发生腹泻。

中医学认为，本病主要是化疗引起肝气不和，肝气横逆犯胃，胃气被其所伤，导致胃失和降、胃气上逆，从而出现呕吐、恶心，伤及肠道功能而导致腹泻。

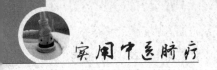

【治疗方法】

[主治] 化疗后恶心呕吐，证属胃气上逆者。

[材料] 止呕神贴：姜半夏、公丁香、沉香、旋覆花、吴茱萸以及中成药行军散。

[方法] 前五味药按等份比例，行军散按前单味药用量的 30% 研成细末状，加入适量米醋均匀调和后备用。

[用法] 用敷脐疗法。在化疗结束后 1~3 天，先以 75% 的酒精将患者脐部消毒干燥后，用外贴脐部，取药末 5g 外敷脐部，再外贴麝香膏，24 小时更换 1 次。

[疗效] 周晓军用方一治疗恶性肿瘤化疗所致慢性呕吐 30 例，显效 9 例，有效 15 例，无效 6 例。

[出处]《中医外治杂志》2004，13（4）：11.

方 二

[主治] 化疗后胃肠反应，胃失和降。

[材料] 多功能艾灸仪。

[方法] 用多功能艾灸仪进行灸疗。

[用法] 用艾灸仪法。取穴神阙，配关元、中脘、天枢、足三里、大肠俞。使用多功能艾灸仪，每日灸神阙、足三里、中脘各 1 次，每次 30~40 分钟。伴腹泻加关元、天枢、大肠俞。患者症状改善后治疗时间改为每次 30 分钟，施灸温度 40~50℃。

[疗效] 姜长利用方二治疗肿瘤化疗胃肠反应 100 例，临床控制 34 例，显效 47 例，有效 11 例，无效 8 例，总有效率 92%。

[出处]《中国针灸》1996，16（7）：16.

方 三

[主治] 化疗胃肠道反应，证属肝气犯胃证。

[材料] 化疗和胃散：蒲公英 180g，粉葛根 120g，藿香梗 90g，紫苏梗 90g，生赭石 90g，土炒苍术 90g，花槟榔 45g，佛手片 60g，姜半夏 150g，白茯苓 120g，乌梅肉 90g，方儿茶 60g，生甘草 30g。

[方法] 用敷脐法。各药研为细末，混匀装瓶备用。

[用法] 取和胃散 1~1.5g，以米醋或茶水或蜂蜜适量，调成糊状，填充于神阙穴（即脐部）内。外用伤湿止痛膏半张（或纱布覆盖脐上，外束布条），固定 24 小时更换 1 次。

[疗效] 杨灵生用方三治疗本病 75 例，痊愈 48 例（64%），显效 24 例（32%），好转 3 例（4%），总有效率为 100%。

[出处]《肿瘤研究与临床》1975，7（2）：185.

方 四

[主治] 化疗后呕吐胃寒者。

［**材料**］艾绒、生姜。

［**方法**］用艾绒做成直径 1cm，高 1cm 大小的圆锥体艾炷，取新鲜的生姜 10g，切成 0.2cm 厚，3.0cm × 3.0cm 的薄片。

［**用法**］用隔姜灸法。于化疗和第二个周期开始，在化疗前 30 分钟进行本法治疗。用温水洗净神阙穴（脐部），擦干后涂凡士林油，将艾炷置于神阙穴上；再放于生姜片之上点燃，连续施灸 40 分钟左右。选取一侧足三里穴，常规消毒后，用 5ml 注射器抽取昂丹西琼 8mg，直刺 1.2 寸，提捏数次后缓慢注入药液。

［**疗效**］姚新用方四治疗化疗后呕吐 32 例，对照组 32 例，结果分别控制 12、1 例，显效 17、10 例，有效 1、13 例，无效 2、8 例，总控制率 90.62%、24.37%。

［**体会**］隔姜灸有着悠久的历史。中医学认为，神阙穴属于任脉，为五脏六腑之体，元气归藏之根，与督脉相表里，共司人体诸经百脉。西医学研究表明，神阙穴在人体发育中为腹部最后闭合处，其表面角质层最薄，药物易通过神阙穴达诸经络，直接影响五脏六腑。生姜为姜科植物姜的新鲜根茎，味辛、性温，入肺、胃、脾经，主治呕吐、胀满、泄泻风寒感冒等，生姜中的主要成分姜烯酮、生姜酮，可透过脐作用于交感神经和副交感神经系统，通过活络，促进人体的神经、体液调节作用，使胃肠道蠕动减慢从而起到镇吐功效。

［**出处**］《吉林医学》2007，28（15）：1682.

方五

［**主治**］化疗引起的腹泻，证属脾虚气弱者。

［**材料**］诃子 10g，肉豆蔻 15g，炒艾叶 10g，肉桂、吴茱萸各 6g，公丁香 10g。

［**方法**］将上述药物研细末备用。

［**用法**］用敷脐法。将上药以麻油适量调合后敷于脐上，外用麝香止痛膏粘贴固定，对胶布过敏者改用纱布固定，每日换药 1 次。

［**出处**］《辽宁中医杂志》2004，31（1）：837.

方六

［**主治**］化疗引起的便秘，证属气虚者。

［**材料**］生大黄、黄芪、升麻炒黄、决明子各等份。

［**方法**］粉碎研末过 120 目筛。

［**用法**］用敷脐法和按摩法。每次取药粉 5g，用新斯的明 1mg、75% 乙醇 5ml 加适量透皮剂调成膏状，敷于脐部，纱布覆盖，用宽胶布呈"十"字形固定，24 小时更换 1 次。腹部按摩：每次敷后依结肠解剖位置行腹部按摩，以两手合掌着力，自病人右下腹部开始，两手一前一后徐徐向上、向左、向下沿升结肠、横结肠、降结肠、乙状结肠方向做旋转按摩 10 分钟。

［**疗效**］观察组护理干预后 24 小时内第一时间排便率明显高于对照组。

［**体会**］①敷药前先排空尿液；②冬天要注意保暖；③药物要现用现配，并按时更换以确保疗效；④注意按摩手法和按摩时间，开始用力较小，逐渐增加力量，手法由轻至重，以无不适为度，勿用力过猛。

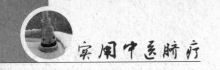

[出处]《护理研究》2008, 22 (8): 2012.

【按语】

虽然胃肠道反应并未造成患者生命的立即性危险,但影响患者的心理、精神、营养状况及生活质量,从而使患者难以继续应用化疗药物。临床所见恶心呕吐的患者常选择禁食或降低进食量来减少恶心呕吐,长期将对患者生命形成威胁。必须注意,放化疗期间使用中药汤剂剂量不宜过大,毕竟患者胃肠有损伤,有时患者胃肠道反应很强烈,也不妨停服 2~3 天中药,甚至可以禁食或只食用流质 2~3 天,让胃肠道稍得"休整",自然恢复,从经验看,这样做的效果很好。此外,放化疗期间,患者的饮食不妨以清淡些为主。如胃肠功能尚未调整好,千万别乱进补品。

敷药前先排空尿液,并仔细询问过敏史,是否为过敏体质,警惕药物及胶布过敏,如有发生,及时处理;冬天要注意保暖,勿过多暴露患者,防止受凉;药物要现用现配,并按时更换以确保疗效;注意按摩手法和按摩时间,开始用力较小,逐渐增加力量,手法由轻至重,既要柔和、均匀,又要有一定的力度,以无不适为度,勿用力过猛;注意饮食卫生,预防腹泻,消除不良情绪,提高依从性。

腹　　痛

腹痛是指由于各种原因引起的腹腔内外脏器的病变,中医称本病为"肠气病""肠痛"或"盘肠气"。

【病因病机】

内脏性腹痛是因腹腔中空性器官的平滑肌过度紧张收缩,或因腔内压力增高而被伸展、扩张所引起。亦可因实质性器官的包膜受到内在的膨胀力或外在的牵引而引起。痛觉自内脏感觉神经末梢有关脊神经传入中枢;躯体性腹痛分布于腹部皮肤、腹壁肌层和腹膜壁层以及肠系膜根部分脊神经末梢,因受腹腔内外病变或创伤等刺激而引起。经胸 6~腰 1 各种脊神经传入中枢;感应性腹痛是在腹腔脏器病变时在相应神经节段的体表或深部感到的疼痛。表现在远隔部位的则为放射性痛。

中医认为,腹痛多为感受寒邪,乳食积滞,脏气虚冷,或气滞血瘀为发病因素,病机一般为气滞不通,不通则痛,痛久则生瘀。腹痛的性质,暴痛者多实,久痛者多虚。

【诊断要点】

(1) 临床以胃脘以下,耻骨毛际以上部位疼痛为特征,有急发者,亦有久痛反复发作者。

(2) 腹部切诊,有喜按,按之柔软者,亦有拒按,按之痞硬或可触及包块者。若按之全腹如板状,且疼痛剧烈,或有反跳痛者,则属外科腹痛,不属内科腹痛范围。

(3) 常伴有恶心呕吐、泄泻或便秘、纳呆等症。

【治疗方法】

方 一

[**主治**] 各型急腹痛。

[**材料**] 毫针。

[**方法**] 消毒后备用。

[**用法**] 用毫针刺法。进针点选在脐窝下边缘中点与腹壁皮肤成角处，即时针的6点位置。进针方向应斜向脐下腹壁肌层内刺入，深5~8分，勿令透入腹腔，以免刺伤小肠。以平补平泻法为主，进针后持续行针3~5分钟，然后每隔5~10分钟行针1次，留针30分钟至1小时。

[**疗效**] 李洪武用方一治疗急腹痛48例，治愈34例，占70.83%；好转13例，占27.08%，无效1例，占2.09%，总有效率97.91%。

[**出处**]《中国针灸》1998，16（9）：26.

方 二

[**主治**] 急性腹痛之脾胃阳虚者。

[**材料**] 火罐。

[**方法**] 消毒后备用。

[**用法**] 用拔罐法。在神阙穴闪罐数下，使脐及其周边皮肤潮红（急性阑尾炎者加拔麦氏点），留罐20分钟，闪罐后留罐10分钟。配合针刺合谷（左）、足三里（右），留针30分钟，每间隔5分钟行针1次。小儿单刺得气不留针。留针、留罐期间随时了解患者腹痛情况。

[**疗效**] 高卫用方二治疗286例急性腹痛患者，显效235例，有效率为82.17%，平均显效时间为（5.65±0.31）分钟；总有效率为97.9%，平均有效时间为（7.86±0.15）分钟。

[**出处**]《上海针灸杂志》2003，22（4）：33.

方 三

[**主治**] 痰气郁结，气机不通之脘腹胀痛。

[**材料**] 芒硝、莱菔子、大黄加鲜葱。

[**方法**] 将上药一起捣烂。

[**用法**] 用敷脐法。将脐部皮肤消毒后，用醋调上药外敷脐部，外用胶布固定，每日一换。

[**疗效**] 徐留生用方三治疗王某某，男，60岁，患者2年前行胃癌切除术，近1周来腹痛、腹胀，用方三2小时后解出焦黑臭浊大便，腹胀痛减轻，夜间连续解大便2次，腹痛缓解。

[**体会**] 通过观察表明，方三能迅速、有效地缓解急性腹痛，无任何不良反应，并为患者的下一步诊治提供了方便。临床观察表明，对寒湿型急性肠炎、胃肠痉挛的治疗效果最好，其余4种疾病次之。

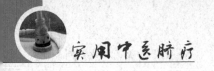

[出处]《中国民间疗法》1998，（4）：21.

方 四

[主治]各种腹痛。

[材料]火罐。

[方法]消毒后备用。

[用法]用拔罐法。方法有三：一是单纯拔罐法，留罐15~20分钟，每日一次。二是拔罐后，加敷脐法，药用胡椒粉1.5~2g或干姜、木香各等份，共研细末，每取1.5~2g填脐，用胶布固定，每日换药1次。三是拔罐后，取食盐铺匀于脐眼，厚约0.3cm，直径2~3cm，再上置艾炷1壮，点燃，待烧至刚有温热感时用汤匙压其火，脐部有较明显的烧灼感，并向腹中扩散。

[疗效]程爵棠用方四治疗本病，一般经1~4次，均见效验。

[出处]程爵棠.《拔罐疗法治百病》人民军医出版社.

方 五

[主治]受寒引起的腹痛。

[材料]选用生姜、附子、盐、麝香等。

[方法]用纱布包裹。

[用法]用隔药灸。将药包置神阙穴后用热水袋局部加热至40~50℃，或用隔姜片艾灸神阙穴。

[疗效]多数病例能收立竿见影之效。

[出处]《吉林中医药》1989，（4）：21.

方 六

[主治]各种腹痛。

[方法]取脐眼四挑点，即以脐眼为中心，上下左右旁开1寸处。配以脐眼下对腰部九挑点，以脐眼正对腰椎间为中心点，上下椎间各取1点，背左右第一侧线与正中线的3个点横向平行各取3点，共9点。

[用法]用挑治敷脐法。用轻挑、环挑、排挑，放出黑色瘀血，挑后用吴茱萸调温开水敷脐眼。

[出处]黄贤忠.《壮医针挑疗法》广西科学技术出版社.

【按语】

神阙穴，古今文献记载均禁针。《素问》注解曰："脐中也，禁不刺，刺之使人脐中恶疡，溃矢出者死不可活。"《针灸甲乙经》曰："禁不可刺，刺之令人恶疡，遗矢者死不治。"所谓禁针穴，古人认为这些穴位多处于重要脏器或动脉附近，易因针刺不当造成不良后果。今针具改进，穴位解剖部位明确，只要消毒严密，针刺的方向深度适当，不少古代禁针穴位已可针刺。因神阙穴凹进腹壁，其内多皱折，易藏污纳垢，故在此穴针刺易造成严重感染，即"恶疡"。又因神阙穴是人体腹壁最薄的地方，针刺容易损伤小肠，使肠内容物逸出，即"溃矢出"，形成严重感染，加之古代医者控制感染的能力有限，所以就有了"死不治"的后果。以上也就是神阙穴古来禁针的原因。当我们明白了这些原因后，就能够消除和避开这些不利因素，也就能够更好地利用神阙穴的治疗作用，为人们解除更多的疾苦。

由于腹痛仅是一种症状，在治疗过程中应请注意查找引起腹痛的原因，并及时给予治疗，以免延误病情。

腹　泻

腹泻就是指大便性状发生改变（如稀便、大便带水、大便中混有脓血）和大便次数增多。中医称为"泄泻"。

【病因病机】

急性腹泻主要是由于饮食不当，食用不洁净食物和暴饮暴食造成，如急性肠胃炎、细菌性痢疾、阿米巴痢疾、病毒感染引起的胃肠型感冒等。慢性腹泻主要分代谢性疾病引起的腹泻，如甲状腺功能亢进、糖尿病、慢性肾功能衰竭；药源性腹泻，如秋水仙碱、地高辛、硫酸镁等；肠道肿瘤，如结肠癌；功能性腹泻，如过敏性结肠炎。

中医认为，"泄泻之本，无不由于脾胃……脾胃受伤则水反为湿，谷反为滞，精华之气不能输，致合污下降而泻利作矣"。脾胃之所以不能腐熟水谷，输布精微，除脾胃本身之病外，肝木克伐亦是常见之病因，另一方面，脾胃之腐熟运化须依赖肾阳之温煦，故肾阳虚衰也是脾运不健的重要原因。

【诊断要点】

（1）大便稀薄或如水样，次数增多。可伴腹胀腹痛等症。

（2）急性暴泻起病突然，病程短。可伴有恶寒、发热等症。

（3）慢性久泻起病缓慢，病程较长，反复发作，时轻时重。

（4）大便常规可见少许红、白细胞，大便培养致病菌阳性或阴性。

（5）必要时作X线钡剂灌肠或纤维肠镜检查。

【治疗方法】

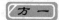

方 一

［主治］急性肠炎引起的急性腹泻，偏于肠胃气机不和者。

［材料］鲜姜、艾炷。

［方法］将鲜姜切成厚约 0.2cm 的片。艾绒做成艾炷。

［用法］用隔姜灸法。患者仰卧，在肚脐上盖直径约 1.5cm，厚约 0.2cm 的鲜姜 1 片，用针刺穿数孔，将制好的艾炷点燃放于姜片上，连灸 7~8 壮，施灸 20~30 分钟，使患者脐部有温热感，姜片周围出现红晕。每日 1 次，一般 2~3 次。

［疗效］龚丽萍用方一治疗 36 例中，显效 30 例，占 83.3%；有效 4 例，占 11.19%；无效 2 例，占 5.6%，总有效率为 94.4%。

［出处］《中国民间疗法》2004，12（5）：15.

方二

[主治] 慢性腹泻，证属脾虚弱，湿热内蕴，脾肾亏虚者。

[材料] 炒白术 45g，肉豆蔻、乌梅、罂粟壳各 30g，木香、红花各 15g，丹参 20g。湿热内蕴者加黄连 30g，脾肾亏虚加补骨脂 30g，阴血亏虚者加白芍 30g。

[方法] 上药研细末备用。

[用法] 用隔药灸法。治疗时行神阙穴常规消毒后，取上述药末适量，填入脐窝至满。上覆姜片 1 片，姜片中央用细针钻孔数个。然后将枣核大的艾炷放置姜片上点燃，灸 3~9 壮。灸后再取药末适量用姜汁调成糊状，填入脐窝内，纱布覆盖固定。每日治疗 1 次，12 天为 1 个疗程，疗程间休息 3 天。

[疗效] 江淑红用方二治疗慢性腹泻 78 例，显效 51 例，有效 23 例，无效 3 例，总有效率 96%。

[出处]《中国民间疗法》2004，12（2）：18.

方三

[主治] 各证型慢性腹泻。

[材料] 附子、肉桂、党参、山药、当归、金樱子各 20g，鹿茸 10g。

[方法] 上药粉碎为细末，用陈醋和匀加工制成膏剂备用。

[用法] 用敷脐法。治疗时先将神阙穴消毒，然后，取该药 2g 填于其中，再用胶布封闭。2~4 天换药 1 次，7 次为 1 个疗程。治疗期间停用其他药物。使用 4 次未见效者按无效处理；遇皮肤过敏者，停止使用。

[疗效] 孙小明用方三治疗 300 例，痊愈 241 例，显效 36 例，好转 17 例，无效 6 例，总有效率为 98%。

[体会] 方三用附子有温肾作用，但本品有毒，应在医师指导下使用，不能内服。

[出处]《陕西中医》2004，25（1）：58.

方四

[主治] 脾胃虚弱型腹泻。

[材料] 党参 15g，白术 10g，山药 10g，茯苓 10g，甘草 10g，莲子肉 10g，白扁豆 9g，桔梗 6g，砂仁 6g，薏苡仁 10g。

[方法] 先将上述药物打碎研末，置于容器内充分混匀。

[用法] 用熏脐法。每次治疗时取药末 3~5g 敷于脐中（神阙穴），然后，点燃艾条熏灸神阙穴 30 分钟左右，使患者脐周产生温热感，每日 1 次，10 次为 1 个疗程。

[疗效] 朱卫平用方四治疗脾胃虚弱型腹泻 53 例，中药对照组 22 例，西药对照组 20 例，结果分别治愈 6、1、0 例，好转 45、16、12 例，未愈 2、5、8 例，总有效率为 96.20%、77.30%、60%。

[出处]《中国实用医学研究杂志》2003，2（2）：2.

方五

[主治] 各种证型腹泻。

[材料] 白胡椒 5g，白芥子 10g，白豆蔻 10g，吴茱萸 15g，干姜 4g，藿香 5g，厚朴 10g，细辛 3g。

[方法] 按上药比例配置，共研细末，贮瓶备用。

[用法] 用敷脐法。每次取适量用食醋调和成团，贴敷于穴上，外用麝香大王膏固定。每次贴敷 2~3 小时，每日 1~2 次。10 次为 1 个疗程，疗程间休息 3~5 天，不愈者可进行下一个疗程。至腹泻次数减少，大便成形，改为每周 1~2 次至愈。脾肾虚寒者，可在贴敷同时，用热水袋热熨神阙、中脘、关元等穴 30 分钟左右。

[体会] 可配合体穴辨证加减：食滞胃肠加胃俞、建里；肝气郁滞加肝俞、期门；脾气亏虚加脾俞、中脘；肾阳亏虚加肾俞、关元。

[出处]《安徽中医临床杂志》2003，15（3）：2201.

方六

[主治] 各种证型慢性腹泻。

[材料] 白胡椒、吴茱萸、米壳、小茴香、苍术等份。

[方法] 研细，凡士林调成封脐膏。

[用法] 用敷脐与拔罐法。每次取 5g 左右敷脐中，外用胶布固定。艾灸 10 分钟，12 小时后取掉，每天 1 次，每次敷药前用闪火拔罐，留罐 2~3 分钟。

[出处]《中国社区医生》2004，6（2）：46.

方七

[主治] 抗生素性腹泻。大便呈黏液状，少数病人呈水样，大便次数每日多于 3~10 次，部分患者伴有口渴、恶心、呕吐、腹痛、脱水等。

[材料] 取附子理中丸（每丸 9g）、新鲜生姜、艾条备用。

[方法] 先取直径约 1.5cm 的新鲜生姜一块，切片约 0.5cm 厚，用针刺数孔。

[用法] 用隔药灸法。置于神阙穴上，然后将附子理中丸捏成直径 5~7cm 大小薄饼置于生姜之上，尽可能遮盖神阙穴。再将艾绒捏成三角形如玉米粒大小，置于药饼之上，以火点燃。待艾炷燃烧将尽，局部皮肤有灼热感时，去其艾炷再换。连灸 3~5 炷，使神阙周围皮肤潮红，按之有灼热时即可。每日 1~2 次，10 天为 1 个疗程。隔药灸的同时再用艾条以悬垂法在足三里（双）、三阴交（双）、水分、天枢等穴辅灸，每穴 3~5 分钟，以局部皮肤潮红为度。

[疗效] 治疗组和对照组分别 40 例，经 5~7 天治疗，分别痊愈 100%、92.5%。

[出处]《中国针灸》2003，23（6）：335.

【按语】

严重腹泻导致脱水应给予补液和止泻等对症治疗，待病情稳定后再用该法；患者治疗期间少吃油腻和不易消化的食物。

灸法是治疗腹泻的常用方法，神阙穴下为小腹区域，艾炷灸能调整肠道功能，抑制过亢的肠蠕动，增加肠道吸收能力，使泻停止。临床上可单用灸或针后用灸。通过借助于灸法刺激脐部皮肤，经过神经反射的作用，激发机体的调节功能，提高了局部或全身的抗病能力和防御功能。同时，灸法可通过刺激脐部，改善局部的微循环，可使胃肠道血管扩张，皮肤血管充血，血流量增加，既有利于小肠对水分的加快吸收，也有利于散热，从而达到止泻、退热、病愈之目的。

本法对慢性腹泻起效缓慢，一般1个疗程结束后症状与体征往往没有明显改变，2~3个疗程后才有明显效果，故用此法治疗贵在坚持。在分型上，除湿热型外，对寒湿型、脾胃虚弱型、肾阳虚衰型疗效显著。以寒湿型、脾胃虚弱及食滞肠胃型居多，疗效尤其迅速、显著。对合并有胃痛、痛经、水肿者，在治疗本病的同时，临床症状得到了不同程度的改善。

便　　秘

便秘是指大便次数减少和（或）粪便干燥难解。中医称为"大便难""脾约"。

【病因病机】

便秘可区分为急性与慢性两类。急性便秘由肠梗阻、肠麻痹、急性腹膜炎、脑血管意外等急性疾病引起；慢性便秘病因较复杂，一般可无明显症状。按发病部位分类，可分为两种：①结肠性便秘。由于结肠内、外的机械性梗阻引起的便秘称之为机械性便秘。由于结肠蠕动功能减弱或丧失引起的便秘称之为无力性便秘。由于肠平滑肌痉挛引起的便秘称之为痉挛性便秘。②直肠性便秘。由于直肠黏膜感受器敏感性减弱导致粪块在直肠堆积。见于直肠癌、肛周疾病等。习惯性便秘多见于中老年和经产妇女。

中医认为，过食辛辣厚味，过服温补之品等可致阳盛灼阴；热病之后，余热留恋肠胃，耗伤津液；或湿热下注大肠，使肠道燥热，伤津而便秘。或因情志不舒、忧愁思虑、久坐少动、久病卧床等引起气机郁滞，致使大肠传导失职、糟粕内停，而成秘结。也可因津液不足、久病、产后、老年体衰、气血两虚，脾胃内伤、饮水量少，化源不足，病中过于发汗、泻下伤阴等。气虚则大肠转送无力，血虚津亏则大肠滋润失养，使肠道干槁，便行艰涩。还可因脾肾虚寒年高久病，肾阳虚损，阳气不运则阴邪凝结；或素有脾阳不足，又受寒冷攻伐，而致脾肾阳衰，温照无权则寒凝气滞，肠道传送无力，大便艰难。

【诊断要点】

（1）排便时间延长，3天以上1次，粪便干燥难解，排便困难，入厕时间延长。

（2）可伴腹胀、嗳气、纳差、脱肛、肛裂、痔疮等。

（3）诊断一般根据病史及症状即可确依。辅以大便常规、胃肠X线、肠道内窥镜等检查，可以明确是功能性便秘还是器质性便秘。

【治疗方法】

[主治]各种顽固性便秘。

[材料] 大戟 5g，大枣 8 枚。

[方法] 将大戟研末。与 8 枚大枣肉共捣烂成膏。

[用法] 用隔药灸法。将上药膏敷于脐部，点燃艾条在其上施灸 20 分钟，然后用纱布覆盖，胶布固定。每日 1 次，直至大便畅通，一般需治疗 30~40 日。

[疗效] 吴迎春用方一治疗顽固性便秘 68 例，经治疗后，痊愈 56 例，有效 6 例，无效 6 例。

[体会] 大戟主治利大小便，且得枣而不损脾。故方一用大戟与大枣同用。但大戟为有毒植物，使用宜在医生指导下进行，不宜内服。

[出处]《中国民间疗法》2002，10（8）：22.

方 二

[主治] 功能性便秘各证。

[材料] 大黄厚朴糊：大黄 60g，厚朴 40g，丙二醇 50ml，75% 乙醇 100ml。

[方法] 将上述两味药 50℃干燥后粉碎过 60 目筛，按剂量分别称取置适宜容器中，加丙二醇及乙醇，搅成糊状，分装成盒，每盒 5g 备用。

[用法] 用敷脐法。将大黄厚朴糊置于脐内，轻轻按压填满后，用宽胶布呈"十"字形固定于脐周，24 小时更换 1 次，连敷 2 次。

[疗效] 石丽霞用方二治疗 441 例，治疗组第 1 次敷药后 24 小时内排成形软便 220 例（94.0%），未排便 14 例（6.0%）；对照组首次排便 154 例（74.4%），无效 53 例（25.6%），第 2 次敷脐后 5~8 小时内排便 159 例，其中 14 例第 1 次敷药后未排便者，有 10 例均在 18 小时内顺利排软便 1 次，24 小时内无效 4 例（1.7%），但均有不同程度的肠鸣和便意感，个别患者有轻微腹痛。

[体会] 方二中，大黄厚朴糊和大黄糊对各种功能性便秘均具有显著的通便作用，但前者明显优于后者。第一次敷药后第一时间排便率前者虽优于后者，但两组便秘者排便均在第二次敷药后作用显著。连续敷脐 10 次为 1 个疗程，每疗程间可停 2~3 日，以减轻脐部皮肤刺激，直到痊愈。外用敷脐与煎法口服相比，具有用量少、使用方面、通便和缓的作用，提高了药物生物利用度，避免了胃肠道的影响及因长期使用大黄后，出现继发便秘的副作用。

[出处]《中国老年学杂志》2006，26（7）：985.

方 三

[主治] 肠燥便秘。

[材料] 何首乌。

[方法] 将上药研末，过筛后备用。

[用法] 用敷脐法。让患者安静仰卧，暴露腹脐部，先用酒精棉球擦净脐窝，再取以上药粉撒脐窝内，以填满为度，上盖一胶布固定牢固。同时将右手掌心置于脐窝上，左手置于右手背上，顺时针按摩 5 分钟左右，每日早晚各 1 次，持续 8~10 天，即可保持排便通畅。

[疗效] 于先会用方三治疗 50 例患者，经治疗，无不良反应，全部保持排便通畅

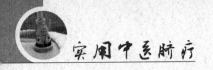

至康复出院，有效率达 100%。

[**出处**]《中国民间疗法》2006，14（11）：24.

方 四

[**主治**]便秘，证属肠道积滞者。

[**材料**]大黄 5g，决明子 20g，山楂 20g，神曲 10g，厚朴 12g。

[**方法**]上药共研粉末，用蜂蜜将上述药粉调成糊状备用。

[**用法**]用敷脐法。用 75% 乙醇消毒神阙穴，取 1g 药糊敷贴于脐上，用消毒棉球敷盖，用两条 1cm×8cm 胶布将其固定。1 小时更换 1 次，5 次为 1 个疗程。

[**疗效**]陈睿用方四治疗 172 例，全部有效，其中痊愈 168 例，占 97.7%，好转 4 例，占 2.3%。

[**出处**]《中国针灸》2002，22（8）：541.

方 五

[**主治**]老年性便秘之气阴两虚者。

[**材料**]党参、黄芪、首乌、当归、生地、肉苁蓉等补气养阴润燥通便药。

[**方法**]将中药研成末加少量水调成膏状。

[**用法**]用敷脐法。首先辨其虚实微甚及有火无火，因人而调理。取适量药贴敷脐中处，以纱布覆盖，胶布固定，每日换药 1 次，10 天为 1 个疗程，一般 1~2 个疗程效果显著。

[**出处**]《天津中医》1995，12（5）：25.

方 六

[**主治**]便秘之阴寒积滞型、气虚型、血虚型。

[**材料**]大黄、芒硝各 50g，厚朴、枳实各 30g，皂角、冰片各 20g。阴寒积滞型加附子 15g，细辛 15g；气虚型加黄芪 30g；血虚型加当归 20g。

[**方法**]上药研细末，过 80 目筛，密封备用。

[**用法**]用敷脐法。临用时用蜂蜜或麻油调成糊状，放入神阙穴中，外敷无菌纱布，用胶布固定。2 天换药 1 次。10 次为 1 个疗程。

[**出处**]《中医外治杂志》2008，17（2）：23.

【按语】

针刺对因截瘫所致的便秘疗效较差，可能用此法更适用于功能性便秘，对器质性疾病引起者，应在治疗原发病的同时配合脐疗较为稳妥。治疗的同时，应多吃蔬菜水果，养成定时排便的习惯，进行适当的体育锻炼，方能巩固远期疗效。

在脐疗治疗便秘中，大黄是常用药，大黄苦寒泻下，并有活血化瘀之功。大黄研末用酒精调糊，可获酒制大黄的功效，即酒精之辛散特性能缓和大黄的苦寒峻下，使之成为缓泻通便之药。此外，酒性可助大黄活血化瘀之功。现代药理研究表明，大黄所含之蒽醌类物质具有致泻作用，经酒制后有利于此类物质的溶解与吸收，直接作用于大肠而产生通便作用。将大黄糊贴敷脐部，通过神阙穴疏通三焦气机，使大黄直入阳明大肠，荡涤秘结粪便。西医学认为，脐之自然隐窝，皮下无脂肪组织，屏障功能最差，在此处敷药有利于药物长时间贮放和渗透。脐下布有丰富的血管和大量淋巴管、神经，可直接或间接与大肠相连。用酒精调制的大黄糊可刺激脐部充血，血管扩张有利于大黄致泻成分的吸收，直接作用于大肠起到润下通便的作用。

另有观察表明，用大黄糊敷脐的日用量约 0.5~1.0g，剂量较少，但缓泻通便作用明显。第 1 次敷药后 24 小时内排便率为 71.1%，第 2 次敷药后 16 小时内排便率达100%。上述结果表明，大黄糊敷脐治疗 3 组便秘患者其泻下通便作用没有特异性，对各种便秘患者均有明显的缓泻通便功效，其排便时间也无明显差异。

便秘是临床的一种症状，可以由许多原因引起，临床上可以根据引起便秘原因选择不同的药物和方法进行脐疗。

1. 骨折引起的便秘

用大黄粉外敷神阙。将大黄微温（50℃）干燥后粉碎、过筛，每 100g 加 70% 酒精 150ml，搅拌成糊状备用。临用时患者取仰卧位，暴露脐部，将大黄糊填满神阙穴，用量 5g 左右，轻按压后用宽胶布作十字形固定，勿令药粉外漏，每日 1 次（脐炎或对大黄糊过敏者禁用）。

2. 老年糖尿病便秘

采用大黄粉 5~10g，用米醋调成糊状，敷用时患者取仰卧位，暴露脐部，注意避免着凉。先用 75% 乙醇清洁神阙穴，再用大黄米醋糊填满脐内，按压铺平后用小塑料薄膜覆盖，外用胶布固定，24 小时更换 1 次。5 次为 1 个疗程。

3. 抗精神病药所致便秘

取芦荟粉 100g 加入 70% 乙醇 150ml 搅拌成糊状备用；患者仰卧，暴露脐部（神阙穴），将芦荟糊置于脐内填满（用量 5g 左右）轻轻按压，用宽胶布呈十字形固定，勿让药粉外漏，1 次 / 天。脐炎或过敏者禁用。

4. 急性心梗便秘

四磨散加味方：人参 3g，槟榔 9g，沉香 3g，台乌 9g，香附 9g，白芷 3g。共研细末密封保存。用时以酒调成糊状。让患者安静仰卧，暴露脐部，将上述调好之中药填入神阙穴，铺填后用一五分钱币大小的塑料纸包住药（防止药物散发），再用一稍大的胶布将药固定于神阙穴内，上放置热水袋（热水袋外包毛巾）加温半小时，每日换药 1次，连用 10 天为 1 个疗程。

5. 小儿食积便秘

大黄 30g，芒硝 20g，炒莱菔子 15g，芦荟 30g，焙干，研面，过细筛，分 20 份，每取一份，以香油或植物油调成糊状，敷脐部，以纱布或塑料薄膜敷盖，胶布固定。1天 1 拔，每次 12~15 小时，5 天为 1 个疗程，胶布过敏者以绷带缠裹。

6. 肿瘤患者便秘

吴茱萸 500g，用铁锅或电饭煲温炒到患者能够耐受为止（温度约为 60~70℃）布包反复热敷神阙穴及下腹部，冷冻后再加热。每次热敷 20~30 分钟，1 日 1 次，直至便秘解除，排便通顺后停止治疗，待再次出现便秘时再做第 2 次治疗。

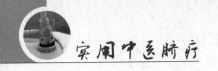

7. 颅脑损伤患者便秘

患者入院第 2 天开始，取生大黄粉 5g，用适量 75% 乙醇调成糊状，把现配好的生大黄糊剂贴敷于脐部，用胶布固定，胶布过敏者用绷带固定。然后再用频谱仪照射 30 分钟。持续敷 10~12 小时。应用过程中防止污染衣物。1 次 / 天，连续 3~5 天为 1 个疗程。可预防颅脑损伤患者便秘。

8. 昏迷患者便秘

鼻饲早餐、晚餐后 40 分钟为患者进行脐部及周围按摩 15 分钟，采用由慢到快、由弱到强的手法按摩。

9. 术后便秘

艾叶 9g，大黄 12g，番泻叶 10g，巴豆仁 0.3g，郁李仁 12g，牵牛子 9g，火麻仁 20g，芒硝 15g，均捣碎研粉，取适量（3~6g）药粉用陈醋（加温 40℃左右）调成糊状（宁稠勿稀），清洁脐部，直接敷于患者脐窝内，填满铺平，均高出皮肤 1~2mm，直径约有 2.0cm，敷以纱布，并用胶布固定，再用热水袋（39~42℃）熨于纱布 30 分钟，每日更换药物 1 次。

10. 帕金森病患者便秘

通腹膏配制。取大黄粉 15g，芒硝粉 9g，川朴粉 9g，枳实粉 9g，将上述 4 味药分别低温（50℃）干燥后粉碎过 80 目筛，按剂量分别称取置适宜容器中，加生姜汁 15g 和适量温水调制成糊状，分装成盒，现配现用。患者取仰卧位，暴露脐部，先用 75% 乙醇棉棒清洁神阙穴，再将通腹膏 42g 装入外科衬垫袋内，按压铺平后，用外科手术塑料薄膜覆盖固定，勿使通腹膏外渗。敷药 12~24 小时，隔日 1 次，连续 1 个月。

11. 压缩性腰椎骨折后便秘

生大黄粉 3g 加适量温开水调成糊状。清洁脐部后将药糊均匀敷于脐部，覆以手术粘贴薄膜。每日换药 2 次，敷 4 次为 1 个疗程。

12. 中风后便秘

将大黄、黄芪、枳实、麻子仁（打碎）、决明子、山药等量研末，用水和蜜调成糊状。患者仰卧，用 75% 乙醇消毒患者肚脐及肚脐周围皮肤将上药敷于肚脐，其上敷纱布固定。每次用 10g 中药，每天更换 1 次。

肠　　炎

肠炎是指各种原因引起的急性或慢性肠壁黏膜的炎症性病变。临床上分为急性和慢性两种。属于中医学的"泄泻""痢疾"范畴。

【病因病机】

以细菌和病毒引起者最为常见。少数肠炎病因不明。细菌性肠炎的致病菌以志贺菌属最常见，其次为空肠弯曲菌和沙门菌。在病毒性胃肠炎中，轮状病毒是婴幼儿腹泻的主要病因，而诺瓦克病毒是成人和大龄儿童流行性病毒性胃肠炎的主要病因。寄生虫引起的肠炎以溶组织内阿米巴较为常见。真菌性肠炎以白色念珠菌引起的最多。

此外，休息无规律和精神过度紧张也是引起此病的一个原因。

中医学认为，急性肠炎可因外感时邪，侵犯脾胃；或因饮食不节，暴饮暴食，或恣食生冷；或误食腐馊食物，使胃失和降，脾失健运，升降失常，清浊不分而致吐泻。慢性肠炎则有因外感泄泻迁延日久，损伤脾胃；或因长期饮食失调，劳倦内伤，导致脾胃虚弱而成；或反复发作，脾病及肾，命门火衰，致脾运化失司而致大便下泄。

【诊断要点】

（1）大便稀薄如水样，次数增多。可伴腹胀腹痛等症。

（2）急性者起病突然，病程短。可伴恶寒，发热等。

（3）慢性者起病缓慢，病程较长，反复发作，时轻时重。

（4）饮食不当，受寒凉或情绪变化可诱发。

（5）大便常规可见少许红、白细胞，大便培养致病菌阳性或阴性。

（6）必要时作 X 线钡剂灌肠或纤维肠镜检查。

【治疗方法】

［主治］肠炎。

［材料］艾条。

［方法］将陈艾等药制成艾条。

［用法］用艾灸法。采用艾条温和灸。先灸疗神阙 20~25 分钟，症状明显好转则不再用其他穴位，若症状改善不明显，则加灸配穴天枢、关元、足三里。每穴灸 10~15 分钟，每日灸疗 1 次。

［疗效］王树栋用方一治疗急性肠炎 45 例，经 1~4 次治疗全部治愈。其中灸疗 1 次治愈者 6 例，2 次 23 例，3 次治愈 15 例，4 次 1 例。

［出处］《针灸临床杂志》1997，13（2）：32.

方　二

［主治］急性肠炎。

［方法］掌揉。

［用法］用按摩法。医者站其右侧，以右手掌贴附于脐部，掌心劳宫穴正对神阙穴，左手掌附于右手背上，以助其力，以脐为中心，逆时针方向揉之。动作宜温柔，频率宜缓慢，压力渐增，旋转幅度逐渐扩大，时间约 15 分钟。然后双拇指按揉公孙、内庭穴各 2、3 分钟，足三里 2 分钟。点揉下脘、天枢穴各 1、2 分钟。双手拇指点揉脾俞、大肠俞各 1、2 分钟。整个疗时约 30~35 分钟。

［疗效］董秀阁用方二治疗 6 例中，除一例按摩后又泄一次而愈外，其他 5 例，均经一次治疗后，腹泻即止，症状随至消失，而告痊愈。

［出处］经验方。

方 三

[主治] 急性肠炎之寒湿、湿热、食滞型。

[材料] 腹泻灵：丁香、肉桂、细辛、胡椒、五倍子、吴茱萸各15g，黄连、车前子各2g，樟脑、冰片各1g。

[方法] 将上药共研细末，用适量凡士林调膏。

[用法] 用敷脐法。贴敷于患者脐部（神阙穴），外用纱布固定，24小时换药1次，每3天1个疗程。轻型单以腹泻灵外敷，中型配合口服补液，重型配合静脉补液，但皆不用抗生素。

[疗效] 杨建华用方三治疗106例中，痊愈97例（其中1天痊愈38例，2天痊愈31例，3天痊愈28例），显效3例，有效2例，无效4例，痊愈率为91.5%。

[体会] 临床观察表明，腹泻灵外敷治疗急性肠炎，以寒湿型、湿热型疗效显著，对食滞型则疗效欠佳。而在治疗后极少数病例出现短期的便秘现象，系药物作用引起肠蠕动减弱，肠液分泌减少所致，停止治疗后大便就可恢复正常。动物实验证明：腹泻灵内用无急性毒性反应及过敏反应，长期外用无蓄积性毒性作用，对球结膜与完整皮肤或破损皮肤无刺激作用。总之，腹泻灵外敷疗效确切、安全可靠，具有廉、便、验的特点，不失为治疗急性肠炎的一种有效方法。

[出处]《中国中医急症》1993，2（2）：55.

方 四

[主治] 肠炎。

[材料] 艾条。

[方法] 将陈艾等药制成艾条。

[用法] 用艾灸法。采用艾条温和灸神阙穴10分钟，艾条与脐部的距离以患者感到灼热为度。然后用1.5~2寸28号毫针，天枢及关元针刺得气后取3cm长的艾条行温针灸。足三里用紧按慢提补法，留针30分钟。

[疗效] 廖小七用方四治疗慢性肠炎41例，经2个疗程治疗。痊愈29例，痊愈率70.75%，好转12例，无效0例，有效率100%。

[出处]《针灸临床杂志》1998，14（1）：32.

方 五

[主治] 各型慢性肠炎。

[材料] 云南白药适量。

[方法] 用75%乙醇调成糊状。

[用法] 用敷脐法。以麝香壮骨膏放药糊敷脐上，24小时更换1次，30天为1个疗程，每个疗程之间间隔1周，每个患者观察3个疗程。

[体会] 治疗期间患者应忌食油腻、辛辣、生冷及难消化之物。注意孕妇禁用此法。

[出处]《中华现代内科学杂志》2006，3（8）：862.

方六

[**主治**] 肠炎之脾虚食滞或夹有风寒者。

[**材料**] 广香、肉桂、吴茱萸、黄连、苍术、白术、小茴香、茯苓、砂仁、山楂、花椒各 10g。

[**方法**] 将全部药物晒或烘干，研细末备用。

[**用法**] 用敷脐法。用时取消毒纱布四层约 6~8cm，把药末 5~6g 置于第 2 到第 3 层纱布中部，然后贴脐，外用胶布固定，隔日换药 1 次。

[**疗效**] 泄泻 1~3 天者，如排出稀水样便的量和次数不太多，应用止泻散贴脐仅一次可愈。

[**体会**] 从本组病例看，病程越短，疗效越好，见效越快。一般来说，说明小儿为稚阴稚阳之体，确实可以随拨随应。但对于成人或腹泻时间长之患儿，应多贴几次，即可见效。

[**出处**]《中医外治杂志》1996，（5）：44.

【**按语**】

急性肠炎多发生于夏秋季节，往往来势较急，多伴失水及酸中毒，因此，在治疗的同时，必须采用口服甚至静脉补液，以解决其脱水及电解质失衡问题。除症状较重外，一般可不用消炎药，慢性肠炎病情多缠绵，反复难愈，故治疗时应有信心，且经治疗症状减轻或消失后，不能急于停止治疗，应巩固几次，以尽全功，同时一定要注意对生、冷、硬、油食物应少进，以防"食复"。

采用灸疗方法，对于恢复体力，改善肠胃功能，提高免疫功能，均有独特的作用。治疗期间应注意饮食，避免生冷，禁食荤腥油腻食物。

孩子呕吐、腹泻失水过多，要及时补充水和电解质；发高热时，采用物理或药物降温；缺钾补钾，缺钙补钙；有代谢性酸中毒或休克时，应及时送医院急救。

肠易激综合征

肠易激综合征为胃肠功能失调性疾病。属中医学"腹痛""腹泻""便秘"范畴。

【**病因病机**】

本病患者血浆胃动素含量偏高，临床上患者所表现的腹痛、腹泻肠鸣等症状可能与机体胃动力素分泌增加而引起肠蠕动增强有关，其机制可能与本病患者均伴有不同程度的神经症，发病时精神因素的影响可能导致中枢神经系统以及自主神经功能紊乱，从而改变迷走神经的紧张性使胃动力素的分泌增加。

中医学认为，本病主要由于情志失调，致肝郁气滞，肝脾不调，引起肠道气机不利，传导失司，郁久化热，热盛伤阴，最终影响脾胃的运化功能而出现肝郁脾虚，脾胃虚弱，形成本病。

【诊断要点】

（1）以腹痛、腹胀、腹泻及便秘为主诉，伴有全身性神经症症状。

（2）一般情况良好，无消瘦及发热，系统体检仅发现腹部有压痛。

（3）多次大便常规及培养（至少3次）均阴性，大便潜血试验阴性。

（4）X线钡剂灌肠检查无阳性发现或结肠激惹征象。

（5）纤维结肠镜示部分患者肠蠕动亢进，甚至痉挛，无明显黏膜异常，活检组织学检查基本正常。

（6）血、尿常规检查正常，血沉正常。

（7）排除胃肠道器质性疾病，无糖尿病、甲状腺功能亢进、结缔组织疾病，无痢疾及血吸虫等寄生虫病史，无全身神经肌肉疾病和重要脏器疾病史，无腹部手术史。

【治疗方法】

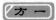

[主治] 肠激惹综合征脾肾阳虚者。

[材料] 附子理中丸合四神丸。

[方法] 原方按比例研细。取适量，用温水调成糊状，不四溢为度，备用。

[用法] 用隔药灸法。以神阙穴为中心敷药，约直径3~4cm，上置中空相应药糊面积之木垫，再将自制隔药灸器（艾条点燃放入其中）置于木垫上固定，治疗期间若患者诉热度过高可加木垫减热，每次治疗30分钟，每日1次，10次为1个疗程，治疗以神阙穴局部潮红湿润为度。

[疗效] 谢坚用方一配合针刺足三里治疗脾气虚型5例，显效2例，好转2例，无效1例；脾阳虚型7例，显效4例，好转3例；肾阳虚型8例，显效4例，好转4例；脾肾阳虚型12例，显效9例，好转3例。总计：显效19例，好转12例，无效1例，总有效率96.9%。

[出处] 《针灸临床杂志》2000，16（70）：51.

方 二

[主治] 肠激惹综合征，证属脾肾阳虚、气化功能失调者。

[材料] 三头火针。

[方法] 消毒后备用。

[用法] 用火针法。嘱患者仰卧位，暴露脐部。穴位局部常规消毒，选用三头火针。术者以右手持火针针柄，左手持酒精灯，将酒精灯靠近取穴部位，将火针在灯上烧红，对准穴位作浅表点刺，每次点刺2针，隔日治疗1次。7次为1个疗程。疗程之间隔3日。

[疗效] 曹伟民用方二治疗58例中，痊愈46例，占79.31%；显效8例，占10.34%；有效4例，占6.90%；无效2例，占3.45%，总有效率96.55%。

[体会] 火针是针与灸的巧妙结合，通过刺激神阙穴由经络循环迅达病所，达到疏通经络、调理脏腑、扶正祛邪，调整胃肠气机的效果。该法具有良性双相调整作用，

临床的肝胃不和、脾胃不和、肝脾不和皆可用之，以脾肾阳虚更适宜。

[**出处**]《中国针灸》1996，16（11）：11.

方 三

[**主治**] 肠激惹综合征阳虚患者。

[**材料**] 生姜、盐、艾炷。

[**方法**] 生姜切片针刺数孔。

[**取穴**] 神阙、关元。

[**用法**] 用隔姜灸法。先在穴位上细盐末少许。取鲜姜切成片，用针刺10余小孔，置于两穴上。将艾炷放在姜片上，点燃艾炷，感觉灼热时更换艾炷，每次5~8壮，隔日1次。

[**疗效**] 马丽华用方三配合半夏泻心汤内服治疗本病82例，与对照组相比，临床治愈分别为72、45例，好转7、15例，无效8、14例，总有效率96.3%、81.1%。

[**出处**]《针灸临床杂志》2000，16（9）：21.

方 四

[**主治**] 肠激惹综合征脾肾阳虚者。

[**材料**] 取艾叶5g，吴茱萸5g，川椒15g，干姜5g，香附15g，细辛10g，肉桂5g，丁香15g，荜澄茄1.5g。

[**方法**] 将上药研细，备用。

[**用法**] 用敷脐法。用上药粉与少许独头蒜泥混合而成膏状，取少量于神阙穴上，并用麝香追风膏固定。1天换药1次，10次为1个疗程。

[**疗效**] 杨淑贤用方四配合体针治疗本病148例，显效65例，有效44例，无效34例，有效率76.62%。

[**出处**]《河南中医》2006，26（12）：59.

方 五

[**主治**] 肠易激综合征阳虚者。

[**材料**] 生姜、盐、艾条。

[**方法**] 将生姜切成0.1cm厚生姜片（以针刺数个小孔）。

[**用法**] 用隔姜灸法。患者仰卧位暴露腹部，在神阙穴上放置约生姜片，如果患者病程长、腰膝冷凉为著，排便稀水样者可先在神阙中添满细盐再覆以生姜片，在生姜片上固定单孔灸架，灸架上插入无烟艾条进行艾灸，每次灸30分钟，每日早晚各1次，20次为1个疗程，休息1周。

[**出处**]《时珍国医国药》2007，（100）：125.

方 六

[**主治**] 肠易激综合征，证属气机不畅者。

[**材料**] 香附、木香、白芍、厚朴、沉香、丁香，按2：2：2：2：1：1用量。

[**方法**] 研成细末备用。

[**用法**] 用敷脐法。每次用药 3~5g，以麻油或食醋调匀。脐部用 75% 乙醇消毒后，将药填敷脐中，外盖胶布固定。每天换药 1 次，5 次为 1 个疗程，间隔 2 天后行第 2 个疗程，2 个疗程后改隔天敷药 1 次，并逐渐延长间隔天数至停药。一般用药 15~20 次。

[**出处**]《河南中医》2007，27（6）：39.

【按语】

现代研究证明，本法对肠道功能紊乱有良性双向调节作用，既能使运动亢进而处于痉挛状态的肠平滑肌舒张，也能使运动过缓收缩无力的肠平滑肌收缩加强，且作用快，后效应时间长，很适合用于以肠运动功能障碍为主要病理的肠易激综合征的治疗。针灸对该病治疗的最大优点在于可以避免服食药物所致的不良反应，特别是大部分解痉止痛药对消化道蠕动的抑制，也避免了因胃肠疾病而对药物吸收所造成的影响，减少消化道的负担，因此针灸辨证治疗该病有广泛的治疗前景与研究空间。

腹泻型肠易激综合征多病程较长，病机比较复杂，单用一种方法起效较慢，作用较弱，可多法结合应用，表现为协同作用，能提高临床疗效。艾灸具有温通经络、温中健脾止泻等作用；生姜，其性味辛温，偏于发散，既能温通经络，又能直达病所。故神阙穴隔姜灸具有温中健脾止泄、疏肝健脾止泄、温肾壮阳止泄等功效，所以治疗腹泻型肠易激综合征疗效突出，且该疗法无不良反应，易为患者所接受，简便易行，为腹泻型肠易激综合征治疗提供了一种新的选择，值得推广应用。

本病常因抑郁、恼怒或精神紧张等因素而发病，故在治疗的同时，需解除患者的紧张、抑郁、焦虑等情绪，并忌生冷及辛辣刺激性食物。

慢性结肠炎

慢性结肠炎是直肠和结肠一种原因未明的炎性疾病。中医学认为，慢性结肠炎的"腹泻"属于"久泻"范畴。

【病因病机】

导致慢性结肠炎的因素有很多，归纳起来主要有两种，一是指肠道感染了细菌、霉菌等病毒，使肠道长期处于炎症状态，二是指由于人的身体过度疲劳、长期处于营养不良状态，以及情绪容易激动等，这些因素都可以诱发慢性结肠炎的发生。

中医认为，慢性结肠炎可由感受外邪引起。外邪之中以湿邪多见，如淋雨，坐卧湿地等。也可因饮食不节，暴饮暴食，过食肥甘油腻，生冷不洁之食，过食辛辣，饮酒过度引起。或因情志失调引起。喜、怒、忧、思、悲、恐、惊是人类情志活动所产生的七种不同的感情变化，过激则会引起肠神经功能紊乱。脾胃虚弱，身体虚弱，或久病不愈，每逢饮食不节或劳累，感受外部邪后则易发生泄泻。

【诊断要点】

（1）临床表现：持续性或反复发作黏液脓血便、腹痛。

（2）结肠镜检查所见：黏膜有多发性浅溃疡伴充血、水肿，弥漫性分布；或黏膜呈粗糙颗粒状，黏膜血管模糊，脆易出血，或附有脓血性分泌物；或可见假性息肉，结肠袋往往变钝或消失。

（3）钡剂灌肠可见黏膜粗乱或有颗粒变化；多发性浅龛影或小的充盈缺损；肠管缩短，结肠袋消失可呈管状。

（4）排除菌痢、阿米巴痢、肠结核等感染性结肠炎。

【治疗方法】

方一

[**主治**] 慢性结肠炎之脾胃虚寒证。

[**材料**] 取附子末 10g，葱白头（连须）2 寸。

[**方法**] 上药捣泥后备用。

[**用法**] 用敷脐法。将药泥外敷脐部，先以塑料纸覆盖，再外敷纱布，胶布固定。每日换药 1 次，7 天为 1 个疗程，直至痊愈。

[**疗效**] 侯英芳用方一治疗 86 例，治愈 46 例；好转 38 例；无效 2 例。

[**体会**] 本病使用附子为有毒药物，宜在医生指导下进行使用，不能内服。

[**出处**]《中国民间疗法》2007，15（5）：15.

方二

[**主治**] 慢性结肠炎之脾胃虚弱，气机失常型。

[**材料**] 陈艾等药物。

[**方法**] 将上药制成成药"中华药灸"。

[**用法**] 用艾灸法。取神阙穴，用中华药灸中的结肠炎灸贴上，16 小时换一贴，10 天为 1 个疗程，配合从脾俞到膀胱俞走罐。疗程间隔 3 天。

[**疗效**] 张永兵用方二配合背部走罐治疗 36 例，痊愈 29 例，占 80.6%；好转 7 例，占 19.4%。

[**出处**]《实用中医药杂志》2007，23（8）：518.

方三

[**主治**] 慢性结肠炎之脾虚夹湿，伤及阳气者。

[**材料**] 大米。

[**方法**] 将大米炒热。

[**用法**] 用热熨法。每晚睡前炒米热敷神阙穴：大米 500g，炒至微黄，趁热装入布袋中外敷神阙穴，以不烫伤皮肤为度（热可用干毛巾作隔层），敷至米无温感即可取下入睡。大米可反复应用多次，炒至焦黑后可另换新米。

[**疗效**] 王家晓用方三配合肠炎康内服治疗 22 例，治疗组显效 3 例，好转 8 例，无效 6 例，总有效率为 64.7%；对照组治愈 2 例，显效 10 例，好转 8 例，无效 2 例，总有效率为 90.9%，两组疗效统计学分析具有显著性差异（$P < 0.05$）。

[**出处**]《中医药研究》1999，15（4）：9.

方四

[主治] 慢性结肠炎,证属脾虚湿盛者。

[材料] 白术 30g,苍术 30g,车前子 30g,黄连 10g。

[方法] 将上药捣烂如泥状。

[用法] 用敷脐法。中药外敷前,洗净肚脐并擦干后将药饼敷于脐部,注意观察局部有无过敏现象,如出现红疹、瘙痒、水疱等应暂停使用,敷药过程中注意保暖,避免受凉。

[疗效] 吴文珠用方四配合中药内服和灌肠治疗 21 例,痊愈 11 例,显效 7 例,好转 3 例。

[出处]《中国中医急症》2006,15(2):221.

方五

[主治] 慢性结肠炎之脾虚湿盛者。

[材料] 生姜、艾炷。

[方法] 取生姜切成 2~3mm 厚片,中用针扎数孔。

[用法] 用隔姜灸法。置于神阙穴上,上燃玉米粒大小的艾炷灸之,7 壮为度,每日 1 次,10 次为 1 个疗程。同时针刺中脘、天枢、关元、足三里、上巨虚、太冲、阴陵泉、三阴交。

[疗效] 治疗 30 例,痊愈 18 例,显效 6 例,好转 4 例,无效 2 例,痊愈率 60.00%,总有效率 93.33%。

[出处]《中医外治杂志》2004,13(2):43.

方六

[主治] 慢性结肠炎脾肾虚为本,肝郁、湿热、血瘀为标者。

[材料] 吴茱萸 2g,罂粟壳 1g,补骨脂 1g,黄连 1g,冰片 0.5g。

[方法] 共研末,另取葱白 2g 洗净捣成泥,用醋适量与上药共调成药饼。

[用法] 用敷脐法。将患者脐部洗净揩干,药饼贴于脐上,外覆纱布,胶布固定。每日换药 1 次,4 周为 1 个疗程。

[疗效] 145 例中,近期治愈 108 例,好转 22 例,无效 15 例,总有效率 90%。

[出处]《中国民间疗法》1995,(50):21.

方七

[主治] 慢性结肠炎脾胃虚弱、脾肾阳虚、肝郁脾虚等证型。

[材料] 木香、诃子、肉桂、五味子、厚朴。

[方法] 以上药物研细后用少量冰片混合均匀。

[用法] 用敷脐法。纱布包后贴敷于神阙穴,隔日换药 1 次,7 天为 1 个疗程,敷药 4 个疗程。同时口服肠炎康。

[出处]《吉林中医药》2005,25(80):22.

方 八

[**主治**] 慢性结肠炎之寒热错杂，本虚标实者。

[**材料**] 贴脐散：炒白术 30g，生黄芪、补骨脂、乌梅、五倍子各 40g，吴茱萸、丁香、小茴香、木香、生乳香、罂粟壳各 15g，冰片 10g，麝香 1g。灌肠方：白人参、黄芪、白及、生甘草各 40g，五倍子、白头翁、马齿苋、青黛各 30g，丹参、诃子、乌梅、白花蛇舌草各 20g 等。

[**方法**] 贴脐散研极细末，混匀瓶装密封备用。灌肠方加水 2000ml 煎至 600ml，过滤装瓶备用。

[**用法**] 用贴脐法。取贴脐散 3g，用生姜汁或调成膏状，敷于神阙穴，外贴肤疾宁膏固定，2 天换药 1 次，15 次（30 天）为 1 个疗程。再取中药液 120~150ml 加热至沸，冷却后加入硫酸庆大霉素注射液 4 万单位 4ml 保留灌肠，每晚 1 次，药液温度以 38~40℃为宜，30 天为 1 个疗程。

[**疗效**] 本组 150 例，经 1~2 个疗程治疗，痊愈 131 例，好转 19 例，痊愈率为 87.3%，总有效率为 100%。

[**出处**]《四川中医》2005，23（12）：60.

【**按语**】

慢性结肠炎是一种病因及发病机制迄今尚未完全明确的直肠和结肠炎性疾病，可能与免疫、遗传、精神或感染等因素有关，目前西医尚无特殊疗法。临床实践证明：用敷脐法配合口服中药和灌肠的方法治疗慢性结肠炎，对减轻腹泻、腹痛、大便下血、提高机体免疫功能、抑制局部溃疡形成、促进局部溃疡愈合以及炎症的吸收、改善局部症状等确有重要作用，既有经络刺激的双向传导调节作用，又有药物吸收后的直接作用，其实质一种综合的调节作用，从而达到相得益彰、标本同治的目的。

治疗本病时应予高热量、高蛋白、少渣食物，注意多种维生素、叶酸和矿物质的补充，必要时禁食，给予静脉高营养素。忌肥腻、生冷、辛辣刺激及不洁之品，忌牛奶和乳制品。注意饮食有节，忌暴饮暴食，禁烟酒。

溃疡性结肠炎

慢性溃疡性结肠炎是一种属于免疫病理机制和遗传有关的不明原因的非特异性直、结肠黏膜及黏膜下层的炎症。归属于中医学的"泄泻""肠澼""久痢""滞下""脏毒""血痢"等范畴。

【**病因病机**】

溃疡性结肠炎是自身免疫性疾病，与细胞凋亡有关。正常结肠上皮细胞很少发生凋亡，该病可能是受 T 细胞免疫反应影响，产生的细胞因子比例失衡，引起细胞凋亡，从而使上皮细胞构成的黏膜屏障破坏，导致结肠黏膜的损伤和溃疡。该病主要累及直肠、乙状结肠、左半结肠、右半结肠、全结肠及末段回肠，其发生机制与免疫、遗传有关，诱发因素主要与微生物和精神活激相关，由于体液免疫异常或细胞免疫低下，造成肠膜屏障破坏，而导致腹泻等各种症状。

中医学认为，本病病因病机多由脾胃虚弱所致。常可由湿热中阻或肝气犯脾而诱发或加重，日久不愈或反复发作则可致脾肾阳虚，出现一系列以肠道证候为中心的虚实夹杂之症。

【诊断要点】

（1）临床方面：具有慢性腹泻、黏液便、血便、腹痛，呈慢性反复性发作性或持续性，伴有不同程度的全身症状。少数患者仅有便秘或不出现血便。既往史体检中要注意关节、口腔、眼、浆膜、皮肤、肝脾等肠外的临床表现。

（2）乙状结肠或纤维结肠镜检查可见：①受累结肠黏膜呈现多发性浅表溃疡，伴有充血、水肿；病变多由直肠起始，往往累及结肠，呈弥漫性分布。②肠黏膜外观粗糙不平，呈现细颗粒状，组织脆弱易于出血，或可覆盖有浓性分泌物，似一层薄苔附着。③结肠袋往往变平或变钝，以至肠袋消失，有时可见到多个大小不等的假息肉。④结肠黏膜活检病理变化呈现炎性反应，同时常可见到黏膜糜烂，隐窝脓肿，结肠腺体排列异常及上皮改变。

（3）钡剂灌肠可见：①结肠肠管缩短，结肠袋消失，或结肠呈管状外观。②复发性溃疡或有多发性假息肉表现。③结肠黏膜粗糙、紊乱或见细颗粒样变化。

（4）病理检查：排除菌痢、阿米巴痢疾、血吸虫病、肠结核等特异性感染性结肠炎与肉芽肿结肠炎、放射性结肠炎。

（5）判断方法：①根据临床表现和乙状结肠镜或纤维结肠镜检查之（1）（2）（3）三项之一及（或）黏膜活检可诊断本病。②结合临床方面和钡剂灌肠有（1）（2）（3）三项之一者可以诊断本病。③临床表现不典型，但有典型的肠镜检查或钡剂灌肠典型改变者，诊断成立。④临床方面有典型症状或有典型既往史，而此次乙状结肠镜、纤维结肠镜或钡剂灌肠检查无典型变化者，应列为"疑诊"，应予追踪检查。

【治疗方法】

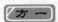

[**主治**]慢性溃疡性结肠炎各型。

[**材料**]毫针。

[**方法**]毫针消毒后备用。

[**用法**]用针刺法。主穴神阙穴。随证配穴：直肠乙状结肠炎，加气冲、足三里；降结肠炎加天枢、上巨虚；升结肠炎加关元、公孙；全结肠炎加中脘。患者取仰卧位，神阙穴处消毒，将肚脐中所有的皱褶处污垢擦净选用26号2寸毫针直刺神阙穴。进针后，根据虚实分别给予补法或泻法，深度为0.8~1寸左右，得气后留针10~20分钟，或艾炷灸3~5壮。注意不可大幅度提插，一定要慢捻转。进针后针尖向乙状结肠直肠处，针感传至下腹部会阴处。针尖向降结肠处，肛门可有矢气；针尖向升结肠处，有酸麻胀重感觉；针尖向左、右、上、下，治疗全结肠炎，腹部有肠蠕动增强，出针后

再用 75% 乙醇消毒 1 次。每日治 1 次，7 次为 1 个疗程。

[**疗效**] 潘时忠用方一治疗本组 15 例，经 1 个疗程治疗全部治愈，随访两年无复发。

[**出处**]《中国针灸》1995，15（5）：42.

方 二

[**主治**] 慢性溃疡性结肠炎虚实夹杂诸证。

[**材料**] 吴茱萸 30g，胡椒 30 粒，凡士林适量。

[**方法**] 将吴茱萸、胡椒碾成细粉，每次以凡士林作为基质，制成每粒含药粉 1g 的锭。

[**用法**] 用敷脐法。将脐部洗净擦干，放一枚药锭于脐内，上盖伤湿止痛膏加以固定，24 小时换药 1 次，7 天为 1 个疗程。

[**疗效**] 孙东升用方二治疗 16 例，治愈 9 例，好转 7 例，总有效率 100%。大部分患者治疗 1~2 次即显效，治疗 1 个疗程均明显改善或痊愈，最短 1 个疗程，最长 4 个疗程。

[**出处**]《中医外治杂志》1995，（6）：18.

方 三

[**主治**] 慢性溃疡性结肠炎，证属脾虚湿蕴、气血瘀滞者。

[**材料**] 白术、木香、延胡索、冰片各等份。

[**方法**] 将上药研细后备用。

[**用法**] 用隔药灸法。令患者取仰卧位，暴露腹部，在神阙穴上严格消毒（先用 2% 碘酊擦拭，再用 75% 乙醇脱碘，务必使脐中污垢彻底清除，此乃避免感染之关键）后，填入药物，脐周围以事先和好的长条状面团环绕一周（以防烫伤皮肤）。在药末上放置底径为 2.5cm、高为 2cm、重约 1.5~2g 圆锥形艾炷点燃，连续 3~5 壮，以患者感到有热气向脐内渗透并扩散至下腹部为宜。每日灸 1 次，10 次为 1 个疗程，间隔 3 日后进行下 1 个疗程。

[**疗效**] 王松梅用方三治疗溃疡性结肠炎 30 例，对照组 30 例，治愈分别 4、2 例，显效 18、74 例，好转 1、11 例，无效 4、10 例，总有效率 86.7%、66.7%。

[**出处**]《中国针灸》2006，26（2）：97.

方 四

[**主治**] 慢性溃疡性结肠炎，证属脾虚夹实热，损伤血络者。

[**材料**] 艾叶 5g，小茴香 10g，细辛 10g，川椒 10g，防风 10g，益母草 10g，公丁香 15g，干姜 15g，香附 15g，大青盐 20g。

[**方法**] 上药研为粗末。

[**用法**] 用敷脐法。将药末加热装入 25cm×30cm 的白布袋中，置放于脐部，患者感到温暖舒适为宜。当患者感到凉时，可用 TDP 灯加热，保持适宜的温度，每晚施行治疗，每次 30~60 分钟，3 周为 1 个疗程，每日 1 剂。

[疗效] 刘建邦用方四治疗 40 例患者，痊愈 31 例，占 77、50%；显效 7 例，占 17.50%；无效 2 例，占 5.00%。总有效率 95.00%。

[出处]《中医外治杂志》2004, 13（4）：23.

方 五

[主治] 溃疡性结肠炎之脾虚湿阻，气血瘀滞者。

[材料] 自拟香连散血散：广木香 10g，白术 10g，散血草（苗药）15g，艾叶 10g，黄连 10g，山药 10g，干姜 5g，五倍子 5g。

[方法] 上药打粉备用。

[用法] 用敷脐法。拌甜酒加热后外敷脐部，每天敷 3 个小时以上，20 天 1 个疗程，一般用 1~2 个疗程。

[疗效] 临床治疗 33 例，治愈 21 例（63.6%），有效 12 例（36.4%），无效 0 例，总有效率 100%。

[体会] 女患者经期禁止敷药。

[出处]《四川中医》2007, 25（1）：67.

方 六

[主治] 溃疡性结肠炎，证属脾胃虚弱、寒凝气滞者。

[材料] 白术 20g，吴茱萸 10g，肉桂 6g，木香 10g，高良姜 10g，小茴香 10g，白芷 10g，乌药 10g，冰片 10g。

[方法] 将上述药粉碎，过 80 目筛，装瓶备用。

[用法] 用隔药灸法。每次取药粉适量，填满肚脐，加黄酒适量，上置厚约 1.5~2.0mm 小孔之生姜片，上放置底径约 1.5cm，高约 1.5cm，重约 4g 的艾炷灸灼。每次 9 壮。及时更换姜片，防止灼伤。灸毕用麝香壮骨膏同药粉贴敷。每周 2 次，4 周为 1 个疗程。

[疗效] 53 例患者中治愈 28 例，有效 21 例，无效 4 例，总有效率 92.5%。

[出处]《中华现代中西医结合杂志》2005, 3（1）：614.

【按语】

神阙穴系任脉要穴，与督脉之命门相对，有温肾、益气、和血的作用。在针刺时针下先有坚硬感，并伴有黏滞感觉，不容易进针。一定要直插慢捻转，刺过结缔组织进到腹腔，指下有轻松感。神阙穴针刺后加艾炷灸 3~5 壮，腹腔中有温热感，肠鸣音增加效果更佳。若结肠炎复发再针刺神阙穴效果亦佳。

本病用艾灸法有较好疗效，有人对大鼠溃疡性结肠炎在天枢使用隔药灸治疗，表明大鼠溃疡性结肠炎的发生涉及多种基因表达异常，隔药灸通过调节诸多基因的表达，起到治疗作用。如临床使用灸法不方便，可使用神灯治疗仪照射腹部，可以使腹部毛细血管扩张，血流加快，改善血液循环，促进溃疡部位黏膜组织修复，达到活血化瘀、消炎止痛的目的。

腰（胸）椎压缩性骨折腹胀

腰（胸）椎压缩骨折患者，由于神经功能障碍，引起胃肠蠕动减弱或消失，而发生腹胀。中医归属于为"腹胀"范畴。

【病因病机】

腰（胸）椎体压缩后腹胀原因，是早期由于椎体受伤引起腹后壁血肿或渗血，渗出物直接刺激后腹膜反射性引起肠蠕动减慢；又因椎旁有交感神经节所依附，椎体损伤后可刺激或由于交感神经休克而引起肠蠕动功能紊乱，交感神经使肠蠕动减弱，由于上述因素综合作用，导致患者伤后肠蠕动减慢，肠管胀气，致胃肠分泌减少，消化乏力或长时间卧床，固定体位致胃肠蠕动减弱，发生腹胀。

中医认为，由于骨折损伤处棘突隆起，压痛，使督脉经络受震，瘀血阻滞，导致人体内气机阻滞不通，血瘀阻滞经络，气血不畅脾胃内伤阳气不振，气机升降失常。

【诊断要点】

（1）患者有胸、腰椎外伤史。

（2）一般伤后 6~10 小时开始感腹胀不适，24 小时后腹胀逐渐加重，严重者腹胀如鼓，不能进食，有时恶心呕吐，大便不通，腹胀痛，烦躁不安，肠鸣音减弱或消失，脉弦数，苔厚腻。轻者影响患者的饮食和睡眠，重者腹部膨胀，可阻碍膈肌运动，影响患者呼吸，对原发病的康复十分不利。

（3）损伤处棘突隆起，压痛。X 线检查有椎骨压缩现象。

【治疗方法】

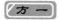

[**主治**] 腰椎压缩性骨折后腹胀，证属气机阻滞不通者。

[**材料**] 消胀散：吴茱萸 6g，枳实 6g，丁香 3g，胡椒 6g，肉桂 10g，延胡索 6g，大黄 5g。

[**方法**] 将上诸药研为细末，瓶装密封备用。

[**用法**] 用敷脐法。洗净脐部，将消胀散约 20g 用热醋调和成糊状，敷于脐部，外敷一层油纸以防药力发散，腹带固定，每日早晚各更换一次，同时配合腰部加垫和腰背肌功能锻炼。

[**疗效**] 鞠学教用方一治疗 46 例患者经敷脐 2~3 次后排气、便，腹胀痛缓解，肠鸣音恢复，另 2 例合并脊髓震荡经配合针灸足三里等穴治疗 3 天后腹胀痛减轻，排气排便，胃肠蠕动恢复。

[**出处**]《中医外治杂志》1997，（5）：21.

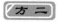

[**主治**] 腰椎压缩性骨折后腹胀，证属督脉阻滞、气机不畅、阳气不振者。

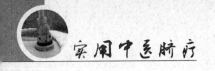

[材料] 生姜、艾条。

[方法] 取厚约 3 毫米的生姜片，中间以针刺数孔。

[用法] 用隔姜灸法。暴露施灸部位神阙穴（即脐部）。将厚约 3 毫米的生姜片，中间以针刺数孔，置于穴位上，将艾条一端点燃并对准施灸部位，距皮肤 2~3cm 处进行熏灸，以患者感温热但无灼痛为度。每天 1 次，每次 15~20 分钟。

[疗效] 封志英用方二治疗 72 例患者中，显效 49 例，有效 19 例，无效 4 例，总有效率 94.4%。

[出处]《护理研究》2004，（1）：130.

方 三

[主治] 腰椎压缩性骨折后腹胀，证属气机升降失常者。

[材料] 生大黄 3g。

[方法] 将上药研为末备用。

[用法] 用敷脐法。取生大黄粉 3g 置于药杯中，倒入适量温开水调成糊状，清洁脐部后将药均匀敷于脐部，覆盖手术粘贴薄膜，每日 2 次，4 次为 1 个疗程。

[疗效] 杨亚文用方三治疗 28 例，优 16 例，良 10 例，一般 1 例，无效 1 例，总有效率 96%。

[出处]《中国中医急症》2001，（3）：15.

方 四

[主治] 腰椎压缩性骨折后腹胀，证属气血不畅、阳气不振者。

[材料] 生姜（鲜姜）15~20g。

[方法] 将生姜捣碎或切成姜末。

[用法] 用敷脐法。填充脐部，填满为止。将伤湿止痛膏或胶布剪成 5~6cm 大小的方块加覆盖固定，如对胶布过敏者，可用塑料纸覆盖后以绷带加固定。热后给予隔姜灸 20~30 分钟，也可用热水袋热敷，并配合按摩。方法是以脐为中心，以顺时针的方向用掌进行按摩，用力以患者能耐受为度，以促进局部血液循环，增加生姜的药物作用的吸收，促进气体排出，生姜一般 1~2 小时更换 1 次，腹胀明显者可 6 小时更换 1 次。

[疗效] 张荣芳用方四治疗 80 例，全用上述方法成功，用生姜敷脐 20 分钟后，大部分患者腹胀减轻，听诊肠鸣音活跃。35 分钟后 42 例患者有气体排出，60 分钟后有 38 例患者腹胀明显减轻，并排便。治疗 1 次痊愈 6 例，治疗 2 次痊愈 31 例，治疗 3 次痊愈 30 例，治疗 4 次痊愈 13 例。

[出处]《中医正骨》2001，1（9）24.

方 五

[主治] 腰椎压缩性骨折后腹胀，瘀血内积，气机阻滞。

[材料] 松节油。

[用法] 用敷脐法。每日 1 剂。用温水擦洗神阙穴，待干，取棉签 2 根，蘸松节油

适量点擦于神阙穴，每2小时1次，中病即止。同时口服：桃仁15g，红花6g，熟地15g，当归10g，白芍10g，川芎8g。纳差者加鸡内金10g、陈皮12g。

[**出处**]《江西中医药》2008，39（9）：39.

方六

[**主治**] 腰椎压缩性骨折后腹胀。督脉受震，气机不畅。

[**材料**] 取中成药驱风苏合丸（主要成分：苏合香、檀香、木香、冰片、人工麝香、猪牙皂、朱砂、水牛角浓缩粉、半夏）。

[**用法**] 用敷脐法。将药丸加温酒化软，敷贴于脐部，以纱布覆盖固定，每天1次，每次4小时。

[**出处**]《新中医》2007，39（5）：66.

【按语】

用隔姜灸神阙治疗本病有较好疗效，借艾火的温热刺激和艾绒的穿透力，通过经络传导而起到疏通经络，调整胃肠气机，使阴阳气血调和，胃肠蠕动恢复正常，减轻腹胀，同时利用脐部的特殊生理结构，在姜片局部隔热、导热的作用下，艾灸产热使血管扩张，血液循环加快，活化细胞，活跃神经，改善胃肠功能，促进胃肠蠕动恢复消除腹胀。

操作前应向患者及家属做好解释安慰工作，让患者了解引起腹胀的原因，尽量减少呻吟或喊叫。严格掌握适应证，对疑有腹腔脏器破损者应禁用，以免延误治疗。嘱患者忌食产气食物，如牛奶、豆浆、面包等，并指导患者行腹部按摩，以脐为中心顺时针方向环绕按摩，每次30分钟，每日2~3次，以促进肠蠕动。

术后腹胀

腹胀是消化系统疾病常见的临床症状之一，也是胃肠、肝胆疾病实施手术治疗后的常见并发症。在中医里归属于"腹胀"范畴。

【病因病机】

腹部手术后由于麻醉、腹膜刺激、术中操作对胃肠的牵拉、术后腹腔内少量渗血渗液及手术本身的创伤、水电解质失衡、胃肠激素调节紊乱等都不同程度地抑制了胃肠功能，导致胃肠蠕动减弱或消失。

中医学认为，术后引起的腹胀产生的关键原因是手术所致脏腑生理功能不能协调，人体内部阴阳平衡和气化机制遭到破坏。手术对组织器官的牵涉、移位，原发疾病炎症对腹膜的刺激及麻醉对神经功能的影响，使人体内气机阻滞不通，气血不畅脾胃内伤，气血瘀滞，阳气失宣，故腹胀。

【诊断要点】

（1）腹胀前有腹部手术史。

（2）一般说来，腹后手术2~4日随着肠蠕动的恢复正常，如腹部手术1~2周内，患者出现腹部胀满、排便排气时间延长。当腹部胀气压迫膈肌时，可出现气急和呼吸困难。排便排气时间延长。严重腹胀可使腹内压升高，下腔静脉回流受阻诱发下肢深静脉血栓形成。

（3）透视可发现有局部肠段扩张，这是肠腔积液积气的表现。

（4）术后出现持续性腹胀，有可能是肠粘连的反应，应引起注意。

【治疗方法】

方一

[主治] 腑气不通、气机不畅之腹部手术后腹胀。

[材料] 艾条、生姜。

[方法] 取新鲜生姜切成1~2mm厚的薄片，用针扎数个小孔。

[用法] 用隔姜灸。患者在手术后出现肠胀气时开始隔姜灸。取新鲜生姜切成1~2mm厚的薄片，用针扎数个小孔，置于神阙穴上，再采用雀啄灸法行灸，灸至局部皮肤潮湿红润为度。每日2次。

[疗效] 李晓霞用方一治疗60例中，47例显效，占78.33%；11例有效，占18.33%；2例无效，占3.33%。总有效率为96.67%。

[出处]《浙江中医杂志》2008，43（4）：213.

方二

[主治] 术后腹胀。证属脾胃气机因伤而滞。

[材料] 生大黄、芒硝、厚朴、枳实各50g。

[方法] 将上药研细末混匀，取75%乙醇调成糊状备用。

[用法] 用敷脐法。患者手术后2小时开始以上药敷脐，加盖敷料，胶带固定，每6小时换药1次。

[疗效] 樊堂兴用方二治疗术后患者160例，经敷脐后，均无腹胀表现，对照组20例中4例腹胀，敷脐后消失。

[出处]《中医外治杂志》2002，11（4）：45.

方三

[主治] 术后腹胀。证属气机不利，运行受阻。

[材料] 吴茱萸。

[方法] 将吴茱萸研为粗末备用。

[用法] 用敷脐法。在患者做完手术后30分钟，即将药末用酒调成糊状，敷于肚脐，外盖胶布，每12小时更换1次。

[疗效] 王清坚用方三治疗各种手术后腹胀67例，治疗组胃肠功能恢复时间大为提前。

[出处]《中医外治杂志》2002，11（1）：10.

方四

[主治] 术后腹胀。证属脾胃内伤，气血瘀滞，阳气不宣。

[材料] 白术、厚朴、枳实、大黄各等份。

[方法] 上药加细辛、冰片少许研碎为细末，用75%乙醇调成糊状备用，药物不可过稀。

[用法] 用敷脐法。患者神阙穴（脐部）洗净，将调好的药物适量敷于局部，敷药一般5g为宜，上贴一小块塑料薄膜，外敷消毒纱布后，用胶布固定即可。换药时间视患者的具体情况而定。

[疗效] 薛秋芬用方四治疗100例，对照组100例，分别痊愈60、36例，显效24、32例，有效13、14例，无效3、16例，总有效率97.00%、82.00%。

[出处]《现代中医药》2007，27（5）：72.

方五

[主治] 术后腹胀。证属脾胃内伤，气血瘀滞，阳气失宣。

[材料] 大黄50g，芒硝30g，木香30g，枳实30g，冰片3g。

[方法] 共研细末，以乙醇调为糊状备用。

[用法] 用敷脐法。在术后将制备药物以麝香止痛膏贴敷于神阙穴，一般留置12小时左右取下，每天1次。如无效，第2天继续贴敷。

[体会] 穴位贴敷时防止患者受凉；注意局部皮肤清洁，如出现皮肤过敏反应停止使用，嘱患者不要抓痒，经1~2天即自愈。

[出处]《中国护理杂志》2005，2（12）：70.

方六

[主治] 术后腹胀。证属气机阻滞不通，气机升降失宜。

[材料] 苍术、厚补、枳实各10g，莱菔子、大黄各5g，药物研碎成细末，加冰片少许。

[方法] 用75%乙醇调成糊状备用外敷。

[用法] 用敷脐法。将患者脐部（神阙穴）用消毒棉签蘸生理盐水洗净。将药物（5~10g）敷于局部，用特定电磁波治疗器（TDP）照射，每次30分钟。若药末已干，滴75%乙醇1~2ml后上贴塑料薄膜，外敷消毒纱布，胶布固定即可，换药时间视患者具体情况而定。

[疗效] 76例中痊愈42例，显效18例，有效13例，无效3例，总有效率为94.6%。

[出处]《山东医药》2006，46（11）：80.

方七

[主治] 术后腹胀。乃胃气亏虚，肠腑瘀滞内结，气机不利，通降失常所致。

[材料] 肉桂、丁香、枳实、高良姜、莪术、苏合香等。

[方法] 共研末，取适量黄酒调成糊状。

[**用法**] 用敷脐法。在手术后 1 小时内敷于肚脐孔处，外用敷料盖住并以胶布固定，每 12 小时换药 1 次，连续 4 次外敷。

[**出处**]《辽宁中医药大学学报》2008，10（1）：5.

【按语】

胃肠功能恢复是腹部手术特别是消化道手术后的一个重要环节，由于术后一般都需要常规禁食，不能服用药物来治疗术后腹胀，此时采用敷脐法，可通过脐静脉循环使药物渗透到人体，以促进肠功能尽快恢复，经许多观察证实，治疗组肠功能恢复明显快于对照组，疗效显著。而且能够起到预防的作用，值得推广。观察还证实，中药敷脐疗法对经腹术后患者有促进胃肠功能恢复、防治肠源性感染和增强机体免疫功能的作用，不失为一种加快腹部手术后胃肠功能恢复的良好方法。值得进一步推广应用。

有人观察两组患者肠鸣音出现并肛门排气出现时所在的时间段，治疗组胃肠功能恢复主要集中在 12~36 小时时间段，而对照组主要集中在 20~48 小时，说明敷脐能使胃肠功能恢复时间前移，但对于术后超过 60 小时以后的患者，两组比较两组没有差异。主要考虑与未进行辨证施治及患者对药物的敏感差异有关。

第三节　泌尿生殖系统疾病

阳　痿

阳痿是指阴茎不能勃起或举而不坚，以致影响正常性生活的病证，临床少数患者由器质性病变引起，古代又称"阴萎""筋痿""阴器不用"等。

【病因病机】

本病按照病因，又可分为功能性阳痿和器质性阳痿两类。功能性阳痿是指大脑皮层对性兴奋的抑制作用加强和脊髓勃起中枢兴奋性减退所致的阳痿；器质性阳痿是指因神经、血管、内分泌、泌尿系统、生殖系统等组织器官的器质性病变所致之阳痿。

中医学认为，引起阳痿的病因比较复杂，多与湿热下注、肝气郁结、肾气不足、房劳太过、肾虚惊恐、思虑过度、气滞血瘀、寒邪侵袭等有关。但"元阳不振"是关键，在阴阳的相互关系中，阳气起着主导作用，所以阴茎的勃起功能与机体的元阳之气密切相关。肾精不足，命门火衰、心脾两虚等阴阳气血不足的证型均可因元阳气虚而不振；肝郁、湿热、痰瘀等亦可闭阻元阳之气而成阳痿。

【诊断要点】

（1）已婚男性阴茎不能勃起，或勃起不坚，不能进行正常性交。

（2）从未勃起者属原发性；原能勃起近期不能勃起者为继发性：有自发性勃起而性交时不能勃起为功能性；任何时候都不能勃起的为器质性。

（3）口服糖耐量试验、测定夜间阴茎胀大（NPT）、邮票试验、周径测量尺、体积描记器、阴茎血液流入量测定、阴茎动脉血压测定、罂粟试验、阴茎海绵体造影均有助于诊断。

（4）血浆睾酮水平正常，或低下，FSH、LH、PRL、T3、T4可因原因不同而有相应改变。

【治疗方法】

[主治] 阳痿肾虚肝郁，湿热下注型。

[材料] 壮肾回春膏：巴戟天、淫羊藿、川芎、蛇床子、马钱子等。基质组成：硬脂酸、单硬脂酸甘油脂、凡士林、羊毛脂、液体石蜡、尼泊金乙脂、丙二醇、月桂氮草酮、三乙醇胺、蒸馏水等。

[方法] 将各药分类进行有效成分的提取，并加以浓缩，按比例与基质、皮肤助渗剂等混合制成备用。

[用法] 用敷脐法。于贴药前将肚脐清洗干净，并用酒精棉球行常规消毒，然后将2ml许药膏填置于脐中，再贴麝香止痛膏一张（或贴适当大小的橡皮膏）。每隔2日换贴一次。换贴前，嘱患者将穴部清洗干净，以10次为1个疗程。治疗过程中应禁止同房，舒畅情志，同时让患者配合意念守神两穴，并以意念导气下行于外阴，或用热水袋热敷贴药处。

[疗效] 刘喆用方一治疗35例阳痿患者，经1~4个疗程的治疗后，治愈21例，占60%；好转11例，占31.43%；无效3例，占8.57。总有效率为91.43。本组病例多在治疗2~3个疗程后见效。

[出处]《甘肃中医学院学报》1996，13（4）：23.

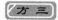

[主治] 阳痿肾虚肝郁者。

[材料] 振阳散：人参60g，鹿茸60g，当归300g，巴戟天600g，附子600g，肉桂600g，公丁香300g，淫羊藿600g，肉苁蓉600g，蜈蚣150g，麝香14g。

[方法] 先将麝香研末分放待用，再将余药混合研末备用。

[用法] 用隔药灸法。操作时嘱患者仰卧位，脐部神阙穴用75%乙醇常规消毒后，以温开水调面粉成面圈状（周长12cm，直径3cm），将面圈绕脐1周，后将麝香末约0.02g纳入脐中，再取上药末填满脐孔（5~8g）。用艾炷（艾炷底盘直径与面圈内径相同，约1.2cm，高约1.5cm）施灸20壮。每次艾灸2小时，灸后胶布固封脐中药末2天。3天治疗1次，30天（10次）为1个疗程。

[疗效] 刘存志用方二治疗35例，对照组26例，结果分别治愈10、4例，显效8、6例，有效14、9例，无效3、7例，总有效率91.34%、70.08%。

[出处]《中国针灸》2002，22（9）：596.

方 三

[主治] 阳痿，证属肾气虚衰，阳气不展者。

[**材料**] 兴阳膏：石菖蒲、川芎、肉桂、巴戟天各 40g，麻黄、白芷各 30g，细辛 20g。

[**方法**] 上方共研末，过 80 目细筛后与上药混匀共入 500g 白凡士林膏中，充分搅拌均匀，装瓶封闭备用。

[**用法**] 用穴位贴敷法。患者先取仰卧位，用 75% 乙醇将神阙、中极定位擦拭消毒后，取兴阳膏如杏核大小分别贴敷在神阙、中极两穴位上，再取一般塑料薄膜，剪成直径约 6cm 大小的圆片盖在药膏，并按压使药膏紧贴皮肤，再在塑料薄膜上加盖一块纱布敷料，胶布固定即可，再换取俯卧位，在双侧肾俞穴上，如法操作敷药。早晚各换药一次。

[**疗效**] 黄学文用方三治疗 42 例，治愈 8 例；好转 25 例；无效 9 例，总有效率 78.6%。

[**出处**]《中医外治杂志》1998，7（5）：37.

方 四

[**主治**] 阳痿，证属肾精亏虚者。

[**材料**] 主要有蟾酥、一叶萩碱、蝎毒、鹿茸、肉苁蓉等。

[**方法**] 上药研细调成膏状备用。

[**用法**] 用敷脐法。用温肥皂水将脐部洗净擦干，贴敷，每 24 小时换药 1 次，7 次为 1 个疗程，休息 5 天再行第 2 个疗程。

[**疗效**] 蔡德猷用方四治疗本病 202 例，治愈 118 例，好转 70 例，无效 14 例，总有效率 93.07%。

[**体会**] 蟾酥和蝎毒均为有毒药物，脐疗宜在医师指导下使用，不能内服。

[**出处**]《中成药》1995，17（5）：23.

方 五

[**主治**] 肾虚阳痿。

[**材料**] 青盐、艾炷。

[**方法**] 凡士林涂脐中，再用麻纸盖于穴上。

[**用法**] 用艾灸法。先用凡士林涂脐中，再用麻纸盖于穴上，纸中央（即穴中心）放 6.6mm 厚小颗粒青盐，然后用压舌板压平放置大艾炷（下直径 10~17mm，高 17mm，呈圆锥状）灸之，每次 30 壮左右。

[**出处**]《陕西中医函授》1986，（3）：29.

方 六

[**主治**] 肾气虚阳痿、性欲减退、腰酸神疲等。

[**材料**] 白胡椒 3g，制附片 6g，明雄黄 6g，小麦面 15g，大曲酒适量。

[**方法**] 先将前 3 味分别研细末，再与面粉拌匀，后将大曲酒炖热倒入，调和成小药饼 1 个备用。

[**用法**] 用敷脐法。将药饼敷脐部，外加绷带固定。如敷上时药饼已冷，可用热水

袋熨之。如无热水袋，可用炒食盐 500g，用厚毛巾包裹熨之亦可。待腹内感觉温热时，可去掉热水袋、炒盐或炒砂袋。等脐部有痒感时，方可去掉药饼。

[**出处**] 高树中.《中医脐疗大全》济南出版社.

【按语】

从西医生理学的观点来看，药物在该组腰和小腹部的穴位吸收后，或可直接刺激腰段脊神经末梢。引起脊神经兴奋，从而引起盆腔神经丛和性中枢神经的兴奋。治疗中应注意下列问题：治疗前应让患者排空小便；对情志所伤者，应做必要的解释、开导工作，使其坚定信心；治疗期间，应暂停或减少房事。

有观察证明，阳痿患者熏脐治疗前后生殖激素的测定结果比较，发现熏脐治疗可使患者低下的血清睾丸素（T）和促卵泡激素（FSH）明显升高（$P < 0.05$），偏高的水平显著下降（$P < 0.05$），而对黄体生成素（LH）、泌乳素（PRL）含量的调整则不甚明显（$P > 0.05$），初步说明熏脐法对阳痿患者的生殖激素有调整作用，其机制可能是通过调节下丘脑－垂体－性腺轴而实现的。有人通过实验证实，雄激素可以通过调节一氧化氮合成酶（NOS）活性而在阴茎勃起中发挥重要作用。

从疗效情况分析，年龄越小，疗效越好，反之较差。病程越短，见效越快，反之较慢。有人观察，以 20~35 岁年龄组效果最好，8 例全部治愈，且见救快，疗程短。最短者 1 周而愈；36~50 岁年龄组次之；而 51~65 岁年龄组疗效较差，见效慢，疗程长，无效 3 例均在此年龄组。另在治疗过程中发现，大多数有效病例。在开始治疗后的 3~4 天就会出现效果，如治疗一周后仍未见效果者，继续治疗效果也多不理想。对于出现疗效者，可适当延长贴敷时间，以巩固和增强效果。

遗　精

遗精是指不因性交而精液自行泄出的现象，有生理性与病理性的不同。中医将精液自遗现象称遗精或失精。有梦而遗者名为"梦遗"，无梦而遗，甚至清醒时精液自行滑出者为"滑精"。

【病因病机】

本病主要原因有：①精神因素：由于性的要求过分强烈不能克制，特别是在睡眠前思淫引起性兴奋，长时间使性活动中枢神经受到刺激而造成遗精。②体质虚弱：各脏器的功能不够健全，如大脑皮层功能不全，失去对低级性中枢的控制，而勃起中枢和射精中枢的兴奋性增强，也会发生遗精。③局部病变：性器官或泌尿系统的局部病变，如包茎、包皮过长、尿道炎、前列腺炎等，这些病变可以刺激性器官而发生遗精。

遗精的发病多由于房室不节，先天不足，用心过度，思欲不遂，饮食不节，湿热侵袭等所致。《素问·六节藏象论》说："肾者主蛰，封藏之本，精之处也。"《景岳全书·遗精》指出："精之藏制虽在肾，而精之主宰则在心，故精之蓄泄无非听命于心。"故遗精的病位主要在肾和心，并与脾、肝密切相关。病机主要是君相火旺，扰动精室；湿热痰火下注，扰动精室；劳伤心脾，气不摄精；肾精亏虚，精关不固。

【诊断要点】

（1）已婚男子不因性生活而排泄精液，每周一次以上；或未婚成年男子频繁发生精液遗泄，每周多于两次，并伴有其他不适者。

（2）常见伴随症状有：头昏、耳鸣、健忘、心悸、失眠、腰酸、精神萎靡等。

（3）直肠指诊、前列腺B超、精液常规及前列腺液检查可助病因诊断。

【治疗方法】

方 一

[主治] 遗精，证属肾虚精关不固者。

[材料] 龙倍散：煅龙骨、五倍子各适量。

[方法] 共研为细末。

[用法] 用敷脐法。取适量药末水调涂满脐眼，上面加肤疾宁膏覆盖，两天换药1次。

[疗效] 用方一治疗140余例，疗效满意。如治疗有频繁手淫：每周遗精2~3次，敷脐后10天内仅遗精2次，继续治疗1个月即愈。

[出处]《大众医学》2007，5（4）：35.

方 二

[主治] 遗精。

[材料] 五白散：五倍子10g，白芷5g。

[方法] 上药共研为极细粉末，用醋及水各等份调成面团状。

[用法] 用敷脐法。临睡前敷肚脐，外用消毒纱布盖以橡皮膏固定，1日1换，连敷3~5日。

[疗效] 成积玉用方二治疗某男，遗精5年有余，外敷1料"五白散"，遗精即止。

[出处]《四川中医》1987，（11）：封三.

方 三

[主治] 遗精或无梦滑精。

[材料] 五倍子、煅龙骨、煅文蛤各20g。

[方法] 诸药共研细末，调和如糊，贮存备用。

[用法] 用敷脐法。于睡前取上药糊适量，涂敷于患者脐窝中央，盖以纱布，用胶布固定。每天睡前换药1次，10天为1个疗程。

[疗效] 谭支绍用方三治疗马某，患梦遗6个月，加重1个月，困乏合眼时即会滑精，用方三治疗15次治愈。

[出处] 谭支绍.《中医药物贴脐疗法》广西科学技术出版社.

方 四

[主治] 各型遗精。

[材料] 毫针。

［**方法**］消毒后备用。

［**用法**］用针刺法。取 3 寸毫针从气海穴皮下进针，针尖向脐中方向斜刺 1.5~2.0 寸，持续缓慢捻针 3~5 分钟起针。

［**疗效**］用方四治疗陈某，遗精两年，多医无效。用方四针之，6 次即愈。

［**出处**］谭支绍.《中医药物贴脐疗法》广西科学技术出版社.

方 五

［**主治**］肾虚相火旺遗精。

［**材料**］五倍子 10g，朱砂 1g，煅龙骨 15g，煅牡蛎 15g。

［**方法**］将诸药研为极细粉末，用醋调成面团状。

［**用法**］用敷脐法。将药团敷于肚脐，外用消毒纱布盖上，胶布固定，24 小时换药 1 次，治疗 30 次为 1 个疗程。

［**出处**］《安徽中医临床杂志》1994，6（2）：22.

方 六

［**主治**］肾气虚遗精。

［**材料**］用五倍子、海螵蛸、龙骨各等份。

［**方法**］研末，水泛为丸如枣核大。

［**用法**］用敷脐法。将药丸塞脐内，敷料包扎，每夜 1 次。用于遗精效优。

［**出处**］《浙江中医药》1979，（5）：148.

【按语】

遗精发生后，应在医生指导下进行有关检查，找出致病原因，及时治疗。

患者应注意勿把生理现象视为疾病，增加精神负担。成人未婚或婚后久别 1~2 周出现一次遗精，遗精后并无不适，这是生理现象，千万不要为此忧心忡忡，背上思想包袱，自寻烦恼。既病之后，不要过分紧张。遗精时不要中途忍精，不要用手捏住阴茎不使精液流出，以免败精贮留精宫，变生他病。遗精后不要受凉，更不要用冷水洗涤，以防寒邪乘虚而入。

治疗期间，应消除杂念。不看色情书画、录像、电影、电视。适当参加体育活动、体力劳动和文娱活动，增强体质，陶冶情操。慎起居。少进烟、酒、茶、咖啡、葱蒜辛辣等刺激性物品。不用烫水洗澡，睡时宜屈膝侧卧位，被褥不宜过厚，内裤不宜过紧。

早　泄

性交过程中射精过早者称为早泄，严重影响夫妻性生活及夫妻感情。

【病因病机】

早泄系指性交过程中射精过早，早泄的病因绝大多数为心理性的，如青少年患手淫癖，夫妻性关系不谐，多会导致心情焦虑，情绪紧张，使大脑或脊髓中枢兴奋性增

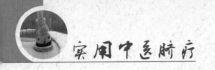实用中医脐疗

强而致早泄；另有少数为器质性病变引起，如慢性前列腺炎、精囊炎、包皮系带短、尿道下裂等。早泄常为阳痿的前驱症状，或二者共同存在，故应早作治疗。

中医学认为，早泄的病因，不外乎阴阳失调。本症有虚实之异。可因平素性情急躁易怒，或精神抑郁，内有湿浊酿生湿热，湿热交阻，下注精室，扰动精关致精液闭藏无权而发早泄。也可因阴虚阳亢，扰动精室，精随欲动而成早泄；肾气不固，精液失守，每临房事，则见过早泄精；或因心脾虚损摄敛无权，精失闭藏，而发早泄。

【诊断要点】

有下列情况之一者，即可诊断为早泄。

（1）只要一有性交的意愿就马上射精。

（2）准备同房或刚刚开始同房，射精即发生。

（3）同房不到半分钟，且未经较强烈摩擦，精液即射。

【治疗方法】

 方 一

[主治] 早泄，证属肝经湿热者。

[材料] 久泄媛乐丹：龙胆草30g，栀子25g，柴胡15g，黄芩30g，车前子30g，薏苡仁30g，夏枯草30g。

[方法] 上药共研细末备用。

[用法] 用敷脐法。临用时取药末10g，以温水调成糊状涂以神阙穴，外盖纱布，胶布固定，3天换药1次，10次为1个疗程。

[疗效] 庞保珍用方一治疗本病130例，近期治愈69例，显效45例，有效9例，无效7例，总有效率为94.62%。

[出处]《中医外治杂志》2005，14（2）：53.

方 二

[主治] 早泄，证属精关不固者。

[材料] 罂粟壳2g，五倍子3g。

[方法] 上药蜜炙为末。

[用法] 用敷脐法。将肚脐皮肤消毒，将上药粉用醋调成软膏状裹于脐部。用消毒纱布固定，匆使脱落，7天更换1次。

[疗效] 黄天宝用方二配合口服秘精丸治疗早泄56例，痊愈45例，无效11例，治愈率80%。治疗时间最短15天，最长45天。

[出处]《新中医》1993，（7）：39.

方 三

[主治] 早泄，证属肾精不足、下元亏虚者。

[材料] 蟾酥、一叶萩碱、蝎毒、鹿茸、肉苁蓉等。

[方法] 将上药研细为末备用。

[**用法**] 用敷脐法。用温肥皂水将脐部洗净擦干，将上药末在脐部贴敷，每 24 小时换药 1 次，7 次为 1 个疗程，休息 5 天再行第二疗程。

[**疗效**] 蔡德猷用方三治疗 116 例，痊愈 91 例，好转 16 例，无效 9 例，总有效率 92.24%。

[**体会**] 蟾酥和蝎毒均为有毒药物，脐疗宜在医师指导下使用，不能内服。

[**出处**]《中成药》1995，17（5）：23.

方四

[**主治**] 早泄，证属脾肾两虚者。

[**材料**] 五倍子 150g，煅龙牡各 50g，淫羊藿 50g，熟地黄 50g，蛇床子 50g，丁香 30g，肉桂 50g，细辛 30g，当归 30g。

[**方法**] 将上药混合研末，装瓶中密封备用。

[**用法**] 用敷脐法。嘱患者仰卧床上，脐部用 75% 乙醇常规消毒后，根据脐部凹陷浅深大小不同，取药末 5~8g 用食醋调和成糊状，敷于脐孔内，后用 6cm×6cm 方形胶布固封，24 小时换药 1 次，10 次为 1 个疗程。

[**疗效**] 尹柱汉用方四治疗 40 例，近期治愈 27 例，显效 7 例，有效 4 例，无效 2 例。总有效率为 95%。

[**出处**]《中国民间疗法》2002，10（11）：19.

方五

[**主治**] 肾虚肝郁之早泄。

[**材料**] 小茴香、檀香、丁香、白蒺藜、木香、香附各 15g，芡实、金樱子、煅龙骨、煅牡蛎各 20g。

[**方法**] 研细粉。

[**用法**] 用敷脐法。研细粉装入药袋，封口后佩于腰带、脐部、小腹丹田部，每日或隔日 1 次，5 次为 1 个疗程。

[**出处**] 谭支绍.《中医药物贴脐疗法》广西科学技术出版社.

方六

[**主治**] 脾肾阳虚，精关不固之早泄。

[**材料**] 人参 60g，鹿茸 60g，当归 300g，巴戟天 600g，附子 600g，肉桂 600g，公丁香 300g，淫羊藿 600g，肉苁蓉 600g，蜈蚣 150g，麝香 14g。

[**方法**] 研细粉。

[**用法**] 用隔药灸法。先将麝香研末分放待用，再将余药混合研末备用。操作时嘱患者仰卧位，脐部神阙穴用 75% 乙醇常规消毒后，以温开水调面粉成面圈状（周长 12cm，直径 3cm），将面圈绕脐 1 周，后将麝香末约 0.02g 纳入脐中，再取上药末填满脐孔（5~8g），用艾炷（艾炷底盘直径与面圈内径相同，约 1.2cm，高约 1.5cm）施灸 20 壮。每次艾灸 2 小时，灸后胶布固封脐中药末 2 天。3 天治疗 1 次，30 天（10 次）为 1 个疗程。

[出处]《中国针灸》2002，22（9）：594．

【按语】

早泄是指过早射精，所泄过早，目前西医学认为，从临床角度很难下确切的定义，具体的衡量标准不一，且认为大多数早泄属精神因素，因此治疗当中应结合心理治疗，注重精神调养，排除杂念，平日应清心寡欲，陶冶性情，避免过度的脑力劳动。另外应正确对待性生活，对早泄的概念要有正确的了解，防止将正常的情况误解为早泄。即便确实患有本病，亦要放下包袱，积极治疗。同时妻子要温柔体贴，帮助患者树立信心，而不要抱怨，施加心理压力。

坚持参加适度的体育活动。体育项目的选择与运动强度，应根据个人爱好与耐受程度而定，如散步、慢跑、体操、球类、太极拳等均可，但以不感劳累为度。

不 射 精 症

不射精症，又称射精不能，指性交时没有精液流出，也没有性高潮，它是射精障碍的一种表现，在男子性功能障碍中较为常见。不射精症属中医"精瘀症"之范畴。

【病因病机】

不射精症可分为精神性和器质性两类。前者可因精神创伤造成对女性的报复心里，性冲动受抑制、夫妻感情不和、不忘旧情人、婚外恋或妻子有婚外性行为等；害怕射精危害健康或害怕射精导致女方怀孕而有意控制；性知识缺乏，不懂得性交时应抽动阴茎，操作失误而使兴奋不足；射精中枢兴奋阈值过高，婚前手淫，亦是较常见原因。

中医学认为，本病绝大部分是由于性知识缺乏，情志不舒，思虑惊恐，致使气机失调，肝之络脉瘀滞，气血运行不畅，精室窍道失主所致。此外，各种原因引起的气滞、湿阻、湿热、毒邪或外伤等均可导致络脉阻塞窍道，精室郁闭不通，从而导致不射精症。因此，肝络郁滞、精室窍道阻滞不通是不射精的主要病机。由于本病发生多以精神情志为主，总病机为各种原因导致肝经络脉郁结，窍道瘀滞不通，使精液不能排出而出现不射精症。

【诊断要点】

（1）性活动时的"三有"和"三无"。即有性兴奋、有阴茎勃起、有充足的性交时间，但是无性高潮、无射精动作、无精液排出。

（2）往往有下意识的射精动作和性欲高潮，如梦遗。常伴有遗精或阴茎挺而不收，易与阴茎异常勃起相混淆。其区别在于本症因性兴奋而勃起，而阴茎异常勃起一般不因性刺激引起。本症性交时没有精液射出，而阴茎异常勃起在射精后仍然持续性勃起。

（3）诊断主要根据病史，要了解性交全过程，尤其是性交方式、阴茎在阴道内抽动频率、幅度等情况；了解性交时性兴奋是否满意。总之，不射精症的诊断要点是无性欲高潮、无射精动作和无精液排出。

【治疗方法】

方 一

[主治] 不射精症之精室窍道不通。

[材料] 冰片 1g，王不留行 7 粒。

[方法] 以上各药为末，调匀备用。

[用法] 用敷脐法。用消毒干棉球擦净肚脐，上药填于神阙穴内，再用麝香止痛膏或虎骨麝香膏贴于肚脐上，贴紧药末不外漏为度，3 天再换一次。

[疗效] 黄天宝用方一配合通关汤内服治疗 34 例，痊愈 29 例，无效 5 例，治愈率 85%，疗程最短 5 天，最长 21 天。

[出处]《中国农村医学》1991，（6）：35.

方 二

[主治] 不射精症。

[材料] 樟脑、龙脑、薄荷脑各等份。

[方法] 将上 3 味药捣碎混匀密封。

[用法] 用敷脐法。用时取 0.6~1g 药末填入脐中，再滴 1~2 滴白酒，外用胶布固定。每于傍晚上药，性交后去除，7 次为 1 个疗程。

[疗效] 曾用方二治疗张某，患不射精症 1 年，性交时无性欲高潮，无射精，用方二治疗 1 个月，诸症消失，能正常性交。

[出处] 经验方。

方 三

[主治] 不射精症之肝郁证。

[材料] 白芷、五灵脂、盐各 6g，麝香 0.3g，艾炷、荞麦面各适量。

[方法] 研为极细末备用。

[用法] 用隔药灸法。将荞麦面用水调搓成条状，圈于脐周，将上药压粉，放入脐内，用艾炷灸，以腹内感觉微温为度。

[出处] 罗和古.《脐疗巧治病》中国医药科技出版社.

方 四

[主治] 肝络郁滞不射精症、精室窍道阻滞不通。

[材料] 麝香 0.3g。

[方法] 研为细末。

[用法] 用敷脐法。在脐部消毒后，将药粉置于脐中，外以胶布固定。

[出处] 罗和古.《脐疗巧治病》中国医药科技出版社.

【按语】

射精不能症患者绝大多数无性欲高潮的感受，性生活平淡，缺乏乐趣，如长期得不到解决，也可出现勃起困难，甚至出现永久性阳痿。一部分患者精神抑郁，对任何事物缺乏激情，只有在健康心理状态下，针灸，中药等才能充分发挥作用。心理调整要因人而异，可用大量的生动例子说动患者消除各种顾虑，并针对每个患者具体情况进行性交姿势、动作技巧的个别指导，让患者接受与过去习惯不同的各种新姿势，均有利于加速本症的恢复。

临床观察表明，本病年龄大小与疗效无显著差异，病程长短与疗效无显著差异。从分型上看，肝火旺盛型治愈率优于肾虚型，同时显示，性欲强弱与疗效有明显差异，性欲强者治愈高，性欲中或弱者治愈低。

大部分患者有精神抑郁，心理负担较重，可因人而异地进行心理调整，消除患者的顾虑，并针对患者具体情况进行个别指导，均有利于加速患者的康复。大部分功能性不射精患者通过讲解性知识、消除不良心理影响及错误观念并辅以性行为指导，往往能达到立竿见影的效果。对于因性生活过频而不射精的，则应减少性生活的次数；如是药物引起的不射精，则在遵照医嘱的情况下停药或改换药物；对于一时无法治愈而急于生育者，可通过电按摩射精，做人工授精使妻子怀孕。

缩 阳 症

缩阳症又称恐缩症，是指有些男女误以为阴茎、睾丸或外阴、乳房等在不断缩小，甚至缩入腹腔内，从而产生一种恐惧，是一种性色彩非常浓厚的癔病。中医也称之为"阴缩症"。

【病因病机】

西医心理学研究发现，缩阳症跟射精异常、阳痿、早泄和性冷淡不同，它并不是普遍存在于各种性功能异常和神经症，而是在特定社会文化背景中特有的心因性疾病。从解剖学上来说，男子的阴茎不可能缩入腹内，女子的乳房也绝不会缩进胸腔，其实缩阳症纯属个人的心理压力太大而引起的错觉，主要还是心理作用。

中医学认为，本病为肝之经筋受病，则可引起生殖器的病态反应，由于内伤（如房劳太过）则阴茎痿软不举；由于直中寒邪则外生殖器可疼痛内缩。故缩阳症主要是由于肝阳或肾阳虚弱，外感寒凉，如久卧冰冷之地，或天寒入水，或嗜食生冷，或房事受寒等，均可因寒侵肝肾之经，引起阴茎内缩、小腹挛痛、阴部发凉抽动、畏寒心悸、心烦意乱、焦虑紧张和怕死感等症。

【诊断要点】

（1）坚信生殖器官（或身体其他器官如舌、耳、鼻等）会缩小或缩入体内而致死的信念，再加上有关"鬼神""妖精"的讹传或生殖器受寒、风吹，或因性生活，或其他刺激而诱发本症。

（2）临床以急性发作的恐怖性焦虑和自感生殖器或机体突出部位有强烈的收缩感或缩小感或麻木疼痛为主。可同时伴有面色苍白、出汗、发抖等自主神经功能紊乱症状。

（3）多见于青少年。呈急性发作。流行时以一次发作居多。散发病例可反复多次出现。不用特殊的医疗处理也可以自行终止发病，停止发作后患者恢复如常人。

（4）智能较低、随众心强、超我力弱、暗示性和敏感性增高的个性素质可作为诊断参考。

（5）没有脑器质性病变或躯体疾病的病因，也没有精神活性物质（酒精、鸦片类药物、镇静剂等）的影响。若有即属继发性。

【治疗方法】

[方一]

[**主治**] 肾阳虚型缩阳症。

[**材料**] 大葱 250g，生姜 40g，胡椒 15g，硫黄 30g。

[**方法**] 后 3 味药研细末，与切碎的大葱共捣一起。

[**用法**] 用敷脐法。将上药敷于脐部及脐下，外加热敷。

[**疗效**] 高树中用方一治疗某男，42 岁，患缩阳症数月，1 日发作数次，用上方治疗 5 次，即未再发作。

[**出处**] 高树中.《中医脐疗大全》济南出版社.

[方二]

[**主治**] 缩阳症。

[**材料**] 粗灯芯。

[**方法**] 用粗灯芯醮油备用。

[**用法**] 用灯火灸法。用粗灯芯醮油备用。点燃，先焠关元一焦，次焠神阙及其上下左右各 5 分各一焦，觉腹中有热感，症即缓解。

[**疗效**] 笔者用方二治疗本病 5 例，均立即停止发作，有 2 例半年后复发，再用仍有效。

[**出处**] 经验方。

[方三]

[**主治**] 缩阳症。

[**材料**] 火罐。

[**方法**] 火罐消毒后备用。

[**用法**] 用拔罐法。肚脐皮肤消毒后，将火罐拔神阙穴。以及关元、气海及小腹两旁穴位，稍留罐，连续拔十余罐即止。

[**疗效**] 用方三治疗李某，患本病 3 年，时发时止，多法无效，用上方治疗 3 次后，停止发作。

[**出处**] 经验方。

[方四]

[**主治**] 男女各种因素所致的阴缩症。

[**材料**] 干姜 50g，葱头 5 个。

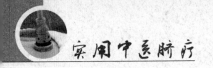
[**方法**] 将上药共捣烂如泥。

[**用法**] 用敷脐法。用少许人乳或蜂蜜调匀敷于脐周，外加绷带固定。

[**出处**] 罗和古.《脐疗巧治病》中国医药科技出版社.

方 五

[**主治**] 男子肾囊缩入或妇人乳头缩入。

[**材料**] 用葱白适量，微捣。

[**方法**] 炒热，分2包。轮换熨肚脐。

[**用法**] 用熨脐法。

[**出处**] 高树中.《中医脐疗大全》济南出版社.

方 六

[**主治**] 缩阳症肾虚者。

[**材料**] 胡椒49粒，连须葱头49个，百草霜1撮。

[**方法**] 前2味捣成泥状，加入百草霜再捣匀。

[**用法**] 用敷脐法。将药泥分两处布摊。一贴脐上，一贴龟头，用线捆住。

[**疗效**] 少顷即愈。

[**出处**] 高树中.《中医脐疗大全》济南出版社.

【按语】

由于本病纯属个人的心理压力太大而引起的错觉，主要还是心理作用。因此，防治此病必须从心因性的发病机制着手，分析心理因素，最重要的是要破除迷信，实际上全部患者都是被迷信与神经过敏愚弄了，没有一个患者真正是阴茎缩入腹内，也没有一个患者真正是乳房缩入胸中，从正常生理学角度来看，这根本是不可以缩入的。为此，在治疗的同时，要加强科学卫生知识的宣传，性知识的普及教育，有可能阻止、控制甚至消灭缩阳症的发生和流行。

男性不育症

男子不育症是指精子的产生、成熟、运输或射精能力缺陷等所引起不能生育的总称。中医称为"不嗣"。

【病因病机】

男性不育的主要原因可归纳为5类：①性功能障碍包括阳痿、早泄、遗精、不射精等，不射精症占男性不育原因的32.4%。②精液质量异常，包括少精症、无精症、死精症、弱精症、多精症、精量过少及精液不液化等。少精症占男性不育原因的15.4%。③精索静脉曲张引起的男性不育占12%。④免疫学因素：指男子血清或精浆中存在有抗精子抗体，产生自身抗精子免疫反应，导致免疫性不育。⑤生殖道感染、先天性异常、全身性疾病及不明原因引起的不育。

中医学认为，男子不育，就脏腑而论，主要责之于肾肝，肾主生殖，主二阴、生精血，肾虚则性功能障碍，精滑、精冷、精少，而艰嗣。肝肾同源，肝经络阴器，肝阴亏损则精少，肝经温热则伤精而无子。此外，气血两虚，气滞血瘀，痰湿内蕴等，均因影响生殖功能而艰嗣。

【诊断要点】

（1）一般来说，夫妻婚后同居二至三年，未采用任何避孕措施而不怀孕者称不孕。不孕因为男方原因引起者，是为男性不育症。

（2）男性原因引起的不孕不育除外生殖器发育畸形外，有下列症状是常见的：阳痿、不射精、血精、精液过少、射精疼痛、白浊。

（3）体格检查包括全身及生殖器官检查。全身检查与内科方法相同，特别要注意发育、营养及精神状况，但重点则是生殖器官的检查。

【治疗方法】

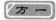 **方 一**

[**主治**]男子不育肾阴不足型。

[**材料**]滋阴续嗣丹（自拟）：龟甲30g，鳖甲30g，熟地40g，山药40g，山萸肉30g，丹皮30g，王不留行30g，青皮30g，淫羊藿10g。

[**方法**]上药共为细末，瓶装备用。

[**用法**]用敷脐法。临用时取药末10g，以温开水调和成团，涂以神阙穴，外盖纱布，胶布固定，3天换药1次，10次为1个疗程。

[**疗效**]庞保珍用方一治疗128例，治愈51例，显效45例，有效25例，无效7例。

[**出处**]《现代中医药》2004，（2）：34.

 方 二

[**主治**]男子不育肾虚寒滞型。

[**材料**]白芷、肉桂各10g，五灵脂15g。

[**方法**]上药研末细筛成粉末。同时取麝香1g与上药调匀，用瓶密封，防麝香芳香走窜泄气而影响药效。

[**用法**]用隔药灸法。治疗时取药粉1g放于脐眼处，用胶布贴紧，以防药粉脱落，夜间去脐上胶布，保留药粉，用艾棉隔姜片灸脐部，灸至脐中温暖为度，慎防烫伤，然后用棉签擦去药粉，换上新药粉1g，贴上新胶布。30天为1个疗程。根据病情，可隔1周后再用第2个疗程。敷药期间，配服五子衍宗丸，加强疗效。

[**疗效**]黄时浩用方二治疗35例，其中18例痊愈，其余多数病例的精液不液化、精子量、精子活动力、不射精等均有不同程度的改善。

[**出处**]《新中医》1996，（3）：46.

方 三

[**主治**]男子不育痰湿内蕴型。

［材料］祛疾洐嗣丹：人参 30g，淫阳藿 30g，菟丝子 30g，陈皮 30g。半夏 30g，云苓 30g，枳实 30g，车前子 20g，麝香 1g，生姜片 10~20 片，艾炷 42 壮（如黄豆大），食盐及麦面粉适量。

［方法］先将食盐、麝香分别研细末分放待用，次将其余诸药混合，研成细末，另瓶装备用。

［用法］用敷脐法。嘱患者仰卧床上，首先以温开水调麦面粉成面条，将面条绕脐周围一圈（内径约 1.2~2 寸），然后把食盐填满患者脐窝略高 1~2cm，接着取艾炷放于盐上点燃灸之，连续灸 7 壮之后，把脐中食盐去掉，再取麝香末 0.1g 纳入患者脐中，再取上药末填满脐孔，上铺生姜，姜片上放艾炷点燃，频灸 14 壮，将姜片去掉，外盖纱布，胶布固定，3 天灸 1 次，10 次为 1 个疗程。

［疗效］庞保珍用方三治疗 136 例，治愈 50 例，显效 43 例，有效 36 例，无效 7 例，总有效率为 94.85%。

［出处］《中医外治杂志》2004，13（5）：48.

方 四

［主治］男性不育肾虚者。

［材料］温阳广嗣丹：巴戟天 30g，川椒 6g，淫羊藿 30g，菟丝子 30g，熟地 30g，红花 30g，香附 30g，人参 30g。

［方法］上药共为细末，瓶装备用。

［用法］敷脐法。临用时取药末 10g，以温开水调和成团，涂神阙穴，外盖纱布，胶布固定，3 天换药 1 次，10 次为 1 个疗程。

［疗效］治疗 120 例中治愈 50 例，显效 43 例，有效 20 例，无效 7 例，总有效率为 94.17%。

［出处］《国医论坛》2004，19（4）：35.

方 五

［主治］男性不育，证属肾阳虚者。

［材料］附子、胡椒、五灵脂、食盐、丁香、夜明砂、两头尖、麝香等。

［方法］上药共研为细粉。

［用法］神灯照法。神阙穴皮肤消毒，取粉剂适量，以中药渗透剂搅匀，填入脐内（以填满为度），上覆盖艾绒，用纱布固定后，神灯照射 30 分钟，以患者出微汗为度；如不出汗可饮海马桂茶 1 杯，再照射 30 分钟，汗即可出。1 日 1 次，25 次为 1 个疗程。

［体会］治疗期间忌夫妇同房，不吃生冷及刺激性食物，禁用烟酒。

［出处］罗和古.《脐疗巧治病》中国医药科技出版社.

方 六

［主治］男性不育，证属肝肾亏虚者。

［材料］五灵脂 15g，肉桂、白芷各 10g，麝香 1g。先将白芷、肉桂、五灵脂。

［方法］研细末，细筛成粉末，再取麝香与上药调匀，贮瓶密封备用。

[**用法**] 用隔药灸法。用时取药粉 1g，放于神阙处，用胶布贴紧，以防药粉脱落。夜间去脐上胶布，保留药粉，用艾条隔姜片灸脐（神阙）部，灸至脐中温暖为度，慎防烫伤。灸后用棉签擦去药粉，换上新药粉 1g，贴上新胶布。30 天为 1 个疗程。根据病情，可隔 1 周后再用第二疗程。

[**出处**] 罗和古.《脐疗巧治病》中国医药科技出版社.

【**按语**】

方一对肾阴虚所致男性不育有较好疗效，方二对肾阳虚型男性不育有较好疗效。方三对痰湿内蕴型男性不育有较好疗效

在治疗时应让患者注意，在性生活中应精力充沛，情绪高涨。但应适当节制性生活，每月 1 或 2 次为宜。有利于提高精液的浓度、精子的数量和质量。同时应积极治疗导致不育症的生殖器官病变和全身性疾病，以便从根本上得到治疗。并经注意避免精神状态的长期不佳、营养不良及偏食，克服嗜烟与酗酒、长期穿紧身裤、频繁热水浴及长期坐柔软的沙发、经常长途或过度劳累地骑自行车等习惯。

肾　炎

肾炎即原发性肾小球肾炎，是由多种病因引起的原发于肾小球的一组免疫性炎症性疾病。多见于青壮年，临床可分为急性肾炎和慢性肾炎两种。该病常归属于中医学中的"水肿"病，也有称"水病""水胀""水气病"等。

【**病因病机**】

本病发病是由于机体在致病因素作用下，通过免疫反应形成的，导致这种免疫反应有多种病因，可能与溶血性链球菌甲型感染有关，有的由另外的细菌、病毒等生物病原体引起。慢性肾炎大多由急性肾炎转变而来。

中医学认为，肾炎主要病变在肺、脾、肾之脏，其中以肾为根本。若先天不足，或房劳伤肾，致肾气内亏，气化失职，水浊潴留而成浮肿。也可因外浸水湿，饮食失节，劳倦过度，而致脾气脾阳亏虚，运化失职，水浊潴留，或外邪袭表，卫气失和，肺气失宣，布精及通调水道功能失职，水留经隧，溢于肌肤而致。

【**诊断要点**】

（1）急性肾炎在发病前 2~3 周常有咽部或皮肤感染史。咽肿、头痛、头晕、血压升高，波动大，尿常规检查有蛋白、红细胞型。

（2）慢性肾炎部分有急性肾炎史。有高度浮肿，并伴腰酸，头昏乏力，食欲不振，面色苍白或萎黄，血压升高。大量蛋白尿、血浆蛋白降低，A/G 比值倒置，胆固醇增高。

【治疗方法】

方 一

[主治] 急性肾炎水道失职者。

[材料] 马蹄草 30~60g。

[方法] 将药洗净，捣碎。

[用法] 用敷脐法。将肚脐皮肤消毒后，用上药敷脐。

[疗效] 郭桃美用方一治疗急性肾炎，有良效。

[出处]《新中医》1989,（11）: 46.

方 二

[主治] 小儿急性肾炎水肿。

[材料] 鲜麦冬（若尿中红血球多，则用野芋块根）。

[方法] 上药洗净，捣碎备用。

[用法] 用敷脐法。将肚脐皮肤消毒后，用上药敷脐。

[疗效] 劳如玉用方二治疗 12 例，除 1 例曾内服草药外，余均单敷 1~4 次即效。成人亦效。对高蛋白尿者疗效尤佳。

[出处]《浙江中医杂志》1975,（2）: 43.

方 三

[主治] 肾炎水肿。

[材料] 萱草根、马鞭草、乌桕叶各 60g，葱白 7 根，生姜（连皮）6g。

[方法] 上药分别捣烂混匀，做成两个药饼备用。

[用法] 用敷脐法。每取 1 块药饼敷于脐部，以塑料薄膜覆盖，包扎固定，1 日更换 2 次，每日以热水袋在上面热熨 2~3 次，每次 30 分钟。

[疗效] 刘邦开用方三治疗肾炎水肿，一般当日即可见尿量增多，水肿减轻，复发者再用仍有效。

[出处]《四川中医》1987,（2）: 封三.

方 四

[主治] 肾炎各型。

[材料] 鲜葎草茎叶。

[方法] 捣烂成泥膏状。

[用法] 用敷脐法。将上药外敷于脐部，用绷带固定，

[疗效] 陈鸿立用于肾炎有良效。

[出处]《浙江中医杂志》1976,（2）: 9.

方 五

[主治] 急性肾炎水道不通者。

[材料] 垂盆草、马蓝根、毛茛、败酱草各适量，胡葱 5 根，白及、川贝、山楂各

3g。

　　[**方法**] 前5种药捣烂，后3种研末与前5种药混合，放些酒，做成汤团大小。

　　[**用法**] 用敷脐法。敷脐，纱布固定，24小时局部有水疱，消毒针挑破，然后放呋喃西林油膏，1个月内不吃盐及荤腥。

　　[**体会**] 毛茛含有强烈挥发性刺激成分，与皮肤接触可引起炎症及水疱，内服可引起剧烈肠胃炎和中毒症状，因其十分辛辣，脐疗多用作透皮剂。使用时应听从医师指导，不能误服。

　　[**出处**]《江苏医药》1976，（1）：23.

方六

　　[**主治**] 慢性肾炎脾肾不足者。

　　[**材料**] 用甘草、甘遂各等份。

　　[**方法**] 研为细末，用凡士林调匀。

　　[**用法**] 用敷脐法。贴于肚脐上。

　　[**出处**] 高树中.《中医脐疗大全》济南出版社.

【按语】

　　敷脐治疗对急性肾炎有一定效果，有明显的利尿、消肿、降压作用，在改善症状、增强体质、减少反复发作等方面有较好的疗效，但对慢性肾炎的治疗则有一定的难度，配合灸法或能收到满意效果。

　　本病在急性期时治疗就应彻底，否则很易转变为慢性肾炎，增加治疗的难度。

　　治疗期间，患者应注意休息，特别对急性肾炎最好卧床休息至病症消失。水肿初期，应吃无盐饮食。肿势减退后（大约3个月），可进少盐饮食，待病情好转后逐渐增加放盐量。对虽有浮肿但血中尿素氮不高者，可食高蛋白饮食；血中尿素氮升高者，要严格控制蛋白摄入量，并应适当食用少量新鲜水果与蔬菜等。应忌酒，禁食辛辣、醋、虾、蟹、生冷食品。

　　注意摄生，起居有时，预防感冒，不宜过度疲劳，尤应节制房事，以免加重病情。

慢性肾功能衰竭

　　慢性肾功能衰竭（慢性肾衰或慢肾衰）是由各种原因造成的慢性进行性肾实质不可逆损害，以尿毒素潴留、水电解质紊乱、肾性贫血和钙磷代谢紊乱等为主要表现的一组综合征。慢性肾功能衰竭属中医的"关格""癃闭""虚劳""水肿""腰痛"等范畴。

【病因病机】

　　慢性肾功能衰竭：各种慢性肾脏疾病都可导致肾功能进行性减退，最终可引起慢性肾功能衰竭。在我国以慢性肾炎、慢性肾盂肾炎、高血压肾小动脉硬化症、糖尿病肾病、多囊肾及系统性红斑狼疮性肾病较多见。起病隐匿者，可经多年进展直至晚期

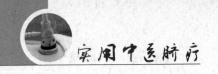

尿毒症时才被发现。由于肾单位的严重破坏，当肾小球滤过率下降到小于 15% 以下时，体内出现严重的内环境紊乱和代谢废物的滞留，常有钠和水平衡的紊乱及钾代谢的紊乱发生。

中医学认为，本病病位在肾，与肝、脾、胃等脏腑有关。久病不愈，引起脾、肾衰败，气化失常，而致水浊停留，浊毒壅塞三焦，终致心窍蒙蔽，肝风引动，并发各种险症，危及生命。

【诊断要点】

（1）肾功能代偿期、氮质血症期，尿量增加，有明显的多尿、夜间尿；尿毒症期，少尿，甚至无尿，水肿。

（2）各系统症状：造血系统有贫血、出血、衄血；消化系统有恶心、呕吐、厌食、口有尿臭味；心血管系统有高血压、左心室肥大、心肌炎、心包炎、冠心病；神经系统有乏力、头晕、头痛、淡漠、嗜睡、烦躁、惊厥、昏迷；呼吸系统有呼吸深长；运动系统有骨痛、自发性骨折、关节炎等。

（3）肾功能试验内生肌酐清除率降低，血肌酐升高，酚红排泄试验、尿浓缩稀释试验明显减退。

（4）血电解质紊乱。

【治疗方法】

方一

[主治] 慢性肾功能衰竭，证属肾虚水泛者。

[材料] 大黄 3 份，酒黄柏 2 份，制附子 2 份，肉桂 1 份，冰片 0.5 份。

[方法] 上药按比例配药，碾成米粒状备用。

[用法] 用敷脐法。使用时先用酒精常规消毒脐部及脐周皮肤，湿毒内蓄型取上药散 6~8g，湿浊瘀阻型取上药 6g，加水蛭 1g、红花 1g，调大黄酒（50 度纯米酒 1000ml 浸大黄 50g 即成），外敷脐部，并加贴麝香风湿止痛膏固定药散。2 天敷药 1 次，45 天为 1 个疗程。根据患者体质及反应情况，适当调整大黄用量，以患者每日排出 1~2 次软便为宜。

[疗效] 黄明辉用方一治疗 45 例患者，显效 11 例，有效 23 例，无效 11 例，总有效率为 75.57%。

[出处]《中国中西医结合肾病杂志》2003，4（6）：351.

方二

[主治] 慢性肾功能衰竭，证属脾气衰败、气化失常者。

[材料] 肾康袋：黄芪、党参、白术、当归、附子、淫羊藿、鸡血藤、丹参、川芎、益母草、砂仁、车前子、金银花、大黄、陈皮、冰片、麝香、竹茹等。

[方法] 将上述中药烘干粉碎，反复筛选成极细末备用。

[用法] 用敷脐法。将上述中药细末，装入直径 15cm 大小的椭圆形袋内，每袋含药量约 150g 左右，袋的外侧加一层塑料纸，以防药物挥发，降低药效，用前先用酒精

或温水棉球清洗掉脐垢及皮肤表面的油脂，半个月更换 1 次。

[疗效] 高树中用方二治疗 50 例，显效 18 例，有效 23 例，无效 9 例，总有效率为 82%。

[出处]《中国中西医结合肾病杂志》2006，7（3）：151.

方 三

[主治] 慢性肾功能衰竭，证属肾虚水泛者。

[材料] 淡附子 30g，生大黄 30g，黄芪 30g，益母草 30g，车前子 30g，生牡砺 30g，炒枳实 10g。

[方法] 制成丸剂，每丸 3g。

[用法] 用敷脐法。用时以 1 丸敷脐，外用胶布固定，每 3~4 天换药 1 次，8 周为 1 个疗程。

[出处]《中国中西医结合杂志》1997，17（7）：433.

方 四

[主治] 脾肾阳虚型肾功能衰竭。

[材料] 艾条。

[用法] 用灸法。以灸神阙为主，配穴为涌泉、足三里、三阴交、关元。每日灸 2~3 穴，除神阙必灸外，另依次选 1~2 个配穴。每穴灸 30 分钟，以皮肤潮红为度，1 个月为 1 个疗程。如无不适，隔 2 天后继续下 1 个疗程。

[体会] 如遇外感发热或湿毒较盛，或阴虚火旺者，待中药调理平复后再灸。

[出处] 罗和古.《脐疗巧治病》中国医药科技出版社.

方 五

[主治] 阳虚水泛型肾功能衰竭。

[材料] 麝香 0.15g，葱白、田螺适量。

[方法] 以麝香填患者脐（神阙）中，用葱白、田螺各捣烂成饼。

[用法] 用敷脐法。将药饼封于脐（神阙）上，用布带敷住。每日 1 次，使患者小便通利为止。

[出处] 罗和古.《脐疗巧治病》中国医药科技出版社.

【按语】

本病要积极治疗，使肾功能不再下降；患者要注意休息，要避免过度劳累及强烈的精神刺激，预防和控制感染，去除感染灶以减少病情恶化的诱因，控制血压；口中有尿臭味，宜多次漱口。患者应进半流质食物和低蛋白饮食，补充足够的热量、维生素，多食水果、蔬菜；一般不用忌盐，不限制水分；进入少尿期，要限制食盐摄入（1~3g/ 日），严格控制水分；忌食海腥及辛辣、烟酒等有刺激性之物。本病虽属严重疾病，但积极治疗，预后尚佳；如已出现尿毒症，则预后差。

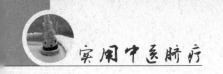

泌尿系感染

泌尿系感染是指病原菌在尿液中生长繁殖，并侵犯泌尿道黏膜或组织而引起的炎症。中医学归属于"淋证""癃闭"范畴。

【病因病机】

引起本病的病原大部分为大肠埃希菌。尿道炎常因尿道口或尿道内梗阻、邻近器官的炎症蔓延以及机械或化学刺激等引起。膀胱炎可因膀胱颈下的尿路损害后引起感染。感染后其黏膜出现弥漫性充血、水肿，呈深红色，下层有多发性点状出血或瘀血，有时可发生浅表溃疡。

中医学认为，本病多因外感湿热或因多食辛辣肥甘之品，酿成湿热，下注膀胱，或下阴不洁，秽浊之邪侵入膀胱，酿成湿热，或房劳伤肾，虚火内生，火迫膀胱，或年迈肾虚气弱，气化不及州都，排尿不利，尿液蕴结，郁久化热，均可致膀胱气化不利，小便频数热痛。

【诊断要点】

（1）可出现尿频、尿急、尿痛等膀胱刺激征症状。

（2）急性尿道炎可见尿道口红肿，慢性者以尿线变细，排尿不畅为主，尿道刺激征多不明显。

（3）急性膀胱炎尿液浑浊甚至血尿，膀胱区疼痛；慢性者仅见轻度膀胱刺激征症状，反复发作。

（4）输尿管炎尚伴有腰痛或向膀胱、前阴下传的腹痛。

（5）急性肾盂肾炎伴有腰痛、腹痛、畏寒、发热等，肾区叩击痛，化验白细胞增多、少量蛋白、血尿、脓尿。慢性者可见低热、贫血、腰酸痛、下肢水肿等症。

【治疗方法】

方 一

[**主治**] 急性尿路感染见尿频、尿急、尿痛、血尿、小便灼热者。

[**材料**] 食盐。

[**用法**] 用敷脐法。取食盐置于脐中，以稍高出腹部为度，用创可贴将脐眼封包，24小时后重新换盐，3~5天为1个疗程。

[**疗效**] 黄琼用方一治疗某男，9岁，患者诉尿频、尿急、尿痛、小便灼热感半天，伴便意频频，用食盐敷脐后，第二天即无症状。

[**出处**]《针灸临床杂志》2006，22（7）：63.

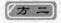**方 二**

[**主治**] 急性尿路感染，小便短数，尿色黄赤，尿时刺痛，少腹急胀，口苦干渴，舌苔黄腻，脉濡数。

[**材料**] 田螺葱白膏：田螺 3~5 个，葱白 10 根，冰片 0.5g。

[**方法**] 将田螺去壳，加入葱白、冰片共捣烂如厚膏状备用。

[**用法**] 用敷脐法。将药膏如枣大一块，摊于胶布中间，贴敷在患者脐上。以纱布束定。每日换药 1 次，直至病愈为止。

[**疗效**] 谭支绍用方二治疗范某，女，19 岁，突然小腹疼痛，尿意急迫，小便热涩灼痛，用方二连续贴脐 3 天，疾病痊愈。

[**出处**] 谭支绍.《中医药物贴脐疗法》广西科学技术出版社.

方 三

[**主治**] 尿频尿急，排尿时疼痛。

[**材料**] 3 寸毫针。

[**方法**] 将毫针消毒后备用。

[**用法**] 用毫针刺法。从气海穴（脐下 15 寸）皮下进针，针尖向脐中方向斜刺 15~2.0 寸深，持续缓慢捻针 3~5 分钟起针。由于脐窝深浅因人而异，所以透刺时应注意体针与皮肤的角度。脐窝深者与表皮成 45° 角，浅者成 30° 角，每日针 1 次。

[**疗效**] 笔者用方三治疗 5 例，2 例痊愈，2 例好转，1 例无效。

[**出处**] 经验方。

方 四

[**主治**] 尿路感染湿热下注型。

[**材料**] 葱白（带须，去土，勿洗）5 根，萹蓄 3g，大黄 2g，木通 2g，瞿麦 6g。

[**方法**] 上药共捣烂如膏，备用。

[**用法**] 用敷脐法。将肚脐皮肤消毒后，取药膏如枣大一块，放于脐上，上盖纱布，再用胶布固定，1 日 1 换。

[**疗效**] 笔者用方四治疗 15 例，10 例痊愈，5 例好转。

[**出处**] 经验方。

方 五

[**主治**] 泌尿系感染湿热下注型。

[**材料**] 麝香 0.15g，白胡椒 7 粒。

[**方法**] 胡椒研成细粉，瓶装密封备用。

[**用法**] 用敷脐法。脐部温水擦净，先将麝香粉倒入，再放入胡椒粉，上盖一张圆白纸（以盖住肚脐为度），外用胶布固定，每隔 7~10 天换药 1 次，10 次为 1 个疗程。每疗程间休息 5~7 天，连用 6 个疗程。

[**出处**] 罗和古.《脐疗巧治病》中国医药科技出版社.

【按语】

西医认为急性尿路感染多由细菌感染引起。中医称之为淋证，多属湿热下注所致。脐为神阙穴，以药物敷脐直达膀胱，较快解除患者的症状。《医林纂要》谓食盐"生用泄肾火"。《随息居饮食谱》言其："清热渗湿，明目，杀虫。"《日华子本草》谓"通大小便"，故可用于本病。食盐功能涌吐、清火、凉血、解毒。临床选择清热利湿、活血通淋，敷于神阙，可明显扩张输尿管和尿道的平滑肌，增强肾脏代谢功能，使尿量增加。共奏通调三焦气机、激发膀胱气化之功，对不便用药者，此法不失为一种有效的治疗方法。本法使用方便，药材易得，疗效亦佳。

膀 胱 炎

膀胱炎是泌尿系统最常见的疾病，尤以女性多见。中医将其归属于"淋证"范畴。

【病因病机】

膀胱炎的病因很多，但大多数为化脓性细菌的感染。诱因有结石、异物、肿瘤或阻塞性病变，包括由于神经系统疾病产生的排尿功能障碍等。膀胱炎的急性炎症的病理变化有黏膜充血、水肿、出血和溃疡形成，并有脓液或坏死组织。慢性炎症主要有黏膜增生或萎缩、肉芽组织形成，并有纤维组织增生，膀胱容量减少。

中医学认为，本病多因外感湿热或因多食辛辣肥甘之品，酿成湿热，下注膀胱所致。同时下阴不洁，秽浊之邪侵入膀胱，酿成湿热，或房劳伤肾，虚火内生，火迫膀胱，或年迈肾虚气弱，气化不及州都，排尿不利，尿液蕴结，郁久化热，均可致膀胱气化不利，小便频数热痛。

【诊断要点】

（1）临床表现有急性与慢性两种。前者发病突然，排尿时有烧灼感，并在尿道区有疼痛。有时有尿急和严重的尿频。很重要的一点是上述症状既发生于晚间，又发生在白天，女性常见。

（2）终末血尿常见。时有肉眼血尿和血块排出。患者感到体弱无力，有低热，也可有高热，以及耻骨上不适和腰背痛。

（3）急性膀胱炎的诊断不仅要看病史及体征，还需做中段尿液检查。在急性膀胱炎时，忌行膀胱镜。

【治疗方法】

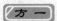
方 一

[主治] 各型膀胱炎。

[材料] 毫针。

[方法] 将毫针消毒备用。

[用法] 用皮下针刺法。用3寸毫针，从气海穴（脐下1.5寸）皮下进针，针尖向脐中方向斜刺1.5~2.0寸深，持续缓慢捻针3~5分钟起针。由于脐窝深浅因人而异，所以透刺时应注意体针与皮肤的角度。脐窝深者与表皮成45°角，浅者成30°角，每日针1次。

[疗效] 曾用方一治疗张某，膀胱炎尿痛、尿急、小腹痛，用脐针5次，病愈停针。

［出处］经验方。

方 二

［主治］膀胱炎湿热下注型。

［材料］田螺 3~5 个，葱白 10 根，冰片 0.5g。

［方法］将田螺去壳，加入葱白、冰片共捣烂如厚膏状备用。

［用法］用敷脐法。取将药膏如枣大一块，摊于胶布中间，贴敷在患者脐孔穴上，以纱布束定。每日换药 1 次，直至病愈为止。

［疗效］谭支绍用方二治疗范某，突然少腹胀痛，尿意急迫，频数，小便热灼痛。

［出处］谭支绍.《中医药物贴脐疗法》广西科学技术出版社.

方 三

［主治］膀胱炎，小便淋漓涩痛。

［材料］童尿、黄土、葱白、食盐各适量。

［方法］将葱白、童尿和黄土共捣烂如膏状候用。

［用法］用敷脐法。将食盐炒热，置脐孔（神阙）内，用手指反复揉出汗后，旋即将药膏敷于患者肚脐（神阙）上，盖以敷料，胶布固定。每日换药 1 次。

［疗效］用方三治疗膀胱炎 5 例，2 例痊愈，好转 3 例。

［出处］经验方。

方 四

［主治］膀胱炎湿热下注型。

［材料］萹蓄 3g，大黄 2g，木通 2g，瞿麦 6g、葱白 5 支（带须，去土，勿洗）。

［方法］上药共捣烂为膏。

［用法］用敷脐法。用时取药膏如枣大 1 块，贴敢于脐部，上盖纱布、胶布固定，1 日 1 换。

［出处］罗和古.《脐疗巧治病》中国医药科技出版社.

【按语】

膀胱炎是妇女常见疾病，常因会阴部不洁净，细菌由尿道逆行向上而发生感染，所以预防膀胱炎的关键是保持会阴部的清洁卫生。勤换内裤，常清洗。注意会阴部清洁，注意性交卫生。每次排尿宜排尽，不让膀胱有残余尿。每次性生活后宜排尿一次。多饮水是治疗膀胱炎的秘诀。同时，需要卧床休息，多饮水，避免刺激性食物，热水坐浴可改善会阴部血液循环，减轻症状。

尿　血

尿血指小便中混有血液或挟杂血块。《素问》称"溺血""溲血"。

【病因病机】

血尿常常是由泌尿器官的疾病引起的。人的尿液是在肾脏里生成的，经过肾盂、输尿管、膀胱、尿道排出体外，凡是这些器官有了病，发生出血，都可以引起血尿。常见引起血尿的疾病有各种肾炎、泌尿系统感染、出血性膀胱炎、泌尿系结石、肾结核、肾肿瘤、肾及尿道损伤等等。血尿是以上这些疾病的主要症状之一。

中医认为，引起血尿的原因有：外邪侵袭，热迫膀胱；过食辛辣、烟酒，内热下迫膀胱；或房室不节，相火妄动，损伤肾阴，阴虚生内热，虚火灼伤血络；或情志内伤，耗伤心阴，心火亢盛，移热于小肠，迫血妄行而致尿血。

【诊断要点】

（1）小便中混有血液，有时可见血块，可以伴有尿痛。离心尿沉渣中镜检每高倍视野≥3个红细胞。

（2）尿血还伴有尿急、尿频、尿涩或尿痛，有畏冷发热、疲乏无力、头晕恶心等全身症状时，可能并发其他感染。

（3）血尿同时伴有较长期的尿频、尿急、尿痛者，以肾结核的可能性较大；如血尿伴眼睑、面部或全身浮肿，血压增高及发热等症状，可能是急性肾炎；如血尿伴剧烈的尿频、尿急、尿痛者，大多为急性膀胱炎；如排尿不畅、尿道口不痛，但肉眼见淡红色尿或显微镜下见红细胞微量者，多为前列腺炎症；血尿伴腰痛症状者，有时发生剧烈的阵发性腰痛——肾绞痛者，可能为肾或输尿管结石；年龄在40岁以上，无明显症状和疼痛的血尿，可能有泌尿系肿瘤；血尿、腰痛与体位及日常活动有明显关系者，如症状在卧床休息后好转，体力活动增加后加重，则肾下垂的可能性较大；如血尿伴全身其他部位出血者，可能由血液病引起。

（4）超声、CT、造影、尿液细胞学等许多项检查可辅助诊断。

【治疗方法】

方一

[**主治**] 尿血，小便短赤，口舌生疮，口渴，烦躁，苔薄黄，脉数。

[**材料**] 莴苣菜膏：莴苣菜一握。

[**方法**] 将莴苣菜捣烂如膏状备用。

[**用法**] 用敷脐法。取药膏敷于患者肚脐上，外以纱布覆盖，胶布固定。每天换药1~2次，敷至尿血停止为止。

[**疗效**] 谭支绍用方一治疗冯某，患尿血3天，小便短少，采用莴苣菜膏敷贴脐中穴，每日换药1次，仅如法敷脐3次，尿血消失，诸症告愈。

[**出处**] 谭支绍.《中医药物贴脐疗法》广西科学技术出版社.

方二

[**主治**] 尿血日久，小便色淡红，尿时微涩而痛，口干，舌红绛，脉细数。

[**材料**] 旱莲小蓟膏：鲜旱莲草一握，生小蓟汁适量。

[**方法**] 将旱莲草捣如泥，掺入面粉少量共调匀，以生小蓟汁共调成厚膏状备用。

[**用法**] 用敷脐法。取药膏适量摊在纱布或白布上，用以贴于患者脐孔上，外以胶布固定。每天换药 1~2 次，至尿血止停药。

[**疗效**] 用方二治疗程某，女，63 岁，患尿血半年余，小便色泽淡红，尿时微觉涩痛，采用旱莲小蓟膏贴敷脐中穴，每日换药 1 次。于贴药 3 天，尿血消失，诸症霍然。

[**出处**] 谭支绍.《中医药物贴脐疗法》广西科学技术出版社.

方 三

[**主治**] 内热下迫尿血。

[**材料**] 莴苣菜 1 撮，黄柏 100g。

[**方法**] 将莴苣菜拭去泥土，不用水洗，和黄柏混合，捣融如膏，备用。

[**用法**] 用敷脐法。用时取药膏如枣大一块，放于 2 块胶布之间，贴于脐部神阙穴上，每日换药 1 次，10 次为 1 个疗程。

[**出处**] 王肖岩.《穴位贴药疗法》湖南科学技术出版社.

方 四

[**主治**] 湿热下注、气机不利尿血。

[**材料**] 小茴香 3g，金钱草 6g，葱白 5 支，蓖麻子 7 粒，食盐 65g。

[**方法**] 将上述药物共捣烂如泥，备用。

[**用法**] 用敷脐法。每次取适量药泥放在脐中，外用纱布、胶布固定，每天换药 1 次。如果同时加贴膀胱俞穴，效果更好。

[**出处**] 韩文领.《脐疗》科学技术文献出版社重庆分社.

【**按语**】

尿血患者应注意休息，避免剧烈运动。对于大出血患者，应卧床休息。注意劳逸结合，避免剧烈运动。对于尿血反复不止的患者，要予精神上安慰，消除对疾病的恐惧感，并诱导分析，避免激动，防止心火亢盛。节制房事。防止房事过度，耗伤阴血，虚火亢旺损伤血络而尿血。

早诊断、早治疗。发现血尿及早检查、确诊及时治疗，一时难以确诊的要到医院定期复查。积极治疗泌尿系统的炎症、结石等疾病。

饮食以清淡为主，多食新鲜水果及蔬菜。食疗可以选择萝卜、藕、芹菜、海蛤、绿豆、赤豆、蔗汁等偏凉性食物。少抽烟或不抽烟，忌食虾、鱼、蟹、海腥等；忌烟、酒、辛辣之品，勿过食油炸之品，以免辛燥动火，迫血妄行。

尿　失　禁

尿液不自主的流出称为尿失禁。有真性、假性、应力性与先天性尿失禁等。中医属"遗尿"范畴。

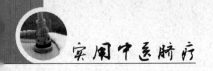
【病因病机】

尿失禁的病因可分为下列几项：①先天性疾患，如尿道上裂。②创伤，如妇女生产时的创伤，骨盆骨折等。③手术，在成人为前列腺手术、尿道狭窄修补术等；儿童为后尿道瓣膜手术等。④各种原因引起的神经源性膀胱。由于以上原因可使逼尿肌括约肌功能协同失调、无反射或反射亢进，导致尿失禁。

中医学认为，本病多因久病伤阳，气化无权，制约失职；或因久咳伤肺，肺失治节，加之脾虚气陷，膀胱气化失常而致；或因湿邪外邪入里，或嗜食辛热肥甘酿成湿热下注，致膀胱气化失司，约束不利；或由肝肾阴亏，虚热内扰，膀胱失约，都可引起小便失禁。

【诊断要点】

（1）小便不能自制，滴沥不绝或伴强烈尿意不能排尿，多在咳嗽喷嚏、哭笑时出现尿失禁。

（2）严重者在劳动或行走时尿液亦能流出，或膀胱有尿即流出来。

（3）可兼头晕、耳鸣、神疲、四肢不温、腰痛膝软等症。

【治疗方法】

方一

[**主治**] 老年女性压力性尿失禁，证属肾阳虚、肾气不固、膀胱失约者。

[**材料**] 补肾固脬散：金樱子、桑螵蛸、益智仁、补骨脂、五倍子、丁香、肉桂各30g。

[**方法**] 上药共研细末，过筛，取药粉适量，用白酒调成膏，做成饼状（直径约2cm，厚度约1cm）

[**用法**] 用敷脐法。取穴神阙、关元、气海。将药饼置于穴上，覆塑料薄膜、纱布，用胶布固定。每天敷上热水袋30分钟，3天换药1次，两个月为1个疗程。

[**疗效**] 宋志君用方一治疗28例，治疗一疗程后治愈9例，好转14例，无效5例。

[**出处**]《中国民间疗法》2002，10（2）：29.

方二

[**主治**] 尿失禁，证属肾气不足、下元虚冷。

[**材料**] 盐、姜。

[**方法**] 将姜切成片，用针刺出若干针眼。

[**用法**] 用隔盐姜灸法。将肚脐皮肤消毒后，将少量食盐填入肚脐内，压实，上面覆盖姜片，在姜片上放上艾炷灸之，每天灸5壮，连灸7天。

[**疗效**] 冯卫星用方二治疗2例尿失禁患者，为腰椎压缩性骨折和骨盆骨折患者，分别治疗5次和1个月痊愈。

[**体会**] 隔盐姜灸重在温通肾阳、温经散寒、回阳救逆，肾阳得煦，膀胱气化功能正常，则肢温尿少便通。凡肾阳虚衰无以气化致小便频数无禁者，无论产后还是外伤久劳均可以隔盐姜灸之。

[出处]《陕西中医》2006，26（9）：1154.

方三

[主治] 尿失禁各证。

[材料] 肉桂、韭菜子、益智仁、白人参各等份。

[方法] 上药压粉后备用。

[用法] 用敷脐法。取药粉 3g，以白酒调成膏状，在肚脐消毒后，敷脐，常规法固定，每日用药 1 次，连用 10 天。

[疗效] 用方三治疗张某，中风后长期尿失禁，屡治无效，改用方三治疗 15 天，基本能控制小便，1 个月后痊愈。

[出处] 经验方。

方四

[主治] 老人小便不禁，或夜尿频数，滴沥失禁，头晕，膝软，四肢欠温，脉沉迟。

[材料] 温肾丸：附子、肉桂、丁香、赤石脂各等量，黄酒适量。

[方法] 将诸药共研为细末，过筛后，装入瓶内，密封备用。

[用法] 用敷脐法。取药末适量调以少量黄酒，揉和如厚膏，制成如蚕豆大小的药丸，并填入患者脐孔中，盖以纱布，胶布固定，每天换药 1 次，10 天为 1 个疗程。

[疗效] 用方四治疗小便不禁患者 36 例，其中老人 18 例，小儿 10 例，产妇 8 例，治愈 26 例，显效 9 例，无效 1 例。

[出处] 谭支绍.《中医药物贴脐疗法》广西科学技术出版社.

方五

[主治] 尿失禁肾阳虚者。

[材料] 炙附子、干姜、赤石脂各等份。

[方法] 共压细粉。

[用法] 用敷脐法。取药粉 3g，水调涂脐，外用伤湿止痛膏或胶布固定，每天换药 1 次，10 次为 1 个疗程。

[出处] 高树中.《中医脐疗大全》济南出版社.

方六

[主治] 肾气虚型尿失禁。

[材料] 缩尿膏：洋葱头 30g，硫磺 15g。

[方法] 研细制成药膏。

[用法] 用敷脐法。取药膏适量，敷贴于患者脐中（神阙）穴，盖以纱布，胶布固定。每天换药 1 次，敷药至病愈为度。

[出处] 经验方。

【按语】

《素问·逆调论篇》称"肾者水脏，主津液"。尿液的生成和排泄与肾中精气的蒸腾气化直接相关，全身的津液通过肾的蒸腾气化升清降浊，使清者上升布散全身；浊者下降化为尿液，贮藏于膀胱，积累到一定量后自主及时地排出体外。肾与膀胱相表里，膀胱的贮尿和排尿功能又依赖隶属于肾的功能。由于年老体衰，肾气不足，失其封藏固摄之权，则膀胱失约而小便不随意地逸出，出现尿失禁的病症。故该病的病机特点为肾虚膀胱失约。脐疗采用补肾益气、助阳缩尿的药物，可协同产生补肾益气固尿的功效，使症消病除。

治疗本病还可加强骨盆肌张力锻炼，方法是：①每日进行数次紧缩肛门及阴道的运动；提肛肌的训练加强盆底肌肉及尿道横纹肌的张力，增加尿道阻力。②平卧于床上，每天至少进行仰卧起坐运动2次。③平卧床上进行快速又有规律的伸缩双腿运动，每日3次。④提倡蹲式排便或蹲于马桶上便尿，并反复人为中断排尿，可增加尿道外括约肌收缩力。

术后膀胱痉挛

膀胱痉挛是下尿路手术后常见并发症，中医属于"淋证""癃闭"范围。

【病因病机】

前列腺术后患者常因手术刺激、膀胱创伤、留置尿管、术后冲洗、冲洗液温度过低等因素，易使膀胱敏感性增高，诱发膀胱痉挛。另外，精神紧张、焦虑也可诱发膀胱痉挛。不仅给患者带来很大痛苦，而且易发生继发出血、漏尿、泌尿系统感染等并发症。

中医学认为，前列腺术后由于手术的创伤，使血络受损，湿热阻滞膀胱，形成浊瘀阻塞，湿热蕴结，不通则痛，导致膀胱痉挛疼痛。

【诊断要点】

（1）患者有明显小便不畅，淋漓不尽，点滴而下，甚则小便不出，膀胱胀满感、急迫的排尿感伴急迫性尿失禁，阵发性小腹及阴茎根部憋胀痛及不适感，程度难以忍受，持续时间达数分钟至数十分钟。症状反复发作多以夜间为著。

（2）膀胱冲洗不通畅、冲洗通路停流甚至反流，冲洗管堵塞、冲洗液呈鲜红色，冲洗液返流及导尿管周围有尿溢出。

（3）上述症状均阵发性出现，持续时间可数分钟不等，间歇期有数分钟至数十分钟不等。

【治疗方法】

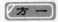

[主治] 术后膀胱痉挛，证属浊阴阻塞、湿热蕴结者。

[材料] 香附、延胡索各6g，小蓟10g，艾叶3g，乳香5g，没药3g。

[方法] 以上四味均捣碎研粉；乳香、没药炒制后研粉，各粉混匀备用。

[用法] 用敷脐法。取适量（2~3g）药粉，用陈醋调成稠糊状（宁稠勿稀），直接

敷于患者脐窝内，覆以纱布，并用胶布固定。再用暖水袋（40℃左右）熨于纱布上。预防膀胱痉挛发生，每日熨3次，每次20分钟；治疗膀胱痉挛可持续热熨至每次痉挛缓解0.5小时以后停止，每日换药1次。

[**疗效**] 杨平用方一行预防性敷脐的41例术后患者发生膀胱痉挛者2例，未行预防性敷药的201例患者中发生膀胱痉挛者39例。加用中药敷脐后，其中1例因中药过敏未完成敷脐治疗，余38例中，3天内缓解者共25例。

[**出处**]《陕西中医》2004，25（10）：899.

方 二

[**主治**] 术后膀胱痉挛之血络受损、热阻膀胱。

[**材料**] 田螺1个，麝香0.5g。

[**方法**] 上药共捣烂如泥状。

[**用法**] 用敷脐法。将上药敷于脐部，然后用纱布覆盖并固定，必要时半小时可重复1次。

[**疗效**] 官和玉用方二治疗7例，经用本法全部有效，1次见效者5例，2次见效2例。

[**出处**]《湖南中医杂志》1988，（2）：50.

方 三

[**主治**] 术后膀胱痉挛。

[**材料**] 葱白（约3寸长）1根，白胡椒7粒。

[**方法**] 共捣烂如泥。

[**用法**] 敷脐法。填敷肚脐上，盖以塑料薄膜，胶布固定。

[**出处**]《新中医》1984，（9）：封三.

方 四

[**主治**] 术后膀胱痉挛，证属气滞不通者。

[**材料**] 食盐500g，生葱（细葱，非大葱）250g。

[**方法**] 将生葱切碎，和盐入锅内炒热，然后取出，纱布包裹。

[**用法**] 敷脐法。待温度不烫皮肤时，即熨脐周围及小腹，冷则易之。一般需更替热熨数次，时间约2~4小时；如无效者，可连续熨2~3天。

[**出处**]《上海中医药杂志》1965，（5）：17.

【按语】

前列腺增生为中老年男性常见病，而前列腺摘除一直是最为满意、可靠、有效的治疗方法，但术后膀胱痉挛者时有发生，膀胱痉挛性疼痛使血尿加重，呈阵发性，严重者数小时，甚则每小时多次发作，个别患者可持续10余天，极大地影响术后恢复，延长病程，痛苦大。

选用的药物敷脐，对预防及治疗术后膀胱痉挛均有明显疗效。该治疗方法操作简便，无痛苦，且疗效发生快，患者及家属均乐于接受，值得推广。

临床观察，该病发病心理因素占了 68.53%，主要是焦虑、紧张、恐惧，这些不良心理可加重膀胱痉挛，所以心理护理非常重要，护士应主动关心体贴患者，让患者了解膀胱痉挛的原因，保持宽敞、干净的病房，转移注意力，让家属讲一些患者感兴趣的事、听音乐，配合使用镇静剂，能使患者改变不良情绪，很好配合医护人员，减轻痉挛引起的疼痛。

尿潴留

尿潴留是指膀胱内潴留大量尿液且难于排出。本病相当于中医学"癃闭"范畴。

【病因病机】

本病因有机械性和动力性两种梗阻。前者多见于前列腺肥大、尿道狭窄、尿路结石嵌顿、膀胱内肿瘤或血块阻塞等，后者多由排尿功能障碍所引起。常见于麻醉、术后，或由于大脑和脊神经损伤，炎症等所致。脐疗法主要用于后者引起者。

中医学认为，本病可由肺热壅盛，肺气不能清肃下降，导致水道不通；或由脾虚气弱，中气下降，浊阴难降；或因肾阳不足，膀胱气化无权；肾阴不足，阳气无以化阴；及肝不疏泄，膀胱气化不利，水道受阻而引起。

【诊断要点】

（1）小便不通，下腹部膀胱区胀满而痛。

（2）体征可见下腹部膨隆，触诊可及胀满之膀胱，叩诊呈浊音。

（3）常有紧张，烦躁，恐惧，辗转不安表现。

（4）急性者发病突然，病势急迫；慢性者起病缓慢，病势相对平缓。

【治疗方法】

[主治] 尿潴留，证属膀胱气化不利、水道受阻者。

[材料] 田螺 1 个，麝香 0.5g。

[方法] 上药共捣如泥。

[用法] 用敷脐法。用上药敷脐部，然后用纱布覆盖并固定，必要时半小时可重复 1 次。用于各原因所致的尿潴留。

[疗效] 官和玉用方一治疗 7 例，全部有效，1 次见效者 5 例，2 次见效者 2 例。

[出处]《湖南中医杂志》1988，（2）：50.

方 二

[主治] 尿潴留。

[材料] 1 号方：麝香 0.3g，血竭 1g。2 号方：麝香 0.3g，肉桂粉 1g（须进口）。

[方法] 上两方分别混合研细末，闭封贮藏阴凉处备用。

[用法] 用敷脐法。将药末敷于脐部，以 4cm×4cm 橡皮膏覆盖粘贴即可。用于外

伤后癃闭，实证用 1 号方，正虚气化无力用 2 号方。

[**疗效**] 顾瑞康用方二治疗因脊髓受压、脊髓休克、腰部挫伤等所致的外伤性尿潴留 15 例，治愈 9 例，有效 5 例，无效 1 例。

[**出处**]《浙江中医杂志》1988，（6）：248.

方 三

[**主治**] 尿潴留。

[**材料**] 生田螺 5~10 个（无田螺以螺蛳代，量加倍），葱白 100~150g，真麝香少许（亦可用冰片代），面粉适量。

[**方法**] 将田螺肉同葱白捣烂，和入面粉制成饼状。

[**用法**] 用敷脐法。先将麝香（或冰片）填脐内，再敷上药饼，药饼上放一纱布，用炒热的食盐，趁热在药饼上熨 20~40 分钟，小便即能通利。无效继用上法。

[**疗效**] 张伯勤用方三治疗 20 例不同疾病引起的小便不通患者，治疗 1 次见效 17 例，2 次者 3 例，未有失败病例。

[**出处**]《浙江中医杂志》1964，（10）：243.

方 四

[**主治**] 小便不通，证属膀胱气化不利者。

[**材料**] 葱白 3 寸长，白胡椒 7 粒。

[**方法**] 上药共捣烂如泥。

[**用法**] 用敷脐法。填敷肚脐上，盖以塑料薄膜，胶布固定。

[**疗效**] 梁振山用方四治疗 12 例皆获痊愈，一般敷药 3~4 小时后见效。

[**出处**]《新中医》1984，（9）：封四.

方 五

[**主治**] 血热型尿潴留。

[**材料**] 鲜青蒿 200~300g。

[**方法**] 捣碎备用。

[**用法**] 用敷脐法。将上药敷于脐部上面覆盖 25×30 塑料薄膜及棉垫各 1 块，胶布固定。待排尿后即可去药。

[**出处**]《中医杂志》1982，（4）：64.

方 六

[**主治**] 尿潴留肾气不化型。

[**材料**] 白矾、生白盐各 7.5g。上药共研匀。

[**方法**] 上药共研匀。

[**用法**] 用敷脐法。以纸卷围脐，填药在内，取冷水滴药上，其小便即通。

[**出处**]《中医杂志》1983，（1）：78.

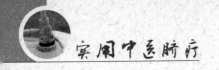
【按语】

本法对动力性梗阻引起的尿潴留有较好疗效，能使膀胱括约肌兴奋，增强其信号传递，使麻痹的神经纤维兴奋，恢复膀胱括约肌功能，达到自主排尿动作的完成。特别对功能性尿潴留最佳。有时有即刻性效应。

治疗的同时，应注意有部分患者的尿潴留与精神紧张密切相关，因此在治疗的同时应消除精神紧张，适当给予语言暗示和流水声的诱导。并要反复作腹肌收缩、松弛交替锻炼。生活起居应有规律，戒烟忌酒，禁食辛辣。勿负重，勿疾行，不宜房事，小腹忌受重压。可以将食盐炒热后装入布袋，热敷下腹部。男性患者可用酒精棉球刺激尿道口。

肾 绞 痛

肾绞痛又称肾、输尿管绞痛，是由于某种病因使肾盂、输尿管平滑肌痉挛或管腔的急性部分梗阻所造成的。可见于中医的"腰痛""腹痛""石淋""血淋"等病内。

【病因病机】

西医学认为，本病常见于泌尿系结石、血凝块、脱落的组织块刺激而致输尿管剧烈蠕动，收缩、痉挛。另外还见于肾下垂、游走肾致输尿管、肾蒂血管扭曲。结石在肾盂或输尿管内活动，滞留在肾脏及输尿管的狭窄部位，输尿管收缩或痉挛，局部炎症水肿粘连，从而产生剧烈的绞痛，引起梗阻致肾积水及肾功能损害。

中医学认为，此病是由于外感湿热，饮食不节，饮酒过量，偏嗜肥厚辛辣，脾失健运，酿湿生热，湿热下注；郁怒伤肝，肝失疏泄，气郁化火，气火互结；劳欲无制，肾气虚衰，反复发作，耗伤正气；湿热蕴结下焦，日久结成砂石，石大不能排出，尿液冲击，滚动，刺激肾脏或输尿管，阻滞气机，伤及血络，而引发腰腹绞痛。

【诊断要点】

（1）突然发作剧烈疼痛，疼痛从患侧腰部开始沿输尿管向下腹部、腹股沟、大腿内侧、睾丸或阴唇放射，可持续几分钟或数十分钟，甚至数小时不等。发作时常伴有恶心呕吐、大汗淋漓、面色苍白、辗转不安等症状，严重者可导致休克。

（2）有的患者可有尿频、血尿。合并感染可有寒战、发热、膀胱刺激症。

（3）体征：腹部有轻压痛，无固定压痛点。肾区叩痛阳性或轻度阳性。

（4）实验室检查：尿中红细胞增多或能找到结石、血块或坏死组织块。

（5）腹平片：超声检查及肾动脉造影有助于诊断。

【治疗方法】

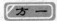
方 一

[主治] 肾绞痛。

[材料] 毫针。

［方法］消毒后备用。

［用法］用脐针法。用 1 寸毫针以脐蕊为中心呈放射性在脐壁上进针。选择脐壁上最敏感的压痛点进针，单一进针，进针深度约 0.5 寸，进皮后采用强刺激手法，快速捻转，每次约半分钟。2~3 次后即可缓解。

［疗效］齐永用方一治疗急性肾绞痛 120 例，1 分钟解痛 35 例，3 分钟 92 例，5 分钟内解痛 111 例，10 分钟内全部解痛。

［出处］《中国针灸》2004，24（1）：23.

方 二

［主治］肾绞痛。

［材料］毫针。

［方法］将毫针消毒后备用。

［用法］用脐针法。脐部乾位偏下可见皮肤稍微隆起，呈充血状，按之剧痛。脐针斜向刺入（以脐蕊为中心向外斜刺）约 0.3 寸，给予强烈刺激，患者可感觉腹部绞痛。直到绞痛缓解。

［疗效］董志航治杨某因突发性左侧腰部剧烈疼痛，并向大腿内侧放射。左肾区叩击痛，肉眼血尿，诊断为肾绞痛。用方二治疗 1 分钟后，腹部疼痛开始减轻。留针 1 分钟后再次强刺激，患者感觉腹部疼痛顿减，腰痛也随之完全缓解。第 2 天随访，未见复发。

［出处］《上海中医药杂志》2004，38（3）：39.

方 三

［主治］砂石阻滞气机导致肾绞痛。

［材料］艾绒。

［方法］将艾绒做成艾条。

［用法］用灸法。治疗时，患者侧卧于床上，点燃艾条后距脐 1~2 寸，不断旋转，使患者有温热感以能耐受为度，每次灸 15 分钟。

［疗效］王玉斌用方三治疗 21 例，19 例有效，有效率 90%；对照组 9 例有效，有效率 50%。

［出处］《实用医药杂志》2000，13（2）：28.

方 四

［主治］各型肾绞痛。

［材料］盐 1000g，备毛巾 2 条。

［方法］将盐炒热。

［用法］用热熨法。1 条包炒盐 500g，再以一条毛巾置脐上隔断包好的盐，避免烫伤肚脐。隔热的毛巾厚度，以患者能耐受的温度为准，觉得太热就提离，觉得冷了就给换掉。直至疼痛缓解。

［出处］经验方。

【按语】

脐针是利用易学理论，用八卦五行的生克制化与人体脏腑对应关系来治疗疾病的。齐老师认为，脐针治疗急性肾绞痛进针点的选择是关键。临床常见下述几种情况：①腹壁较薄的患者，在急性发作时常可在脐周看见局部有皮肤隆起，色泽略红于邻近正常皮肤，手指按压有疼痛感（排除脐周毛囊炎）。以脐蕊为中心将针呈放射性地刺入脐壁红肿隆起的皮肤下，强刺激即可减轻绞痛。②腹壁较厚的患者，未见脐周皮肤异常，可在6点处（将脐孔视为时钟）探查，约90%左右的患者此处有明显的、不可忍耐之疼痛，按上述方法进针强刺激即可。因为6点处在后天八卦中为坎位，坎为水，主泌尿生殖系统，故该病可在此处找到压痛点。③结石嵌顿在输尿管上部和肾脏内，可在脐周3~4点（左侧嵌顿）、8~9点（右侧嵌顿）找到明显压痛点，一针见效。此点进针根据洛书"戴九履一，左三右七，二四为肩，六八为足（临床上实为股）"的论述，在三七之处分别对应人体左右腰区，只要找到压痛点，就可手到病除。

肾绞痛大多由结石引起，绞痛发作时，是结石在肾脏及输尿管中阻塞和刺激了组织，使其产生痉挛，因而产生结石与组织间的分离动力，这是排石的最佳时机，肾盂积水及输尿管积水可对嵌顿的结石产生压力，用脐针疗法可以起到解痉和镇痛作用，使痉挛的平滑肌松弛，就易使结石等异物解除嵌顿，进入膀胱，排出体外。

治疗期间宜多饮水，并可在耳压几分钟后，在持续按压的同时，多做跳跃运动，以利结石的排出。如结石过大，排出不畅，可考虑手术等综合治疗，对较小结石，则可具有排石作用。

前 列 腺 炎

慢性前列腺炎是男性泌尿生殖系统常见病，属中医"淋证""腰痛""白浊"等范畴。

【病因病机】

本病的主要病理改变是前列腺腺泡、腺管及间质呈炎性反应。炎症反应时，中性粒细胞吞噬过程中产生并释放的氧自由基在消除体内致病异物的同时，也对组织本身造成损伤，如腺管阻塞、腺体纤维化，造成局部微循环障碍，血液瘀滞，引流不畅，治疗药物难以在腺体中弥散而发挥作用，导致症状反复发作。

中医学认为，过度饮酒、过食辛辣肥腻之品，酿生湿热，循经下扰，引动相火；或久坐不动、长期骑车，会阴部受压过久均可导致精室反复充血水肿，久则引起气血运行不畅，气滞血瘀；思虑过度，七情内伤或忍精不射则伤及脾肾，久则导致脾虚下陷，肾阳虚衰；以上这些原因均可导致本病。

【诊断要点】

（1）急性前列腺炎：发病前有皮肤化脓或上呼吸道感染或急性尿道炎，全身症状有寒战发热，厌食乏力等，起病急，局部症状有泌尿系统感染及直肠刺激症状。直肠指诊，可扪及肿大前列腺，表面光滑规则，有明显压痛，脓肿形成时则有波动感。化验室检查前列腺液中充满脓细胞，尿道分泌物检查及细菌培养可见致病菌。

（2）慢性前列腺炎：可有急性前列腺炎、尿道炎、尿道梗塞及尿路感染史，病程缓慢，多见于中老年男性，临床症状表现不一，如小腹坠痛，会阴睾丸腹股沟触痛或坠胀感及不适，肛门坠胀难受，大便扁条状，尿频尿急尿痛，排尿困难，排尿后随尿道口滴白、尿道口糊口现象，尿道烧灼痛，阳痿早泄，遗精、滑精、不射精等。直肠指诊：前列腺略大或缩小，质地软硬不一，压痛，表面欠光滑。前列腺液镜检：卵磷脂小体减少或没有，高倍镜视野白细胞（+++），脓细胞（+++）。

【治疗方法】

方一

[**主治**]急慢性前列腺炎，证属气血壅滞，湿热下注者。

[**材料**]黄芪、红花、七叶一枝花、车前子、泽兰、鱼腥草、琥珀、两头尖、苦参、小茴香、黄柏等。

[**方法**]制备以上药物，香油煎炼。均按传统手法制成膏药备用。

[**用法**]用贴脐法。洗净肚脐，膏药加热，贴肚脐上，4天换药1次，40天为1个疗程。

[**疗效**]王清用方一治疗301例，显效286例，占95.3%；有效10例，占3.1%；无效5例，占1.6%。总有效率98.4%。

[**出处**]《长春中医药大学学报》2008，24（2）：194.

方二

[**主治**]慢性前列腺炎之肝气郁结，气滞血瘀。

[**材料**]麝香1g，香附9g，乌药6g，延胡索6g，小茴香6g。如兼有尿频、尿急者，加木通6g；兼有腰膝酸软、失眠多梦、遗精者，加枸杞6g；兼有腰酸膝冷、阳痿、早泄者，加补骨脂6g。

[**方法**]上药共为粉末，瓶装备用。

[**用法**]取适量加水调匀，敷于肚脐，外用胶布固定，48小时后取下，一周两次，4次为1个疗程，一般需作3个疗程。

[**疗效**]孙艳萍用方二治疗慢性前列腺炎54例，经过3个疗程的治疗，痊愈45例，占83.33%；有效9例，占16.67%。总有效率100%。

[**出处**]《中医外治杂志》2002，11（4）：47.

方三

[**主治**]慢性前列腺炎，证属湿热下注、伤及血分者。

[**材料**]王不留行籽、石菖蒲、青黛、艾叶、金钱草、茜草、蒲公英、煅龙骨、煅牡蛎等。

[**方法**]上药研细末过100目筛备用。

[用法] 用敷脐法。每次将药粉末适量以酒醋各半混合液并加二甲基亚砜 2ml 调成稀糊状，静置半小时。将脐局部以温水洗净，轻轻摩擦脐及脐周围使局部微红且有热感，酒精局部消毒。然后以干净纱布包裹药糊覆予脐眼上，牛皮纸覆盖，胶布固定即可。夜用昼取，每日 1 次，每 7 天为 1 个疗程。每完成疗程休息 2 天继续用药。若有局部过敏红肿者，对症处理或暂停用药，待红肿消尽再用。

[疗效] 程可佳用方三治疗 182 例患者，痊愈 103 例，显效 48 例，进步 26 例，无效 5 例（其中 3 例因接触性药物性皮炎拒绝用药），总有效率为 97.25%。疗程最长者用药 5 个疗程，最短者仅用 1 个疗程即愈。

[出处]《中国针灸》1992，12（5）：5.

方四

[主治] 慢性非特异性前列腺炎湿热瘀滞型。

[材料] 前春丹：龙胆草 30g，黄柏 30g，草薢 30g，车前子 30g，王不留行 20g，麝香 1g。

[方法] 上药共研细末，装瓶备用。

[用法] 用敷脐法。临用时取药 10g，以温水调和成团涂神阙穴，外盖纱布，胶布固定，3 天换药 1 次，10 次为 1 个疗程。

[疗效] 庞保珍用方四治疗慢性非特异性前列腺炎 106 例，临床痊愈 70 例，显效 22 例，有效 11 例，无效 3 例。总有效率 97.17%。

[出处]《中医外治杂志》2006，15（4）：39.

方五

[主治] 前列腺炎湿热瘀结者。

[材料] 下焦逐瘀丹：王不留行 30g，三棱 30g，莪术 30g，炒穿山甲（以其他药代替）15g，川牛膝 15g，川芎 15g，车前子 15g，石菖蒲 20g 等。

[方法] 上药共研细末，瓶装备用。

[用法] 敷脐法。临用时取药末 10g，以温水调和成团涂神阙穴，外盖纱布，胶布固定，3 天换药 1 次，10 次为 1 个疗程。

[疗效] 临床痊愈 70 例，显效 22 例，有效 11 例，无效 3 例。总有效率 97.17%。

[出处]《中医外治杂志》2006，15（6）：29.

方六

[主治] 慢性前列腺炎，证属湿热下注，伤及血分者。

[材料] 王不留行籽、当归、金钱草、青黛、艾叶、煅龙骨、煅牡蛎。

[方法] 研末过 100 目筛，每次用 5g 粉末以酒醋各半加二甲基亚砜 2ml 调成稀糊状，备用。

[用法] 用敷脐法。将脐周用温水洗净，常规消毒，然后用干净纱布包裹药物敷于脐眼上，胶布固定，夜用昼取，每日 1 次。同时针刺中极、膀胱俞、会阳，每 5 分钟行针 1 次，留针 20 分钟，每日 1 次。白天针刺，夜用脐疗，每日各 1 次，交替进行。

[疗效] 治疗组对照组分别 50 例，分别治愈 31，6 例；好转 8，10 例，无效 11，10 例，总有效率分别 78.0%，53.3%。

[出处]《衡阳医学院学报》1998，26（2）.

方七

[主治] 慢性前列腺炎湿热下注。

[材料] 黄芪 5 份，附子 4 份，黄柏 2 份，大黄 2 份，马钱子 2 份，冰片 1 份。

[方法] 上述药焙干研末组成"前列散"，密封备用。

[用法] 用敷脐法。治疗时按常规消毒脐部及四周皮肤，然后取 10g "前列散"用 75% 乙醇调匀，填入脐孔，外用麝香止痛膏固定，24 小时后取下，隔日治疗 1 次，10 次为 1 个疗程，每疗程间隔 7 天。

[疗效] 治疗组与对照组分别治疗 81、74 例，结果分别治愈 22、8 例；显效 38、11 例，好转 16、24 例，无效 5、31 例。有效率分别 93.83%、58.11%。

[出处]《江西中医药》1999，30（1）：10.

【按语】

治疗期间，可以在临睡前做前列腺按摩，以达到保健的目的。操作如下：取仰卧位，两脚伸直，左手放在神阙穴（肚脐）上，用中指、食指、无名指三指旋转，同时再用右手三指放在会阴穴部旋转按摩一共 100 次。完毕换手做同样动作。肚脐的周围有气海、关元、中极各穴，中医认为是丹田之所，这种按摩有利于膀胱。小便后稍加按摩，可以打通任督二脉，使局部血液循环加快，起到消炎镇痛的作用。

在治疗期间，禁骑自行车及摩托车。症状缓解后如有生育要求的则需继续治疗 1~3 个疗程，以巩固疗效，以免复发，影响生育。另外，要引导患者正确理解本病，缓解心理压力，戒烟限酒，进行规律的性生活，加强锻炼，以配合治疗。同时症状的改善也促进患者精神心理状态向好的趋势转变，利于疾病的转归，从而全面康复。

应该注意的是，操作应严格消毒，预防感染。仔细敷药，束紧固定。及时观察，减轻反应，极个别患者治疗期间有头晕，皮肤出现过敏或发生水疱，只需延长治疗间隙，即可避免。

前列腺增生症

前列腺增生症又称前列腺肥大，是一种老年男性无法预防的前列腺疾病。中医称本病为"淋证""癃闭"。

【病因病机】

前列腺增生与体内雄激素及雌激素的平衡失调关系密切。睾丸素是男性主要雄激素，在酶的作用下，变为双氢睾丸素，双氢睾丸素是雄激素刺激前列腺增生的活性激素。雌激素对前列腺增生亦有一定影响。西医学研究发现，前列腺增生引起的膀胱出口梗阻，既有机械性因素，也有张力性因素，由于前列腺增生导致机械性阻力增加，而张力性因素与膀胱颈、尿道、前列腺和前列腺包膜中的平滑肌和纤维组织张力大小直接有关。上述组织的张力除因前列腺增大的牵拉形成被动张力外，自主神经及其受体的作用也十分重要。

中医学认为，前列腺增生症多因肺失肃降，不能通调水道，下输膀胱，或脾失转输，不能升清降浊，或肾气虚弱，命门火衰，所谓"无阳则阴无以生"，致三焦、膀胱气化失调，膀胱气化无权，则尿不能出，水道通调受阻，则小便点滴不下。

【诊断要点】

（1）临床症状均有排尿不尽感，尿频，排尿中断，尿急，尿线细，排尿费力，夜尿次数增多，直肠指诊前列腺增大。

（2）B超检查可确诊。Ⅰ度增生：前列腺较正常大 1.5~2 倍，中央沟变浅，突入直肠约 1~2cm。Ⅱ度增生：前列腺较正常大 2~3 倍，中央沟消失或略突出，突入直肠约 2~3cm。【治疗方法】

方 一

[主治] 前列腺肥大，证属肾虚火衰，气化失调，水道受阻者。

[材料] 金匮肾气丸。

[方法] 用金匮肾气丸 1/2 丸，制成铜钱大小之药饼。

[用法] 用敷脐法。将神阙局部用温水洗净，轻轻按摩使局部微红且有热感，再用酒精消毒。然后用金匮肾气丸 1/2 丸，制成铜钱大小之药饼外敷神阙穴，上盖生姜 1 片，黄豆大小之艾炷放姜片上灸 6 壮。灸毕取去姜片，纱布外包药饼，胶布固定即可。并嘱患者回家后每晚睡前用艾条灸药饼 10~15 分钟。每 3 天换药 1 次，6 次为 1 个疗程。若有局部过敏者对症处理或暂停用药。

[疗效] 吴乃桐用方一治疗 36 例经治疗后，治愈 12 例，占 33%，有效 22 例，占 61%，无效 2 例，占 6%，总有效率为 94%。其中治愈的 12 例均为早期患者，无效的 2 例均为晚期患者。

[出处]《上海针灸杂志》1994，13（3）：117.

方 二

[主治] 老年性前列腺肥大肝郁瘀阻者。

[材料] 椒辛散：白胡椒 1.5g，北细辛 10g。

[方法] 将上药研成细末备用。

[用法] 用填脐法。取椒辛散约 3.0g 填盖脐部，外用麝香风湿膏剪成 4cm×4cm 覆盖于上。3 日换药 1 次，10 次为 1 个疗程，停药休息 2 天继续第 2 个疗程。

[疗效] 黄慧恒用方二治疗 31 例，全部经过 1~5 疗程的治疗，临床治愈 9 例，好转 21 例，无效 1 例，总有效率选 96.77%。

[出处]《福建中医药》1995，26（5）：23.

方 三

[主治] 良性前列腺增生症之下焦湿热与瘀血阻滞型。

[**材料**] 下尿涌泉丹：蒲公英 30g，瞿麦 30g。龙胆草 30g，车前子 30g，王不留行 20g，炒穿山甲（请用他药代替）20g，升麻 6g，菟丝子 30g，麝香 1g，白胡椒 10g。

[**方法**] 上药共研细末，瓶装备用。

[**用法**] 用敷脐法。临用时取药末 10g 以温水调和成团涂以神阙穴，外盖纱布用胶布固定，3 天换药 1 次，10 次为 1 个疗程。

[**疗效**] 庞保珍用方三治疗良性前列腺增生症 96 例，显效 20 例，有效 68 例，无效 8 例。总有效率 91.67%。

[**出处**]《中医外治杂志》2006，15（3）：59.

方 四

[**主治**] 良性前列腺增生，证属肾虚血瘀者。

[**材料**] 急性子 100g，肉桂 50g，田七 50g，法半夏 100g，甘遂 30g，大黄 100g，商陆 100g，枳壳 100g，红花 50g。

[**方法**] 9 味药共研末，过 80 目的筛，用矾士林调膏。

[**用法**] 用敷脐法。每次 50g 摊涂牛皮纸上敷脐，每日 1 次。每次敷 12 小时。

[**疗效**] 吕善东用方四治疗 68 例，对照组 67 例，治疗组在 IPSS 评分、最大尿流率、剩余尿量方面效果显著优于对照组，平均尿流率方面治疗组与对照组相近，排尿症状对生活质量影响方面治疗组优于对照组。

[**出处**]《中华实用中西医杂志》2004，4（17）：2117.

方 五

[**主治**] 前列腺增生肾阳亏虚证。

[**材料**] 神阙温灸贴是由黄芪、红参、沙苑子、补骨脂、淫羊藿、当归等 32 味中药精制而成，同时加入铁粉、活性炭、水等使其发生化学反应而产热。

[**用法**] 用敷脐法。用神阙温灸贴，每次 1 贴，每晚 1 次贴于神阙穴。

[**疗效**] 治疗 116 例，显效 44 例，有效 72 例，有效率 100%。

[**出处**]《丹东医药》2005（4）：44.

方 六

[**主治**] 前列腺增生湿热瘀结症。

[**材料**] 苦参 30g，大黄 10g，土茯苓 30g，牛膝 15g，王不留行 15g，花椒 10g，益智仁 15g，冰片 1g，樟脑 1g。

[**方法**] 将大黄、花椒、冰片分别单独粉碎过 100 目筛备用。其余各药加水适量煎煮 2 次，第一煎 1.5 小时，二煎 1 小时，合并两次煎，过滤，滤液先直火，后水浴浓缩至稠膏状，与大黄、花椒粉混合，置 50℃恒温干燥后，粉碎过 100 目筛成细粉，再按等量递加法加入冰片、樟脑细粉，密封备用。

[**用法**] 用敷脐法。称取 2g 药粉装 3cm×4cm 薄型滤纸袋中作为药蕊，外加即时贴包装即可。用药前先将酒精棉擦试肚脐，取下即时贴背面的纸，将药蕊置于肚脐位置每日一贴，4~6 天为 1 个疗程。

[**疗效**] 治疗 49 例，治愈 30 例，显效 19 例。

[**出处**]《中药材》1999，22（6）：318.

方七

[**主治**] 前列腺增生之脾肾虚损，痰凝血瘀。

[**材料**] 脐疗散：巴豆（去油）5 粒，水蛭、虻虫、䗪虫各一只。

[**方法**] 研末。

[**用法**] 用敷脐法。酒调外敷于脐窝内，胶布固定，三日一换，并时以热敷，同时佐以逍遥丸口服。

[**出处**]《黑龙江中医药》2000，（6）：45.

【按语】

　　神阙穴为先天之结蒂，后天之气舍，具有振奋中阳，温补下元，助阳理气之功，金匮肾气丸温补肾阳以助膀胱、三焦气化。外用艾灸具有温经通络，行气活血之功。另外艾灸可使药力充分发挥，迅速渗入脐孔，增加药物透皮吸收能力。诸法合用共收温肾阳，助气化，行气化瘀启闭之功效。经临床观察发现，对早期患者效果较好，临床上应重视早期诊断，早期治疗。

　　治疗期间注意保暖，预防外感，起居作息有规律，调畅心情，忌食辛辣刺激生冷饮食，多喝温水，自我摩腹，并积极治疗兼病，每日配合早晚作提肛运动各 36 次，养成不长时间大小便的习惯，适当减少性生活。

　　在脐部敷药时应注意运用辨证论治的原则，药物不可在脐部停留时间过长，敷药过程中若出现瘙痒、红肿，应及时去掉外敷药物，查明原因，对症处理。

　　方四所用甘遂，属有毒药物，在脐疗时只能外用，不能内服。

第四节　内分泌疾病

糖　尿　病

　　糖尿病是一组常见的内分泌代谢疾病，分为原发性及继发性两大类。中医学将此病归属于"消渴"范畴。

【病因病机】

　　本病可因遗传、环境、自身免疫因素及胰岛素受体抵抗造成胰岛素缺乏或不足，引起血糖升高。引起糖、脂肪、蛋白质代谢紊乱，并可继发维生素、水和电解质代谢障碍。久病可累及神经系统任何部位，以周围神经病变最常见。

　　中医学一般认为，该病主要是由于素体阴虚，五脏柔弱，加上饮食不节，过食肥甘，情志失调，劳欲过度，而导致肾阴亏虚，肺胃燥热。病机重点为阴虚燥热，而以阴虚为本，燥热为标。病延日久，阴损及阳，阴阳俱虚；阴虚燥热，耗津灼液使血液黏滞，血行涩滞而成瘀；阴损及阳，阳虚寒凝，亦可导致瘀血内阻。

【诊断要点】

（1）具有典型症状，空腹血糖 126mg/dl（7.0mmol/l）或餐后血糖 ≥ 200mg/dl（11.1mmol/l）。

（2）没有典型症状，仅空腹血糖 126mg/dl（7.0mmol/l）或餐后血糖 200mg/dl（11.1mmol/l）应再重复一次，仍达以上值者，可以确诊为糖尿病。

（3）没有典型症状，仅空腹血糖 126mg/dl（7.0mmol/l）或餐后血糖 200mg/dl（11.1mmol/l），糖耐量实验 2 小时血糖 200mg/dl（11.1mmol/l）者可以确诊为糖尿病。

【治疗方法】

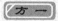

[主治] 各型 2 型糖尿病。

[材料] 胰岛素加中药敷贴材料（由 1∶1 的山药粉及羧甲基纤维素混合而成）。

[用法] 用敷脐法。将脐部畅通皮肤消毒后，用药贴贴神阙穴，每贴含普通胰岛素 12U 和长效胰岛素 10U。每日 1 次，于午餐前 2 小时贴至次晨 8 时，疗程为 3 天。

[疗效] 张惠珍用方一治疗 2 型糖尿病 56 例。治疗前后对比，空腹血（FBG）无显著性变化（$P > 0.05$）；餐后 2 小时血（PBG）变化有显著性差异（$P < 0.05$）。停贴疗的次日，空腹与餐后 2 小时血糖均有显著性升高。

[出处]《山西中医》1999，15（5）：36.

[主治] 2 型糖尿病，证属阴虚燥热者。

[材料] 生地 10g，生黄芪 10g，丹参 10g，鬼箭羽 30g，肉桂 10g，当归 20g，云南白药 12g，阿司匹林 5g。

[方法] 上药共研细粉，装瓶备用。

[用法] 用敷脐法。先将脐中及周围用清水洗净后，取药粉适量（有条件的加入少许麝香效果更佳）加入能量合剂 1~2 支共和匀如糊状，敷于脐中，将麝香壮骨膏贴敷盖其上，1 天换药 1 次，10 天为 1 个疗程。

[疗效] 姚沛雨用方二治疗 100 例，显效 25 例，有效 73 例，无效 12 例。总有效率为 88%。一般治疗 1 个疗程即可见效。

[出处]《中国民间疗法》2002，10（8）：22.

[主治] 糖尿病，证属肾阴亏虚、燥热内生者。

[材料] 苏健降糖膏：牛胆汁、荞麦粉。

[方法] 牛胆汁加入荞麦粉中，充分搅拌均匀，备用。

[用法] 用敷脐法。每次用 15g 置于神阙穴，胶布固定，每天换药一次，连续用 20 天，停 3 天再敷。血糖、尿糖正常后即停止。

[疗效] 张晓虹用方三配合内服中药治疗 20 例，经 2~4 个疗程治疗。治愈 12 例，显效 4 例，有效 3 例，无效 1 例。

[出处]《中医外治杂志》2003，12（1）：26.

方四

[主治] 2 型糖尿病，证属燥热伤阴者。

[材料] 刺五加，苍耳子，银耳，桑叶，昆布，田三七，荔枝核。

[方法] 上药共为细面，过 40 目筛，混合均匀，贮瓶密闭备用。

[用法] 用敷脐法。用上药贴脐，每次 2g，敷于患者脐孔，外用胶布或麝香风湿膏贴紧，隔日一换。

[疗效] 闫喜英用方四治疗 108 例，显效 56 例（51.85%），有效 42 例（38.99%），有效 10 例（9.26%），有效率 90.74%。

[出处]《中医研究》1996，9（3）：14.

方五

[主治] 糖尿病各证。

[材料] 市售艾卷。

[用法] 用艾灸法。采用市售艾卷于每日上午 4：30 分和下午 4：30 分 2 次直接灸大椎、神阙，按先后顺序各灸 30 分钟，半月 1 个疗程，两个月为期。

[出处]《中国针灸》1999，19（5）：305.

方六

[主治] 糖尿病各证。

[材料] 当归 15g，白芍 15g，丹皮 30g，蝉蜕 10g，僵蚕 5g，全蝎 5g，蜈蚣 4g，白附子 20g，防风 15g，甘草 10g。

[方法] 共研细末分成 10 份。每日 1 份。

[用法] 用蒸脐法。用醋调和，置于脐上，四周用毛巾遮挡，外加 TDP 照射，加热 30 分钟。通过加热药物促进吸收以发挥养血活血化瘀通络的功效，10 日为 1 个疗程。

[出处]《中华现代中医医杂志》2005，3（15）：1436.

【按语】

对刚确诊和从未服过降糖药的患者单纯给予针刺治疗并配合心理、饮食、运动疗法下服降糖药或注射胰岛素的患者先保持原用药剂量不变，治疗过程中，如血糖下降明显并稳定，再酌情减量。经临床观察，有时针刺效应潜伏期较长，5~6 天后才显示效果，有的针刺两天就显示效果。有的针刺两周后仍有效果，显示治疗效应比较持久，具有一定的远期疗效。

治疗期间应严格按照饮食疗法控制饮食，少食肥甘厚味，禁房事，忌恼怒，忌劳累及辛辣刺激之物，并配合运动疗法。

经临床观察，采用中西医结合的方法，改进胰岛素用药途径，对降低餐后 2 小时血糖疗效肯定，而对降低空腹高血糖效果不明显，这可能是普通胰岛素与长效胰岛素在贴脐当天午餐后共同作用的结果。而停贴次晨无胰岛素或仅有少量经透皮发挥降血糖作用，故血糖变化不显著。因此，调整贴脐时间和胰岛素剂量，也许可降低各餐的餐前或餐后高血糖，停贴疗后，血糖明显升高，这可能是无胰岛素透皮所致。

临床观察表明，艾灸大椎、神阙治疗糖尿病当在寅卯和申酉时取穴疗效最佳。不仅可显著改善胰岛细胞的功能，使糖尿病患者空腹及糖刺激后血中c肽及胰岛素均增加，而且胰高血糖素均有不同程度下降，抑制了α细胞的分泌，使病情改善，生活质量大大提高。

糖尿病有许多并发症，也可用本法治疗。

1. 胃轻瘫

苍术散：苍术 10g，黄芪 10g，砂仁、莱菔子各 5g，大黄 3g 均以研末后计量，生姜汁 2~3ml，加白酒调成软泥状，敷神阙穴，外用胶布固定，16~20 小时，日 1 次，疗程 3 周。

2. 老年糖尿病便秘

采用大黄粉 5~10g，用米醋调成糊状，敷用时患者取仰卧位，暴露脐部，注意避免着凉。先用 75% 乙醇清洁神阙穴，再用大黄米醋糊填满脐内，按压铺平后用小塑料薄膜覆盖，外用胶布固定，24 小时更换 1 次。5 次为 1 个疗程。

3. 糖尿病腹胀

取吴茱萸粉 5~10g，以姜汁或香油调成稠膏状，再加肉桂粉 2~3g，透皮剂少许，贴敷脐部（贴时先将脐部清洗干净），外用医用胶布或伤湿止痛膏固定，以勿让药膏外漏为度，24 小时后除去药渣，洗净脐部，隔日再贴，3~5 次为 1 个疗程。

4. 糖尿病腹泻

外敷药物采用麻黄、益智仁、肉桂、五倍子、干姜，按 2:1:1:2:1 共研细末混合均匀，每次 10g，临睡前用食醋调成糊状，用 75% 的酒精棉球消毒脐部，再放入调好的药糊，用塑料布敷盖，外包纱布固定。24 小时后取下，隔日再如法敷用，5 次为 1 个疗程。

肥 胖 病

肥胖是一种由食欲和能量调节紊乱引起的疾病，中医称为"肥人"。

【病因病机】

本病与遗传、环境、膳食结构等多种因素有关，但与后天的饮食、活动、生活习惯以及家庭与社会的心理因素等关系更为密切。其中基因是主要的决定因素，能量摄入过多，消耗减少，促进肥胖形成与肥胖相关的多种基因，如肥胖基因、消脂受体基因、β_3- 受体基因、解偶基因、解偶蛋白基因等参与肥胖的形成。

中医认为，在内外因素作用下，气血、脏腑功能失调，卫气失常，三焦元气不足，导致水湿、痰浊、膏脂等壅盛于体内而发生肥胖。肥胖症多为本虚标实，本虚主要以气虚为主，可以兼见阴虚阳虚。病位以脾胃为主，累及肾肝等。其病理基础不外乎气

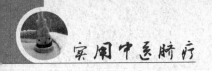
虚、湿聚、痰凝、气滞、血瘀。临床上中医分型大多是：脾虚湿盛、胃热湿阻、肝郁气滞、脾肾两虚等。

【诊断要点】

（1）成人标准体重为［身高（cm）–100］×0.9，体重指数（BMI）＝体重（kg）/［身高（m）］^{2}。体重超过标准体重的20%~30%，体重指数26~30为轻度肥胖。

（2）体重超过标准体重的30%~50%，体重指数在30~40为中度肥胖。

（3）体重超过标准体重的50%以上，体重指数＞40为重度肥胖。

（4）排除继发性肥胖。

【治疗方法】

方 一

［主治］各型女性单纯性肥胖。

［材料］古神减肥剂贴。

［方法］撕开防粘纸备用。

［用法］将脐部皮肤消毒后，将脐贴对准脐中部敷贴平整，留置24小时更换，连续20天为1个疗程。

［疗效］彭红华用方一治疗30例，对照组22例，基本痊愈4、1例，显效16、7例，进步7、9例，无效2、3例，恶化1、2例，有效率90%、77%。

［出处］《广西中医药》2001，24（6）：31.

方 二

［主治］肥胖，证属痰湿堆结、膏脂内聚者。

［材料］中号火罐，内径为4cm左右。

［方法］消毒后备用。

［用法］用拔罐法。主要刺激以神阙穴为中心，以神阙穴至关元穴长度为半径作的圆周上的穴位。重点是圆周上的8个腧穴，即关元穴为下（地坤），以关元穴相对应的腹中线圆周上的穴位为上（天乾），以八等份圆周而形成的8个特殊部位，沿顺时针方向，每穴多次，反复闪罐，直到腹部刺激部位潮红出汗为度。每日治疗1次，每次20~30分钟。1周治疗5次，20次为1个疗程。

［疗效］何玲娜用方二治疗42例，对照组33例，临床痊愈9、5例，显效25、18例，有效8、10例，无效0、0例，总有效42、23例。

［出处］《中国针灸》2004，24（6）：395.

方 三

［主治］各型肥胖。

［材料］毫针。

［方法］消毒后备用。

［用法］用腹部透刺法。主穴以神阙穴为中心，神阙穴上下左右各4寸为圆周范

围内取穴；朝神阙穴平直透刺，平向上或向下直透刺，均取双侧。阴阳平衡型（多指青少年的单纯性获得性肥胖）加支沟、梁丘、天枢、中极；胃肠实热型加曲池、支沟、中脘、上巨虚、内庭；脾肾阳虚型加太溪、气海、关元、足三里、中极；脾虚湿阻型加气海、水分、足三里、三阴交、阴陵泉、丰隆、太白。患者仰卧，在脂肪堆积处局部皮肤常规消毒，用一次性毫针平透刺至脂肪层，不要求针感，接通 G6805-B 型电针仪，选择频率为 100Hz 的疏密波，强度以患者能耐受为限，配穴均直刺，取得酸胀感为度，每次留针 30 分钟，完毕后用中号玻璃火罐，以闪火法刺激脂肪较厚的范围，顺时针方向反复闪罐，直至所刺激部位潮红为度。前 4 日每天治疗一次，以后隔日 1 次。10 次为 1 个疗程。

［疗效］雷跃用方三配合体针和耳压治疗肥胖 90 例，对照组 90 例，分别显效 59、52 例，有效 21、19 例，无效 10、19 例，总有效率 88.89%、78.89%。

［出处］《江西中医药》2006，37（4）：47.

方 四

［主治］单纯性肥胖。

［材料］干姜 10g，附子 10g，白术 15g，草蔻仁 10g，厚朴 15g，山楂 15g，大黄 15g，泽泻 15g，甘草 6g。

［方法］上药晒干研为细末，过 100 目筛，用蜂蜜制成团状。

［用法］用敷脐法。肚脐皮肤消毒后，将上药团放置脐中，用胶布固定每 3~4 天换 1 次。

［疗效］用方四配合体针和耳压治疗单纯性肥胖 62 例，显效 22 例，占 35.4%；有效 39 例，占 65.9%；无效 1 例，占 1.7%。

［出处］《贵阳中医学院学报》2000，23（4）：32.

方 五

［主治］肥胖病之脾虚湿盛、胃热湿阻、肝郁气滞、脾肾两虚等型。

［材料］毫针。

［方法］消毒后备用。

［用法］用毫针刺法。八阵穴用 2~3 寸毫针向神阙方向斜刺，余穴用 1.5 寸毫针直刺，每次留针 30 分钟，每隔 10 分钟行针 1 次。八阵穴用强刺激手法或加电刺激，腹型肥胖起针后再加八阵穴闪罐至局部皮肤潮红为度，每日 1 次，10 次 1 个疗程。疗程中间休息 5~7 天，共治 3 个疗程。

［疗效］治疗 98 例，治愈 40 例，显效 46 例，无效 10 例，无效 2 例。

［出处］《中国社区医师》2007，9（12）：84.

方 六

［主治］各型肥胖，证属湿热渐积，脾失健运，精微不布，脂膏内瘀者。

［材料］熟附子、干姜、吴茱萸、苍术、泽泻、茯苓、丁香、肉桂、川芎各 3 份，白胡椒 1 份。

[**方法**] 上药研极细末，备用。治疗时取用5~6g药末，用藿香正气水调匀成饼。

[**用法**] 熏脐法。先针刺关元、气海、天枢、大横、水道、足三里、阴陵泉、三阴交。水湿内停加水分、阴交、丰隆；脾肾两虚加肾俞、关元俞、气海俞。针刺得气后留针30分钟，并每7~8分钟行针1次。每周治疗2~3次。取上穴针刺得气后，用所选药物制成的药饼贴敷于脐，上置大艾炷（大如橄榄）熏灸2壮，共约25~30分钟，每周2次。平时嘱患者将药饼贴于脐上，晚上用热水袋外敷，隔日1次，每次2小时。总疗程为24次，其间可适时休息7~10天。

[**出处**]《中国民间疗法》2006，14（2）：19.

方七

[**主治**] 脏腑功能失调，膏脂内聚导致肥胖。

[**材料**] 生姜、艾炷、盐。

[**方法**] 取厚约5mm许生姜一片，在中心处用针穿刺数孔。

[**用法**] 用艾灸法。操作时，先将食盐填平脐孔，再用生姜片上置艾炷（如蚕豆大小、上尖下大的圆锥状）放在神阙穴上施灸，如患者感觉灼热不可忍受时，可将姜片向上提起，衬一些干棉花，继续灸2壮。隔日1次，15次为1个疗程，可配合体针及耳压法。

[**出处**]《新疆中医药》2005，23（5）：31.

【**按语**】

《素问·奇病论篇》："此肥美之所发也，此人必数食甘美而多肥也。"肥胖症的直接原因是过食肥腻、醇酒厚味，而致湿热渐积，脾失健运，精微不布，脂膏内瘀，可见脾胃功能失调是肥胖的病理基础。通过脐疗，可清胃热、节食欲、健脾运、祛痰湿、疏通脾胃经气、调整脾胃功能。再加之健脾理湿、和胃健脾的中药敷脐和耳针配合，一方面能抑制亢盛的食欲，抑制亢进的胃肠消化吸收功能，从而减少能量的摄入；另一方面又能促进能量代谢，增加能量消耗，促进体脂的动员与分解，故可达到减肥的目的。在减肥的同时，患者高脂血症、高血糖、高血压、冠心病、水肿等并发症也得到了治疗，许多重要器官的功能都得到改善，而且针灸对患者的异常功能状态呈双相良性调整，最终使之趋于正常。针灸减肥的作用，是通过对多种器官、多种组织和多种代谢途径的综合性调整，促进神经、内分泌和物质代谢的正常来实现的。

单纯性肥胖症患者的食欲比较旺盛，治疗主要以控制饮食，增加饱感，减少饥饿感为主，自然降低食量，避免过食或吃零食。应用此种治疗方法并不要求患者刻意节食。

第五节 心血管及血液系统疾病

冠 心 病

冠状动脉性心脏病简称冠心病，是一种最常见的心脏病，是指因冠状动脉狭窄、供血不足而引起的心肌功能障碍和（或）器质性病变，故又称缺血性心肌病。冠心病相当于中医学的"胸痹""心痹""真心痛"。

【病因病机】

本病产生的原因，与脂质代谢失常，血流动力学的改变和动脉壁本身的变化有关，由于体内脂质如胆固醇和甘油三酯的堆积和沉淀，血液黏稠度的增加，血流缓慢、冠状动脉血管内壁腔狭窄或闭塞，导致心肌缺血缺氧而引起心脏发生病变。

中医学认为，冠心病属于心脏与营养心脏之脉络的疾病，其发病原因是多方面的，又与整个机体变化有密切的关系。主要方面是由于年老体衰，正气亏虚，脏腑功能损伤，阴阳气血失调，加上七情内伤、饮食不节、寒冷刺激、劳逸失调等因素的影响，导致气滞血瘀，胸阳不振，痰浊内生，使心脉痹阻而致病。其中，脏腑经络气血功能失调，人体阴平阳秘的平衡被破坏，是发病的内在原因。内因是发病的基础，外因是发病的条件。

【诊断要点】

（1）有典型的心绞痛或心肌梗死症状。

（2）男性40岁，女性45岁以上的患者，休息时心电图有明显心肌缺血表现，或心电图运动试验阳性，无其他原因可查，并有下列三项中之二项者：①高血压，②高胆固醇血症；③糖尿病。

（3）40岁以上患者有心脏增大，心力衰竭，或乳头肌功能失调，伴有休息时心电图明显缺血表现，并有下列三项中之二项者：①高血压；②高胆固醇血症；③糖尿病。

【治疗方法】

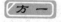

[**主治**]各型冠心病。

[**材料**]麝香保心丸。

[**用法**]用敷脐法。患者仰卧位，露出神阙穴，先用75%乙醇擦净脐垢，后将8~12粒麝香保心丸倒入穴位内，再以少量75%的酒精液滴在药丸上，最后用麝香伤湿膏贴敷在神阙穴上，并用手掌轻压片刻以防脱落。每日用热水袋热敷神阙穴3~5次，以充分发挥药物和穴位的治疗作用。3天更换1次。

[**疗效**]蔺世英用方一治疗王某，数小时心前区持续性剧痛并向左肩放射，闷感难

忍，用止痛药物均不能缓解，用方一治疗1次即大减，1个月后痊愈。

[出处]《大同医学专科学校学报》2000，（4）27.

方二

[主治] 冠心病心脉痹阻。

[材料] 细辛50g，延胡索、丹参、半夏各40g，荜茇30g，乳香、没药各10g，白胡椒、川红花、冰片各20g。

[方法] 将上药共研为细末，贮瓶备用，勿泄气。

[用法] 用敷脐法。治疗时取药粉适量，用医用纱布包裹二袋，分敷神阙穴、阿是穴（心前区压痛点），外用胶布固定。

[疗效] 用方二治疗张某，患冠心病2年，时感胸闷，心痛，用方二治疗1周，症状消失。

[出处] 经验方。

方三

[主治] 冠心病。

[材料] 山楂100g，山楂浸膏10g，厚朴100g，葛根浸膏10g，白芍250g，甘草浸膏8g，乳没醇浸液70ml。

[方法] 共研细末，烘干，再加入鸡矢藤挥发油4ml，冰片少许。

[用法] 用敷脐法。每次200mg，用黄酒调糊敷脐，3天换药1次。用于冠心病心绞痛。

[疗效] 李忠用方三治疗冠心病心绞痛，一般首次用药即可控制，尤其是对气滞血瘀型效果较好，可使疼痛次数减少，发作时间缩短，症状减轻。

[出处]《辽宁中医杂志》1980，（11）：41.

方四

[主治] 冠心病心绞痛，证属气滞血瘀、胸阳不振者。

[材料] 硝酸甘油片2~3片。

[方法] 用水潮解。

[用法] 用敷脐法。将上药敷于脐部，外盖胶布固定。

[疗效] 吴琪用方四治疗心绞痛，可收捷效。

[出处]《大众中医药》1987，（4）：25.

方五

[主治] 气阳两亏、心脉瘀阻型胸痹。

[材料] 炙附子、茯苓、白人参、白术、赤芍各等量，麝香少许。

[方法] 将上药共碾为细末，以药用基质调药制成每粒含药粉0.5g的锭。

[用法] 用敷脐法。使用时将1粒药锭放入患者神阙穴内，外用纱布敷盖、胶布固定。每日换药1次，连续用药7天。

[出处] 罗和古.《脐疗巧治病》中国医药科技出版社.

方六

［**主治**］冠心病心脉瘀阻者。

［**材料**］菖蒲、生山楂、川芎、赤芍、党参、葶苈子各100g。

［**方法**］上药用4000ml水浸2小时，煎30分钟，取滤液，再加水复煎1次，两次滤液混合，浓缩成稠液，加郁金粉150g，烘干压粉，装瓶备用。

［**用法**］用敷脐法。每次取药粉0.1~0.2g，放入脐中，上压一干棉球，胶布固定。24小时换药1次，用5天停2天，2周为1个疗程，连用1~4个疗程。

［**出处**］王肖岩.《穴位贴药疗法》湖南科学技术出版社.

【按语】

神阙穴对药物有易吸收、易渗透的作用，能调节人体气血、阴阳，扶正、祛邪以达治疗目的。本穴治疗疗效迅速、经济实惠、方法便利。

在治疗期间，应合理饮食，不要偏食，不宜过量。要控制高胆固醇、高脂肪食物，多吃素食。同时要控制总热量的摄入，限制体重增加。生活要有规律，避免过度紧张；保持足够的睡眠，培养多种情趣；保持情绪稳定，切忌急躁、激动或闷闷不乐。保持适当的体育锻炼活动，增强体质。不吸烟、酗酒（烟可使动脉壁收缩，促进动脉粥样硬化，而酗酒则易情绪激动，血压升高）。

心　绞　痛

心绞痛是冠状动脉供血不足，心肌急剧而短暂的缺血与缺氧所引起的临床综合征。中医学称为"胸痹""真心痛"。

【病因病机】

本病是因冠状动脉粥样硬化致冠状动脉狭窄，缺血与缺氧，心肌内积聚过多的代谢产物，刺激心脏内交感神经的传入纤维末梢，传入相应脊髓段和大脑皮层而产生疼痛。

中医学认为，心阳不振，心脉瘀阻；寒袭胸阳，心脉痹阻；脾肾阳虚，心脉不通，均可导致心脉瘀滞，不通则痛。

【诊断要点】

（1）以胸骨上、中段后方出现疼痛为主要临床表现，具有压榨性、紧缩性等特点，可伴有窒息感或濒死感。一般持续3~5分钟，数天或数周发作1次。

（2）以体力劳动或活动过量为主要诱因。情绪激动、吸烟、饱餐受寒等均可诱发。

（3）可有面色苍白、出冷汗、血压高，心率快，心尖区第1心音减弱，出现奔马律。

（4）心电图及冠状动脉造影可协助诊断。

【治疗方法】

方 一

[主治]冠心病心绞痛气虚血瘀型、气阴两虚型或挟血瘀证者。

[材料]丹芪益心贴：丹参、黄芪。

[方法]丹参、黄芪等提取物，每片含生药5g。

[用法]用敷脐法。每次2片，贴神阙、膻中，每穴贴1片，48小时交替，4周为1个疗程。

[疗效]戴居云用方一治疗本病，丹芪贴组显效率31.1%，有效率91.1%；硝甘对照组显效率55.0%，有效率95.0%；丹参片对照组显效率26.7%，总有效率80.0%。

[出处]《中国针灸》1997，17（10）：588.

方 二

[主治]胸痹心痛，证属心脉痹阻者。

[材料]自拟元蟾膏：川芎30g，延胡索30g，肉桂30g，乳香30g，没药30g，蟾酥1g。

[方法]上药共为细末，过筛，用蒸馏水调成糊状备用。

[用法]用敷脐法。治疗时每次3g，敷于脐部，用消毒棉纱覆盖固定，每3天换药1次。

[疗效]周敏用方二治疗胸痹心痛31例，对照组34例，结果分别显效5、6例，有效23、16例，无效3、12例，有效率90.3%、64.7%。

[体会]方二中蟾酥用以通窍止痛，但此药有毒，大剂量服用蟾酥及其制剂易引起呼吸急促、肌肉痉挛、心律不齐，最终导致麻痹而死亡，所以临床使用要在医生指导下进行。

[出处]《中医研究》2002，13（6）：46.

方 三

[主治]冠心病心绞痛，证属肝郁气滞、心脉瘀阻、脏器失调者。

[材料]养血安心膏：人参100g，白檀香60g，川芎60g，冰片50g，琥珀50g，三七50g，延胡索50g，细辛40g。

[方法]将上药碾细末过100目筛，混合凡士林约200g调合成软膏装瓶密封备用。

[用法]用敷脐法。使用前先用酒精或温水棉球祛除脐垢，然后涂药膏（直径2cm、厚约1cm），外用麝香壮骨膏贴固（麝香壮骨膏过敏者可用油纸），用腹带包扎以防药膏脱落，2天换药1次。30天为1个疗程。

[疗效]吴继良用方三治疗84例，显效56例（66.6%），有效23例（27.4%），无效5例（6.0%），总有效率94%；对照组69例，显效17例（24.6%），有效28例（40.6%），无效24例（34.8%），总有效率65.2%。

[体会]养血安心膏敷脐6小时即可减轻症状，继续应用可使症状及心电图ST-T改变逐渐恢复正常。使用抗心绞痛药物无显效的患者给予药物敷脐后症状及体征较快

地得到改善，对难治性心绞痛联合抗心绞痛药物治疗可明显产生协同作用而增强疗效。

[出处]《实用中西医结合临床》2003，3（4）：9.

方 四

[主治] 冠心病心绞痛，证属痰瘀相交者。

[材料] 蒲黄、水蛭、檀香、三七。

[方法] 将上药研成细粉，装瓶备用。

[用法] 用敷脐法。肚脐皮肤消毒后，每次取药粉1g，用醋调成糊状，填敷脐中，胶布固定，3天换药1次，10次为1个疗程。

[疗效] 孟凡一用方四配合通痹汤治疗36例，对照组18例，分别显效25、5例，有效9、8例，无效2、5例，总有效率为94.4%、72.2%。

[出处]《山东中医》2000，19（7）：399.

方 五

[主治] 心绞痛心脉瘀阻型。

[材料] 山楂浸膏20g，甘草浸膏8g，葛根浸膏10g，白芍270g，厚朴100g。

[方法] 研细末，加鸡血藤挥发油6ml、细辛挥发油1ml、乳香没药醇液70ml、冰片少许，混合，阴干密闭保存备用。

[用法] 用敷脐法。用时将脐部洗净擦干，取药面0.2g，用黄酒调匀成糊状，置入脐中，用胶布覆盖，每2天换药1次。

[出处]《上海中医药杂志》1965，（5）：17.

方 六

[主治] 心绞痛，心脉瘀阻。

[材料] 川芎12g，冰片7g，硝酸甘油片10片。

[方法] 将上药共研为细粉备用。

[用法] 用敷脐法。用时每次取药粉0.5g，用丹参注射液调为糊状，敷于脐部，外盖纱布，胶布固定，日换药1次。

[出处] 罗和古.《脐疗巧治病》中国医药科技出版社.

【按语】

临床疗效观察表明，丹芪益心贴对缓解心绞痛，改善心悸、胸闷、气短等心肌缺血症状均有较好疗效；并有改善EKG、降脂、降低血黏度等作用，与硝酸甘油贴膜组比较无显著差异。在用药过程中，未发现明显不良反应。本药贴治疗冠心病的作用机制可能与扩张冠脉血管、改善心肌血供、增加心肌耐缺氧能力、降脂、降低血黏度、调整cAMP-cGMP和TXA2/PGI2平衡失调以及抗脂质过氧化损伤等有关。其作用途径主要是经络传导和皮肤透入两方面，即中药有效成分透过皮肤至体内发挥的药效作用和中药局部刺激穴位产生的经络调节与神经－体液调节作用。

本病在治疗期间，宜少吃动物脂肪和胆固醇含量高的食物，如蛋黄、鱼子、动物内脏等，少吃肉，多吃水果。节制饮食，控制体重。限制食盐的摄入，每日以10g以

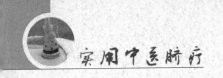

下为宜。如患高血压应在医师指导下长期服用降压药物，使血压保持在正常或较低水平。生活要有规律，避免过度紧张和情绪波动。保持大便通畅，睡眠充足。可做轻微的体育活动，如太极拳、广播操、散步等。大量食用蔬菜和水果。

心 律 失 常

心律失常是指心律起源部位、心搏频率与节律，以及冲动传导等方面的任何一项异常。可见于冠心病、心肌病、风湿性心脏病等引起，属于中医学"心悸""怔忡""胸痹""心痛"。

【病因病机】

心律失常可见于各种器质性心脏病，其中以冠状动脉粥样硬化性心脏病（简称冠心病）、心肌病、心肌炎和风湿性心脏病（简称风心病）为多见，尤其在发生心力衰竭或急性心肌梗死时。发生在基本健康者或自主神经功能失调患者中的心律失常也不少见。其他病因尚有电解质或内分泌失调、麻醉、低温、胸腔或心脏手术、药物作用和中枢神经系统疾病等。部分病因不明。

中医学认为，心律失常多因情志或劳累过度，或久病体虚而致。如突遇惊恐、大怒伤肝，痰热内蕴；或思虑过度，脾气不足，气血不能上滋于心；或阴虚火旺，上扰心神；或心阳不振，不能温养心脉；或水气凌心，心阳被抑；或瘀血阻络，心脉痹阻，均可导致该病。

【诊断要点】

（1）本病诊断主要靠心电图检查，按其发生机制分为冲动起源异常与冲动传导异常两大类。前者包括窦性心律失常致心动过速、过缓、不齐、早搏、阵发性心动过速、心房颤动；后者包括各部位的传导阻滞。

（2）常伴气短乏力，眩晕胸闷，舌淡脉细缓或兼结代等。

【治疗方法】

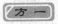 方 一

[主治] 心律失常、重度房颤，证属瘀血阻络、心脉痹阻者。

[材料] 冰片、麝香、丹参、蟾酥。

[方法] 将上药研细备用。

[用法] 用敷脐法。将皮肤消毒后，用上药填脐，再以胶布固定，3日换药1次，共2个月。

[疗效] 杨淑贤等用方一治疗本病40例，与对照组对比，总有效率前者为65%，而后者为31%。

[出处]《河南中医》2006，26（12）：59.

方 二

[**主治**] 心律失常。

[**材料**] 大蒜。

[**方法**] 将大蒜捣烂如泥制成大蒜膏。

[**用法**] 用敷脐法。将皮肤消毒后，将大蒜膏填入肚脐内，外盖纱布胶布固定。24小时后更换一次药膏。

[**疗效**] 黄泳用方二恢复心律，通过神阙穴位贴敷在一定程度上促进节律的恢复，从而减少机体因节律紊乱所造成的伤害。

[**出处**]《皖南医学院学报》2008，27（1）：22.

方 三

[**主治**] 久病体虚，心血不滋于心，心律失常。

[**材料**] 艾炷，艾条。

[**用法**] 用艾灸法。治疗时，患者取仰卧位，脐中穴用灸法，以艾炷艾条或 TDP 特定电磁波谱灸疗仪灸疗，余四边穴常规消毒后，选用 26 号 1.5 寸毫针，垂直快速刺入，行提插手法，令其得气，亦可据不同的病情施相应的手法。其他配穴可据不同穴位而择相应尺寸的针具针刺，其补泻手法与主穴同步。

[**出处**]《山东中医杂志》1997，16（11）：505.

【按语】

神阙即脐中，为任脉腧穴，能调补脾胃、益气养血、强身固肾，也有人认为脐是人体先天之本源，是一切血管、神经的发端。该穴有着对药物透皮吸收快，且易于定位、操作，不影响机体活动的优势。大蒜具有解毒、健胃和杀虫的作用，现代药理研究发现，大蒜具有抗菌消炎，抗癌、降低血糖、血压、血脂、抗血小板聚集和预防动脉粥样硬化、减肥、延缓衰老、抗氧化及提高机体免疫力等作用。在本实验中发现，睡眠剥夺可造成心率近似节律的消失，通过神阙穴位贴敷可以在一定程度上促进节律的恢复，从而减少机体因节律紊乱所造成的伤害。

慢性心功能不全

心功能不全又称为"心衰"，是心脏泵血功能不全的综合征。根据心功能不全的症状、体征，中医学将其归属于"心悸""水肿""喘咳""心痹"等病的范畴。

【病因病机】

慢性心功能不全包括原发性和继发性两类，病因包括：不明原因和瓣膜疾病为主，其次为高血压和冠状动脉粥样硬化性心脏病（慢性心功能不全）。其诱因主要是：感染、心律失常、水电解质紊乱、过度疲劳、精神压力过重、环境气候急剧变化及妊娠、分娩并发其他疾病等。由于不同病因引起的心脏舒缩功能异常，导致在循环血量和血管舒缩功能正常时，心脏泵出的血液达不到组织的需求，或仅能在心室充盈压增高时满足代谢需要，此时神经体液因子被激活参与代偿，形成具有血液动力功能和神经体液激活多方面特征的临床综合征。

中医学认为，此病的发病原因与精气亏损、心失濡养，外邪侵袭、内舍于心、情志内伤、气机郁滞、心之气血阴阳功能失调有关。在病位上强调以心为主，兼顾肺、脾、肾、肝。在病机上则以心气虚、心阳虚为本，因虚而致的瘀血、痰阻、水停为标。本病早期病理变化为心气不足，进而阳气亏虚，最终导致心脾肾诸脏阳虚，甚至心阳虚脱，其时机体气血阴阳已转化为虚衰之极，病情凶险难愈，死亡率高。

【诊断要点】

（1）左心衰竭：①呼吸困难。是左心衰竭的最早和最常见的症状。轻者仅于较重的体力劳动时发生呼吸困难，休息后很快消失，故称为劳力性呼吸困难。阵发性夜间呼吸困难是左心衰竭的一种表现。②咳嗽和咯血。是左心衰竭的常见症状。③其他可有疲乏无力、失眠、心悸等。严重脑缺氧时可出现陈－斯氏呼吸，嗜睡、眩晕，意识丧失，抽搐等。

（2）右心衰竭：①上腹部胀满。是右心衰竭较早的症状。常伴有食欲不振、恶心、呕吐及上腹部胀痛。②颈静脉怒张。③水肿。下肢水肿多于傍晚出现或加重，常伴有夜间尿量的增加，④紫绀。右心衰竭者多有不同程度的紫绀，最早见于指端、口唇和耳廓。⑤神经系统症状。可有神经过敏、失眠、嗜睡等症状。重者可发生精神错乱。

（3）全心衰竭：可同时存在左、右心衰竭的临床表现，也可以左或右心衰竭的临床表现为主。

【治疗方法】

方 一

[主治] 慢性心功能不全，证属心阳亏虚者。

[材料] 附子、茯苓、白人参、白术、赤芍、麝香等。

[方法] 将上药压粉，制成每粒含药粉0.5g的锭剂。

[用法] 用敷脐法。先以温水洗净擦干脐部，放一粒药于脐内，外盖一块软塑料和纱布，用进口透明胶布固定纱布四周。24小时换药一次，连续用药7天。

[疗效] 用方一治疗慢性心功能不全25例，治疗后每日平均尿量和平均每日每千克体重的尿量，均明显增加（$P<0.05$），心脉差明显缩小（$P<0.001$），食欲、睡眠、自汗、憋气感、能否平卧、精神等症状，均有不同程度的改善，心功能也有不同程度的改善，心功能提高1级者16例，2级者1例。

[出处]《中医外治杂志》1992，（3）：6.

方 二

[主治] 心功能不全伴功能性消化不良，证属心脾阳虚者。

[材料] 复方丁香开胃贴。

[方法] 用相关药物制成成药。

[用法] 用敷脐法。先以温水洗净擦干脐部，复方丁香开胃贴外贴神阙穴，每日1

贴，药芯对准脐部（神阙穴）贴 12 小时，共用 1 周。

[疗效] 黄桂宝用方二治疗心功能不全伴功能性消化不良 25 例，对照组 25 例，分别显效 10、7 例，好转 13、10 例，无效 2、8 例，总有效率为 92%、68%。

[出处]《中国中医急症》2008，17（8）：1041.

方 三

[主治] 慢性心功能不全，证属心阳虚脱者。

[材料] 将附子、五倍子各 15g，白芍 50g，炙甘草 9g。

[方法] 共研为细末，贮瓶备用。

[用法] 用敷脐法。取本药适量，炒热，撒入脐中，每次敷 30~60 分钟，冷后加热可重复治疗。每日治疗 2 次。

[出处] 罗和古.《脐疗巧治病》中国医药科技出版社.

方 四

[主治] 慢性心功能不全，证属精气亏损，心失濡养者。

[材料] 檀香、郁金、薤白、陈皮等 20 余种中药。

[方法] 经加工，取 23g 药料装入布袋内制成药芯。

[用法] 用敷脐法。将药芯装入固定带中，做成脐疗带。药带中心对准脐部，系于腰。一般仅白日佩带。

[出处] 经验方。

【按语】

中药敷贴神阙穴对心功能不全有较好疗效，既有明显的强心利尿，增强心肌收缩力，改善心脏功能的作用，又安全无副作用，这为治疗慢性心功能不全，增加了一种使用方便、取效快、疗效好的新方法，可作为心脏术前准备的一项新措施，对严格限水的心衰患者来说，也是一种好的治疗方法。

有人观察认为，其最根本的作用就是提高了心搏血量，心搏量由敷前平均每分钟 3.52 升，药后增至 4.74 升，增加了 1/3 的排血量，随着心搏量的明显增多，全身各症均得到了改善。敷脐后心率减慢了，这表明心搏量的增加，不是通过增加心率达到的。敷脐后左心射血分数明显提高，由药前平均 40.6%，药后增到 53.4%（$P < 0.001$），药前大于 55% 者 3 例，药后增至 13 例，而且左室收缩内径缩小，这些均表明心肌收缩力增强，从而心搏量增多。敷药后尿量明显增多，心脉差减小，心功能级别提高，食欲、睡眠、憋气、精神、体力等临床症状亦有好转，这些均表明患者整体功能状态得到了改善。

休息为减轻心脏负荷的主要方法。在轻度心力衰竭患者，限制体力活动即可；重度心力衰竭时，则宜卧床休息。还要注意解除患者的精神负担。饮食以低热量饮食，足够的维生素，中等量的蛋白质，适量的碳水化合物及脂肪为宜。少量多餐，低盐，每天控制在 3g 以内。禁食或少食的食物还有油条、油饼、霉豆腐、香肠、咸肉、腊肉、熏鱼、海鱼、咸蛋、酱菜、皮蛋、豆瓣酱、汽水、啤酒等。

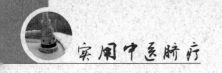

附子能增强心肌收缩力，加快心率，增加心输出量，增加心肌耗氧量，但有毒性，毒性差别很大，如炮制不当或剂量过大以及煎煮时间不够，均可引起中毒反应，故不能入口误服。

高 血 压

高血压是以体循环动脉压增高为主要表现的临床综合征，属中医学"眩晕""头痛""肝风"范畴。

【病因病机】

本病病因和发病原理尚未完全明了，目前认为在一定的遗传基础上由多种后天因素作用所致，主要与中枢神经系统及内分泌体液调节功能紊乱有关，也与年龄、职业和环境等影响有密切关系。此外，家族性高血压史、肥胖和超重体型、高脂质和高钠盐食谱、嗜烟等因素的影响，饮酒、吸烟、肥胖、社会心理因素及膳食高盐和过多的饱和脂肪酸，交感神经功能失调是其重要致病因素。这些因素使全身小动脉痉挛，外周阻力增加，影响了血压的调节功能，从而导致高血压。诸多原因还可导致心、脑、肾等重要脏器严重损害。

中医学认为，本病主要由情志失调、饮食失节及素体阴阳失衡所致，主要病机是因肝肾阴亏阳亢，风阳上扰，气血逆乱而致。

【诊断要点】

（1）血压增高达到高血压标准并排除继发性高血压者，即可诊断为高血压病。

（2）可有头痛、头晕、头胀、耳鸣、失眠、心悸、注意力不集中、烦躁易怒、乏力等。

（3）根据脏器受累的程度可分为三期。轻度高血压：舒张压在95~104mmHg之间，且无靶器官损害。中度高血压：舒张压在105~114mmHg之间。重度高血压：舒张压≥115mmHg。临界高血压：是指血压水平超过正常范围，而又未达到高血压的标准，即舒张压91~94mmHg，收缩压在141~159mmHg之间。

（4）症状性高血压可有原发病证候。

【治疗方法】

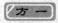方 一

[主治] 高血压，证属肝肾阴阳失调者。

[材料] 吴茱萸、川芎各半组成。

[方法] 将二药混合研为细面，密贮备用。

[用法] 用敷脐法。治疗时将神阙穴用酒精棉球擦干净，取药粉一勺5~10g纳入脐中，用麝香止痛膏固定，三天换敷一次。

[疗效] 田元生用方一治疗高血压84例，对照组84例，结果分别显效42、27例，有效36、45例，无效5、12例。总有效率93%、86%。

[出处]《中国针灸》1990，10（2）：15.

方二

[主治] 高血压，证属肝肾阴亏阳亢者。

[材料] 药物制备主药：吴茱萸（胆汁制）100g，川芎 100g，辅药，龙胆草醇提物 6g，白矾（醋制）100g，朱砂 50g，地龙 100g.

[方法] 将上药混合研成细末备用。

[用法] 用敷脐加气功法。将患者脐部用温水洗净后，取药末 1~3g 置于人脐中，覆盖棉球，"麝香虎骨膏"，固定于神阙与关元穴之间。3 天换药 1 次。配合练功方法：气功锻炼所采取的功法为大雁气功五行静功的第一步功。呼气默念。辰时，将气下沉至所敷膏药的部位。五行静功每天早晚练习，以乾卦戌亥时为主。每天练习不少于 2 小时。

[疗效] 杨希雄用方二治疗 98 例，对照组 78 例，分别显效 75、37 例，有效 21、34 例，无效 2、7 例。

[出处]《中国气功》1992，（3）：21.

方三

[主治] 高血压。

[材料] 降压方：槐花 30g，珍珠母 30g，吴茱萸 30g，米醋适量。

[方法] 将前三药研为细末。过筛装入瓶内。密封保存。

[用法] 用隔药饼灸法。用时每次取药末 20g，醋调末如糊，分作 2 份，取 1 份贴涂神阙穴，另一份贴涂涌泉穴，盖以纱布。胶布固定。贴药后再以艾条点燃，于穴位换上悬灸 15~20 分钟，每天 1 次，10 次为 1 个疗程。

[疗效] 刘炎用方三治疗王某，年逾花甲，素有高血压，在 190/120mmHg 之间，头晕乏力，用药无效。用方三治疗，3 个月后血压已控制在 170/100mmHg 之间。

[出处]《针灸临床杂志》1997，13（4）：102.

方四

[主治] 高血压肝阳上亢证。

[材料] 面粉、麝香、艾炷。

[方法] 先以温开水调面粉，然后捏成圆圈状（周长约 12cm，粗约 2cm），面圈的中间孔应与患者的脐孔大小一致（直径约 1.5cm），备用。

[用法] 用隔药灸法。令患者仰卧位，充分暴露脐部，用 75% 乙醇对脐部常规消毒后，将面圈绕脐一周，取少许麝香（如小米粒大）置于脐内，然后取自制药末适量（约 8~10g），填满脐孔，用艾炷（直径约 2cm，高约 2cm）置于药末上，连续施灸 10 壮，约 2 小时。灸后用医用胶布固封脐中药末，2 天后自行揭下，并用温开水清洗脐部。每周治疗 2 次，连续治疗 1 个月为 1 个疗程。

[疗效] 张昆用方四治疗高血压肝阳上亢型 30 例，对照组 21 例，治愈 12、3 例，显效 15、12 例，无效 3、6 例，总有效率为 90%、71.4%。

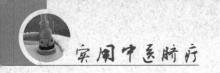

[出处]《浙江中医杂志》2007, 42（7）: 417.

方 五

[主治] 高血压阴虚阳亢。

[材料] 吴茱萸。

[方法] 将吴茱萸研细末，过筛。

[用法] 用敷脐法。每晚临睡前取 10~20g 用醋调，纳入脐中，上盖麝香虎骨膏固定，3 天换敷 1 次，1 个月为 1 个疗程。连用 2 个疗程停用。

[疗效] 60 例中临床治愈 42 例，占 70%；有效 14 例，占 23.33%；无效 4 例，占 6.67%。总有效率 93.33%。

[出处]《中医外治杂志》2003, 12（2）: 44.

方 六

[主治] 高血压阴阳失调。

[材料] 胆制吴茱萸 500g，龙胆草 6g，硫黄、朱砂各 50g，醋制白矾 100g，环戊甲噻嗪 175mg。

[方法] 上药共研细末。

[用法] 用敷脐法。每次 200mg 填入脐中，取敷盖棉球，胶布粘贴固定，每周更换 1 次，1 个月为 1 个疗程。同时配合针刺百会、风池、曲池、足三里、太冲等穴。注意每日早晚测量血压直至正常。

[出处]《中医外治杂志》2007, 16（3）: 35.

【按语】

气功有调和气血，改善血流动力学平衡失调的积极作用，敷脐法如配合气功治疗，有平秘阴阳、培本固肾的功效，具有促进皮层功能活动有序化，对高血压导致的功能损害有治疗和康复作用，我们所采用的五行静功，呼气时气沉丹田，通过经脉的作用，可加速药物借经脉之道直达病脏，起到事半功倍的效果。实践证明：气功治疗并配合脐疗治疗高血压病，其疗效明显优于单纯的气功疗法或脐疗法，疗程也比单纯的气功疗法或脐疗明显缩短。

保持心情愉快，避免过度紧张与劳累。经常坚持适度的体力劳动和体育锻炼。饮食宜清淡，少进高脂、高糖食物，限制钠的摄入，禁烟酒，不饮浓茶与咖啡。食不过饱，忌辛辣、刺激之品，戒除烟酒适当多吃新鲜水果和蔬菜，减轻体重。血压过高者应卧床休息，谨防摔跤及诱发中风。

高 脂 血 症

高脂血症是指由于脂肪代谢或运转异常而使血浆中脂质浓度超过正常范围。由于血浆中脂质大部分与血浆中蛋白质结合，因此又称为高脂蛋白血症。可归属于中医"痰湿""浊阻"范畴。

【病因病机】

临床上脂质主要是指甘油三酯和胆固醇。由于脂肪代谢或转运异常使血浆中一种或几种脂质高于正常称为高脂血症，可表现为高胆固醇血症，高甘油三酯血症或两者兼有（混合型高脂血症）。脂质不溶或微溶于水，必须与蛋白质结合以脂蛋白形式存在才能在血液循环中运转，因此高脂血症常为高脂蛋白血症。临床上可分为两类：原发性，属于遗传性脂代谢紊乱疾病；继发性，常见于控制不良的糖尿病，饮酒，甲状腺功能减退，肾病综合征，透析，肾移植，胆道阻塞，口服避孕药等。

中医学认为，本病与肝、脾、胃三脏关系密切。脾虚运化失常或过食膏粱厚味，易致中焦湿热郁结，痰湿内生；体肥多湿，或肝肾阴虚、肝阳上亢，木旺克土，运化失司，脾胃蕴热，则痰热内生；或因肝郁不舒，肝气郁结，水谷精微不能正常输布，亦可造成痰湿内阻，导致诸症。

【诊断要点】

（1）一般成年人空腹血清中总胆固醇超过 5.72mmol/L，甘油三酯超过 1.70mmol/L，可诊断为高脂血症，而总胆固醇在 5.2~5.7mmol/L 者称为边缘性升高。

（2）常伴头晕、耳鸣、胸闷、心悸、乏力等症状。

（3）排除继发性的高脂蛋白血症。

【治疗方法】

方 一

[**主治**] 高脂血症，证属脾肾两虚、痰湿阻滞者。

[**材料**] 方便灸疗器、纯艾绒。

[**方法**] 采用扁圆形方便灸疗器及纯艾绒制成艾条段，插入灸疗器内。

[**用法**] 用艾灸法。取神阙穴，将艾条段，插入灸疗器内。自调风门，取适合自己的最佳温度，然后放入滤烟防护袋内，将灸疗器置于脐上，系紧松紧带。每次灸 30~40 分钟，每日 1 次，连续 2 个月。

[**疗效**] 王凤玲用方一治疗 22 例，临床症状均有明显好转，明显地降低高脂血症患者血清 TC 水平（$P < 0.001$）。

[**体会**] 另有观察表明，灸神阙穴能明显降低胆固醇，调整高密度脂蛋白中亚组分的比例，减少脂质过氧化物的生成，提高超氧化物歧化酶和过氧化氢酶的活性。结论：灸神阙穴可通过降低血脂水平以及抗脂质过氧化作用，达到保护血管内皮功能，在防止动脉粥样硬化方面有一定意义。

[**出处**]《中国针灸》1996，26（9）：29.

方 二

[**主治**] 高脂血症，证属痰湿固脾、气滞血瘀者。

[**材料**] 山楂、醋。

[**方法**] 将山楂浸泡于食醋内备用。

[**用法**] 用按摩及艾灸法。用醋泡山楂自配擦剂，先在腹部神阙穴四周沿顺时针方向擦拭按摩，再取纯艾炷灸 30~40 分钟，每日 1 次，连续治疗 2 个月。

[**疗效**] 文碧玲用方二治疗姚某，男，55 岁。患者体胖，气短，胸闷，头晕乏力，血脂升高。用方二治疗后，血脂全套基本恢复。

[**出处**]《针灸临床杂志》2004，20（10）：35.

方 三

[**主治**] 高脂血症，证属湿热蕴结，痰湿内生者。

[**材料**] 菖蒲、生山楂、蒲黄、水蛭。

[**方法**] 将上药研粉。

[**用法**] 用敷脐法。用时每次取 1g，用醋调成糊状，敷脐中，外盖一块塑料薄膜和纱布，胶布固定，2 天换药 1 次，2 周为 1 个疗程，1 个疗程结束后，停用 1 周，再用第 2 个疗程，共用 3 个疗程。

[**疗效**] 孟凡一用方三配合内服降脂汤治疗 54 例，显效 24 例，有效 9 例，总有效率 91.7%。对照组显效 5 例，有 7 例，总有效率 66.7%。

[**出处**]《光明中医》1999，14（6）.

方 四

[**主治**] 高脂血症，证属脾虚肾亏，痰湿内阻，瘀血阻滞者。

[**材料**] 清艾条。

[**用法**] 用艾灸法。取神阙、足三里穴。用清艾条施行温和灸，每穴每次 10 分钟，隔日 1 次。

[**出处**]《南京中药医大学学报》1996，12（5）：41.

【**按语**】

中年以后，特别是老年期，血脂代谢速度减慢，清除能力下降，血清胆固醇水平与冠心病发病呈正关联。因此预防和治疗中老年人血脂升高及高脂血症，在防治老年病，特别是心脑血管系统疾病及延缓衰老方面具有重要意义。观察证明，高脂血症使用艾灸神阙的方法有一定效果，艾灸前后对老年前期、老年期者的血脂含量比较表明，艾灸能明显降低其胆固醇、甘油三酯的含量，显示了艾灸调整脂代谢的良好作用，充分发挥了灸法调整作用的优势，这有利于痰瘀等病理产物的清除，也促进了脂质代谢，达到了降低血脂，减少动脉粥样硬化，防治心脑血管疾病，延年益寿的目的。

临床观察表明，在中医分型中，用艾灸法，效果以脾肾阳虚型为最佳，痰湿阻遏次之，不仅可降低血脂，改善了怕冷、乏力、头晕等症，而且降低了体重，减重效果明显优于对照组，说明这无疑是一种有效、价廉、方便、不影响正常饮食的调脂降脂、抗衰老、减肥的外用药物疗法。

本病患者主食应以谷类为主，粗细搭配，粗粮中可适量增加玉米、燕麦等成分；食用油保持以植物油为主；减少精制米、面、糖果、甜糕点的摄入，以防摄入热量过多；少饮酒，最好不饮；少饮含糖较多的饮料，多喝茶；咖啡可刺激胃液分泌并增进食欲，亦不宜多饮；适当减少食盐入量；减轻体重；加强体力活动和体育锻炼，有氧运动每周至少 3 次，每次 30 分钟以上。

白细胞减少症

白细胞减少症是指外周血中的白细胞总数持续低于正常。根据其症状，似属于中医学"虚劳""血虚""温病"等范畴。

【病因病机】

西医学认为，本病的致病原有：放射性物质、化学毒物（苯），某些抑制白细胞生长的药物，恶性肿瘤侵犯造血系统，全身营养不良等造成粒细胞生成减少；或因严重败血症、急性感染、慢性炎症、脾功能亢进、药物过敏反应及全身免疫性疾病而致粒细胞生成障碍、破坏过多、分布异常及综合性机制等。

中医认为，机体气血与脏腑功能强弱有着密切关系。脾为后天之本，为人体气血生化之源；脾胃虚弱或受损则气血生化乏源；肾为先天之本，主骨生髓，肾虚精亏则髓海不充，均可引起气血不荣，出现血象下降或贫血。脾虚则生化无源，肾虚则髓不得满，常见食欲不振、头晕、周身疲乏、易感冒、腰酸膝软等，辨证多属气阴不足、脾肾两虚。

【诊断要点】

（1）多有头晕、乏力、四肢酸软，食欲减退、低热等非特异性表现。

（2）继发者除有原发疾病症状外，常有口腔炎、中耳炎、肺炎、肾盂肾炎等继发感染。

（3）外周血液检查：白细胞计数（1.5~4.0）×109/L，中性粒细胞百分比正常或轻度减少，淋巴细胞相对较高，红细胞和血小板大多正常。骨髓象多无明显变化。

【治疗方法】

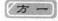

[主治] 放疗致白细胞减少症，证属脾肾两虚，气血不足者。

[材料] 脐疗升白散：硫黄 4.5~5.5g、肉桂 13.5~16.5g、麝香 18~22g、冬虫夏草 9~11g、冰片 13.5~16.5g；辅药及用量为：血竭 9~11g、干姜 9~11g、胡椒 13.5~16.5g。

[方法] 将上药粉碎过筛，按用量混配均匀，其中肉桂是以提取的肉桂油，冬虫草是以提取的冬虫草酸作为有效成分参加制备。

[用法] 用敷脐法。将脐部消毒后，用上药外敷神阙穴，每次 0.5g，6 天更换 1 次。

[疗效] 王慧杰用方一治疗 183 例，对照 1 组和 2 组分别 50 例，结果分别显效 133、32、42 例，有效 34、3、4 例，无效 10、15、4 例，总有效率为 91.26%、70%、92%。

[出处]《新中医》2004，36（6）：38。

方二

[主治] 原发性白细胞减少。

[方法] 在脐部进行按摩。

[用法] 用按摩法。患者仰卧，医者站于右侧，以右手掌贴附于脐穴（劳宫穴正对神阙穴），同时左手掌附于右手背以助其力。而后以脐为中心做顺时针或逆时针方向的环形揉动或揉摩，或以手掌周缘为轨迹做旋滚压法，动作宜柔和稳健，压力渐增，幅度逐渐扩大，频率每分钟最慢不少于 60 次，最快不超过 100 次。每次操作时间 10~20 分钟。

[疗效] 董秀阁用方二治疗脾肾两虚型原发性白细胞减少 1 例，结果白细胞有所上升。

[出处]《中医外治杂志》1992,（3）: 6.

方三

[主治] 化疗致白细胞减少，证属肝肾亏虚、气血不足者。

[材料] 升白膏：附子 20g，黄芪 60g，穿山甲（请用他药代替）20g，当归 20g，鸡血藤 20g。

[方法] 将上药研为细末，加黄酒 100ml、鲜姜汁 100ml，倒入锅中加热，煎熬至酒干成黏稠状，然后与冰片 2g 混合，捣溶如膏备用。

[用法] 用隔药灸法。治疗时取膏药制成厚 0.3~0.5cm，直径 2~3cm 的圆药饼，置于神阙穴和配穴（大椎、三阴交、脾俞、胃俞、肾俞、膈俞穴）上，把艾炷（每炷直径 1.5cm、高 2cm）点燃后放在药饼上，使其自然燃烧，当患者有灼热感时，换新艾炷再灸，每穴灸 7~14 壮。灸毕移去艾灰，保留药片，复用麝香膏封固，每日取神阙和 2 个配穴灸贴 1 次，6 次为 1 个疗程，可持续治疗 1~3 个疗程。

[疗效] 王世彪用方三治疗 37 例，对照组 33 例，显效 31、5 例，有效 3、7 例，无效 3、21 例，总有效率为 91.89%、36.36%。

[出处]《中级医刊》1993, 28（11）: 59.

方四

[主治] 白细胞减少症脾虚血不足者。

[材料] 青盐（生用）、葱头（干）各 25g，五灵脂 40g（生用），乳香、没药各 5g，夜明砂 10g（微炒），地鼠粪（微炒）、木通各 15g，麝香少许。

[方法] 将上药共研为细末，贮瓶备用。

[用法] 用灸脐法。治疗时取本散 6g，放于脐（神阙）内，上盖槐皮，以艾条灸之。

[出处] 罗和古.《脐疗巧治病》中国医药科技出版社.

方五

[主治] 白细胞减少症脾肾血虚者。

[材料] 鲜百部根 60g，糯米饭、米酒各适量。

[**方法**] 百部根捣烂如膏状。

[**用法**] 用敷脐法。直接敷于患者脐孔（神阙）上，再将糯米饭用米酒调和如泥状，掩于百部膏面上，外以纱布覆盖，胶布固定。每日换药 1 次。通常敷药 1 次或 2 次后，患者口中感觉有酒气味时，病情则逐渐减轻。

[**出处**] 罗和古.《脐疗巧治病》中国医药科技出版社.

【按语】

脐疗通过药物外敷治疗和针灸感传效应双重机制，作用于患者机体造血过程的多个环节，能有效拮抗放疗对骨髓的抑制而产生的外周血白细胞降低，并改善其食欲不振等兼症，提高生活质量。观察中发现，无效病例大多为全身骨转移，较大手术后或强化疗后的患者，可能与此类患者大伤元气、身体过虚有关，应配合其他药物治疗。

艾灸法治疗本病的基本方法，具有健脾补肾和养血生血的功能。从治疗结果看，尽管癌种较多，但疗效相差无几。从治疗时间看，往往在治疗后 3~5 天。血细胞数量即明显上升，针灸升白疗效与病种、化疗疗程、化疗方案无明显关系，与基础血象高低有明显关系，基础血象越低升白越困难，基础血象较高者升白较易。

在升白的同时，应注意查找原因，只有在去除引起白细胞减少原因后，升白才有长期疗效。对起病急骤的粒细胞减少症或缺乏症，应送血液科抢救。

白细胞减少症者还应忌食生萝卜、萝卜须、地骷髅、苦瓜、金橘等耗气伤正之品；也忌食胡椒、辣椒、桂皮、食茱萸、草豆蔻、荜澄茄等辛辣温燥伤阴的刺激性食物；还忌食生瓜、茼蒿、香蕉、螃蟹、蚌肉、田螺等寒凉损阳、生冷伤脾食品。

附子有毒性，如炮制不当或剂量过大以及煎煮时间不够，均可引起中毒反应，故应有医生指导下使用，不能入口误服。

第六节　精神神经系统疾病

失　眠

失眠是指睡眠的发生或维持出现障碍，睡眠质量不能满足生理需要，以致影响日常生活及健康的一类病证。属于中医学"不寐"范畴。

【病因病机】

西医学认为，失眠常因精神、躯体、疾病及环境因素所导致，最多见的是精神因素，如焦虑、抑郁、精神疾病早期。这些疾病导致睡眠中枢的调控失常，从而出现本病。

中医学认为，失眠与心、脾、肝、肾及阴血不足有关，其病理变化属阳盛阴衰，阴阳失交，如暴怒、思虑、抑郁、劳倦等伤及诸脏，精血内耗，则神不守舍，营血亏虚，不能上奉于心，以致心神不安。病程日久，每多形成顽固性失眠。

【诊断要点】

（1）以失眠为主症，轻者入睡困难或寐而易醒，或醒而不寐，重者彻夜难眠。

（2）常伴心悸、头晕、健忘、多梦、心烦等症。

（3）常有饮食不节、情志失常、劳倦、思虑过度、病后、体虚等病史。

（4）临床常用多导睡眠脑电图判断及鉴别，借助脑 CT 及 MRI 排除脑器质性病变引起的失眠。

【治疗方法】

方一

[主治] 心脾两虚、痰热内扰等失眠。

[材料] 远志 30g，石菖蒲 30g，朱砂 10g，炒枣仁 40g，生牡蛎 30g；兼痰热内扰者加胆南星 30g，半夏 30g，黄连 15g；阴虚火旺者，加龟甲 30g；心脾两虚者加黄芪 30g，当归 20g；心胆虚怯者加琥珀 10g，磁石 30g；肝郁有热者加丹参 30g，硫黄 20g。

[方法] 上药研细末，装瓶备用。

[用法] 用敷脐法。用时取上药 10~15g，拌老陈醋适量，调成糊状。敷于脐中，外用胶布固定，每晚换药 1 次，7 次为 1 个疗程（敷药前需将脐周及脐中清洗干净），1 个疗程结束后，休息 3 天，续行第 2 个疗程。

[疗效] 赵保国用方一治疗失眠 72 例，治愈 48 例，显效 18 例，好转 4 例，无效 2 例。总有效率 97.22%。

[出处]《中医外治杂志》2006，15（6）：37.

方二

[主治] 失眠，证属阳盛阴衰、营血亏虚、神不守舍者。

[材料] 安神灵：谷维素 60mg，维生素 B₁ 60mg，安定 5mg，山莨菪碱注射液 10mg。

[方法] 将谷维素、维生素 B₁、安定共研细末。

[用法] 用熨脐法。用山莨菪碱调成糊状填充肚脐（神阙穴）。然后用药棉吸附剩余药水覆盖在药糊上，上盖塑料薄膜。四周用胶布封闭后。用热水袋热敷 20 分钟（最好在睡前用药），每天 1 次，7 天为 1 个疗程。

[疗效] 王秀兰用方二治疗 47 例，对照组 60 例，分别痊愈 20、19 例，显效 12、15 例，好转 11、12 例，无效 4、15 例，总有效率 91.78%、76.67%。

[出处]《现代临床护理》2008，7（1）：29.

方三

[主治] 失眠，证属阴阳失调、阳不入阴者。

[材料] 菖蒲郁金散：石菖蒲 8g，郁金 8g，枳实 8g，沉香 8g，朱砂 3g，琥珀 3g，炒枣仁 8g。

[方法] 以上 7 味共研细末贮瓶备用。

［**用法**］用敷脐法。治疗时取上药末适量填脐，再滴入生姜汁适量，外盖纱布，胶布固定。因心肾不交引致者，用熟地 25g、川黄连 10g，水煎取浓汁调药；心脾两虚者配服归脾汤，并取汁调药。4 小时换药 1 次，7 天为 1 个疗程。

［**疗效**］金东席用方三配合电针四神聪、安眠、神门治疗 53 例，治愈 38 例，占71.7%；显效 14 例，占 26.5%；无效 1 例，占 2%；总有效率 98%。

［**出处**］《四川中医》2006，24（9）：99.

方四

［**主治**］各证失眠。

［**材料**］肝火型用药：生铁落、龙骨、朱砂各 3 份，龙胆草 1 份。痰火型用药：生南星、七星、生半夏、黄连各 2 份，大黄 1 份。阴虚火旺型用药：枣仁 3 份、龟甲 2 份、肉桂、朱砂、黄连各 1 份。心脾两虚型用药：人参、硫黄各 1 份，黄芪、当归、生牡蛎各 2 份。

［**方法**］研细备用。

［**用法**］用敷脐法。肝火型证醋调敷脐，痰火型证适量竹沥水调敷脐。阴虚火旺型证适量牛乳调敷脐。心脾两虚型证夜交藤浓煎水调敷脐，外用胶布封固，每天一换。

［**疗效**］杨琼用方四治疗 102 例，通过 1 个疗程治疗，痊愈 66 例，占 65%；显效34 例，占 33%；无效 2 例，占 2%。总有效率 98%。

［**体会**］方四中生南星、生半夏为有毒植物，本病外用主用其祛痰的功效，人体实验发现，这两味药会使人口中有强烈麻舌和刺激感觉，故不能生服，其使用宜在医生指导下进行。

［**出处**］《按摩与导引》2005，（5）：9.

方五

［**主治**］瘀血扰神之失眠。

［**材料**］取五味子、远志、石菖蒲各 10g，酸枣仁 20g，红花 3g；或三七、丹参各10g，石菖蒲、远志各 20g，红花 6g。

［**方法**］共同研成细末备用。

［**用法**］用敷脐法。用 40 度白酒调成稠膏状，填满肚脐，外用胶布固定，每晚换药 1 次，连续服用 10 天。

［**出处**］《中国民间疗法》2005，13（9）：63.

方六

［**主治**］经前期失眠症，证属冲任血脉之气旺盛，扰动肾火，上扰心神，心神不宁者。

［**材料**］三七 10g，丹参 12g，石菖蒲 20g，远志 20g，红花 8g，香附 6g。

［**方法**］以上药物共同研成细末。

［**用法**］用敷脐法。用 40 度白酒调成稠膏状，填满脐，外用胶布固定。于月经前1 周开始治疗，每晚换药 1 次，续 10 天为 1 个治疗周期，3 个月为 1 个疗程。

[疗效] 56 例中，痊愈 49 例，有效 7 例，总有效率为 100%。

[出处]《中医外治杂志》2006, 15（3）: 61.

方七

[主治] 老年人心血不足失眠。

[材料] 珍珠母及丹参各 10g。

[方法] 共研细末，过筛后备用。

[用法] 用敷脐法。先用酒精棉球擦净脐窝，再取以上药粉撒脐窝内，以填满为度，上盖一胶布固定牢固。每晚睡前 1 次，一般连用 5~7 天为 1 个疗程，即可奏效。

[出处]《四川中医》2004, 22（2）: 91.

【按语】

大蒜膏敷贴神阙穴，可以调整人体紊乱的昼夜节律，在一定程度上促进紊乱节律的恢复，维持节律的稳定性，是一种简便有效的抗昼夜节律紊乱的方法。还可以减轻疲劳状态，对抗睡眠剥夺所致的疲劳。

失眠的形成亦有诸多复杂因素，对顽固性失眠以及焦虑抑郁程度较重的患者宜综合治疗，而病程短，且年龄在 60 岁以下的患者应用上述方法能够取得满意疗效。经对临床辨证分型的治疗效果观察，以心脾两虚型的治疗效果最好，阴虚火旺型次之，心脾两虚组治疗起效最快，肝火上扰型见效最慢。

失眠不仅是睡眠生理紊乱，也是心理紊乱，因此治疗时对患者的心理疏导十分重要，在针刺过程中，要像朋友一样同患者交谈，尽量开导患者的一些心结，引导患者用平常心去对待烦心事，以解除患者的心理负担，这对提高治疗效果有好处。

要嘱患者平时保持良好的生活习惯。入睡前避免剧烈活动或做让大脑皮层兴奋的事，白天尽量少睡，晚上按时睡觉，或晚上出现睡意时就立刻睡觉。

胃肠神经症

胃肠神经症是指胃肠神经功能紊乱，导致胃肠运动、分泌和吸收功能障碍的一种疾病。中医将其归属"梅核气""脏躁证""百合病""饮证"等范畴。

【病因病机】

精神因素为本病发生的主要诱因，如情绪紧张、焦虑、烦恼等，均可引起胃肠道的功能障碍。暗示或自我暗示是重要的发病因素，例如由于某种草率的诊断意见、无关紧要的化验结果或医生的举止和表情不当而造成的所谓医源性疾病，以及患者因亲友患严重疾病，如胃肠道癌肿而产生的自我暗示等，均可引起本症。此外，胃肠道器质性疾病痊愈后，少数可后遗胃肠神经症。

中医学理论认为，胃肠神经症是由于情志不畅，肝气郁结，气机阻滞胃肠，引起胃肠功能失调所致。系肝、胃、脾三脏功能失调所致。以气滞气虚、寒凝、湿停、血瘀五者为主要病理证型。

【诊断要点】

（1）由于个体对外界刺激的耐受程度和反应形式不同，从而表现类型亦异。本病起病多缓慢，病程多缠绵日久，症状复杂，呈持续性或反复发作性，病情轻重可因暗示而增减。

（2）临床表现以胃肠道症状为主，临床上常见神经性呕吐、神经性嗳气、神经性厌食，并可出现结肠运动障碍、结肠分泌功能障碍及小肠功能障碍等症状。

（3）多伴有心悸、气短、胸闷、面红、失眠、焦虑、注意力涣散、健忘、神经过敏、手足多汗、多尿、头痛等自主神经不平衡的表现。

【治疗方法】

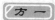

[主治] 各证型之胃肠神经症。

[方法] 按揉法。

[用法] 用摩腹法。坐或卧式，闭目内视腹部，自然呼吸。双手叠掌置脐下腹部，男子左手掌心贴腹，右手覆左手上，女子相反。以脐为中心，两手绕脐，由小至大。男子先按顺时针方向作螺旋式转摩36圈，最大一圈的边缘，上至肋弓，下至耻骨联合。当最后一圈，叠掌于剑突下时，作S形转向，如太极图阴阳转换线般转至逆时针方向，然后由大至小，再摩转36圈，最小一圈，叠掌回至原处。女子则先逆时针方向由小圈转摩至大圈36圈，经阴阳转换线换向后，再顺时针方向由大至小摩转36圈。全过程约需6~10分钟。摩腹毕，可起身散步片刻。

[疗效] 笔者用方一治疗胃肠神经症5例，其中2例痊愈，2例好转，1例无效。

[出处] 经验方。

方二

[主治] 胃肠神经症。肝、肾、脾三脏功能失调者。

[材料] 固真散：由黄芪、苍术、白术、淫羊藿、独活、细辛、草蔻、小茴、蚕沙、艾叶、川芎、荜澄茄、肉桂、花椒、制南星、制川乌、制马钱子等20余种中药组成。

[方法] 将上药研细装入药袋备用。

[用法] 用敷脐法。将药袋对准脐部，用阔腰带固定，30天换药袋芯1只，30天为1个疗程。

[疗效] 张桂明用方二治疗56例，痊愈35例，显效19例，无效2例，总有效率96.4%。

[出处]《中国民间疗法》1997，（1）：7.

方三

[主治] 胃肠神经症之肾虚证。

[材料] 吴茱萸（米醋炒）、陈皮、黑附子各30g，肉桂10g，丁香6g。

[方法] 上药烘干，共研为细末，过筛，加生姜汁调成糊膏，纱布包裹。

[用法] 用敷脐法。上药敷神阙穴，并敷关元、肾俞。上盖铝纸、纱布，胶布固定，1天换药1次。

[出处] 蒋希林.《中华脐疗大全》中国中医药出版社.

【按语】

本病在治疗的同时，还须与患者和其家属保持密切接触，了解病情经过，根据不同情况，采取不同方式做耐心细致的解释和思想工作，让患者了解病情和良好的预后，解除思想顾虑，提高治愈之信心，这对本病的治疗能收事半功倍之效。除非患者一般情况很差，则无须卧床休息，可参加适量的劳动和工作。生活要有规律，经常参加适当的文娱活动。神经性厌食患者须住院治疗，并逐渐培养正常饮食习惯。应使患者确信无器质性疾病，并对本病起病原因、疾病性质以及良好的预后等有所了解。其次应行各种有效的综合性治疗，包括暗示治疗。饮食以少渣、易消化食物为主，避免刺激性饮食和浓烈的调味品。如便秘可食用高纤维饮食，腹泻宜改用少渣饮食，避免刺激性饮食。多食新鲜蔬菜和水果，并大量饮水，这对控制本病很重要。

川乌中毒可见口舌及全身发麻、恶心呕吐、胸闷、痉挛、呼吸困难、血压下降、体温不升、心律紊乱、神志不清、昏迷，以至循环、呼吸衰竭而死亡；马钱子过量中毒可引起肢体颤动、惊厥、呼吸困难，甚至昏迷。故宜炮制使用，脐疗时不宜内服，以免中毒。

癫　痫

癫痫俗称"羊羔风"，是由多种原因引起的慢性脑部疾患，以大脑神经元过度放电所致的反复发作为特征。中医学称为"痫证"。

【病因病机】

癫痫是由于脑部兴奋性过高的神经元异常放电，引起阵发性大脑功能紊乱所致。由于异常放电神经元所涉及的部位不同，可表现为发作的运动、感觉、自主神经，意识及精神障碍。引起癫痫的原因繁多，分为原发性和继发性两类。原发性癫痫原因不明。继发性癫痫常见的原因有：脑部疾病，如先天性疾病、颅脑肿瘤、颅脑外伤、颅内感染、脑血管病；全身或系统性疾病，如缺氧、代谢疾病、内分泌疾病、心血管疾病、中毒性疾病。

中医学认为，癫痫病的病因，病机主要与风、火、痰、瘀、虚和心、肝、脾、肾有密切关系。另外七情不遂、气机不畅而致肝郁；木克土，脾虚生痰，痰可化热，热盛化火，火急生风，攻于大脑而发癫痫、脑瘫、多动症。痰迷清窍而神昏、风性动摇而抽搐，颤动，所以痰为该病主要的发病原因。痰性黏滞（属阴），风性善行而多变，两者相遇而抽风。

【诊断要点】

（1）常有产伤、窒息、颅外伤、颅内感染、高热惊厥史，或有癫痫家族史。

（2）典型的发作为全身肌肉痉挛，意识丧失，两眼上翻，或口吐白沫，约数分钟后发作停止，进入嗜睡，神态疲倦。也可呈局限性发作，常见身体局部阵发性痉挛。出生后 2 岁内婴儿可出现全身性肌阵挛发作，点头，弯腰，举手，屈腿或伸腿，短暂意识丧失，属婴儿痉挛症，是一种特殊类型癫痫，男孩多于女孩，常有明显的智能落后。

（3）脑电图检查出现癫痫波型，如棘波、尖波、棘慢波、尖慢波等。头颅 X 线片和 CT 扫描可发现某些原发疾病，如脑肿瘤、脑寄生虫病、脑发育畸形等。

【治疗方法】

[**主治**] 难治性癫痫，为风、痰、火、惊所系者。

[**材料**] 抗癫平：朱砂、珍珠、全蝎、冰片、牛黄、天麻等。

[**方法**] 将上药研细制成散剂。

[**用法**] 用敷脐法。患者在原口服抗癫药物种类和剂量不变的同时，佐以抗癫平脐敷和穴埋，脐敷用散剂，将脐部皮肤消毒后，将抗癫平散填于肚脐内，外用胶布固定。72 小时更换 1 次，30 次为 1 个疗程。穴埋用粒剂，根据发作类型不同而选用不同的主穴，有高热惊厥史及强直 - 阵挛性发作者以大椎为主穴；阵挛性发作者以筋缩为主穴；下肢抽搐者以丰隆为主穴；失神发作者以心俞为主穴，配以腰奇、脊中、肾俞、长强等辅穴。

[**疗效**] 钱韵秋用方一治疗难治性癫痫 858 例，治疗后 1 个月控制 231 例，显效 25 例，有效 166 例，效差 177 例，无效 31 例。显效率（控制和显效）56.41%，有效率为 75.76%。

[**出处**]《实用中医内科杂志》2000，14（2）：30.

方 二

[**主治**] 原发性癫痫之风痰闭窍者。

[**材料**] 吴茱萸 1.5g。

[**方法**] 将上药研细制成散剂。

[**用法**] 用敷脐法。将神阙穴擦净，填入肚脐凹陷之中，上以胶布覆盖。贴敷 5 天后将药物去掉，用温水把肚脐洗净，休息 1 天，再以上法贴敷。贴敷 1 个月后可延长贴敷间歇时间，连续贴敷 5~6 个月。

[**疗效**] 孙曙霞用方二配合针刺治疗 48 例，临床治愈 16 例，占 33%；显效 20 例，占 42%，有效 9 例，占 19%；无效 3 例，占 6%。总有效率为 94%。

[**出处**]《上海针灸杂志》1997，16（1）：13.

方 三

[主治] 脾胃素虚、湿痰内盛、痰蒙清窍之癫痫。症见突然跌仆，神志不清，或不省人事。发作时口吐沫，四肢抽搐，或发出羊叫声。移时苏醒，醒后如常人，但觉身倦无力。

[材料] 芫花 50g（陈醋浸泡 1 日），明雄黄 6g，胆南星 10g，白胡椒 10g。

[方法] 诸药混合碾为细末，过筛备用。

[用法] 用敷脐法。取药末 10~15g，填入患者脐孔穴中，外用纱布覆盖，胶布固定。一般 3~5 天换药 1 次，连续 3 个月为 1 个疗程。通常坚持 1~2 个疗程后基本控制发作。

[疗效] 谭支绍用方三治疗程某，男，17 岁，患癫痫证已 3 年，每月发作 15 次以上。

[体会] 芫花为有毒植物，脐疗是利用其祛痰化饮的功能。其毒性为全株有毒，以花蕾和根毒性较大，含刺激皮肤、黏膜的油状物，内服中毒后引起剧烈的腹痛和水泻。因此，使用宜在医生指导下进行，不能随意内服。

[出处] 谭支绍.《中医药物贴脐疗法》广西科学技术出版社.

方 四

[主治] 癫痫，证属风痰上扰者。

[材料] 取朱砂、硼砂各 1g，苯妥英钠 0.25g。

[方法] 将上药共研细末，分成 10 份备用。取 1 份药粉填外以纱布覆盖，胶布固定。每天换药一次，一般填药 10~15 次可控制发作。

[用法] 用敷脐法。

[出处] 常宇.《脐疗》科学技术文献出版社.

方 五

[主治] 癫痫。证属痰热互结者。

[材料] 马钱子炒黄、僵蚕、胆南星、明矾各等份，鲜艾叶、鲜姜适量。

[方法] 前 4 味药共研细粉，取药粉适量与艾叶和生姜共捣为膏。

[用法] 用敷脐法。每次取膏 5~10g，纱布包裹敷脐，并敷会阴穴，再用枣核大小的艾炷灸之，1 岁灸 1 壮，1 日 1 次，灸后，药膏用胶布固定。

[出处] 高树中.《中医脐疗大全》济南出版社.

【按语】

通过大量的资料统计表明，以前未经治疗过的患者，首次接受系统而又规范的治疗后缓解率高，有长期慢性癫痫病史者预后差，早期治疗的效果比晚期治疗好，而且发病年龄越小，预后越差，尤其是 1 岁以内起病者。因此早期治疗是取得疗效的关键。另外预后还与发作频率持续时间有密切的关系。一般来讲，发作频率越高，持续时间越长则预后越差。另外还与发作类型，病因等有关。

治疗过程中，禁止患儿到河边、火边玩耍，过马路应有人陪伴。饮食不宜辛甘肥腻，不宜过于兴奋，减少刺激。治疗期间禁止辛辣、油腻食品，猪肉、羊肉、狗肉、生鸡、鲤鱼等亦当禁忌。

当癫痫一次发作持续 30 分钟以上，或两次发作期间，意识未能恢复，为癫痫持续状态，需中西医结合进行急治。

该法主要用于原发性癫痫，对腹型癫痫效果尤佳，对大发作效果优于小发作，对脑瘤、脑脓肿等病变引起者，亦能起到缓解症状的作用。

帕金森病

帕金森氏病又称震颤麻痹，是一种发生于中老年人黑质和黑质纹状体通路的变性疾病。属中医学"颤证"范畴。

【病因病机】

本病的主要病理改变是黑质变性，黑质纹状体多巴胺含量下降，原因是机体不再制造多巴胺或多巴胺供不应求，则导致帕金森氏病。多巴胺是一种神经递质，将信息从一个神经细胞传至另一个神经细胞，保证神经的传导性。帕金森病患者体内缺乏制造多巴胺的物质或不再产生这种物质。导致多巴胺缺乏的原因目前尚不清楚，原因可能是营养失衡、病毒感染、外部毒素，如杀虫剂、除草剂、N-MPTP（甲基 -1,2,3,4 四氧吡啶）、吸毒等。衰老、遗传是比较肯定的发病因素，氧自由基堆积，黑质纹体中发生脂质过氧化损伤，也是导致黑质纹状体受损而变性的重要原因。

中医学认，本病多为肝肾不足，气血两虚，虚风内动，挟痰阻络，筋脉失养致头、肢体震颤、摇动；风痰上扰，清阳之气不能上升，脏、腑、髓失于滋养而成。

【诊断要点】

（1）中年以后发病，起病缓慢呈进行性。

（2）震颤每秒 4~6 次，呈捻药丸样，静止时可见常从一侧开始。

（3）震动，动作缓慢少变，呈面具脸。

（4）肌张力高，肢体近端重，有铅管样强直，运动时消失。

（5）自主神经症状及姿势反射障碍，便秘，出汗异常，血压低，面部脂肪多。

（6）左旋多巴治疗有效。

【治疗方法】

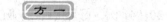

［主治］风痰内阻、经筋失养之帕金森病。

［材料］炼脐接寿散：制乳香、制没药、人参、猪苓、荜茇、续断、厚朴、两头尖。

［方法］制乳香、没药、人参、猪苓、荜茇、续断、厚朴、两头尖，按 1：0.5：0.5：1：1：1：0.5 配制，研细末装瓶备用。

［用法］用隔药灸法。嘱患者仰卧位，神阙穴常规消毒后，以温开水调面粉成面圈

状绕脐一周，后将麝香末约 0.02g 纳入脐中，再取炼脐接寿散填满脐孔，用艾炷（艾炷底盘直径与面圈内径相同，约 1.2cm，高约 1.5cm）施灸 20 壮，灸后用胶布固封脐中药末，再次治疗时换用新药，隔日治疗 1 次，15 次为 1 个疗程，休息 2~3 天再进行下 1 个疗程。

[疗效] 张京峰用方一配合常规用药治疗 54 例，对照组 36 例，分别显效 21、6 例，有效 24、15 例，无效 9、15 例，总有效率 83.3%、58.3%。

[出处]《中国针灸》2005，25（9）：611.

方 二

[主治] 帕金森病。

[材料] 艾绒。

[方法] 将艾绒制成艾炷。

[用法] 用灸脐法加针刺法。脐部消毒后，在脐部放置艾炷，点燃，患者感到灼热即去掉，再灸 1 壮。再取气海、关元、大横、中脘。配穴：次髎、下髎、足三里、三阴交、太溪。用毫针刺入穴内，得气后中脘、三阴交用泻法，余穴用补法。每日 1 次，10 次为 1 个疗程。

[疗效] 曾治张某。肢体震颤，不能自主，应用方二治疗，半年后症状好转。

[出处] 经验方。

方 三

[主治] 帕金森病，证属肝肾不足，气血两虚，虚风内动者。

[材料] 用艾炷 10~15 个（底面直径为 1.5cm 圆锥形），姜片（直径 >2cm，厚度 0.2cm 圆形）。

[方法] 荞麦面或小麦面面团，将面团捏成一内周径约 1.5cm 左右，外周直径约 1.5~2cm 的环形面饼，厚度约 0.5cm，环置神阙周围。

[用法] 用艾灸法。取穴神阙，暴露穴位，放脐药适量以填满肚脐。姜片放于面饼上，将艾炷点燃放于姜片上，用治疗桶罩住。观察艾炷燃烧情况，及时更换。用镊子夹住燃烧过的艾炷底部，放入盛水的治疗缸内，重新放置下一个艾炷，并记录一炷燃烧时间，一般 15~20 分钟一炷。艾灸时，随时观察患者反应，如出现心慌、气短、不能平卧等不适反应，应立即中止艾灸。患者全身汗出较好。一般每次艾灸 3~4 小时，隔日艾灸一次。如患者不能耐受可根据患者耐受程度，适当增减。⑥艾灸完毕，整理用物，纱布覆盖肚脐，胶布贴好。

[疗效] 对照组与观察组分别观察 64 例，分别显效 30、41 例，好转 17、20 例，无效 17、3 例，总有效率 73.5%、95.4%。

[出处]《医学创新研究》2007，4（8）：117.

【按语】

帕金森病是一种常见的难治性老年病，其发病率、伤残率均较高，严重影响患者的生活质量。虽用药物治疗可有效地改善症状，但不能阻止病情发展，且不良反应大。

用脐疗可改善症状，延缓病情进展，减少西药用量，减轻西药不良反应，又能改善全身情况，增强体质，提高抗病能力。

治疗期间，应做好患者的生活护理及心理护理，指导患者尽量参与各种形式的活动，主动与患者谈心，安慰患者，消除顾虑，树立正确的人生观，保持心态平衡。饮食宜给清淡易消化富营养的饮食，忌食肥甘、油腻、煎炸之品。对伴有便秘者，应鼓励多食新鲜蔬菜、水果，以保持大便通畅。吞咽困难、饮食呛咳者，应取坐位进食，速度宜缓慢，以避免呛咳。对于无法进食者应协助喂饭或鼻饲饮食。给予康复指导，以预防肢体挛缩、关节僵直，促进肢体的血液循环。

脑萎缩

脑萎缩是指由于各种原因导致脑组织本身发生器质性病变而产生萎缩的一类神经精神性疾病。脑萎缩属中医"痴呆""健忘""眩晕""痿证""震颤"等范畴。

【病因病机】

本病是多因性的，可由遗传、脑外伤、中毒后遗症、脑梗死、脑炎、脑膜炎、脑缺血、缺氧、脑血管畸形、脑部肿瘤、脑中风、癫痫长期发作、烟酒过度、营养不良、甲状腺功能病变、脑动脉硬化、煤气中毒、酒精中毒等引起脑实质破坏和神经细胞的萎缩、变形、消失，其中最主要的致病因素是脑血管长期慢性缺血。

中医学《黄帝内经》中有关肝主筋脉，肾主骨生髓，脑为髓海，髓海空虚，脑失所养，气血濡养经络骨节等论述，是临床的理论基础。本病常兼有脾胃虚弱，肝郁血瘀，气虚，肺虚等症。肢体损于外则气血亏于内，营卫有所不贯，脏腑由之不和。

【诊断要点】

（1）病变初期：患者以不安、抑郁、偏执为主要表现状态，CT、MRI无法查出脑萎缩。

（2）病变早期：患者会出现长期头痛、头晕、健忘、失眠，情感行为方面明显异常。

（3）病变中期：患者出现定向障碍，反应迟钝、答非所问、自言自语、共济失调，常出现幻觉和妄想。

（4）病变晚期：患者已明显痴呆，智能和体能基本失控，不能主动进食，大小便失禁，长年卧床不起。

（5）根据以上病因引起的临床表现，结合影像学检查所见不同程度的脑沟增宽，脑回变狭，蛛网膜下腔增宽，积液和代偿性脑室扩大可支持临床诊断；怀疑遗传因素者配合染色体检查，多能明确诊断。

【治疗方法】

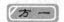

［主治］脑萎缩无阳亢者。

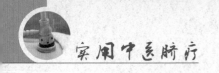

[材料] 艾条。

[方法] 用艾绒制成艾条。

[用法] 用艾灸法。用艾条在神阙穴上加灸10分钟，距离以患者感到灼热为度，每日1次，另加腹针疗法。取穴中脘、下脘、气海、关元、关元下。配穴：滑肉门、外陵、大横、气穴、商曲、阴都、大巨、神阙。施术分候气、行气、催气，进针后留针5分钟为候气；再捻转使局部产生针感为行气，再隔5分钟行针1次使之向远端传导为催气。留针30分钟，10次为1个疗程。

[疗效] 王宝玲用方一治疗脑萎缩43例，临床痊愈1例，占2.3%，显效40例，占93%；有效2例，总有效率100%。

[出处]《上海针灸杂志》2003，22（6）：29.

方 二

[主治] 髓海空虚，脑失所养之脑萎缩。

[材料] 补骨脂、胡芦巴、小茴香、巴戟天、胡桃仁各10g，麝香0.15g。

[方法] 上药共研细末。

[用法] 用敷脐法。取适量白酒调匀，敷脐部，7~10天换药1次，或将上药末做成兜肚，15天换药1次。

[疗效] 用方二治疗张某，男，70岁，患脑萎缩1年，经常出现头昏、健忘、失眠等症，用方二治疗1个月，症状大为减轻。

[出处] 谭支绍.《中医药物贴脐疗法》广西科学技术出版社.

方 三

[主治] 脑萎缩，证属气血亏虚，脑失所养者。

[材料] 龙骨、虎骨（以其他药物代替）、蛇骨、南木香、雄黄、朱砂、乳香、没药、丁香、胡椒、夜明砂、五灵脂、小茴香、两头尖、附子、青盐各等量，麝香0.5g。

[方法] 除麝香另研末另用外，其余各种药物共碾成极细粉末，瓶贮密封备用。

[用法] 用敷脐法。用时先取麝香适量，纳入患者脐孔中央，再取药末15~20g，填入脐内麝香上面，盖以槐树皮，上放预制的艾炷（如黄豆大），点燃灸之，灸至患者腹中作响，大便泻下涎物为止，2~3天灸1次。灸后令病者服米汤，食白粥，或饮少量黄酒，以助药力，至愈为止。

[出处] 蒋希林.《中华脐疗大全》中国中医药出版社.

【按语】

脑萎缩是目前临床较难治愈的常见病。发病广泛，多见于老年人及脑血管病后遗症，或颈椎病的晚期。临床上配合脐部疗法，可以改善症状，延缓进程。

治疗的同时，要保持心情舒畅、乐观，避免情绪激动。积极治疗身体疾病，特别是积极预防和治疗高血压、糖尿病、肺心病等慢性疾病。坚持看书、看报学习，增加兴趣、爱好，有利于对脑力的锻炼，促进和改善大脑神经细胞的供血、供氧。适当增加体育锻炼、增强机体的抵抗力，促进大脑神经细胞的新陈代谢。保持良好的人际关系和家庭融洽。禁食辛、辣、腌、熏类食物，平时应适当多吃些新鲜、含优质蛋白的食品、如乳类、肉类、蛋、鱼虾、疏菜、水果、大豆及豆类制品等。戒除烟、酒等不良嗜好。

面　　瘫

面神经麻痹是茎乳突孔内急性非化脓性炎症，引起周围面神经麻痹。中医学称本病为"面瘫""口眼㖞斜"。

【病因病机】

面瘫又称面神经炎、面神经麻痹，与面神经管是一狭长的骨性管道的解剖结构有关，面神经管狭窄可能是面神经炎发病的内在因素。也可能是面部受冷风吹袭，面神经的营养微血管痉挛，引起局部组织缺血、缺氧，导致面神经水肿、髓鞘及轴突有不同程度的变性所致。也有人认为与病毒感染有关，但一直未分离出病毒。近年来还有人认为可能是一种免疫反应。膝状神经节综合征则系带状疱疹病毒感染，使膝状神经节及面神经发生炎症所致。

中医学认为，该病是由络脉空虚，风寒之邪乘虚侵入阳明、少阳筋脉，以至经气阻滞，筋脉失于濡养，筋肉纵缓不收而发病。

【诊断要点】

（1）发病突然，或有面部受凉、风吹病史。

（2）部分患者起病后有耳后下方痛，颜面部不适，因说话不便或被他人发现患病。

（3）患侧鼻唇沟平坦，口角低垂，额纹消失，鼓气时漏气，齿颊面内常有食物存积。

（4）角膜反射、眼轮匝肌反射减退。

【治疗方法】

方 一

[主治] 面神经麻痹，证属邪风入侵，筋肉纵缓者。

[材料] 艾绒。

[方法] 用艾线捏成底面直径约为2cm、高2cm的锥形艾炷。

[用法] 用艾灸法。患者平卧床上，艾炷点燃后置于神阙穴，待艾炷燃一半时，点燃另一炷备用。灸穴出现灼热感时，置换备用艾炷，7壮灸完后拔火罐10分钟。配合用梅花针刺络轻扣面部穴位，继取鳝鱼骨粉（炒鳝鱼骨、硫黄等5种药物，研末均匀，混合收贮备用），用茶油调成糊状，敷贴面部所叩穴位。每次取3个穴位，然后用艾条温和灸所敷贴穴位10分钟，灸完后用风湿膏剪成约2cm×2cm敷贴，保留2天。灸神阙穴每日1次。10次为1个疗程。面部敷贴隔日1次。

[疗效] 张俊用方一治疗面瘫60例，对照组50例，分别痊愈57、35例，有效3、12例，无效0、3例，总有效率100%、94%。

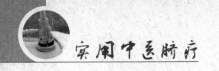

[出处]《上海针灸杂志》1997, 16（2）: 22.

方 二

[主治] 面神经麻痹口眼㖞斜，证属虚邪贼风，筋脉失养者。

[材料] 生附子 10g，蓖麻子净肉 30g，冰片 2g（冬季加干姜 6g）。

[方法] 诸药混合捣融如膏。

[用法] 用敷脐法。将神阙处皮肤消毒后，用药膏贴敷脐（神阙）中、地仓穴，贴药后，上盖纱布，胶布固定。1 日 1 换，病愈后洗去。

[疗效] 笔者用方二治疗 3 例，其中 1 例治愈，2 例好转。

[出处] 经验方。

方 三

[主治] 风寒型面神经麻痹。

[材料] 胆南星 8g，明雄黄 3g，醋芫花 50g，马钱子总碱 0.01mg。

[方法] 共烘干研末，再喷入白胡椒挥发油 0.05ml，混匀，密闭保存备用。

[用法] 用敷脐法。将脐部皮肤消毒后，取上药 200mg 敷于脐中，按紧，胶布固定，2~5 天换药 1 次。

[疗效] 李忠用方三治疗 15 例，痊愈 5 例，显效 7 例，改善 1 例，无效 2 例，总有效率 86.6%。

[出处]《辽宁中医杂志》1979,（4）: 33.

方 四

[主治] 面瘫，证属络脉空虚，邪气侵入者。

[材料] 皂角末 50g，米醋、艾绒各适量。

[方法] 将皂角末加醋调和如糊，再将艾绒捻制成艾炷如绿豆大小，数量不拘。

[用法] 用敷脐法。取药糊敷于脐（神阙）中、颊车穴上，左斜者敷右边颊车，右斜者敷左边颊车。敷药后令患者侧卧，在穴位上放艾炷点燃灸之，每穴灸 5~10 壮，1 日 1~2 次。

[出处] 罗和古.《脐疗巧治病》中国医药科技出版社.

方 五

[主治] 面瘫，证属风寒侵袭，面部经脉失于濡养者。

[材料] 芫花 20g，马钱子 50g（炒至黄褐色），雄黄 2g，川乌 3g，胆南星 5g，白胡椒 2g，白附子 3g。

[方法] 共研为细末备用。

[用法] 用敷脐法。每次取药末 10g，撒于胶布中间，制成 2 块，分贴于脐部（神阙）及牵正穴上，2 日换药 1 次、5~10 天见效。

[出处] 罗和古.《脐疗巧治病》中国医药科技出版社.

【按语】

周围性面瘫多为面神经炎所致。一般预后良好，约85%病例可完全恢复，不留后遗症。通常于起病1~2周后开始恢复，2~3月内痊愈。早期及时治疗一般疗效较佳，病延3个月以上成顽固性面瘫则针刺疗效差。6个月以上未见恢复者则预后较差，一般本病发病1~7天内经治疗有明显好转治愈就快，反之，7天内经治疗无效，而且病情继续发展治愈就慢。但有的可遗有面肌痉挛或面肌抽搐。前者表现为病侧鼻唇沟的加深，口角被拉向病侧，眼裂变小，易将健侧误为病侧；后者病侧面肌不自主抽动，紧张时症状更明显，严重时可影响正常工作。少数病侧还可出现"鳄泪征"即进食时病侧眼流泪，可能为面神经修复过程中神经纤维再生时，误入邻近功能不同的神经鞘通路中所致。肌电图检查及面神经传导功能测定对判断面神经受损的程度及其可能恢复的程度，有相当价值，可在起病两周后进行检查。

有人认为，面部毛细血管丰富，针刺极易引起青紫和血肿，早期面瘫在面部针刺可能加重面神经炎水肿，诱发面肌痉挛。通过脐疗来治疗面瘫，可避免了上述所担心的情况出现，对急性期患者尤为适用，对部分顽固性面瘫也有较好效果。

生附子、芫花、马钱子均为有毒植物，只宜外用，不宜口服，使用时应在医生指导下进行。

面肌痉挛

面肌痉挛，又称面肌抽搐。为一种半侧面部不自主抽搐的病症。中医学将其归属于"筋惕肉瞤""筋急""瘛疭"等范畴。

【病因病机】

99.1%的面肌痉挛患者，过去称为原发性面肌痉挛，其病因为面神经根在出桥脑段（面神经刚刚从脑干发出的一段）受到走行异常的血管压迫，引起面神经损伤，出现脱髓鞘变，造成神经纤维之间电流"短路"，引发面部肌肉抽动。近年来大量的临床实践也表明，一旦将血管对神经根的压迫解除，面肌痉挛可立即或逐渐停止，目前，面神经根受到血管压迫导致面肌痉挛的病因学说已得到全世界的公认。由于面肌痉挛的发病病因在颅内，只有从病根上医治才能治愈本病。

中医认为，本病的致病因素，常因情志刺激，精神紧张，劳累伤脾，气血虚少或肝阴不足，筋脉失养，以致肝风内动，而引起肉瞤筋惕，遂发肌肉抽搐痉挛。

【诊断要点】

（1）患侧眼裂较健侧缩小，鼻唇沟较健侧加深。

（2）在紧闭患侧眼时，出现口角和鼻翼一起向上、向外牵引的"相联动作"。

（3）患侧面部有笨拙感觉。

（4）面肌频繁抽搐，可导致心烦、注意力不集中。

【治疗方法】

方 一

[主治] 肝风内动面肌痉挛。

[材料] 蜈蚣 6g，全蝎 10g，卡马西平 16 片，地西泮 12 片，地巴唑 10 片。

[方法] 上药共研极细末，密贮备用。

[用法] 用敷脐法。每次取药粉 0.3g，填于脐（神阙）内，外用伤湿止痛膏贴固，每天换药 1 次，15 天为 1 个疗程，1 个疗程无效者改用其他疗法。

[疗效] 笔者用方一治疗面肌痉挛 2 例，1 例于 1 个月后痊愈，1 例好转。

[出处] 经验方。

方 二

[主治] 虚风内动，面肌痉挛。

[材料] 齐痉散：胆南星 8g，明雄黄 3g，醋芫花 50g，黄芪 30g，马钱子生物总碱 0.1mg。

[方法] 共烘干研末，再喷入白胡椒挥发油 0.05ml 混匀。如肝阳上亢加羚羊角粉 3g，钩藤 20g，血瘀加乳香 15g，没药 15g，冰片 10g，再合齐痉散为 1 料药备用。

[用法] 用敷脐法。每次取药粉 250mg，填入脐内按紧，胶布密封固定，2~5 天换药 1 次，直至病愈。

[疗效] 刘炎用方二治疗方某，患面部抽动症，情绪紧张，心神逆乱，用方二治疗 1 个月，痊愈。

[体会] 芫花和马钱子均是有毒植物，其中马钱子内服过量中毒可引起肢体颤动、惊厥、呼吸困难，甚至昏迷。故宜炮制使用，脐疗时不宜内服，以免中毒。

[出处]《针灸临床杂志》1997，13（4）：110.

方 三

[主治] 面肌痉挛，证属肝阳不足，经筋失养者。

[材料] 天麻、全蝎、僵蚕、防风、白芷、羌活、芥穗各等量。

[方法] 将上述药物碾成极细末，瓶贮密封备用。

[用法] 用敷脐法。临用时先以 75% 医用酒精消毒脐窝皮肤，趁湿倒入药末填满脐孔，外以胶布固封。每 2 天换药 1 次，10 次为 1 个疗程。

[疗效] 薛媛婷用方三治疗 40 例，痊愈 25 例，好转 12 例，无效 3 例，总有效率 92.5%。

[出处]《天津中医学院学报》2002，21（3）：13.

方 四

[主治] 各型面肌痉挛。

[材料] 天麻、防风、白芷、荆芥穗、羌活、辛夷、细辛、全蝎、僵蚕、白附子各等量。

[**方法**] 将上述药物混匀，共研细末，瓶贮密封备用。

[**用法**] 用敷脐法。取药末 10~15g 填塞入脐部，外覆纱布，胶布固定，每日 1 换，坚持贴之。

[**出处**] 常宇.《脐疗》科学技术文献出版社.

方 五

[**主治**] 各型面肌痉挛。

[**材料**] 胆南星 8g，雄黄 3g，醋芫花 50g，黄芪 30g，白胡椒 1g。

[**方法**] 将上述药物混匀，共研细末备用。

[**用法**] 用敷脐法。每次取药末 3g，用水调成药糊敷于脐部，外用纱布覆盖，再用胶布固定。每天换药 1 次，连用至愈。

[**出处**]《浙江中医》1982，（2）：21.

【按语】

中药贴敷脐部，可借气味俱厚的中药激发腧穴功能，疏通经络，调整气血，从而调整脏腑功能，达到治疗的目的。正如《理瀹骈文》所述："切于皮肤，彻于肉理，摄于吸气，融于渗液。"故易产生药效。使用齐痉散填脐法治疗面肌痉挛方法简便，经济价廉，且安全无毒副作用，患者乐于接受。经临床验证，疗效可靠。

三叉神经痛

三叉神经痛是指在三叉神经分布区域内反复发作的阵发性剧痛。中医学将其归属"头风""面痛"范畴。

【病因病机】

西医学将本病分为原发和继发性两种，后者多为桥小脑肿瘤，三叉神经根或半月节肿瘤、血管畸形、蛛网膜炎等症引起：原发性三叉神经痛则可分为两种原因：或在中枢部位，是一种感觉性癫痫样发作，刺激三叉神经脊束核内，可引起感觉过敏；或在脑干中，三叉神经痛患者触发点受到轻微刺激，从而产生疼痛。

中医学认为，其病因病机多与风邪侵袭，肝火亢逆，气血运行失于通畅有关，面痛多年，也可致气虚血瘀而阻滞经络引起经气不通，产生面部作痛。其病变部位在面部三阳经络，与肝脾有关。疼痛发作时以实证居多，或虚实兼见。

【诊断要点】

（1）多见于成年及老年，女性多于男性，大多单侧，极少双侧。

（2）疼痛部位以面颊及上、下颌部为多，额部较少见，疼痛常有一起点（扳机点），可因吹风、洗脸、说话、吃饭等刺激而诱发。

（3）疼痛突然发作，呈阵发性、放射性、电击样疼痛，痛如撕裂、针刺、烧灼样，每次发作时间极短，后自行缓解。连续在数小时或数天内反复发作，周期不定。

（4）神经系统检查无阳性体征。

【治疗方法】

方一

[主治] 三叉神经痛，证属气虚血瘀者。

[材料] 1号药：厚朴 100g，白芍 120g，甘草浸膏 3g，乳香、没药醇浸液 70ml。2号药：胆南星 3g，明雄黄 3g，醋芫花 50g，马钱子总碱 0.1mg，白胡椒挥发油 0.05ml。

[方法] 1号药：共烘干研末，加鸡矢藤挥发油 2.5ml，冰片少许，每次用 200mg，黄酒调糊；2号药：研面。

[用法] 敷脐部。疼痛剧烈者，先用 1 号药，5 天换药 1 次；面部痉挛为主症者，先用 2 号药，5 天换药 1 次，以后交替轮用。

[疗效] 李忠曾治某男，52 岁，患三叉神经痛已 11 年，曾用中西药医治无效。先用 1 号药，1 个半月后，腮部不痛，仅有胀感，鼻唇沟部仍痛。改用 2 号药 2 次后，1、2 号药交替使用 1 个月，口角已不抖动，唯饮食时稍有痛感，继用药 1 个月以巩固疗效。

[出处]《辽宁中医杂志》1980，（11）：40.

方二

[主治] 三叉神经痛，证属风邪侵袭、气血不通者。

[材料] 胡椒、艾叶各等份。

[方法] 将上药研为细末备用。

[用法] 用敷脐法。使用时将药末与鸡蛋清调成膏。睡前贴敷于神阙及患侧颊车穴，用胶布覆盖固定，次日早晨揭去，每日 1 次，至痊愈为止。

[疗效] 用方二治疗 3 例，2 例显效，1 例有效。

[出处]《中国针灸》（增刊）1994：20.

方三

[主治] 各型三叉神经痛。

[材料] 方一：川厚朴、穿山甲末（以其他药代替）各 100g，白芍 120g，甘草浸膏 3g，乳香、没药醇浸液 70ml。方二：醋芫花 50g，胆南星、明雄黄各 3g，马钱子总碱 0.1mg，白胡椒挥发油 0.05ml。

[方法] 方一烘干研末，加鸡矢藤挥发油 25ml，冰片少许，和匀，备用。方二共研面，备用。

[用法] 用敷脐法。方一每取 200mg，以黄油调糊敷脐（神阙）；或取方二药面适量撒于脐（神阙）部，外以纱布覆盖，胶布固定。

[出处] 罗和古.《脐疗巧治病》中国医药科技出版社.

【按语】

一般用方一后即能止痛止痉，能迅速改善面部症状，但口角痉挛往往迁延不愈。

三叉神经痛患者除了进行一些基本治疗以外，日常生活中也应该有所注意，从而避免病情加重。如：保持个人卫生，在发作间期进行脸部、口腔清洁，避免其他疾病发生。避免寒冷刺激，用温水洗脸。注意气候变化，避免风吹。必要时戴上口罩或头巾。戒烟酒，少食辛辣食物。另外，尽量避免硬物刺激，多吃一些柔软的食物。保持心情舒畅，避免急躁、焦虑等情绪诱发疼痛。

本病使用芫花、马钱子均为有毒植物，脐疗使用宜在医生指导下进行。不能内服。

偏　头　痛

偏头痛是一种由于血管舒缩功能障碍引起的发作性头痛，属于中医"头痛""头风""厥头痛"范畴。

【病因病机】

中外专家均称，偏头疼的病因目前尚不清楚，但可能与下列因素有关：①遗传因素，由于约60%的患者可问出家族史，部分患者家庭中有其他癫痫患者，故专家认为该病与遗传有关，但尚无一致的遗传形式。②内分泌因素，血管性偏头疼多见于青春期女性，在月经期发作频繁，妊娠时发作停止，分娩后再发，而在更年期后逐渐减轻或消失。③饮食因素，经常食用奶酪、巧克力、刺激性食物或抽烟、喝酒的人均易患血管性偏头疼。④其他因素，情绪紧张、精神创伤、忧虑、焦虑、饥饿、失眠、外界环境差以及气候变化也可诱发偏头疼。本病可能由以上原因导致颅内血管神经功能紊乱和血液中多种活性物质如5-羟色胺、缓激肽、前列腺素失调等有关。也有人认为涉及中枢神经、自主神经、神经体液和酶系统。

中医认为本病主要在感受外邪，情志内伤，饮食不节，久病致瘀的基础上造成肝、脾、肾等脏腑功能失调，风袭脑络，痰浊阻滞，瘀血阻络所引起。在经络辨证上，主要是六淫之邪伤及三阳经，而其中又以少阳经、太阳经为多见。也可由于肝郁肝火伤及阴络，肾阴肾精亏虚导致脑海失养，脾失健运致气血亏虚或痰浊内生阻于经络而致病。

【诊断要点】

（1）以发作性搏动性头痛为主，也可呈胀痛。

（2）以一侧头痛为主，也可为全头痛。

（3）为间歇性反复发作，起止较突然；间歇期如常人；病程较长。

（4）常于青春期起病，居多。

（5）有或无视觉性、感觉性、运动性、精神性等先兆或伴随症状，但多数伴有恶心、呕吐等自主神经症状。

（6）有或无偏头痛家族史。

（7）月经、情绪波动、过劳等因素可诱发；压迫颈总动脉、颞浅动脉、眶上动脉或短时休息，可减轻发作。

（8）条纹嫌恶试验多为阳性；脑电图检查偶有轻度或中度异常；神经放射学及其他辅助检查无异常发现。

【治疗方法】

方 一

[主治] 各型偏头痛。

[材料] 安定 10mg、谷维素 60mg、维生素 B_1 60mg、西比灵 10mg

[方法] 取上药共研细末放入容器，用川芎嗪 1ml，调成糊状。

[用法] 用敷脐法。用上药糊填充脐窝，然后用药棉吸附川芎嗪 1ml，覆盖在脐部药糊上，用塑料薄膜覆盖，四周胶布固定。然后用热水袋热敷。以后按上方每天晚睡前换药 1 次，连用 10 天达到预防复发的作用。

[疗效] 杨鲜华用方一治疗 60 例，研究组优良率为 90%，有效率为 96.7%，对照组优良率为 36.7%，有效率为 73.33%（$P < 0.05$）。

[出处]《中华临床医药与护理》2006（3）：48.

方 二

[主治] 各型偏头痛。症见头痛剧烈，部位固定，疲劳、情绪激动时易发。

[材料] 川芎、白芷各 3g，生石膏 6g，伤湿止痛膏 1 贴。

[方法] 将生石膏、川芎和白芷共研为细末，贮瓶备用。

[用法] 用敷脐法。用前先将患者脐孔（神阙）皮肤洗净，然后取药末 2g，置脐孔（神阙）内，盖以棉球，再用伤湿止痛膏封贴。每日换药 1 次，病愈为度。

[疗效] 笔者用方二治疗偏头痛 4 例，痊愈 1 例，3 例好转。

[出处] 经验方。

方 三

[主治] 外邪入侵，络脉失养之偏头痛。

[材料] 细辛、天花粉、石膏、川芎、乳香、没药、远志各等份，冰片、全蝎各减半。

[方法] 将上药共研为极细末，贮瓶备用，勿泄气。

[用法] 用敷脐法。每取此散适量，用水调和为绿豆大小丸粒。左侧头痛塞入右鼻孔，右侧头痛塞入左侧鼻孔。如全头痛，可两侧鼻孔交替使用。每日 3 次，至愈为止。

[疗效] 用方三治疗患者李某，男 50 岁，患偏头痛 2 年，每次发作疼痛异常，用方三治疗半月，停止发作。

[出处]《中华实用中西医杂志》2004，4（17）：2117.

方 四

[主治] 偏头痛。

[用法] 用脐周团摩法。让患者仰卧，医者将掌心及其余 4 指均置于脐部周围皮肤上，由内向外，或上、下、左、右摩动，用力均匀徐缓，摩至脐部潮红为度。

[出处] 韩文领.《脐疗》科学技术文献出版社重庆分社.

方五

[主治] 偏头痛，证属气机不畅，脑络不通者。

[材料] 葱白 15g，附子 3g。

[方法] 将上药共捣烂，做成丸如豆大。

[用法] 用敷脐法。治疗时取神阙穴及痛侧太阳穴，外用红膏药，胶布固定。

[出处] 罗和古.《脐疗巧治病》中国医药科技出版社.

【按语】

有研究表明，药物敷脐 5 分钟药物起效，20 分钟即可达药效高峰，比对照组 20 分钟起效，36~60 分钟内达高峰明显加快。观察期间各时段的疼痛程度评分，药物敷脐组明显低于对照组，而且不良反应少而轻，而对照不良反应多而重：两个月后远期疗效评定，药物敷脐组偏头痛发作频率降低了 56%，而对照组降低不明显，证明药物敷脐神阙穴治疗偏头痛的有效性、可行性，是理性的方法之一。

一般说来，治疗偏头痛即时镇痛效果与职业、疼痛评分和发次数有关。从事体力劳动人群的即时镇痛效果不如脑力劳动人群；偏头痛发作次数越多即时镇痛效果越明显。治疗时头痛程度越重效果越好；偏头痛发作次数越多效果越明显；伴随症状越多疗效越好。

要预防偏头疼的发作，首先消除或减少偏头疼的诱因，如避免情绪紧张，避免服用血管扩张剂等药物，勿食过量咖啡，过凉的冰淇淋，勿饮酒过多，避免饮用红酒和进食含奶酪的食物，咖啡、巧克力、熏鱼等。专家统计出容易诱发头痛的食物排行分别是：巧克力、酒精饮料、生乳制品、柠檬汁、奶酪、红酒、熏鱼、蛋类。偏头疼患者应该从心理上彻底放松自己。保持有规律的生活，保持情绪稳定，尽量避免过度劳累和忧虑、焦虑等情绪，保证良好的睡眠，这样可最大限度地减少头痛的发作次数。切不可依赖去痛片。

眩　晕

眩晕是一种自觉视物有旋转感觉的症状。中医学称本病为"眩冒""眩运"。

【病因病机】

主要分周围性眩晕和中枢性眩晕两种。临床多见于内耳眩晕症、颈椎病、椎基底动脉系统血管及高血压、脑动脉硬化、贫血等疾病。造成脑部血液循环不足，或脑血管痉挛，引起前庭系统功能障碍时，前庭感觉与来自肌肉、关节的本体觉以及视觉不同步，产生运动错觉，即眩晕。

中医学认为："诸风掉眩皆属于肝""无痰不作眩""无虚不作眩"。实者肝阳上亢，上扰清空；或脏腑健运失司，则清阳不升，浊阴不降；虚者气血不足，阴精亏虚，发为眩晕。

【诊断要点】

（1）周围性眩晕常为发作性，多呈旋转型或上下左右晃动，程度较剧烈，持续时间短，从数秒至数日不等，常伴耳鸣、听力减退，水平或略带旋转的眼球震颤。

（2）中枢性眩晕常见的有摇摆感、地动感、倾斜感，或是头晕脑胀，头重脚轻，脚步虚浮感。眩晕程度较轻，持续时间可达数周以上，较少伴耳鸣、耳聋。

（3）须经多种检查以便确定原发性疾病。

【治疗方法】

方一

[主治] 肝阳上亢型眩晕。

[材料] 眩晕散：吴茱萸 30g，川芎 30g，白芷 30g。

[方法] 将上药共碾研为细末，装瓶备用。

[用法] 用敷脐法。用时将药末适量，用药棉裹如小球状，填入患者脐孔中，稍加压，外以胶布固定，发痒则揭去药物，不痒时再续填贴药物。一般连贴 1~10 次。

[疗效] 刘炎用方一治疗姚某，眩晕频作，时间数分钟致数小时不等，发时呕吐、心悸。经用方一治疗数次，眩晕即止，多年未发。

[出处]《针灸临床杂志》1997，13（4）：102.

方二

[主治] 气血亏虚所致的眩晕。

[材料] 黄芪、五味子各 10g。

[方法] 将上药共碾研为细末，装瓶备用。

[用法] 用敷脐法。将药粉加清水适量调为稀糊状，外敷于肚脐孔处，敷料包扎，胶布固定，每日换药 1 次，连续 3~5 天。

[疗效] 笔者用方二治疗眩晕 5 例，临床控制 32 例，好转 2 例。

[出处] 经验方。

方三

[主治] 眩晕，出现痰浊蒙蔽，眩晕头重，胸闷恶心，时作呕吐，甚则欲昏倒。舌苔白腻，脉濡滑。

[材料] 眩晕膏：白芥子 30g，胆南星 15g，白矾 15g，川芎 10g，郁金 10g，生姜汁适量。

[方法] 将前五味药共碾细末，贮瓶备用。

[用法] 用敷脐法。临用时取药末适量（约 15g），加入生姜汁调和如厚膏状，把药膏贴在患者脐孔上，外以纱布覆盖，胶布固定。每天换药 1 次，15 天为 1 个疗程。通常 5~7 天奏效，连续用药 1~2 个月，防止复发。

[疗效] 谭支绍用方三治疗郭某，男，51 岁，患头晕头痛三年余，以头巅顶痛较甚，甚则眩晕、眼花，视物旋转，耳鸣如蝉。用方三治疗一个半月，诸症均减，眩晕

遂好转。

[出处] 谭支绍.《中医药物贴脐疗法》广西科学技术出版社.

方四

[主治] 各型眩晕。

[材料] 眩晕停 10 片，全虫 2 条。

[方法] 将上述药物共研细末，混匀，备用。

[用法] 用敷脐法。每次取药粉 0.3g 撒入脐内，外贴胶布固定，每天换药 1 次。

[出处] 韩文领.《脐疗》科学技术文献出版社重庆分社.

方五

[主治] 眩晕，证属痰浊阻窍者。

[材料] 吴茱萸 30g，半夏 15g，熟大黄 10g，生姜 30g。葱白（带须）7 根。

[方法] 将上述药物共为粗末，放铁锅内，加醋适量，炒热，分作 2 份，纱布包裹。

[用法] 用敷脐法。将药包趁热放脐上熨之，两包轮流，冷则换之，每次 30~60 分钟，每日 3~7 次（1 剂药可用 3 天）。

[出处] 高树中.《中医脐疗大全》济南出版社.

方六

[主治] 气血不足颈性眩晕。

[材料] 艾条。

[用法] 用艾灸法。令患者取舒适的俯卧位，用艾条温和灸神阙穴，右手如持笔写字状使艾条与局部皮肤成 45° 角，将艾条的一端点燃对准穴位处，点燃的艾头与皮肤的距离约一寸左右施灸，以局部温热、泛红但不致烫伤为度。每穴 15 分钟。每日 1 次，连续 5 次 1 个疗程。可同时配合灸百会、足三里、风池。

[出处] 罗和古.《脐疗巧治病》中国医药科技出版社.

【按语】

眩晕是多种疾病的共有症状，诸如高血压、低血压、神经症、颈椎病、脑震荡等病以及某些药物毒性反应者，均能出现此症，因此，在治疗本症的同时，应同时治疗原发疾病。针刺有助于神经中枢部位的功能障碍得到直接调整，同时改善了自主神经功能失调，降低交感神经兴奋性，提高迷走神经兴奋性，缓解小动脉痉挛，从而消除眩晕症状。

在治疗的期间，患者应保持心情舒畅；医生应多做解释工作以消除患者紧张情绪及顾虑。发作时应卧床休息，室内宜安静，空气要通畅，光线尽量暗些。避免刺激性食物及烟酒，饮食宜少盐。发作间歇期不宜单独外出，以防事故。

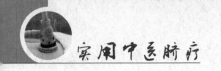

第七节　传染病与寄生虫病

肺结核盗汗

肺结核是由结核杆菌侵入人体后引起的一种慢性传染性疾病，盗汗是结核病中毒症状之一，肺结核俗称"痨病"，中医称"肺痨"。

【病因病机】

结核病患者是由于感染结核菌，而结核的毒素及其代谢产物刺激中枢神经系统，造成大脑皮层功能失调，从而引起自主神经系统功能紊乱所致盗汗症状的出现。在儿童结核病中尤其多见。

中医认为，盗汗的原因甚多，但肺结核盗汗则阴虚多见，乃因"痨虫"耗夺肺阴致肺阴虚损，阴虚则火旺，以致虚火旺盛阴液不能敛藏而盗汗频作。正如《医学正传》云："盗汗者，寐中而通身如浴，觉来方知，属阴虚，营血之所主也。"

【诊断要点】

（1）盗汗患者有结核病症状和体征。

（2）睡后不久汗液即可泄出，以头、胸部为多。

（3）汗液常带有淡咸味，汗多者可使睡衣湿透，甚者使被褥浸湿。

（4）醒后汗液即可霎时收敛。

【治疗方法】

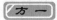 **方一**

[**主治**] 肺结核盗汗，证属痨虫感染、虚火内扰者。

[**材料**] 五倍子粉 2~3g，飞辰砂 1~1.5g。

[**方法**] 将上药研细过筛，混合备用。

[**用法**] 用敷脐法。每次用药 2g。于神阙穴消毒后，取加水调成糊状涂在塑料薄膜上敷于脐窝，用消毒纱布覆盖，胶布固定，24 小时为 1 次。3 次为 1 个疗程。

[**疗效**] 刘敬东用方一治疗 30 例，经 1~6 次治疗后，有效 25 例，无效 5 例。

[**出处**]《浙江中医学院学报》1989，13（3）：18.

方二

[**主治**] 肺结核盗汗，证属五脏亏损、虚火内迫者。

[**材料**] 无虫五倍子适量。

[**方法**] 干燥后研碎、过筛，取粉末贮瓶备用。

[**用法**] 用敷脐法。于临睡前用温水洗净脐部、擦干，然后取药粉 2g，用凉开水、食醋各半调匀成糊状，敷入脐中，胶布固定。每日 1 次，5 天为 1 个疗程。

　　[**疗效**] 张春晓用方二治疗 77 例肺结核患者，在规则抗结核治疗基础上，治疗组加用五倍子脐疗，结果治疗组盗汗好转情况明显优于对照组。

　　[**出处**]《中国民康医学》2008,（161）: 11.

方 三

　　[**主治**] 肺结核盗汗。症见：虚劳，骨蒸劳热，盗汗，咳嗽吐血，两颧潮红。

　　[**材料**] 虚劳散：川乌、乳香、没药、续断各 15g，明雄黄 10g，朱砂 15g，麝香 0.5g。

　　[**方法**] 除麝香外，其余药物混合碾成细粉，过筛备用。

　　[**用法**] 用敷脐法。先取麝香 1/3 纳入用脐孔中央，再取药末 15~20g 撒麝香上面，盖以槐皮，上放艾炷，点燃灸之，至患者腹中作响，大便泻下涎物为止，2 天 1 次。灸后令服米汤，吃白粥，饮少量黄酒，以助药力，至愈为止。

　　[**疗效**] 谭支绍用方三治疗王某，患骨蒸劳热、盗汗 3 年，用方三治疗 3 个月，并配合服滋阴益气方，诸症消失。

　　[**出处**] 谭支绍.《中医药物贴脐疗法》广西科学技术出版社.

方 四

　　[**主治**] 肺结核盗汗、潮热、低热明显者。

　　[**材料**] 五倍黄柏方：组成：五倍子 100g，黄柏 100g。

　　[**方法**] 取上药共研细末和匀，备用。

　　[**用法**] 用敷脐法。取药粉适量与水调成糊，敷于患者肚脐内，外以纱布、胶布覆盖固定。每日换药 1 次，可连续使用。

　　[**出处**]《中国民间疗法》1997,（1）: 7.

【按语】

　　盗汗是肺结核的主要症状之一，在单纯应用西药常规方案化疗的基础上，虽然该症状会随结核病的控制而自愈，但疗程长，起效慢，且盗汗没有特效药，很难较快改善。轻中度盗汗，对身体损伤不会太大，但严重的盗汗，时间久了常会向"脱证"发展，不仅加重患者对结核病的恐惧心理，降低生活质量，影响抗结核药物的治疗效果。敷脐时最常用的是五倍子，五倍子味酸性涩，滋阴敛汗，益肺生津五味子，亦可加入，朱砂，朱砂色赤入心，有安神定志之效。现代药理研究表明，五倍子中所含的鞣酸对蛋白质有沉淀作用，可使皮肤黏膜中的组织蛋白凝固，形成一层被膜起收敛作用，从而达到止汗的效果。脐表皮角质层最薄，屏障作用最弱，药物最易穿透弥散，并且脐部皮下无脂肪组织，皮肤和筋膜、腹膜直接相连，局部血液循环丰富，故局部给药易迅速弥散而通达全身，从而达到治疗效果。用该法还可以治疗除肺结核以外原因导致的盗汗。

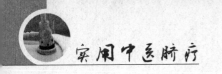

病毒性肝炎

病毒性肝炎是由肝炎病毒引起的急性消化道传染病。中医学无肝炎名称；但类似于"黄疸""胁痛"等病。

【病因病机】

肝炎病毒感染是本病发生的原因，病毒侵入人体后形成短暂的病毒血症，然后汇集于肝脏，繁殖致病。其发生与发展，与人体免疫状态有一定关系。细胞免疫功能低下者易患本病，且易成为病毒携带者或进入慢性期。如病毒感染严重，免疫反应剧烈者，则可能发展为暴发型肝炎。临床常分为甲型肝炎、乙型肝炎、丙型肝炎等多种类型。

中医学认为，本病主因"酒食过度，脏腑不和，水谷相并"而致湿热为患，湿热蕴结于脾胃，熏蒸于肝胆，胆汁不循常道，溢于肌肤，而成黄疸，湿热侵犯肝胆，使肝的疏泄功能失调，肝气郁滞，不通则痛，而见胁痛，湿性黏滞，重者可见身体沉重，四肢困倦等症。

【诊断要点】

（1）有与肝炎患者接触史，出现黄疸（或无黄疸），乏力，食欲不振，恶心呕吐等消化道症状时，应及时检查。若伴肝肿大、肝功能损害，谷丙转氨酶增高等，即符合病毒性肝炎的诊断。

（2）应根据病史、病程及临床症状、体征等，区分急性、迁延性、慢性等不同类型，并排除胆囊炎、胆石症所致黄疸胁痛症状，并可配合B超，腹部平片或胆囊造影以确诊。

（3）根据实验室检查鉴别甲肝、乙肝、丙肝等类型。

【治疗方法】

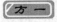方一

[主治] 黄疸型肝炎，证属湿热蕴结者。

[材料] 药物组成：艾绒、姜黄、黄柏、茵陈蒿、荞麦面等。

[方法] 将艾绒、姜黄、黄柏、茵陈蒿等中药粉碎，制成直径为5cm的圆锥三壮。将荞麦面用水搅匀制成直径7cm、厚1cm的薄饼。

[用法] 用隔饼灸法。用荞麦面饼置于神阙穴，然后将退黄灸药放于荞麦面饼之上，用火点燃，灸3壮，日1次。30天为1个疗程。

[疗效] 王科先用方一配合静脉滴注甘利欣注射液治疗黄疸型肝炎50例，对照组50例，结果分别痊愈42、28例，好转6、16例，无效2、6例，总有效率84%、56%。

[出处]《山东中医杂志》2008，27（1）：34.

方 二

[**主治**] 慢性乙肝，证属湿热蕴结，肝郁不疏者。

[**材料**] 中药丹参 20g，黄芩 15g，五味子 10g，虎杖 15g，茵陈 15g，大黄 10g。

[**方法**] 将上药粉研成细粉，做成颗粒剂。

[**用法**] 用贴脐法。将药粉取少量水调匀，铺在麝香止痛膏上，约 8cm×8cm，在患者的神阙、肝区及背部的肝俞穴交替敷药，每天换 1 次，90 天为 1 个疗程。

[**疗效**] 吕志平用方二治疗慢性乙肝 61 例，观察表明，穴位外敷能提高肝功能恢复及病毒消除率。

[**出处**]《中医外治杂志》1999，8（6）：10.

方 三

[**主治**] 小儿慢性乙肝之肝虚肝郁者。

[**材料**] 行气活血散：由川芎、三棱、青皮等药物组成。

[**方法**] 用自制行气活血散 3~5g 加入凡士林调膏。

[**用法**] 用敷脐法。脐部消毒，将药膏敷贴到脐上，其上以塑料薄膜覆盖，再铺以消毒敷料块，胶膏或较宽松紧带固定，24 小时换药 1 次，并嘱家长对患儿作顺时针方向摩腹揉脐 100 次。早晚各 1 遍。

[**疗效**] 傅沛藩用方三治疗小儿慢性乙肝 66 例，对照 1 组 51 例、对照 2 组 49 例，其转阴率分别为 27.9%、10.2%、10%。

[**出处**]《中西医结合肝病杂志》1997，7（3）：161.

方 四

[**主治**] 慢性乙肝，证属正气不足，湿邪留恋，疫毒深伏者。

[**材料**] 乙肝贴：主要成分：樟脑、叶下珠、血竭、黄毛耳草、凤尾草、广丹、绿矾、芝麻油。

[**方法**] 上药研细，制成膏药。

[**用法**] 用敷脐法。每次贴药前洗净皮肤，神阙穴和期门穴各贴一贴，每 10 天换 1 次。疗程为 6 个月。

[**疗效**] 吴忠珍用方四治疗慢性乙型肝炎 264，对照组 172 例，分别复常 168、44 例，显效 50、41 例，好转 34、31 例，总有效率 95.45%、67.44%。

[**出处**]《现代医药卫生》2004，202（11）：1022.

方 五

[**主治**] 急慢性肝炎，证属疫毒肝瘀，疏泄功能障碍者。

[**材料**] 用茵陈、焰硝、白矾、丁香。

[**方法**] 先将以上药物分别粉碎成细粉，按比例（茵陈 40 份，焰硝 20 份，白矾 20 份，丁香 20 份混匀，将药物用温水调成糊状，装入鲜蚌壳内（蚌壳长约 15cm，宽约 8~10cm），装满即可。

[**用法**] 用敷脐法。清洗患者脐部，将蚌壳药面朝下横扣在肚脐上，用胶布粘贴，

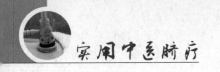

1天换药1次。

[**出处**]《陕西中医》2001，22（7）：412.

方六

[**主治**] 重型肝炎之腹胀、肝气不疏者。

[**材料**] 生姜、艾条。

[**方法**] 取新鲜生姜，切成厚约3~5mm片状，中间以针刺数孔，将20cm长艾条截成4~5段。

[**用法**] 用敷脐法。在综合治疗基础上，患者取仰卧位，暴露脐部，确定神阙穴。生姜置于其上，艾条一端点燃置于生姜片上（即隔姜灸）。患者局部有温热感而无灼痛感为宜，待艾条燃尽，除去灰尘，复加艾条再灸，每次15~30分钟，每日1~2次。

[**出处**]《浙江中西医结合杂志》2005，15（12）：746.

方七

[**主治**] 肝炎引起的转氨酶升高，证属湿热熏蒸肝胆者。

[**材料**] 用鸡苦胆汁5ml，五味子5g（为面）。

[**方法**] 可将二药调成糊状。

[**用法**] 用敷脐法。将药糊敷于肚脐上，用塑料纸和绷带固定，外加热水袋，保持其温润，（早、中、晚）3次加热，各约50分钟，3天换药一次，一个月为1个疗程。

[**出处**]《中医外治杂志》2001，10（4）：39.

方八

[**主治**] 恢复肝脏功能，主用于肝气不疏者。

[**材料**] 当归10g，赤芍10g，白芍10g，柴胡9g，枳壳12g，白术12g，黄芪30g，鸡内金12g，山楂肉30g，建曲12g，丹参30g，香附12g，虎杖30g。

[**方法**] 上药共研为极细末，贮藏备用。

[**用法**] 用敷脐法。用时取20~30g，陈醋调如膏状，旋即敷于患者脐孔内，盖以塑料薄膜，再覆以纱布；后用宽胶布封贴或用绷带固定，每2天换药一次，30天为1个疗程。

[**出处**]《实用中西医结合杂志》1994，7（6）：346.

【按语】

经临床观察，用中药贴敷法治疗肝炎有一定效果，患者的主要症状和体征有明显改善，其中以乏力、纳差、腹部不适、胸胁胀痛、巩膜黄染改善明显。主要肝功能指标有改善，谷丙转氨酶（ALT）治疗后比治疗前明显降低，谷丙转氨酶、谷草转氨酶比值治疗后比治疗前提高。乙肝病毒学指标也有改善，其中乙肝核酸治疗后较治疗前明显降低；乙型肝炎e抗原治疗后较治疗前明显降低。说明本法能促进乙肝患者肝功能恢复及提高病毒消除率，是治疗肝病的有效方法。

肝炎急性期应休息，适当补充维生素和葡萄糖。饮食以新鲜和清淡、富有营养为宜，不宜过食肥腻，忌饮酒和辛辣食物，避免劳累，精神要保持愉快。

水 痘

水痘是一种小儿最常见的出疹性传染病。是由水痘病毒引起的，经呼吸道传染是其主要传播途径。中医称为"水痘"。

【病因病机】

病原体为水痘-带状疱疹病毒，水痘病毒经口鼻侵入人体，首先孩子在上呼吸道内增殖，然后进入血液产生病毒血症引起皮肤及黏膜损害而发病。

中医学认为，本病病因为外感水痘时邪，其病变主要在肺脾二经。肺主皮毛，脾主肌肉，时行邪毒由口鼻而入，蕴郁肺脾，与内湿相搏，蕴蒸于肌表，则发为本病。

【诊断要点】

（1）流行病学史约2~3周前有水痘接触史。

（2）水痘起病时可出现发热、咽痛、全身不适等现象，经过数小时至1天，皮肤上出现皮疹，也有的并不出现上述症状而直接出皮疹。皮疹先出现在头部和躯干，逐渐蔓延到四肢。开始出的为红色小丘疹。经1~2天变成椭圆形、绿豆大小的水疱，水疱周围呈淡红色。3~4天疱疹干缩结痂，1~3周痂皮脱落。痂盖很表浅，不留瘢痕。因皮疹是在发病后一批批陆续出现的，所以在病儿皮肤上可见到丘疹、疱疹、痂皮同时存在，这是水痘疹的特点。

（3）实验室检查：白细胞无明显变化。病毒分离，从疱疹液中可分离出病毒。

【治疗方法】

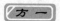

[主治] 邪郁肺脾型小儿痘疹，高热不退。

[材料] 水痘糊：生萝卜1个，铅粉3g，燕子窝泥15g，鸡蛋清1个。

[方法] 将以上诸药混合捣至融烂如泥状，再把鸡蛋清加入药泥拌匀，调成糊状，备用。

[用法] 用敷脐法。取药糊适量直接涂敷在患儿脐窝上，盖以纱布，胶布固定。每天换药1次，连续3~4天为1个疗程。涂药至高热退清之后，应撕去药物，否则会有不良反应。

[疗效] 谭支绍用方一治疗江某，男，7岁。患水痘，痘出，发热（38℃）持续3天不退，用涂脐法，每天涂脐2次，连续涂脐3天，热退身凉而愈。

[体会] 铅粉有毒，内服宜慎，脏腑虚寒者及孕妇忌服，因此，方一使用铅粉，不能误服。

[出处] 谭支绍.《中医药物贴脐疗法》广西科学技术出版社.

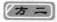

[主治] 小儿水痘，痘疹呈紫红色，实热大便秘结，口臭，小便黄。

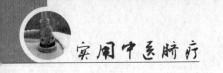

[材料] 水痘膏：大黄、生石膏、防风、全蝎、青黛各等量。

[方法] 诸药混合共研为细末，过筛；取鸡蛋清适量掺药末调和成膏状，备用。

[用法] 用敷脐法。临用时取药膏 30g，摊布在 2cm×3cm 塑料布中间，以敷在患儿肚脐孔上，外盖以纱布，再用胶布固定。每天换药 2 次，连敷 3~4 天即可奏效。

[疗效] 用方二治疗赵某，女，10 岁。出水痘 3 天，面部及背部、胸部有散在性稀疏痘疹，疱已灌浆，贴药 2 次，大便通下，痘疹渐收。贴至 5 次之后，痘疱收平，部分结痂。1 周后水痘痊愈。

[出处] 谭支绍.《中医药物贴脐疗法》广西科学技术出版社.

方 三

[主治] 水痘，证属湿邪熏蒸肌表者。

[材料] 白颈蚯蚓 7 条（焙干），瓜蒌仁 30 粒（去油），杏仁 15 粒（去尖）。

[方法] 先将蚯蚓研为细末，再把瓜蒌仁、杏仁与蚯蚓末捣匀调成稠膏，软坚适度，捏成圆形如古铜钱稍大略厚之药饼，备用。

[用法] 用敷脐法。取药饼敷患儿脐孔上，用胶布固定。

[出处]《湖南中医学院学报》2007，16（4）：23.

方 四

[主治] 水痘，证属邪毒蕴郁肺脾者。

[材料] 清金膏：生绿豆 10~15 粒，鸡蛋清 1 个。

[方法] 把生绿豆研为细末，掺入鸡蛋清调拌成膏状，备用。

[用法] 用敷脐法。临用时取药膏摊布于患儿肚脐上，外盖以纱布，用胶布固定。每日换药 1 次，至愈停药。

[出处] 谭支绍.《中医药物贴脐疗法》广西科学技术出版社.

【按语】

　　患了水痘的病儿一经确诊，立即在家隔离直至全部结痂。水痘虽然症状较轻，一般都能顺利恢复，但它的传染性很强，而且水痘在目前还未普遍施行免疫，因此预防水痘，主要靠隔离好病儿，尽可能避免健康儿童与患水痘的病儿接触。

　　发热时要让病儿休息，吃富有营养易消化的饮食，要多喝开水和果汁水。嘱咐和管理病儿不要用手抓破痘疹，特别是注意不要抓破面部的痘疹，以免疱疹被抓破化脓感染，若病变损伤较深，有可能留下瘢痕。为了防止这一情况发生，要把孩子的指甲剪短，保持手的清洁。可缝制一副毛边向外的手套，戴在病儿手上。如果疱疹破了，可涂皮肤消毒剂，如有化脓可涂抗生素软膏。

　　个别水痘病儿可合并发生肺炎、脑炎。如发现病儿高热不退、咳喘，或呕吐、头痛、烦躁不安或嗜睡，应及时找医生诊治。

疟　疾

疟疾是感染疟原虫所致的一种传染病。俗称"打摆子"。中医将其归属于"疟证"范畴。

【病因病机】

疟疾的传染源为外周血液中存在配子体的现症患者和无症状带虫者，疟原虫多通过按蚊叮咬人体传播，疟原虫在人体血液内繁殖，疟原虫在红细胞内摄噬血红蛋白产生代谢产物及疟色素，当裂殖体成熟后胀破红细胞，随同裂殖子一起进入血流，作用于体温调节中枢引起发热及其他有关症状。不同种的原虫裂体增殖时间不一致，因而临床发作周期也不一致，一般间日疟和卵形疟为隔日一次，三日疟隔两天一次，恶性疟由于原虫发育不整齐，遂使发作不规律，且恶性疟原虫的红细胞内裂体增殖多在内脏微血管内进行，易致内脏损害。

中医认为，本病主要因感受疟邪，伏于半表半里，出入于营卫之间，邪正交争之时，则疟疾发作，疟邪伏藏，则寒热休止。如久疟不愈，耗伤气血，邪阻气机，津液凝聚为痰饮，瘀结少阳之络，则胁下结聚成块，发为疟母。

【诊断要点】

（1）发作时寒战，高热，汗出热退，每日或隔日而作，或三日一次。伴有头痛身楚，恶心呕吐，发作后口唇出现疱疹等症。或者但寒不热，或但热不寒，寒热不清。

（2）疫疟重症可出现持续高热、颈项强直、抽搐、昏迷等症，相当于恶性疟。

（3）多发于夏秋季节和流行地区，或有输血史。反复发作后可出现贫血和脾脏肿大。

（4）寒战时，末稍血液涂片或骨髓片可找到疟原虫。血白细胞总数正常或偏低。病久红细胞及血红蛋白降低。

【治疗方法】

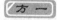 方一

［主治］疟疾之感邪于半表半里证。

［材料］雄黄 30g，草果 3g，白胡椒 30g。

［方法］上 3 药均研极细末，过 100 目筛，混合备用。

［用法］用敷贴法。用 75% 乙醇清洁患者脐部，后以稀粥薄汤调取雄果椒药末 15g，稀稠适中填于脐中，覆盖纱布，胶布固定之，每日上药 1 次，共 3~5 次。

［疗效］相鲁闽用方一治 30 例病例中，痊愈 24 例（80%），好转 5 例（17%），无效 1 例（3%），总有效率 97%。

［出处］《中国民族民间医药杂志》1998，（35）：6.

方 二

[主治] 疟疾之邪正交争证。

[材料] 二甘散：生甘草、生甘遂。

[方法] 用生甘草、生甘遂各 10g，共碾成极细粉末，装入小瓶密封备用。

[用法] 用敷脐法。在疟疾发作前 2~4 小时，先将肚脐常规消毒后取二甘散 0.5g，放入神阙穴中，外用 3cm×3cm 胶布固定，12 小时后揭去药末，一般填药 1~2 次即愈。病愈后 3 天去掉药。

[疗效] 田中峰用方二治疗疟疾 864 例，贴药一天治愈 420 人，贴药 2 天治愈 161 人，贴 3 天治愈 251 人，未效 32 人，治愈率达 96%。

[出处]《实用中医药内科杂志》1989，（2）：41.

方 三

[主治] 疟疾反复发作，寒战、发热，1 日 1 发，或 2~3 日 1 发。

[材料] 苍术、白芷、川芎各等量。

[方法] 取三种药物混合研为细末，装瓶密封备用。

[用法] 用敷脐法。使用前取药末 3~4g，掺入白面，加水适量充分调和均匀，制成圆形小饼，如古铜钱大。于疟疾发作前 2 小时，取药饼贴在肚脐穴上，外以纱布盖上，用胶布固定。6~12 小时后除去。每天 1 次，3~4 次为 1 个疗程。

[疗效] 谭支绍用方三治疗本病，第 1 次治疗后，疟原虫大量消失；第 2 次贴药后，疟原虫消失率为 80%；第 3 次贴药后疟原虫消失率达 100%。为了防止复发，可以贴药到第 4 次。

[出处] 谭支绍.《中医药物贴脐疗法》广西科学技术出版社.

方 四

[主治] 久疟不愈，左胁一有包块，包块质地较硬，形体消瘦，胁脘胀满，胃纳不振，脉小涩。

[材料] 阿魏 3g，独蒜头 1 枚，朴硝 10g。

[方法] 取阿魏研末，与朴硝、独蒜头共捣烂，调成稠膏备用。

[用法] 用敷脐法。将药膏摊在 2 张棉垫上，一张贴于患者肚脐上，另一张贴于胁下痞块上，外以胶布固定。当患者口中有大蒜气味时，即可去掉药膏。

[疗效] 谭支绍用方四治疗方某，每年夏秋季之间疟疾发作。通常 3 天发作 1 次，先后贴药 30 余次，疟疾痊愈，胁下包块完全消失。

[出处] 谭支绍.《中医药物贴脐疗法》广西科学技术出版社.

方 五

[主治] 疟疾。

[材料] 用雄黄 30g，草果 3g，白胡椒 30g。

[方法] 上 3 药均研极细末，过 100 目筛，混合备用。

[用法] 用敷脐法。用 75% 乙醇清洁患者脐部，后以稀粥薄汤调取雄果椒药末

15g，稀稠适中填于脐中，覆盖纱布，胶布固定之，每日上药1次，共3~5次。

[出处]《中国民族民间医药杂志》1998，(35)：7.

方六

[主治]疟邪伏藏，寒热往来。

[材料]用川大黄3g，生姜3g。

[方法]将大黄研成细末，与生姜同捣烂如泥，再做成饼如铜钱大小备用。

[用法]用敷脐法。在症状发用前2小时将药饼贴于脐部，以胶布固定，待疟疾过后去药。

[出处]常宇.《脐疗》科学技术文献出版社.

【按语】

发作时应卧床休息，做好降温、补液、抗休克和预防并发症等对症处理。

敷脐治疗疟疾，多在其发作前2~4小时左右进行治疗，由于间日疟的定时发作，故以治疗间日疟更为适宜。在脐部贴药后，肚脐局部皮肤发生水疱，可用消毒针挑破水疱，再涂上皮肤消毒剂即可自愈。

在高发季节用艾条每日灸神阙、关元、气海、足三里，每穴10分钟，每日1次，有一定预防作用。

雄黄主要成分为硫化砷，导致砷中毒，损伤神经、血管，并可引起肝、肾、脾及心肌等实质器官的脂肪变性和坏死和致癌。故只能外用，不可误服。

痢　疾

细菌性痢疾简称菌痢。是志贺菌属引起的肠道传染病。中医学称之为"肠澼"。

【病因病机】

传染源包括患者和带菌者。通过消化道传播，志贺菌属随患者或带菌者的粪便排出，通过污染的手、食品、水源或生活接触，或苍蝇、蟑螂等间接方式传播。当患者受凉、疲劳、饮食不当导致胃肠功能紊乱时，痢疾杆菌繁殖，引起肠黏膜炎性反应，导致局部黏膜缺血、缺氧，上皮细胞变性、坏死，形成浅表溃疡，产生本病。

中医认为，中医学认为饮食不洁，过食生冷肥甘，脾胃受损，湿热疫毒之邪乘机侵入胃肠，腑气壅阻，传导失司，气血凝滞，化为脓血，故见腹痛、腹泻，便下脓血，里急后重；若热毒炽盛，蒙蔽心包，引动肝风则为疫毒痢；若浊气上攻，胃失和降而成噤口痢；迁延日久，正虚邪恶，时发时止则为休息痢；痢久脾肾阳虚，湿从寒化，可又转为虚寒痢。

【诊断要点】

（1）急性菌痢，近一周内有不洁的饮食史或与菌痢患者密切接触史。

（2）急性腹泻伴有发冷、发热、腹痛、腹泻、里急后重，排黏液脓血便，左下腹有压痛。

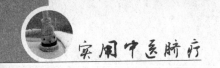

（3）血象：白细胞总数和中性粒细胞增加。

（4）粪便常规：黏液脓血便。镜检有大量脓细胞、红细胞与巨噬细胞；粪便细菌培养：分离到志贺菌属；粪便免疫检测：志贺菌属抗原阳性。

（5）急性中毒型菌痢：起病急骤，突然高热，反复惊厥，嗜睡、昏迷、迅速发生循环衰竭和呼吸衰竭。肠道症状轻或缺如。

（6）慢性菌痢：过去有菌痢病史，多次典型或不典型腹泻2个月以上。

【治疗方法】

方 一

[主治] 细菌性痢疾，证属饮食不节、湿热入侵肠胃者。

[材料] 艾条。

[方法] 将陈艾等药加工成艾条。

[用法] 用艾灸法。点燃艾条，点火端置于距离脐部1寸至2寸左右之处，以患者感到温热为度，然后用艾条回旋温灸神阙，用此法温灸30分钟。每天1次。直至痊愈。

[疗效] 文碧玲用方一治疗余某，腹痛腹泻，里急后重已3天，伴恶心，畏寒发热。用方一治疗30分钟后，腹痛明显减轻，再治疗4次，症状消失，大便培养阴性。

[出处]《针灸临床杂志》2004，20（10）：35.

方 二

[主治] 慢性细菌性痢疾，证属脾虚湿热者。

[材料] 党参、黄芪、酒制大黄、白芍。

[方法] 将党参、黄芪、酒制大黄、白芍以等比例配制，研为细末，装瓶备用。

[用法] 用敷脐法。使用时取药末适量，用蜂蜜调为糊状，填入脐中，盖上塑料纸，以胶布固定，以免药物流失、滑出而影响疗效，每天换药1次。14天为1个疗程，观察2个疗程。

[疗效] 高庆华用方二治疗慢性细菌性痢疾36例，对照组32例，分别痊愈14、12例，好转16、8例，无效6、12例，总有效率为83.3%、62.5%。

[出处]《新中医》2005，37（4）：56.

方 三

[主治] 各型细菌性痢疾。

[材料] 毫针、三棱针、火罐。

[方法] 用小号三棱针及直径4cm玻璃火罐，消毒备用。

[用法] 用刺络拔罐法。患者仰卧位，在脐周围1cm处用毫针对角刺。针后用三棱针刺入皮肤2~3cm深，以出血为宜，用闪火法拔罐。留针15~20分钟，每天治疗1次。

[疗效] 霍传连用方三治疗急性菌痢45例均治愈。其中1次12例，2次15例，3次11例，4次7例。

[**出处**]《中国针灸》1985, 5（3）: 44.

方 四

[**主治**] 痢疾日久，时发时作，大便带有白色黏液，或完谷不化，身倦无力，腹痛里急。舌质淡，苔腻，脉细弱。

[**材料**] 公丁香、母丁香各 3 粒，番木鳖 2 个，麝香 0.3g，米醋适量。

[**方法**] 先将前 3 药共碾细粉末，再将麝香掺与药末共研匀，以米醋调药末成厚泥状，做成如梧桐子大药丸备用。

[**用法**] 用敷脐法。临用时先用酒精消毒脐部，取药丸 1 枚纳入脐孔内，外以暖脐膏贴紧之。纳药后半天，排气后而痢止，每天换药 1 次，至痊愈为止。

[**疗效**] 谭支绍用方四治疗程某，患痢疾半年未愈，下痢赤白，日行 3~4 次。用方四治疗 3 天即效，1 周后正常。

[**出处**] 谭支绍.《中医药物贴脐疗法》广西科学技术出版社.

方 五

[**主治**] 痢疾之疫毒入侵胃肠者。

[**材料**] 大田螺、沉香末。

[**方法**] 取大田螺 1~2 只，挑开壳盖，放入沉香末 1~2g，稍等数分钟后，边壳打烂如浆，为上微焙。

[**用法**] 敷脐法。将上药贴敷于脐，8~12 小时痢止，期间可配合温针灸中膂俞、足三里、气海、天枢等穴。

[**出处**]《中医外治杂志》2007, 16（3）: 35.

方 六

[**主治**] 噤口痢，证属浊气上攻，胃失和降者。

[**材料**] 苍术、甘草、陈皮、厚朴各等份。

[**方法**] 上药制成粗末，用布包之备用。

[**用法**] 用熨脐法。将上药放在肚上，将熨斗盛火熨布上，逼药气入腹，病者觉腹中爽快，即将药放枕头下，以受药气，1 日连熨 3~5 次，痛痢渐止，口中即思饮食。

[**出处**] 蒋希林.《中华脐疗大全》中国中医药出版社.

【按语】

应用肚脐治疗细菌性痢疾，有抗炎、退热、影响免疫反应，促进机体防卫功能的作用，在临床时可配合其他治疗措施使用，对严重菌痢者，应注意使用药物并配合输液等治疗措施，以防变证。发病早期应卧床休息，同时，饮食的配合也很重要，宜清淡，不宜多食油腻冷饮、多渣和辛辣刺激性食物。进食流质或半流质饮食。

临床观察证明，病程长短与疗效无相关性；而对照组中病程长短与疗效呈负相关性，说明病程越长，运用抗生素治疗的效果越差。两组间同病程总有效率比较表明，病程长短与疗效的关系呈正相关性，说明对于慢性细菌性痢疾，病程越长，越有必要应用敷脐法进行治疗。

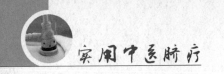

实用中医脐疗

在脐部敷药前应先用75%乙醇将脐部擦试干净，脐病或有感染者禁用。一旦个别患者对药物出现过敏现象，如局部红肿、痛痒等，立即揩去药物，对症处理。

蛔 虫 病

蛔虫简称似蚓蛔线虫，是人体内最常见的寄生虫之一。中医称为"蛔虫"。

【病因病机】

人如果吃了带有成熟虫卵的食物即可得病。蛔虫卵可以通过手而被吞入胃内，所以儿童更易得蛔虫病。虫卵被吞入体内后，孵化发育成幼虫，它首先是侵入肠壁，经血液循环进入肺内，以后沿支气管、气管逆行至咽喉部，再进入到胃，最后在小肠内定居而发育成成虫。成虫致病期可出现肠黏膜损伤、荨麻疹、皮肤瘙痒、血管神经性水肿、结膜炎、化脓性胆管炎、胆囊炎，甚至发生胆管坏死、穿孔、以及肠扭转和肠坏死。

中医认为，本病常由于误食沾有蛔虫卵的生冷蔬菜、瓜果或其他不洁之物而引起。蛔虫寄生在小肠内，扰乱脾胃气机，吸食水谷精微。由于蛔虫具有喜温，恶寒怕热，性动好窜，善于钻孔的特性，故当人体脾胃功能失调，或有全身发热性疾患时，蛔虫即易在腹中乱窜而引起多种病症。若蛔虫钻入胆道，或蛔虫数量较多，在肠中缠结成团，则出现多种病变及症状。

【诊断要点】

（1）反复发作的上腹部或脐周疼痛、食欲减退、恶心呕吐、腹泻或便秘。

（2）严重者可引起营养不良、智能和发育障碍，有时出现情绪不宁、烦躁、磨牙、瘙痒及惊厥等。

（3）部分患者可出现过敏反应，如血管神经性水肿、顽固性荨麻疹等；有时还会引起胆道蛔虫病、蛔虫性肠梗阻及肠穿孔、腹膜炎等严重并发症。

（4）自患者粪便中检查出虫卵，即可确诊。对粪便中查不到虫卵，而临床表现疑似蛔虫病者，可用驱虫治疗性诊断，根据患者排出虫体的形态进行鉴别。疑为肺蛔症或蛔虫幼虫引起的过敏性肺炎的患者，可检查痰中蛔蚴确诊。

【治疗方法】

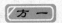 方 一

[主治] 蛔虫病腹痛，证属蛔扰乱脾胃气机者。

[材料] 韭菜蔸10个，葱蔸10个，鲜苦楝根皮125g，艾叶15g，花椒10g，橘叶30g，莪术6g，芒硝15g，酒药子1粒。

[方法] 先将艾叶、酒药子、花椒、莪术、芒硝研成细末，再将鲜韭菜蔸、鲜葱蔸、橘叶、鲜苦楝根皮切碎，之后，二药混合，加酒炒热。

[用法] 用敷脐法。敷于脐部及患处（胆道蛔虫敷剑突下），外用包巾固定缚紧。敷药要保持37℃以上的温度，可用暖水袋或盐水瓶保温。药干后再加酒炒热重敷。每

— 234 —

日 1 剂，重者可用 2 剂。

[**疗效**] 周端求用方一治疗 408 例，除 1 例无效外，其余全部治愈，敷药最少者 1 剂，最多者 4 剂。其中大便排出蛔虫者 217 例。

[**出处**]《湖南中医杂志》1987（6）：31.

方 二

[**主治**] 蛔虫性肠梗阻。

[**材料**] 鲜苦楝树皮 150g，鲜葱白 100g。

[**方法**] 共捣烂，加醋适量调匀，用面粉少量制成团状药饼。

[**用法**] 用敷脐法。外敷腹部脐周。待药物干燥后换药，直至腹痛缓解，肛门排气并排出蛔虫为止。但一般不超过 48 小时。伴失水酸中毒者，应同时补液予以纠正。

[**疗效**] 罗早湘用方二治 30 例，24 小时以内症状缓解者 20 例，48 小时以内者 8 例，48 小时以上 2 例，药后排出蛔虫时间在 24 小时以内者 9 例，48 小时以内者 11 例，48 小时以上者 10 例。

[**出处**]《湖南中医杂志》1986，（2）：50.

方 三

[**主治**] 用于蛔积，气滞腹痛。

[**材料**] 花椒 15g，贯众、苦楝皮各 30g。

[**方法**] 加水熬成膏。

[**用法**] 用敷脐法。将上药外包患儿脐眼，即下蛔虫。

[**出处**] 高树中.《中医脐疗大全》济南出版社.

方 四

[**主治**] 用于蛔虫腹部疼痛气滞不通。

[**材料**] 雄黄适量，鸡蛋 1 个。

[**方法**] 雄黄研末，用鸡蛋清调成糊膏。

[**用法**] 用敷脐法。将上药贴脐。

[**出处**]《上海中医药杂志》1990，（10）：25.

【按语】

胆道蛔虫症、蛔虫性胰腺炎，阑尾炎或蛔虫性肉芽肿等均是蛔虫病的并发症，因此及时驱蛔，是预防这些并发症的关键。患儿如有大量蛔虫寄生，应同时配合药物治疗。胆道蛔虫是蛔虫病最常见的并发症，来势猛，病情急，应配合药物及体针针刺治疗，可取得明显效果。

第十二章 骨科及风湿免疫疾病

骨质疏松

骨质疏松症是一种以骨量减少，骨组织显微结构受损，继而引起骨骼脆性增加和骨折危险性增高的系统性骨骼疾病，女性多于男性，起病慢，早期无症状，多因腰背疼痛、驼背或骨折就诊，属中医"骨痹""骨痿"范畴。

【病因病机】

西医学认为，绝经后妇女雌激素缺乏导致骨吸收增加，血钙上升，尿钙排泄增多，肠钙吸收下降，是引起骨质疏松的主要原因。雄激素缺乏是引起男性骨质疏松症的最主要原因。在人体进入老年后体内骨组织量减少加速，随着骨量不足，矿物质的含量也逐渐降低，表现为骨密度降低，骨质变薄，髓腔增宽，骨小梁变小，发展至骨质疏松、骨韧性和强度减弱，常引起疼痛，并可因轻微外伤而出现骨折。

中医学认为："肾主骨生髓"，肾虚则骨不坚；"脾主肌肉四肢"，脾虚则四肢与肌肉不养。故本病主要与肾亏、脾虚有关，当肾阳不足以温煦脾阳，而脾气虚弱进而使运化乏力，先天之精无以充养，势必精亏髓空而百骸痿废。

【诊断要点】

（1）腰脊疼痛明显，逐渐加重，轻微外伤可致骨折。
（2）脊椎常有后凸畸形。
（3）X线表现骨质普遍稀疏，以脊椎、骨盆、股骨上端明显。
（4）单能骨密度检查低于健康青年人，峰值骨量2个标准差以上。

【治疗方法】

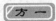

[主治]骨质疏松之肾气虚衰证。

[材料]骨碎补、肉苁蓉、淫羊藿、吴茱萸、三七各等份。

[方法]将上药共碾为末，加入等量食盐备用。

[用法]用隔药饼灸法。用上药盐填脐，填平后再填成厚0.5cm左右、长宽约3cm×3cm的范围，以高1cm、直径0.8cm、重0.1g艾炷点燃置于药盐上灸至局部皮肤出现潮红为度。每日1次，10次为1个疗程，疗程间休息3天。

[疗效]李芳莉用方一治疗妇女绝经后骨质疏松症34例，治疗前后骨痛积分比较：34例患者治疗前骨痛积分为7.69 ± 1.96，治疗后为3.59 ± 1.43。前后比较，经统计学处理$P < 0.01$，差异有非常显著性意义，说明治疗后骨痛积分有显著下降。

[**出处**]《中国针灸》2005，25（7）：448.

方 二

[**主治**] 骨质疏松证属肾精不足、骨髓失养者。

[**材料**] 四物汤。

[**方法**] 用补血益精透皮贴剂以四物汤为基础方按膜剂工艺制成药贴，直径约 2.5cm，厚 0.5cm，每贴含药量相当于生药 15g。

[**用法**] 用贴脐法。用补血益精透皮贴剂贴于神阙穴，隔日 1 次，每次保留 24 小时后摘下，共治疗 6 个月。

[**疗效**] 杨大志用方二治疗本病 40 例，对照组 30 例，结果分别显效 36、23 例，有效 3、4 例，无效 1、3 例。

[**出处**]《现代医药卫生》2004，20，（24）：2615.

方 三

[**主治**] 骨质疏松，证属肾虚骨弱者。

[**材料**] 补血益精穴位透皮贴剂（以四物汤合左归丸为基础方），直径约 2.5cm，厚 0.5cm 每贴含药量相当于生药 15g。

[**用法**] 用贴脐法。隔日贴于神阙穴上，每次保留 24 小时后取下，共治疗 6 个月。

[**体会**] 有研究表明：补血益精透皮贴剂组能显著提高血清雌二醇的水平，与邦得林组和补血益精药蜜丸组达到同样作用，提高血清睾酮的作用优于西药邦得林及补血益精药蜜丸。说明补血益精透皮贴剂能提高血清雌二醇和睾酮的水平，维持成骨细胞的正常功能，从而抑制骨吸收，治疗骨质疏松症。

还有研究表明：补血益精透皮贴剂组能显著提高血清骨钙素水平，与西药对照组和补血益精药丸组达到同样作用。这也与以往研究补肾中药能提高血清骨钙素水平一致。其机制可能是通过补气血益肾精药物，透皮吸收穴位的作用，增加有益微量元素如钙等的含量，增强成骨细胞的功能，从而合成更多的骨钙素。

[**出处**]《中国针灸》2003，23（1）：17.

【按语】

利用神阙治疗骨质疏松症，用药物贴敷是一种重要的方法，穴位对药物有着特殊的亲和力，药物通过热力和透皮药物，其性味很易透入穴位，有选择性地归经，引起穴位和经络产生一系列生理变化，从而达到补肾壮骨的作用。

腰 肌 劳 损

腰肌劳损主要指腰部肌肉、筋膜等软组织的急慢性损伤，属于中医"腰痛""痹证"范畴。

【病因病机】

本病可因急性腰扭伤后及长期反复的腰肌劳损。治疗不及时、处理方法不当，或因长期反复的过度腰部运动及过度负荷，如长时期坐位、久站或从弯腰位到直立位手持重物、抬物，均可使腰肌长期处于高张力状态，使部分肌肉长期处于紧张状态而致肌肉、关节囊、滑膜、韧带、脂肪等软组织充血、水肿、粘连、瘢痕挛缩，引起长期慢性疼痛。慢性腰肌劳损与气候、环境条件也有一定关系，气温过低或湿度太大都可促发或加重腰肌劳损。

中医学认为，本病多因汗出当风，感受寒湿，或湿热内蕴，使经脉阻滞，气血不通，或闪挫跌仆，损伤经脉，气滞血瘀，或久坐久立，劳伤筋骨，气血耗损，或年高体虚，或禀赋不足，肝肾亏虚，精血不足，筋骨失养所致。

【诊断要点】

（1）病程较长，反复发作。

（2）一侧或双侧腰部大面积疼痛，酸胀不舒，沉重发紧，酸痛可沿下肢外侧向下放射。患者常不能指出准确疼痛部位。

（3）局部喜温怕冷，疼痛每于劳累、受凉、天气变化、情绪紧张而加重。活动多伴有酸痛不适感。

（4）可在疼痛局部触及压痛或酸胀感及条索、肿胀，明显肌肉痉挛。X线检查可见腰骶先天变异或骨质增生。

【治疗方法】

[**主治**] 腰肌劳损，证属寒湿内侵、经脉阻滞者。

[**材料**] 艾炷、姜片。

[**方法**] 将姜片用针穿孔数个。

[**用法**] 用隔姜灸法。于神阙穴上，放一穿刺数孔的鲜姜片，然后放置黄豆大小艾炷灸之，连续 50~90 壮，隔日 1 次。

[**疗效**] 田元生用方一治疗一患者，素有腰痛史。3 天前，夜卧水泥地后腰痛发作，不能行走，用隔姜灸脐法连续灸 20 壮，腰部舒适；又灸 30 壮，隔日又灸 1 次，腰痛完全消失。

[**出处**]《上海针灸杂志》1988，（4）：45.

方 二

[**主治**] 腰肌劳损，证属筋骨失养者。

[**材料**] 青盐、艾绒。

[**方法**] 将艾绒制成艾炷，下阔 3cm，高 2.5cm，圆锥状。

[**用法**] 用隔盐灸法。先用凡士林涂脐中，再用麻纸盖于穴上，纸中央（即穴中心）放 6mm 厚的小颗粒青盐，然后用压舌板压平放置大艾炷灸之。

[**疗效**] 梁波用方二治疗一患者，腰背部冷痛重着年余。百天前用上法灸 21 壮，当即腰部能活动，腰痛大减，后经 1 天休息病瘥。

[**出处**]《陕西中医函授》1986，（3）：29.

方 三

[**主治**] 腰肌劳损，寒湿阻滞。

[**材料**] 生姜膏：生姜捣汁 120g，水胶 30g。

[**方法**] 用敷脐法。上药共煎成膏。

[**用法**] 用贴脐法。厚纸摊上膏贴脐。

[**出处**] 蒋希林.《中华脐疗大全》中国中医药出版社.

方 四

[**主治**] 腰肌劳损，肝肾不足。

[**材料**] 韭蛇膏：韭子 30g，蛇床子 30g，附子 30g，官桂 30g，独头蒜 500g，川椒 90g。

[**方法**] 上药用麻油 1000ml。浸泡 10 天，加丹熬膏。硫黄、母丁香各 18g，麝香 9g 共研末，与蒜捣为丸，如豆大，备用。

[**用法**] 用敷脐法。先取药丸 1 粒填脐内，外贴韭蛇膏，每 3 日换 1 次。

[**出处**] 蒋希林.《中华脐疗大全》中国中医药出版社.

【**按语**】

腰肌劳损根治比较困难，且易复发，疗程长，临床时可配合针灸、推拿、小针刀、拔罐、穴位注射等方法进行治疗，可促进病变局部血液循环，解除肌肉痉挛，血流及淋巴液循环增快，吞噬作用加强，使体内废物、毒素加速排除，组织细胞得到营养，增强机体抵抗力，减轻病势，促进康复。同时，本病为慢性疾病，对致病因素抵抗能力下降，往往易反复发作，故平时应注意劳动姿势与体位，避免静力性损伤；避免感受寒湿；要加强腰肌锻炼，并逐渐增加强度，可以增强疗效，缩短疗程。

腰 扭 伤

急性腰扭伤，俗称"扭腰""闪腰"，是指腰部软组织的急性损伤。本病属中医学"伤筋"范畴。

【**病因病机**】

腰扭伤多因行走滑倒，跳跃、闪扭身躯、跑步而引起，多为肌肉韧带遭受牵掣所致，故损伤较轻。腰挫裂伤：腰挫裂伤是较为严重的损伤，如高攀、提拉、扛抬重物的过程中，用力过猛或姿势不正，配合不当造成腰部的肌肉筋膜、韧带、椎间小关节与关节囊的损伤和撕裂。

中医学认为，本病多因腰部突然受力，或强烈扭转、牵拉而使腰部筋脉受损，局部气血闭阻经脉，不通则痛；或劳动姿势不当，用力时使关节、筋膜发生错位嵌顿；或咳嗽、喷嚏、哈欠时，使腰部经气逆乱所致。

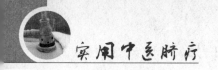

【诊断要点】

（1）有腰部扭伤史，多见于青壮年。

（2）腰部一侧或两侧剧烈疼痛，活动受限，不能翻身、坐立和行走，常保持一定强迫姿势。

（3）腰肌和臀肌痉挛，或可触及条索状硬状，损伤部位有明显压痛点，脊柱生理弧度改变。

【治疗方法】

[**主治**] 腰部扭伤。

[**材料**] 杜仲、川断各50g，乳香、没药各30g，当归、红花、丝瓜络、杜仲各30g，川牛膝15g，麝香1g（后入）。

[**方法**] 上药共研为细末，贮瓶备用，勿泄气。

[**用法**] 用敷脐法。用时取本散适量，分撒肚脐（神阙）和阿是穴（腰腿部压痛点）上，用胶布盖贴，按紧。或用白酒调敷亦可。每2~3日换药1次。

[**疗效**] 笔者用方一曾治张某，劳动时扭伤腰部，活动及转侧均受限，用方一治疗5天，症状减轻，1周后痊愈。

[**出处**] 经验方。

方 二

[**主治**] 腰部扭伤。

[**材料**] 生姜、艾炷。

[**方法**] 将生姜切成1分厚的薄片，用针在姜片上扎上数孔备用，将艾绒做成艾炷。

[**用法**] 用艾灸法。于神阙穴上，放一穿孔的鲜姜片，然后放叠黄豆大小艾炷点燃，连续20~30壮，皮肤出现红晕，患者自感下腹部有温热感，腰部舒适并腰部出现温热感即可。

[**疗效**] 田元生治疗郭某，三天前，夜卧水泥地后，腰痛发作，不能行走，逐日加重，用方三灸毕，患者即能起床行走，唯腰部隐痛不适。隔日又灸一次，腰痛完全消失。

[**出处**] 《上海针灸杂志》1988，7（4）：22.

方 三

[**主治**] 腰扭伤。

[**材料**] 盐、艾炷。

[**用法**] 用隔盐灸法。在肚脐上铺盐使平，约如铜板厚，用似黄豆大艾炷，视患者壮弱与病情轻重，酌灸5~30壮不等，或更多些。也可用艾条熏灸10~30分钟，但疗效较差，可隔日一熏，或每日熏灸1次。灸后皮肤若起水疱，可用消毒针头刺破放水，

外涂皮肤消毒剂，敷以消毒纱布，防止感染。

[**出处**]《上海针灸杂志》1983，（1）：34.

【按语】

腰痛病尤其是急性腰肌损伤时，局部常并发软组织损伤、水肿、微小血管出血等病理改变，如果对损伤肌肉施以按压与过度牵拉刺激，常会加重上述病理变化，延缓止痛效果，应立即停止活动，采取舒适的体位，侧卧或仰卧，同时防止腰部进一步损伤。伤后 24 小时内，给予局部冰袋或湿毛巾冷敷。观察扭伤部位皮肤颜色，若皮肤变青紫或感觉麻木，则应暂时停止冷敷。

在进行脐疗的同时，可在患处外用扶他林乳膏、云南白药喷雾剂、解痉镇痛酊等药物止痛解痉、止血消肿，但有皮肤破损时不能使用。建议热敷及活血药物在受伤24小时以后，局部出血、渗出渐止时再用。症状缓解后，应做些腰背肌锻炼，保护腰部，正确使用腰部力量，防止复发。

腰 痛

腰痛是以腰部一侧或两侧疼痛为主要症状的一种病证。中医将其归属于"腰脊痛"范畴。

【病因病机】

腰疼并不是一个独立的疾病，而是一种症状，引起腰疼的原因很多也很复杂，常见的原因有：①由于脊柱骨关节及其周围软组织的疾患所引起局部损伤、出血、水肿、粘连和肌肉痉挛等；②由于脊椎病变如类风湿性脊椎炎、骨质增生症、结核性脊椎炎、脊椎外伤及椎间盘脱出等；③由于脊髓和脊椎神经疾患如脊髓压迫症、急性脊髓炎、神经根炎、脊髓肿瘤等所引起的腰疼；④由于内脏器官疾患如肾炎、泌尿系感染、泌尿系结石、胆囊炎、胆囊结石、胰腺炎、胃及十二指肠球部溃疡、前列腺炎、子宫内膜炎、附件炎及盆腔炎等引起，肿瘤也可引起腰骶部疼痛，女性患者往往同时伴有相应的妇科症状；⑤由于精神因素所如癔病引起。

中医学认为，腰痛主要与感受外邪、跌仆损伤和劳欲太过等因素有关。感受风寒，或坐卧湿地，或长期从事较重的体力劳动，或腰部闪挫撞击伤未完全恢复，均可导致腰部经络气血阻滞，不通则痛。素体禀赋不足，或年老精血亏衰，或房劳过度，损伤肾气，"腰为肾之府"，腰部脉络失于温煦、濡养，可致腰痛，以上原因导致腰脊部经脉、经筋、络脉的不通和失荣是腰痛的主要病机。

【诊断要点】

（1）临床以腰部一侧或两侧发生疼痛为主要症状。腰痛常可放射到腿部，常伴有外感或内伤症状。

（2）引起腰痛病的原因很多，约有数十种，比较常见的有肾虚、腰部骨质增生、骨刺、椎间盘突出症、腰椎肥大、椎管狭窄、腰部骨折、椎管肿瘤、腰部急慢性外伤

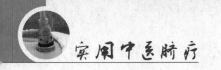
或劳损、腰肌劳损、强直性脊柱炎等。

（3）腰椎 X 线片及 MRI 等检查，可帮助寻找出导致腰痛的原因。

【治疗方法】

[**主治**] 急性腰痛，证属腰部闪挫、气滞血瘀者。

[**材料**] 生姜、艾绒。

[**方法**] 将生姜切成片，用针刺穿数孔。

[**用法**] 用隔姜灸法。于神阙穴上，放一穿孔的鲜姜片，然后放置黄豆大小艾炷灸之，连续 50~90 壮，隔日 1 次。

[**疗效**] 田元生用方一治疗某妇，3 天前，夜卧水泥地后腰痛发作，不能行走，逐日加重。用隔姜灸脐法连续灸 50 壮，患者即能起床行走，唯腰部隐痛不适。隔日又灸 1 次，腰痛完全消失。

[**出处**]《上海针灸杂志》1988，（4）：45.

方 二

[**主治**] 腰痛。

[**材料**] 青盐、艾绒。

[**方法**] 将艾绒制成艾炷。

[**用法**] 隔盐灸。先用凡士林涂脐中，再用麻纸盖于穴上，纸中央（即穴中心）放 6mm 厚的小颗粒青盐，然后用压舌板压平放置大艾炷（下盘 9~15mm，高 15mm，圆锥状）灸之。

[**疗效**] 梁波用方二治疗某男，腰背部冷痛重着年余。百天前涉水冒雨，当晚即感腰痛，拘急不能俯仰。用上法灸 21 壮，当即腰部能活动，腰痛大减，后经 1 天休息病瘥。

[**出处**]《陕西中医函授》1986，（3）：29.

方 三

[**主治**] 腰痛由风寒湿邪引起者。

[**材料**] 秦艽、川乌、草乌、干地龙各 30g，乳香、没药各 20g，吴茱萸 50g，冰片 1.5g（后入）。

[**方法**] 上药共研为细末，贮瓶备用，勿泄气。

[**用法**] 用敷脐法。用时取本散 30~45g，以生姜汁调和做成 3 个药饼，分贴敷脐（神阙）中，命门和阿是穴（压痛点），外以纱布盖上，胶布固定。每 2~3 日换药 1 次。

[**出处**] 罗和古.《脐疗巧治病》中国医药科技出版社.

方 四

[**主治**] 腰痛之腰脉失养者。

[**材料**] 生姜 500g（捣取汁 120g），黄明胶 30g。

［**方法**］上药共熬成膏，摊厚纸上，备用。

［**用法**］用敷脐法。贴于脐眼（神阙），每日 1 次。

［**出处**］罗和古.《脐疗巧治病》中国医药科技出版社.

【按语】

本法治疗腰痛因病因不同，疗效常有差异。风湿性腰痛和腰肌劳损疗效最好；腰椎病变和椎间盘突出引起的腰痛，可明显缓解症状；腰部小关节周围的韧带撕裂疗效较差；内脏疾患引起的腰痛要以治疗原发病为主。

平时常用两手掌根部揉按腰部，早、晚各 1 次，可减轻和防止腰痛。对于椎间盘突出引起的腰痛可配合推拿、牵引等疗法。

由于硬床垫能为整个身体提供较好的支撑，所以医生一般会建议腰疼者使用硬床垫。然而，实验证明，对于减轻腰疼本身来讲，所选用的床垫硬度应适中，不能太硬。

治疗腰痛期间应避免坐卧湿地，若涉水、淋雨或身劳汗出后即应换衣擦身，暑天湿热郁蒸时应避免夜宿室外或贪冷喜水。勿事勉力举重，不做没有准备动作的暴力运动。本证本在肾虚，故应避免房事及劳役过度。腰痛的护理，可作自我按摩，活动腰部，打太极拳，勤洗澡或用热水洗澡。

风湿性关节炎

风湿性关节炎是一种反复发作的急性或慢性全身性变态反应的结缔组织疾病。属于中医学"痹证"范畴。

【病因病机】

风湿性关节炎是溶血性链球菌所致上呼吸道感染后引起的一种反复发作的急性或慢性全身结缔组织的炎症疾病，链球菌感染后，细菌毒素和代谢产物为抗原，使人体产生相应抗体，抗原和抗体在结缔组织中结合发生的炎症。常累及骨、关节及其周围软组织，如肌肉、滑囊、肌腱、筋膜、神经等，以心脏和关节受累最为显著。

中医学认为，本病多由卫气不固，腠理疏松，或劳累后汗出当风，感受寒湿，风寒湿邪气趁虚而入，以致气血不和，经络阻滞而成。郁久则可化热成热痹。

【诊断要点】

（1）病史：病前多有溶血性链球菌感染史。

（2）症状：四肢大关节（腕、肘、肩、髋、膝、踝）游走性窜痛或肿痛。

（3）体征：受累关节红、肿、热、痛或肿痛，活动功能受限，部分病例可兼有低热、环形或结节性红斑，以及心脏病变等。

（4）实验室检查：活动期 ESR 一般多增快，非活动期多正常，ASO 阳性（在 1：600 单位以上），有的白细胞增多。如 ASO 阴性（在 1：400 单位以下）者，必须有环形红斑或结节性红斑，否则不能诊断为风湿性关节炎。

（5）X 线检查：受累关节仅见软组织肿胀，无骨质改变。

【治疗方法】

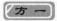

[**主治**] 风湿性关节炎。

[**材料**] 常用药物血竭、儿茶、木通、松香、乳香、没药、夜明砂、五灵脂、麝香、朴硝等。

[**方法**] 将通过辨证组成的方剂，研成极细粉末混匀，和助燃剂和匀，涂在26cm×10cm大小的绵纸上，药粉涂在绵纸上的宽度为5cm，长度为23cm，将纸卷成大头约2cm，小头略细约1.6cm没有涂满药粉的一头为大头，药粉卷在里边，糨糊粘好后晾干备用。

[**用法**] 用熏脐疗法。暴露神阙穴，用约25cm^{2}硬纸中间剪一小孔，对准脐眼（接药灰），医者用左手拇食二指捏住药筒下端（粗头），放在肚脐上，将上端用火点燃，边燃烧边去灰，会有黄色细粉状药物落到脐眼上面，待药筒燃到医者手不能耐受时去掉（约3cm左右）清除脐上面的药末，再熏第二支，第三支熏完后不清除脐上的药末，待下次治疗时再清除。一般1天2次，早、晚各一次，每次三支（第一次用药可多用2支，能尽快打通神阙穴，此穴打开后，只要一用药，腹部会咕噜直响并有大量矢气排出体外）。根据不同疾病，择时用药，效果尝更佳。熏至脐周围有痒感时再熏5天为1个疗程。

[**疗效**] 秦双任用方一治疗张某，患腿疼三年，有时头痛如裂并连及项颈，走路腿痛加重，诊断为风湿性关节炎。让患者熏脐治疗，用药两周后，疼痛消失，再用药两周以巩固疗效，随访至今未复发。

[**出处**]《中医外治杂志》2002，11（2）：47.

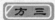

[**主治**] 风湿性关节炎，证属风寒湿痹者。

[**材料**] 蠲痹汤为基础加减：木香、甘草各10g，羌活、桂枝、秦艽、海风藤、当归、川芎各15g，独活、桑枝各20g。寒胜者可加川乌、草乌、细辛各10g。湿胜者重用羌活、防风、雷公藤、防己。

[**方法**] 上药共研细末装瓶备用。

[**用法**] 用敷脐法。先将脐内及脐周洗净，用两层纱布制成大约20cm椭圆形药袋，覆盖于以脐为中心的脐周。15天为1个疗程。避免生冷食物，注意保暖。

[**疗效**] 文小平用方二治疗45例，治愈23例，占51.1%；显效12例占26.7%；有效3例，占15.6%，总有效率93.4%。

[**体会**] 川乌、草乌、细辛、银朱均为有毒之品，此处仅限于脐疗外用，且宜在医师指导下使用，不可误服。

[**出处**]《中医药学报》1998（3）：27.

方三

[**主治**] 风湿性关节炎，证属风湿之邪，阻滞经络者。

［**材料**］艾绒、盐。

［**方法**］将艾绒做成艾炷。

［**用法**］用敷脐法。在肚脐上铺盐使平，约如铜板厚，用似黄豆大艾炷，视患者壮弱与病情轻重，酌灸 5~30 壮不等，或更多些。也可用艾条熏灸 10~30 分钟，但疗效较差，可隔日一熏，或每日熏灸 1 次。灸后皮肤若起水疱，可用消毒针头刺破放水，外涂皮肤消毒剂，敷以消毒纱布，防止感染。

［**疗效**］何世纲用方三治疗一患者，患关节炎多年，医药无效，虽在某大医院打过 3 年金针，终难根治。笔者以艾灸神阙之法灸之，显著好转，续灸 5 次，即行痊愈，并能巩固不发。

［**出处**］《上海针灸杂志》1983（1）：34.

方 四

［**主治**］风湿疼痛，经脉不通。

［**材料**］真净银朱 9g，枯矾 12g。

［**方法**］为末铺纸上，作纸捻 3 条。

［**用法**］用熏脐法。每早以 1 条捻蘸麻油点火向肚脐熏之，盖被睡，取汗即愈。

［**出处**］高树中.《中医脐疗大全》济南出版社.

【按语】

风湿性关节炎是一种与溶血性链球菌感染有关的变态反应疾病，经治愈后，不留畸形，但易反复发作，转为慢性。《素问》认为，"风寒湿三气杂至，合而成痹"。《类证治裁》更明确指出，"诸痹……良由营卫气，腠理不密，风寒湿乘虚内袭，正气为邪所阻，不能宣行，因而留滞，气血凝滞，久而成痹"。中药敷脐后，即通过经脉的循环、直达病部，气血流畅，脏腑安合。药物敷脐后，使之进入人体循环而起到内服药起不到的作用，可避免各种消化酶对药物的影响和破坏，通过神经及体液的作用而调节神经、内分泌、免疫系统的功能，促使机体恢复正常。

类风湿关节炎

类风湿关节炎是一种以累及周围关节为主的全身系统性、慢性炎症性的自身免疫性疾病。属中医"痹证"范畴，也称之为"历节""尪痹"。

【病因病机】

类风湿关节炎是一种自体免疫疾病，属于免疫复合物疾病，与免疫、感染、内分泌失调、代谢、遗传等多种因素有关。它是机体对抗原刺激产生免疫反应的结果。而本病免疫反应的产生是由于免疫调节和淋巴细胞亚群间相互作用失调的结果，是免疫反应产生后一系列介质作用的结果。

中医认为，类风湿关节炎由风寒湿热邪侵入机体，注入经脉，留于关节，痹阻气血，造成气血运行不畅，经脉阻滞，不通则痛，因痹阻日久，经久不愈，伤及正气，

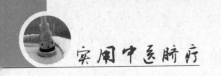

而影响肝肾心等脏器，且疾病日久，瘀血不去，新血不生，则反复发作，经久不愈。

【诊断要点】

（1）早起关节僵硬至少1小时（≥6周）。

（2）3个或3个以上关节肿胀（≥6周）。

（3）腕关节、掌指关节、近端指间关节肿胀（≥6周），呈对称性；有皮下结节。

（4）手X线摄片符合类风湿关节炎改变。

（5）类风湿因子阳性。

具有以上4项指标即可确诊。

【治疗方法】

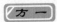

[**主治**] 类风湿关节炎，寒热二型均可应用。

[**材料**] 当归、川芎、赤芍、桃仁、红花、丹参、川牛膝、秦艽、防风、鹿衔草、桑寄生、川续断、淫羊藿、补骨脂各10g，生甘草5g。

[**方法**] 以上诸药共研为细末，装瓶备用。

[**用法**] 用敷脐疗法。用时取药粉适量，用米酒调成糊状，敷于脐部，外以长、宽6cm的胶布固定，每日换药1次。

[**疗效**] 段昭侠用方一治疗30例患者中，显效17例，进步5例，有效3例，总有效率83.33%。对照组15例患者中，显效6例，进步2例，有效2例，总有效率66.67%。

[**出处**]《中医外治杂志》2005年，14（3）：21.

方 二

[**主治**] 类风湿关节炎，证属风寒湿邪痹阻经脉者。

[**材料**] 艾绒、生姜片。

[**方法**] 将生姜片用针刺小孔若干，艾绒制成艾炷。

[**用法**] 用艾灸法。将生姜片用针刺小孔若干，贴于肚脐上，将艾炷放于生姜片上，点燃后灸疗。同时在督脉使用铺蒜泥加艾炷灸。灸量以身有微汗、鼻闻蒜味为度，复用毛巾拭干，避风将息30分钟，每周施术3次。

[**疗效**] 张世维用方二治疗74例，临床治愈19例，显效24例，好转21例，无效10例，总显效率58%。

[**体会**] 艾灸能提高细胞免疫和抑制体液免疫的作用，从而获得疗效；也可改变血液高黏滞凝聚状态，使组织细胞的血供、供氧得到提高。灸治本病对类风湿关节炎有较好治疗作用，长期治疗较为重要。经对比燃灸材料和隔垫材料对疗效的影响发现，隔附子饼艾灸组和隔姜灸的疗效略高于隔附子饼微烟组。

[**出处**]《辽宁中医杂志》1986，10（11）：33.

方三

[主治] 类风湿关节炎，证属肝脾肾虚，瘀血阻滞者。

[材料] 芍桐三花散：由白芍、当归、黄芪、甘草、山茱萸、海桐皮、绿梅花、灯盏花、丹参、火把花根片等组成，以上诸药各等份。

[方法] 方中取部分中药水煎提3次，得液浓缩成膏，与另一部分中药研为极细粉末混合，再加适量溶剂拌匀装瓶备用。

[用法] 用敷脐法。用时取药适量，再用适量蜂蜜调成糊状敷于脐部，上面用油皮纸覆盖，外以长、宽各6cm特制的固定带固定，24小时换药1次。

[疗效] 张安林用方三治疗200例中控显率55.0%，总有效率85.0%；对照组100例中有3例治疗过程中因毒副作用大被迫停用改为他法治疗，97例中控显率25.77%，总有效率64.95%。

[出处]《世界中医药》2008，3（2）：81.

方四

[主治] 类风湿关节炎，风寒湿邪侵于关节。

[材料] 生草乌、伸筋草、生川乌、秦艽各25g，川芎、威灵仙各15g，艾叶、桂枝、寻骨风各15g，丹参30g，冰片5g。

[方法] 上药除冰片外共研为细末，再与冰片同研，和匀，贮瓶备用，勿泄气。

[用法] 用敷脐法。用时取本散适量，用白酒调和成糊状，分别贴敷肚脐（神阙）上和阿是穴（压痛点），外以纱布覆盖，胶布固定，每2~3日换药1次，5次为1个疗程。

[疗效] 医者用方四治疗张某，患类风湿关节炎2年，时发时止，近日发作，四肢肿痛，用方四治疗10日，症状大减，1个月后，症状基本消失。

[出处] 韩文领.《脐疗》科学技术文献出版社重庆分社.

方五

[主治] 类风湿性关节炎，证属风寒湿痹阻关节者。

[材料] 炒吴茱萸、马钱子、蛇床子、附子、木香、肉桂各12g，生姜汁适量。

[方法] 将前6味药共碾为细末，装瓶备用。

[用法] 用敷脐法。用时取药末6g，以生姜汁调如膏状，敷于患者脐孔（神阙）内，外盖以纱布，胶布固定。每日换药1次，10次为1个疗程。

[出处] 罗和古.《脐疗巧治病》中国医药科技出版社.

方六

[主治] 类风湿性关节炎，风湿痹阻者。

[材料] 盐、艾炷。

[用法] 用敷脐法。在肚脐上铺盐使平，约如铜板厚，用似黄豆大艾炷，视患者壮弱与病情轻重，酌灸5~30壮不等，或更多些。也可用艾条熏灸10~30分钟，但疗效较差，可隔日一熏，或每日熏灸1次。灸后皮肤若起水疱，可用消毒针头刺破放水，外

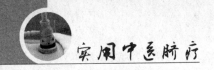

涂皮肤消毒剂，敷以消毒纱布，防止感染。

[出处]《上海针灸杂志》1983（1）：34.

【按语】

类风湿关节炎为终身免疫病，长时间服药治疗有很大的困难，脐部施药较为方便。

从疗效看，类风湿关节炎在患病早期，病程短的针灸治疗效果较好，晚期症状较重，类风湿因子持续阳性的应配合中西药物治疗，尽快控制症状。

神阙是治疗本病的重要穴位。是神气通行出入的门户，称为生命之蒂、五脏六腑之本。脐中的穴位是神阙穴，为经气汇集之海，在脐部施治，对五脏六腑能起到一定的治疗作用。据此，应用脐疗治疗类风湿关节炎。将芳香药物置于脐下，药物不断地刺激脐下皮肤，可激活神经内分泌的反馈作用，促进人体免疫功能的发挥。经临床观察，敷脐疗法中不同剂型的敷脐药敷贴肚脐后，所出现的全身温热、出汗、气流窜动、身体轻松有力等反应则是营卫之气调和，五脏六腑功能增强，免疫活性细胞激活的佳兆。

乌头及马钱子均为有毒之品，此处脐疗利用其祛风湿止痛的功效外用，且宜在医师指导下使用，不可内服，更应避免误服。

第十三章　外科疾病

胆　结　石

胆结石是胆管内（包括胆囊）形成的凝结物，是临床最常见的消化系统疾病之一，属于中医"胁痛""胆胀""黄疸"范畴。

【病因病机】

胆囊结石形成的原因较为复杂，但胆汁中成分的改变，特别是胆盐与胆固醇在胆汁中含量的变化，是胆结石形成的一个重要因素。正常情况下，这二者在胆汁中保持一定的比例关系。胆固醇是溶解状态，随胆汁排出。如果胆盐过少，或者胆固醇过多，二者失去正常的比例关系，胆固醇便处于过饱和状态，胆汁中过多的胆固醇便沉淀下来，形成结石。如同时胆囊还有炎症、蛔虫卵、坏死组织及胆色素者，结石就更易形成。而糖可刺激胰岛 β- 细胞分泌胰岛素，胰岛素可使胆固醇增加，导致胆汁中胆固醇处于过饱和状态，促使胆结石形成。

中医学认为，本病是因情志不畅，过食肥甘油腻等导致肝气不舒，脾失健运，湿热内生，热煎胆汁，凝结成石；石阻胆道，遂生诸证。

【诊断要点】

（1）有反复急性发作史，右上腹痛、畏寒、发热、黄疸等症状。

（2）X 线摄影：X 线检查只能诊断大约 10%~15% 的胆结石，而这些胆结石都是钙化程度比较明显的，才可以在 X 线片上显示出来。

（3）腹部超声波检查：超声波对胆结石来说是相当理想的一种检查，它的诊断准确度可达 90%~95%。

（4）计算机断层扫描：可以用来评估结石钙化的程度。

（5）另外，核医扫描（用在急性胆囊炎检查比较多）、内视镜逆行性胆道和胰道造影术和穿胆道造影术，也有不错的诊断率，可以清楚地把阻塞的部位显现出来。

【治疗方法】

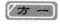

［**主治**］胆囊炎、胆石症所致的胆绞痛，证属肝气不疏、郁而成石者。

［**材料**］艾叶。

［**方法**］用艾叶制成艾条。

［**用法**］用艾灸法。患者侧卧，点燃艾条后距神阙穴 1~2 寸，不断旋转，使患者有温热感，以能耐受为度。每次灸 15 分钟。

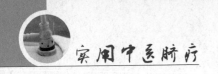

实用中医脐疗

[疗效] 喻峰用方一治疗 21 例，痊愈 15 例，好转 4 例，无效 2 例。一般半年以上未见复发。

[出处]《湖南中医杂志》1987，3（6）：34.

方二

[主治] 直径较小及泥沙样胆囊、肝内外胆管结石，肝内广泛性小结石，手术后胆道残余结石、复发性结石；胆囊炎、胆管炎所致的右胁胀痛、痛彻肩背等症。

[材料] 金钱草 380g，鹅不食草 30g，鱼脑石 20g，鸡内金 45g，海金沙 30g，珍珠母 90g，石韦 36g，虎杖 50g，茵陈 30g，延胡索 18g，白芥子 6g，姜黄 18g，郁金 18g，赤芍 30g，王不留行 60g。

[方法] 上药用麻油熬，黄丹收膏，备用。

[用法] 用敷脐法。临用时将膏药烤热后贴在神阙穴、胆区、胆俞、阿是穴，每两天更换 1 次，12 次为 1 个疗程，中间可间歇 6 天。

[疗效] 曾用方二治疗张某，男，患者素患胆结石，昨天吃火锅后出现胆绞痛，用方三治疗 2 天后疼痛消失。

[出处] 常宇.《脐疗》科学技术文献出版社.

方三

[主治] 气滞胆郁胆石症。

[材料] 疏肝利胆散：穿山甲（用他药代替）80g，莪术、皂刺各 60g，川楝子、川芎、木香、冰片各 30g。

[方法] 将上药共为细末。

[用法] 用敷脐法。每次取 0.8g 填入患者的神阙穴内，覆盖 1.5cm×1.5cm 薄棉团，外贴 5cm×5cm 胶布，勿使药粉漏出。3 日换药 1 次，10 次为 1 个疗程。

[疗效] 邓英莉用方三治疗显效（用药 5~10 次症状及体征全部消除）16 例，无效 3 例，总有效率 97.5%。57 例结石患者有 12 例冲洗大便，洗出结石者 9 例。对 63 例随访半年，复发 7 例，其中 3 例转手术治疗。

[出处]《陕西中医》1992，13（1）：14.

方四

[主治] 胆石症之肝胆气滞和肝胆湿热者。

[材料] 胆石外贴膏：金钱草 30g，郁金 20g，白芷 30g，青皮 30g，虎杖 30g，乳香 20g，血竭 20g，大黄 60g，元明粉 60g，薄荷冰 10g。气滞型加广木香 30g；湿热型加栀子 30g。

[方法] 将上药研粉，过 100 目筛，装瓶备用。

[用法] 用敷脐法。用时取药粉 60g，以蜂蜜适量调成膏状（超声观察时，每次加入二甲基亚砜 3ml），药膏摊在 10cm×10cm 及 4cm×4cm 不吸水棉纸上。将肝胆区皮肤用温水洗净，用灭菌生理盐水洗净神阙穴，将药膏分别贴在肝胆区（覆盖日月、期门穴）及神阙穴，外用塑料薄膜和棉布、胶布或布带固定，3~12 小时换 1 次。5 周为 1

个疗程，以 2 个疗程为限。

[**疗效**] 王孝福用方四治疗 35 例，对照 B 组 30 例、C 组 25 例，分别临床治愈 13、12、3 例，显效 14、12、6 例，有效 6、5、11 例，无效 2、1、5 例，总有效率 94.12%、96.67%、80.00%。

[**出处**]《中医外治杂志》1995，（1）：5.

方五

[**主治**] 胆石症之胆气不通。

[**材料**] 1 号方：麝香 0.2g，柴胡 3g，木香 3g，延胡索 3g，丹皮 3g，赤芍 3g，大黄 3g。2 号方（气滞血瘀）：麝香 0.1g，柴胡 3g，木香 3g，延胡索 3g，血竭花 1g，归尾 3g，川芎 3g，桃仁 3g。

[**方法**] 上药共研细末备用。

[**用法**] 用敷脐法。1 号方用食醋调和，2 号方用白酒调和，皆分为 3 份，分别敷于脐及双侧胆俞穴，外用纱布及胶布固定 1 小时。

[**出处**]《河南中医》1994，14（4）：48.

方六

[**主治**] 胆石症之肝胆气滞。

[**材料**] 柴胡、香附、川芎、党参、当归、陈皮等。

[**方法**] 研细末，分装于布包内，备用。

[**用法**] 用敷脐法。将布包固定于患者脐部，昼夜外敷，7 天为 1 个疗程。

[**出处**] 高树中.《中医脐疗大全》济南出版社.

【**按语**】

胆系感染和胆石症属中医胁痛范畴。肝胆失于疏泄，气滞胆郁是其主要病理机制，故疏肝利胆是治疗的关键。方中用药均为通经走络、开窍透骨之气厚品，敷于神阙穴可通经络而达脏腑，以气相感起到疏肝利胆的作用。药敷脐部经以上渠道透入吸收，扩散至肝内毛细胆管乃至胆囊、胆管，影响调节其神经内分泌，可能通过促进胆汁分泌、胆囊收缩，胆管扩张等综合作用而获解痉止痛、利胆消炎和排石之效果。

治疗时，应注意饮食，因为进食脂肪后，胆囊收缩，右上腹出现疼痛，甚至剧痛、恶心等。因此，胆囊炎患者要限制食油量，忌吃肥肉。饮食以清淡少渣易消化为宜，忌食辣椒、洋葱、萝卜等刺激性强，含粗纤维的食物；忌少餐多量，应少量多餐，并多饮汤水，以利胆汁的分泌和排出；忌食产气和带气味的果菜豆类，以免加重腹胀。

临床观察表明，本法对泥沙型结石排石较易，但不易排尽，小块结石排石时间较长，但易排尽，病程短，无严重并发症，又在急性发作者，因势利导，效果较好。但对全身反应较重者，还是以配合药物治疗为好。也可配合使用耳穴贴压法进行治疗。

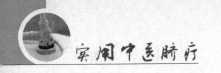
胆 绞 痛

胆绞痛是因胆系疾病引起的右上腹剧烈绞痛。中医学一般将其归属于"胁痛""黄疸""胃脘痛"范畴。

【病因病机】

胆绞痛多由胆系出现机械性阻塞或感染而导致，如胆石症、急性胆囊炎和胆道蛔虫病。由于各种理化因素、机械牵张及体内炎性代谢产物刺激或神经反射，释放出乙酰胆碱作用于奥迪括约肌上的胆碱能受体，从而导致奥迪括约肌痉挛，胆囊收缩，胆汁滞留而不能排出，从而出现绞痛。

中医学认为，本病多因情志所伤，饮食不节，寒热失常，以致肝郁气滞，胆失疏泄而为病，或因肝胆湿热内蕴，日积月累，胆汁久经煎熬，凝结成石，或因"素有食蛔，或因病过饥……蛔亦上入于膈"，虫或石阻塞胆道，不通则痛，发为绞痛。

【诊断要点】

（1）剧烈的上腹痛。症见剑突下或右上腹突然发生阵发性绞痛或钻顶样痛。

（2）墨菲征阳性。

（3）有些病例具有牵涉性疼痛，放射到右肩背部。

【治疗方法】

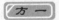

[主治] 胆囊炎、胆石症所致的胆绞痛。

[材料] 艾叶。

[方法] 用艾叶制成艾条。

[用法] 用艾灸法。患者侧卧，点燃艾条后距神阙穴 1~2 寸，不断旋转，使患者有温热感，以能耐受为度。每次灸 15 分钟。

[疗效] 喻峰用方一治疗本病 21 例，痊愈（灸后 5 分钟内疼痛消失）15 例，好转（灸后 10 分钟疼痛减轻）4 例，无效 2 例。一般半年以上未见复发。

[出处] 《湖南中医杂志》1987，3（6）：34.

方 二

[主治] 胆绞痛。

[材料] 山莨菪碱注射液。

[方法] 将上药注入空针备用。

[用法] 用穴位注射法。注射神阙穴时患者取仰卧位，双下肢呈屈曲式，脐旁开约半寸处常规消毒，进针时倾斜 30°~40°（根据患者胖瘦而定），缓慢刺入脐中，待有酸、麻、胀感后徐徐注入药物。无效者 30 分钟后可重复治疗 1 次。

[疗效] 贾连修用方二治疗胆绞痛 96 例，注射 1~10 分钟疼痛缓解者 46 例，占

47.8%；11~20 分钟疼痛缓解 28 例，占 29.2%；21~30 分钟疼痛缓解者 16 例，占 16.7%；总有效率 93.7%。1 次注射未缓解者 6 例（胆石症 4 例，胆道蛔虫症 2 例），行 2 次注射后，其中 4 例缓解，2 例改用他法。

［**出处**］《中国中西医结合急救杂志》1995，（6）：16.

方 三

［**主治**］直径较小及泥沙样胆囊、肝内外胆管结石，肝内广泛性小结石，手术后胆道残余结石、复发性结石；胆囊炎、胆管炎所致的右胁胀痛、痛彻肩背等症。

［**材料**］金钱草 380g，鹅不食草 30g，鱼脑石 20g，鸡内金 45g，海金沙 30g，珍珠母 90g，石韦 36g，虎杖 50g，茵陈 30g，延胡索 18g，白芥子 6g，姜黄 18g，郁金 18g，赤芍 30g，王不留行 60g。

［**方法**］上药用麻油熬，黄丹收膏，备用。

［**用法**］用贴脐法。临用时将膏药烤热后贴在神阙穴、胆区、胆俞、阿是穴，每两天更换 1 次，12 次为 1 个疗程，中间可间歇 6 天。

［**疗效**］曾用方三治疗张某，男，患者素患胆结石，前一天吃火锅后出现胆绞痛，用方三治疗两天后疼痛消失。

［**出处**］谭支绍.《中医药物贴脐疗法》广西科学技术出版社.

方 四

［**主治**］胆绞痛之肝气郁结。

［**材料**］柴胡、香附、川芎、党参、当归、陈皮各适量。

［**方法**］上述药物研成细末，混匀，装于布包，备用。

［**用法**］用敷脐法。将药包固定于患者脐部，外以胶布或纱布固定，昼夜外敷，7 天为 1 个疗程。

［**疗效**］刘安用方四治疗 60 例，对照组 30 例，显效 26 例，有效 33 例，无效 1 例，有效率为 98.33%，对照组显效 3 例，有效 18 例，无效 9 例，有效率为 70%。

［**出处**］《山东中医杂志》1998，17（12）：547.

方 五

［**主治**］胆绞痛之胆气瘀结。

［**材料**］当归、赤芍、白芍各 10g，柴胡 9g，茯苓、白术、鸡内金、郁金、香附各 12g，黄芪、山楂肉、丹参、虎杖各 30g。

［**方法**］将上述药物研末，取 20~30g，陈醋调如膏状，备用。

［**用法**］用敷脐法。将药膏敷脐孔内，绷带固定，每 2 天换药 1 次，30 天为 1 个疗程。

［**出处**］常宇.《脐疗》科学技术文献出版社.

方 六

［**主治**］胆绞痛气滞腹痛。

［**材料**］1 号方：麝香 0.2g，柴胡 3g，木香 3g，延胡索 3g，丹皮 3g，赤芍 3g，大

黄 3g。2 号方（气滞血瘀）：麝香 0.1g，柴胡 3g，木香 3g，延胡索 3g，血竭花 1g，归尾 3g，川芎 3g，桃仁 3g。

[方法] 上药共研细末备用。

[用法] 用敷脐法。1 号方用食醋调和，2 号方用白酒调和，皆分为 3 份，分别敷于脐及双侧胆俞穴，外用纱布及胶布固定 1 小时。

[出处]《河南中医》1994，14（4）：48.

【按语】

西医学认为，刺激神阙穴可通过神经体液的作用调节神经、内分泌和免疫系统，从而改善各组织器官的功能活动，使其恢复正常。脐在胚胎发育过程中为腹壁最后闭合处，表皮角质层最薄，屏障功能最弱。药物分子容易穿透这个弱屏障区，进入血液循环，发挥功效。

在全身反应较重及感染较重时，可配合药物综合治疗，用此法不应忽视对患者的一般支持疗法。如伴有脱水、酸中毒，应及时给予补液和碱性药物，以纠正水、电解质紊乱；对胆囊炎急性发作者应积极使用抗生素；另对危重患者应严密观察，若并发穿孔或腹膜炎时应立即改用他法救治，并可外科手术治疗。用本法可以控制胆绞痛，但需要查明引起胆绞痛的疾病，并进行治疗，方能使绞痛得到根本的治疗。当疼痛缓解和消失后，应按上述疾病各自的特点予以分别常规用药，以巩固疗效。

胰　腺　炎

胰腺炎是一组不同原因导致的胰腺组织受损、胰腺功能受不同程度影响的疾病。本病轻症属"胃脘痛""腹痛""胁痛""呕吐"范畴，重症属"结胸""厥逆"范畴。

【病因病机】

急性胰腺炎是胰腺消化酶对胰腺自身消化引起的化学性炎症，其病因与胆道疾病、酗酒、暴饮暴食等因素有关。此外，高脂血症、高钙血症、感染、某些药物等因素亦可诱发。使胃酸及十二指肠促胰液素分泌增多，进而促进胰液分泌增多，造成胰管内压增高、创伤、缺血、病毒感染或药物毒性作用等原因激活了胰蛋白酶，后者又激活了其他酶反应，如弹性硬蛋白酶及磷脂酶 A，对胰腺发生自身消化作用，促进了其坏死溶解。

中医学认为，本病起因于暴饮暴食、恣啖膏粱厚味、贪凉饮冷，或暴怒伤肝，情志不畅，或蛔虫扰窜，皆可引致发病。若因饮食不节损及脾胃，脾胃运化失司，内生湿浊，湿蕴生热，湿热又可与食积结滞于肠腑而形成腑实证；热邪若与水饮相结则可形成结胸重证；湿热之邪熏蒸于肝胆，肝胆疏泄失利，胆汁外溢而形成黄疸。若因情志不遂，暴怒伤肝，肝气横逆克伐脾土，可致中焦气机升降失司，引起肝脾或肝胃气滞；气滞又可与湿热互结，影响肝胆脾胃的升降；气机不畅，久则血行不利，形成气滞血瘀。若蛔虫上扰，亦可阻滞胰管，使胰腺所泌之津汁排泄受阻引发本症。若热毒深重，热瘀互结，蕴结不散，可致血败肉腐，形成痈脓；严重者邪热伤正耗津，正不胜邪,可由内闭而致外脱,或内陷致厥。

【**诊断要点**】

(1)长期的消化不良,消瘦,反复发作的上腹部疼痛,并向背部、两胁、肩胛等处放射,常因饮酒、饱食或劳累而诱发。

(2)血、尿淀粉酶增高,大便中有脂肪球。上述症状排除了其他消化道疾病,即可作出临床诊断。

(3)有选择性地拍胰腺 X 线片、B 超检查和内分泌检查,可协助确诊。

【**治疗方法**】

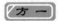

[**主治**]单纯性胰腺炎,证属饮食不节损伤脾胃,湿蕴生热,积滞于内导致疼痛者。

[**材料**]大黄、芒硝等量。

[**方法**]上药共研细末,过 120 目筛备用。

[**用法**]用敷脐法。使用时先将肚脐洗净,将药末用 0.9% 生理盐水搅拌成糊状,置于肚脐上,外用胶布盖住,每 24 小时换药 1 次,3 次为 1 个疗程。

[**疗效**]关爱君用方一治疗单纯性胰腺炎 30 例,治愈 24 例,显效 6 例,有效率 100%,其中 1 个疗程治愈 13 例,2 个疗程治愈 11 例,疗程与病情轻重及病程长短有关。

[**体会**]用方一药物敷脐,可使药物通过神阙穴达于全身各部位而发挥治疗作用。大黄具有解毒、止血、活血祛瘀的功能,芒硝具有软坚泻下清热的功效。两者合用,清热解毒、泻下、活血祛瘀的作用显著,并能增强腹膜的吸收功能,促进脐静脉的血液循环,改善胰腺的血液供应,促进胰腺炎症及水肿消退,从而达到治疗目的。

[**出处**]《吉林中医药》2002,22(5):37.

[**主治**]重症急性胰腺炎,证属中焦湿热蕴阻,气滞血瘀,腑气不通,不通则痛者。

[**材料**]通里活血散:大黄、芒硝、蒲公英各 30g,木香、牵牛子、桃仁、赤芍各 15g,冰片 6g。

[**方法**]将上药研成细粉备用。

[**用法**]用敷脐法。用香油调成糊状,以不流淌为度,外敷神阙穴,以塑料薄膜包外固定。每天更换 1 次,7 天为 1 个疗程。

[**疗效**]贾利辉用方二治疗重证急性胰腺炎 39 例,治愈 14 例,好转 20 例,无效 5 例,总有效率 87.12%。对照组 34 例,治愈 7 例,好转 15 例,无效 14 例,总有效率 64.71%。

[**出处**]《陕西中医》2008,29(6):713.

方 三

[**主治**] 胰腺炎，症见胃脘灼痛，泛酸嘈杂，口苦口干，烦躁易怒，大便干结，舌质红，苔黄，脉弦或数者。

[**材料**] 胃热膏：生栀子 10 枚，淡豆豉 20 粒，生香附 10 粒，生姜汁适量。

[**方法**] 上药共捣至融烂，加入生姜汁再捣至极烂，制成厚膏状备用。

[**用法**] 用敷脐法。取药膏适量敷布于患者脐孔中，盖以纱布，再用胶布固定。每天换药 1 次，至愈为止。

[**出处**] 谭支绍.《中医药物贴脐疗法》广西科学技术出版社.

方 四

[**主治**] 胰腺炎，症见胃脘疼痛，痛有定处，拒按；或见吐血便黑，舌紫，脉涩者。

[**材料**] 失笑散：五灵脂、蒲黄、乳香、没药、木香各等量。

[**方法**] 上药共碾成极细粉末，瓶贮密封备用。

[**用法**] 用敷脐法。每取药粉适量，用脱脂药棉薄裹如小球状，填塞入患者脐孔中，外以胶布贴之。隔日换药 1 次，5 次为 1 个疗程，通常填药 1~10 次，痛即缓解。

[**出处**] 谭支绍.《中医药物贴脐疗法》广西科学技术出版社.

【按语】

大黄、芒硝除可治疗单纯性胰腺炎外，蔡恩贵还用此治疗急性坏死性胰腺炎 11 例，取得较好疗效。同时施行重症监护，吸氧，抗生素，抗体克，补充血容量，禁食，胃肠减压，解痉止痛，应用抗胆碱及 H_2- 受体阻滞剂抑制胰腺外分泌，静脉滴注高营养液等治疗，以利痊愈。

肠 麻 痹

腹腔手术后肠麻痹是外科临床较常见的并发症，影响患者术后的恢复，有时甚至可产生严重的后果，中医将其归属于"腹胀""腹痛"等范畴。

【病因病机】

患者在施行腹部手术后，因消化器官的切除、重建和改路，以及手术对机体的打击和麻醉等原因，肠管自主神经系统调节紊乱，肠平滑肌动力普遍低下，造成肠腔内气液积滞，肠营扩张，进而导致水电解质紊乱。常引起食后腹胀、腹痛、恶心、呕吐和停止排气、排便，导致胃肠功能紊乱及肠麻痹。

中医认为，本病多为外感时邪，伤及太阴、阳明经，致气血不畅，腹气不通所致。术后肠麻痹应属虚中夹实证。术中伤气耗血，形成虚的一面，但其主要表现为胀、痛，气滞则胀，不通则痛，则又有实的一面，故虚中夹实，实中有虚。

【诊断要点】

（1）有腹部手术史，手术脏器不仅限于胃肠，还可为胆囊、脾脏、肝脏、腹腔后肿瘤等。

（2）术后短期内胃肠功能恢复，能正常进食，肛门有排便排气，肠鸣音正常。

（3）术后 7~10 天突发性腹胀，肛门停止排气，表现为麻痹性肠梗阻，体检明显腹胀，无固定性压痛，未扪及肿块，肠鸣音消失。

（4）腹部立位平片示肠管弥漫性扩张，肠积气，无绞窄性肠梗阻征象。

（5）上消化道钡餐检查示胃扩张，张力差，胃肠无蠕动。

【治疗方法】

方 一

[**主治**] 小儿肠麻痹，证属由外感时邪，伤及脾胃，气血不畅，腹未得通者。

[**材料**] 新鲜葱白 20~30 支、六神丸 15~20 粒。

[**方法**] 取新鲜葱白 20~30 支洗净捣烂后加入中成药六神丸 15~20 粒，调匀呈圆饼状。

[**用法**] 用敷脐法。用上药饼经稍焙温后贴敷在患者肚脐位置。盖上纱布，稍固定。根据病情每 4~6 小时用药 1 次。

[**疗效**] 侯万学用方一治疗 86 例，其中 52 例敷药 3 小时后肠鸣音开始增强。5 小时后腹胀消失，效果最佳。28 例敷药后 5 小时肠鸣音增强，6 小时后腹胀减轻，经重新敷药后 24 小时腹胀消失。84 例腹胀缓解，其中用药 1 次 6 小时内腹胀消失 52 例（占 60.46%），重复敷药 24 小时内腹胀缓解 28 例（占 32.55%），2 例因原发病严重，经抢救无效死亡。

[**出处**]《中医外治杂志》1998，7（6）：13.

方 二

[**主治**] 各种肠麻痹。

[**材料**] 艾条、毫针。

[**方法**] 将陈艾制成艾条，毫针进行消毒。

[**用法**] 用艾灸法。用艾条灸神阙，距离以患者感到温和为度，灸时 15 分钟，以局部潮红为度，针灸后按摩腹部，并用毫针刺双侧天枢穴，使针感在脐周上下，针刺双侧足三里穴，针感达腹部或大腿部，留针 10~15 分钟，每日 1~2 次，直至排气为止。

[**疗效**] 高琪如用方二治疗术后肠麻痹 50 例，结果优 46 例，良 3 例，差 1 例。

[**出处**]《福建中医药》1984，15（4）：61.

方 三

[**主治**] 新生儿肠麻痹，证属脾胃虚弱，感受外邪，功能失调，气机失调，气滞血瘀者。

[**材料**] 消积散：陈皮 3g，木香 6g，鸡内金 3g。

[**方法**] 将上药研细末。

[**用法**] 用敷脐法。将上药用米醋调成糊状，置纱布袋内，外用绷带捆敷于脐部。每天 1 次，每天用米醋加湿 1 次。

[**疗效**] 孙登军用方三治疗 105 例，治愈 99 例，治愈率 94.3%，有效 6 例。

[**出处**]《中华实用中西医杂志》2001，14（12）：2617.

方 四

[**主治**] 肠麻痹，气机阻滞不通导致腹胀、肛门不能排便者。

[**材料**] 丁香 30~60g，白芥子 10~20g。

[**方法**] 共研细末。

[**用法**] 用敷脐法。将药末用白酒或开水调和，敷于脐及脐周，直径 6cm 左右，纱布敷盖后再用塑料薄膜覆盖，周围胶布固定。

[**疗效**] 张振国用方四治疗 58 例患者，用药后均在 3~7 小时内通气排便，临床治愈。

[**体会**] 方四的适应证为：①继发于腹部手术后的肠麻痹、肠胀气；②继发于各种原因引起的腹膜炎后的肠麻痹、肠胀气；③腹部钝性挫伤、多发性肋骨骨折、胸腰椎骨折等引起的肠麻痹、肠胀气。血运性肠梗阻、机械性肠梗阻不适宜本法。方中丁香辛香走窜而行气，白芥子辛温开郁而化滞。药效通过脐及脐部穴位，迅速渗透，刺激肠壁蠕动，促进肠内浊气的排泄，使邪去正复，肠功能恢复正常。本法方便有效，安全可靠。

[**出处**]《中华实用医药杂志》2005，3（13）：1224.

方 五

[**主治**] 腹部手术后，引起术后腹胀、腹痛、恶心、呕吐和停止排气、排便，导致胃肠功能紊乱及肠麻痹。

[**材料**] 肉桂、吴茱萸、细辛、花椒、佛手、莱菔子。

[**方法**] 将上药粉碎成细粉，过 80 目筛后，按即定比例混匀，装入布袋，制成神阙袋（每袋 50g），外裹无毒塑料袋，并固定于腹带上备用。

[**用法**] 用敷脐法。术后 10 分钟，将神阙袋外裹无毒塑料袋撕掉，将其对准脐部与腹带一起敷于患者腹部。

[**出处**]《中国中医药信息杂志》2001，8（12）：64.

【**按语**】

脐疗法的同时应进行原发病治疗及维持水、电解质和酸碱平衡等措施，肠麻痹症状先予以肛管排气处理，腹胀反复出现或无明显改善再改用脐疗。

现代药理研究认为，六神丸具有强心、升高血压及抗炎作用，其主要成分蟾酥可直接收缩试验动物的肠管，使肠蠕动增强，且能引起肾上腺素释放，同时也提高组织器官对肾上腺素的敏感性，从而能使肠管血运改善，肠管自主神经系统调节恢复正常水平，肠麻痹腹胀症状通过上述作用得以减轻。在本疗法的配方中，葱白、六神丸两药合用，药性作用快，药效增强，治疗效果满意，不失为一种有效简便的治疗措施。

肠 粘 连

由于各种原因引起的肠管与肠管之间，肠管与腹膜之间，肠管与腹腔内脏器之间发生的不正常黏附叫肠粘连。属中医"腹痛""呕吐""便秘""痞聚"等范畴。

【病因病机】

肠粘连是腹部外科手术后最常见的并发症，但也不一定均是由手术后造成，有腹腔内一般感染史是引起肠粘连的主要原因，阑尾、胆囊、肠道肠系膜、输卵管等腹腔脏器炎症的反复、长期发作，由于手术或炎症破坏了腹膜和肠管浆膜面的完整性以及受术组织狭窄缺血，致纤维蛋白原渗出，纤维蛋白凝固机化形成粘连。

中医理论认为，继发性肠粘连的形成系热邪闭郁、瘀血留滞、肠腑气机不利、痞结不通，"不通则痛"。术后肠粘连是由于手术损伤肠络，渗液为痰，溢血为瘀，痰瘀内积，日久结成有形之物，或压迫肠管，或使肠管相互粘连，阻碍腑气通降，妨碍胃肠正常蠕动所致。

【诊断要点】

（1）腹部不适和隐痛：腹部手术1~2周内，患者觉得腹有阵发性隐痛或不适。

（2）反复性呕吐：其特点是无论进食还是饮水都可以引起呕吐，呕吐物可为肠内容物或胃内容物。

（3）排便排气时间延长：一般说来，腹后手术2~4日随着肠蠕动的恢复正常，排便排气也可以恢复。但如果术后出现肠粘连，2~4日后则仍无排便排气。

（4）持续性腹胀：术后出现持续性腹胀，有可能是肠粘连的反应，如是肠粘连，还可能伴有肠蠕动时的腹部局部隆起、肠鸣音活跃以及亢进等征象。

（5）躯干过伸阳性：将患者的躯干过伸，或将手术瘢痕向下牵引，会产生手术局部或其他部位疼痛。

（6）X光透视可发现有局部肠段扩张，这是肠腔积液积气的表现。

【治疗方法】

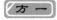

[**主治**] 术后肠粘连腹痛，证属术后瘀血内生，脏腑通降失调，气机运行不畅者。

[**材料**] 解粘止痛散：由丁香、大黄、桃仁各等份组成。

[**方法**] 上药研细末装瓶备用。

[**用法**] 用填脐法。用药前将脐部用酒精棉球清洗干净，将药末填平脐眼，外用麝香追风膏固定。每日换药1次，10次为1个疗程。

[**疗效**] 钱小强用方一治疗56例，治愈38例（67.86%），有效16例（28.57%），无效2例（3.57%），总有效率96.43%。

[**出处**]《中国中医急症》2004，13（8）：507.

方 二

[主治] 肠粘连，证属热邪闭郁，瘀血留滞，肠腑气机不利者。

[材料] Ⅳ号胃肠安方：由吴茱萸、广木香等药组成。

[方法] 将中药研为细末。

[用法] 用风灸法。取穴：神阙。配穴：中脘、关元、天枢、阿是穴。配穴：足三里、脾俞至关元俞段夹脊穴。将中药末，放在风灸仪内，直接吹到穴位处，手法用中温和风回旋灸，每穴灸疗 3~5 分钟。在灸疗腹部时，医者用手指轻轻按揉压痛点，夹脊穴可用拉线来回灸疗，以利受热均匀，每日 1 次，10 次为 1 个疗程。

[疗效] 刘学军用方二治疗肠粘连 27 例，临床治愈 21 例，占 77.8%；显效 4 例，占 14.8%；有效 2 例，占 7.4%。总有效率 100%。

[出处]《中国针灸》2002，22（7）：475.

方 三

[主治] 肠粘连，证属术后肠管粘连，阻碍腑气通降者。

[材料] 芒硝 30g，大蒜 120g，生大黄 60g。

[方法] 先将大蒜、芒硝、大黄共捣烂备用。

[用法] 用敷脐法。将上药调醋 60ml 为糊膏，另将大黄研为细末，加醋适量调成糊状备用。取膏如蚕豆大，分别贴在腹部阿是穴及神阙穴。敷前用 4 层纱布作垫铺穴上，然后敷药，外加纱布覆盖，胶布固定。2 小时后去掉，洗净局部皮肤，再将大黄糊适量敷于穴位上，6 小时后去掉。

[疗效] 笔者用方三治疗 3 例，显效 2 例，无效 1 例。

[出处]《中医外治杂志》2007，16（3）：35.

方 四

[主治] 肠粘连腹痛。

[材料] 火罐。

[用法] 用拔罐法。取穴神阙，配天枢、下脘、气海。用药垫拔罐法，或药罐法。方用药垫方，留罐 15~20 分钟，每日 1 次，亦可用单纯拔罐法，罐后用药垫方敷脐。

[出处] 程爵棠.《拔罐疗法治百病》人民军医出版社.

方 五

[主治] 肠粘连腹痛。

[材料] 火罐。

[用法] 用拔罐法。取神阙与中极及其连线的中点（共 3 点），再加上每点旁边 1.5 寸和 3 寸处各 1 点，总计 15 点。用单纯拔罐法（切口处未愈合忌拔），留罐 5~10 分钟，每日治疗 1 次。

[出处] 程爵棠.《拔罐疗法治百病》人民军医出版社.

【按语】

用药期间，如皮肤出现发红、发痒等过敏者暂停使用。若腹痛加剧伴呕吐，听诊肠鸣音亢进，腹部X线平片发现阶梯状气液平面，则给予胃肠减压、补液、抗感染等治疗。如果肠粘连造成了小肠的梗阻，可先行中西医结合非手术治疗，大部分患者均可得到缓解。如果肠粘连长期反复发作，影响了正常的生活和工作，或是急性剧烈发作而非手术治疗无效的患者，则须手术治疗。

肠粘连患者在饮食方面应当注意：不吃硬食、黏食以及纤维丰富的食物（如芹菜、韭菜等），不吃冷食，不喝冷饮，不吃辛辣食物，尽可能吃粥、馒头、蛋糕、奶类、豆浆等软食和流质饮食。还要少食多餐，禁止暴饮暴食。坚持做到每餐后俯卧一小时。这样做的好处是：有利于消化吸收，避免进食不当或食物在粘连部位的狭窄肠管处受阻而导致病情加重。多喝水，可以考虑喝蜂蜜水，可以润肠，出现腹胀的情况的时候应该流质饮食，比如吃面条、稀饭等，轻轻在肚脐周围顺时针揉腹部也可以促进肠蠕动。

术后肠粘连予西医常规治疗其效往往不理想。中医学认为，本病的发生是由于手术创伤致瘀血内生，阻于经络脏腑之间，使气血运行不畅，脏腑通降失调。药理研究表明，行气通腑药可缓解胃肠平滑肌痉挛，增加肠蠕动，促进胃肠排气；活血化瘀药可改善微循环，防止局部组织缺血，减少炎症渗出，增加腹腔渗出物的吸收，因而解粘止痛散具有松解粘连、解痉止痛之功效。

肠 梗 阻

肠梗阻是指任何原因引起的肠道通过障碍，而导致肠道和全身的病理变化，在中医学中属"关格""肠结"和"腹胀"等范畴。

【病因病机】

机械性肠梗阻是由于肠道内或肠道外器质性病变而引起的肠管堵塞。病因可以是先天性发育畸形如肠闭锁、肠狭窄、肠旋转不良、环状胰腺、疝气嵌顿等。后天的原因有肠套叠、蛔虫团堵塞、肠扭转、肿瘤压迫、炎症或手术后肠粘连等。功能性肠梗阻是由于肠蠕动功能不良使肠内容物不能正常传递运送的病状。常见于各种重症肺炎、败血症、肠炎所致的中毒性肠麻痹或低血钾引起的麻痹性肠梗阻。或是因肠道神经发育不正常引起的先天生巨结肠、幽门肥厚性梗阻等。

中医学认为，由于各种致病因素导致肠腑气滞血瘀，通降功能失常，滞塞上逆而发本病，肠腑气机痞塞，不通则腹痛；气机阻滞，升降失调，清浊不分，浊物下降，故腹满、腹胀；肠腑闭塞，胃肠之气上逆故呕吐；肠腑传导失司，大便和肠气不能排出则闭。形成痛、吐、胀、闭等四大特征。

【诊断要点】

（1）出现腹痛、呕吐、腹胀，或出现停止排便排气。

（2）可见肠型及肠蠕动波或见不对称腹胀。触诊可有压痛或有肌紧张及反跳痛。叩诊有鼓音或有移动性浊音。听诊有肠鸣音亢进，可闻及高调金属音或气过水声，麻痹性肠梗阻肠鸣音消失。

（3）化验可见白细胞计数增高，脱水明显时血液浓缩，血红蛋白增高。

（4）腹部透视，立位可见小肠内积气并有阶梯状液平面。腹部平片，卧位可见胀气肠祥。

【治疗方法】

方 一

[主治] 麻痹性肠梗阻之肠腑气机痞塞者。

[材料] 丁香30~60g。

[方法] 将丁香30~60g，研成细末，加75%乙醇调和（对乙醇过敏者用开水调）。

[用法] 用敷脐法。将上药敷于脐及脐周，直径6~8cm，纱布用塑料薄膜敷盖，胶布固定。

[疗效] 李世祥用方一治疗麻痹性肠梗阻20例，用药1次15例，用药3次5例，用药2小时后可听到肠鸣音，4~8小时排便、排气。

[出处]《中医杂志》1988，29（11）：55.

方 二

[主治] 急性肠梗阻，证属寒邪凝滞，通降功能失常，滞塞不通者。

[材料] 脐疗散：麝香、公丁香、木香。

[方法] 以上药研细末，贮瓶备用。

[用法] 用敷脐法。取刚热熟的鸡蛋，从中间剖开，取一半，挖去蛋黄，纳入"脐疗散"，趁热覆盖于肚脐上。若鸡蛋凉了，可以煮热后再覆盖。几小时后，可换新药，直至排便为止。

[疗效] 潘鸿江用方二治疗肠梗阻3例，排便时间，1例4小时，1例12小时，1例24小时，3例均未出现不良反应。

[出处]《中华现代医学与临床》2005，2（6）：49.

方 三

[主治] 麻痹性肠梗阻。

[材料] 生姜。

[方法] 生姜切成3mm厚的薄片。

[用法] 用艾灸法。将生姜切成3mm厚的薄片，放置于肚脐上，将拌有冰片末的艾绒捏成小圆锥状置于姜片上施灸。1片姜上烧3炷艾绒，约15~25分钟，此为1次。每天灸3次。

[疗效] 储昌炳用方三治疗粘连性肠梗阻18例，显效17例，麻痹性肠梗阻7例，显效6例，蛔虫性肠梗阻3例，显效2例。

[出处]《湖南中医杂志》1985，1（1）：34.

方 四

[**主治**] 小儿麻痹性肠梗阻，证属湿热蕴结，阻滞胃肠者。

[**材料**] 鲜葱白30g，头发10g（剪碎），橘叶20g，皂荚6g，滑石20g，生栀子10g，冰片2g。热毒型配栀子、滑石、冰片、鸡蛋清；元气亏虚型合肉桂、小茴香、薏苡仁、麝香、麻油。

[**方法**] 上药共捣烂如泥状备用。

[**用法**] 用敷脐法。将肚脐进行皮肤消毒，用上药共捣如泥加鸡蛋清调匀，敷脐。药干后加蛋清捣均，再敷。

[**疗效**] 邓宝康用方四治疗小儿麻痹性肠梗阻23例，除1例元气亏虚型因收治过迟，救治无效而死亡外，22例均获痊愈，有效率为95.6%。22例中，一般在敷药后10分钟左右可闻肠鸣音，30分钟左右得矢气，40分钟后腹胀明显减退。平均敷药时间约50分钟。

[**出处**]《上海中联药杂志》1990，（12）：17.

方 五

[**主治**] 肠梗阻，腑气不通。

[**材料**] 用麝香0.15~0.25g。

[**方法**] 研成细末。

[**用法**] 用隔药灸法。将药末直接置于神阙穴上，再用大于此穴的胶布一块外贴，然后点燃艾条，隔布灸至肛门排出矢气为止，可同时针刺内关、足三里。交替强刺激，留针30分钟。

[**出处**]《陕西中医》1984，5（5）：39.

方 六

[**主治**] 粘连性肠梗阻。多属气血瘀滞，寒邪瘀闭，湿邪中阻，饮食不当等导致六腑不通则出现痛、吐、胀、闭四大症状。

[**材料**] 白芷、小茴香、檀香、大黄、赤芍、厚朴、木香、枳实、大腹皮各30g，芒硝10g。

[**方法**] 共研末，鸡蛋清调糊状。

[**用法**] 用敷脐法。将药糊6g，纳入医用胶布敷于脐部，2次/天。部分患者配合足三里针刺，穴位按摩。穴位封闭新斯的明共0.5~0.7ml。常用基础方药口服：通腹防粘汤加减。组方：厚朴、莱菔子各30g，大黄（后下）、赤芍各15g，枳壳、芒硝、桃仁各9g，炙黄芪、白术、丹参各12g，甘草6g。以口服或胃管注入约30~200ml，夹胃管约2小时，如患者腹胀难忍，随时开放胃管。同时用温度适中的汤药200~800ml保留灌肠。密切观察。③也可用香油或植物油进行通里攻下。④以神阙穴为中心顺时针方向摩腹。⑤直肠内按摩。⑥同时辅以中药包蒸热后敷于腹部，热水袋也可。1次/天，每次1小时。

[**出处**]《陕西中医》2007，28（9）：1222.

方七

[主治] 手术后粘连性肠梗阻，证属术后腹腔络脉损伤，气滞则不通，不通则痛。

[材料] 当归、丹参、红花、桃仁、厚朴、延胡索、陈皮、白术、生白芍、甘草、赤芍各等份。

[方法] 粉碎后装入纯棉布包中。

[用法] 用熨脐法。将"药包"敷在神阙穴，外用绷带或宽布带固定，温水袋热敷或红外线理疗，每次20~30分钟，每日3次。"药包"平时藏在身上。4天为1个疗程。患者宜流质饮食。

[出处]《中医外治杂志》2003，12（2）：94.

方八

[主治] 麻痹性肠梗阻，证属气机郁滞不通，腹胀、肛门不能排便者。

[材料] 丁香30~60g，白芥子10~20g。

[方法] 共研细末。

[用法] 用敷脐法。将细末用白酒或开水调和，敷于脐及脐周，直径6cm左右，纱布敷盖后再用塑料薄膜覆盖，周围胶布固定。

[出处]《中华现代中西医杂志》2005，3（13）：1225.

【按语】

本病经保守治疗多能缓解。但仍应警惕少数患者可发生肠绞窄坏死，临床处理不当，会带来不必要的损失、增加手术机会或者出现严重的并发症而失去抢救时机，酿成无法挽救的后果。胃肠减压是所有肠梗阻治疗中最主要的方法之一，然而少数症状较轻的患者可暂不使用。临床可配合常规处理：①禁饮食；②胃肠减压；③保持水电解质及酸碱平衡；④抗生素治疗；⑤胃内注入石蜡油；⑥可用谷氨酰胺。

目前有研究：活血化瘀、通腑理气中药可调节粘连中多种细胞因子，从而防止、松解粘连。上法治疗肠梗阻，能有效地提高非手术治愈率，降低手术率，缩短病程，疗效显著，并且减轻了患者的痛苦及经济负担，值得推广。

肠 套 叠

肠套叠系一部分肠管及其附着的肠系膜套入相邻肠管之中，从而引起肠内容物通过障碍的一种病症（绞窄性肠梗阻）。中医多归属于"癥瘕""积聚"范畴。

【病因病机】

至今尚未完全明了，一般认为婴幼儿肠系膜的某些解剖特点，如回盲部尚未固定，活动度大，可能是易发肠套叠的解剖因素；而肠炎、腹泻、饮食习惯改变等所致的肠蠕动节律紊乱，可能是肠套叠的促发因素。近年有人认为腺病毒感染与发病有关，少数小儿的肠套叠有明显的机械因素，如梅克尔憩室、息肉、肿瘤、肠壁血肿（如过敏性紫癜）等作为诱因而成为套叠起点。肠套叠后，肠系膜血管受压迫，造成局部循环障碍，逐渐发生肠管水肿，肠腔阻塞，套入的肠段被绞窄而坏死，鞘部则扩张呈缺血性坏死，甚至穿孔而导致腹膜炎。

中医认为，脾阳不足，寒从中生，喜食生冷，致冷积内停，阻于肠间，故见大便秘结；若寒湿久留，冷积不化，又可导致脾气虚弱，而见下利赤白不止；不通则痛，腹痛而手足不温，脉沉弦，皆为中气虚寒，冷积内停之象。

【诊断要点】

（1）肠套叠的四个主要症状为阵发性腹痛、呕吐、便血和腹部触及腊肠样肿块。多出现阵发性腹痛，病儿表现阵发性哭闹，面色苍白，出汗，下肢屈曲腹部翻挺，持续数分钟而突然安静。腹部可触及活动而压痛的肿块，肠梗阻症状明显。而成人症状较轻，便血者较少，往往呈不全梗阻的表现。

（2）X线空气灌肠及B超检查对肠套叠的诊断有决定性的作用。

（3）空气灌肠征象：①注气前先做腹部正、侧位全面透视检查，以了解肠充气的情况及气体分布的部位，往往看到结肠充气不连续或在腹中部有一片均匀致密阴影。②注气用45~60mmHg压力，套叠顶端致密的软组织肿块呈半圆形，向充气的结肠内突出，气柱前端形成杯口影、钳状阴影或球形阴影。当气体到达回盲部，则往往见到巨大的充盈缺损。

【治疗方法】

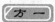

[主治]肠套叠，证属中气虚寒，冷积内停者。

[材料]生姜。

[方法]将生姜切成3mm厚的薄片。

[用法]用艾灸法。将生姜切成3mm厚的薄片置于肚脐上，将拌有冰片末的艾绒捏成宝塔糖样大小并置于姜片上施灸，1片姜上烧3炷艾绒，约15~25分钟为1次，每日3次。

[疗效]储昌炳用方一治疗肠套叠1例获显效。

[出处]《湖南中医杂志》1985，1（1）：34.

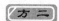

[主治]肠套叠，证属冷积内停，阻于肠间者。

[材料]自拟通肠导气汤：厚朴、枳实、大黄、延胡索、槟榔、本香、白芍、甘草。

[方法]上药共研细末，备用。此方既是灌肠配方，也是贴脐配方。

[用法]取备用细末10g，米醋调敷于神阙穴，外用敷料固定；每剂2次煎熬取汁，浓缩至600~800ml。治疗时取300~400ml（37℃左右为宜），盛入灌肠器并提高到离水平体位90~120cm处，缓慢注入，保留1小时左右（或可在X线透视观察肠套叠整复情况），如此可重复3~5次，无效者手术治疗。

[疗效]赵学礼用方二治疗王某，女，6个月，患儿突然间阵发性哭闹不安半日余。

左腹部扪及向脐部轻度弯曲的香蕉状肿块，B超检查提示回盲型肠套叠。常规用上述方法，原有腹部肿块消失，灌服活性炭1g，6小时后排出含有黑色炭剂粪便，X线复查提示整复成功。

[出处]《中国中医药信息杂志》2001，8（5）：7.

方 三

[主治] 肠套叠，证属脾阳不足，冷积内停者。

[材料] 阿魏化痞膏敷脐法。药用：阿魏45g，雄黄30g，白矾30g，鳖甲15g，土鳖虫10g，木鳖子10g，面粉适量。

[方法] 将以上药物共碾研成极小粉末，瓶贮密封，备用。

[用法] 用敷脐法。用时取药末适量与面粉拌匀，加温水少量调和成厚膏状。取药膏约10~15g直接敷布在患者脐孔上，外用蜡纸或纱布覆盖，再以胶布固定。每天换药1次。同时也要将膏药敷于包块上。敷药后脐部皮肤发痒时，可揭掉膏药，频敷频换。敷至大便次数增多时，即为药效的表现。

[出处]《按摩与导引》2004，20（5）：291.

【按语】

中药神阙贴敷配合灌脐治疗肠套叠丰富了治疗婴幼儿肠套叠的方法。腧穴是脏腑经络之气输注交会于体表的部位。贴敷疗法是将药物施用于体表的特定腧穴上，凭借该部对药物进行吸收，使其直达病所。神阙是中部贴敷外治疗法的要穴，位于大腹中央脐部。脐为先天之结蒂，又为后天之气舍于中下焦之间，肾间动气之处，是五脏六腑之本、十二经脉之根、冲脉循行之地、元气归藏之所。本穴为腹壁的最后闭合之处，其脐窝形成自然封闭，可较长时间的保持药物均匀释放，且局部无皮下脂肪，表皮角质层最薄，屏障功能最弱。外皮与筋膜和腹膜相连，脐下两侧有腹壁下动脉和下腔静脉，并布有丰富的血管网，通透性高，外用药物易于穿透、弥散、吸收。

小儿脏腑娇嫩，形气未充，发病容易，传变迅速，且畏医惧药，口服困难。外治则施用容易，不内服，则脾胃无伤，生机无害，治适其所。随病之进展，应变斡旋，中病即止，用之得法，其效立验。但应注意，如用保守治疗效果不满意，应及时使用手术治疗。

先天性巨结肠

先天性巨结肠又称肠管无神经节细胞症。是一种先天性肠道神经节发育异常所致的结肠动力性疾病。中医将其归属于"便秘""腹胀""呕吐"等范畴。

【病因病机】

先天性巨结肠的基本病理变化是在肠壁肌间和黏膜下的神经丛内缺乏神经节细胞，无髓鞘性的副交感神经纤维数量增加且变粗，由于节细胞的缺如和减少，使病变肠段失去推进式正常蠕动，经常处于痉挛状态，形成功能性肠梗阻，粪便通过困难，痉挛肠管的近端由于长期粪便瘀积逐渐扩张、肥厚而形成巨结肠。

中医认为：此病病机为先天禀赋不足，胎儿在孕育期间母亲营养不良，或早产或胚胎期发育不全致胎儿出生后先天缺陷，脏腑虚弱或脏腑器官畸形而为病。

【诊断要点】

（1）90% 以上患儿有生后 36~48 小时内无胎便，以后即有顽固性便秘和腹胀，必须经过灌肠、服泻药或塞肛栓才能排便的病史。

（2）患儿常有营养不良、贫血和食欲不振。腹部高度膨胀并可见宽在肠型，直肠指诊感到直肠壶腹部空虚不能触及粪便，超过痉挛段到扩张段内方触及大便。

（3）X 线、活体组织检查、肛门直肠测压法、直肠黏膜组织化学检查法等可以辅助诊断。

【治疗方法】

方一

[**主治**] 先天性巨结肠，证属肠道不利，传导失司；症见腹胀呕吐、不大便。

[**材料**] 大黄 15g，川朴 15g，枳实 15g，炒子 30g，槟榔 20g，甘草 9g。

[**方法**] 上药共研细末。

[**用法**] 用填脐法。用生理盐水清洗患儿脐部，拭干，取药粉 3g 置于脐窝内，外以纱布覆盖，胶布固定，每日换药 1 次。

[**疗效**] 高兴爱用方一治疗一患儿，28 天新生儿，腹部胀大，呕吐，哭闹。近 3 天未排大便。确诊为"先天性巨结肠"，于敷脐第 3 天起能正常排便，症状消失，继续敷脐 52 天后。患儿一切正常，发育良好。

[**出处**]《中国民间疗法》2001，9（7）：31.

方二

[**主治**] 先天性巨结肠，证属脏腑虚弱，传导不利。

[**材料**] 生大黄、玄明粉。

[**方法**] 将生大黄和玄明粉等量混合，制成颗粒剂。

[**用法**] 用敷脐法。以 5cm×5cm 的纸胶带贴敷固定，24 小时更换 1 次，连贴 3 天，停 2 天。再贴 3 天，停 2 天，如此循环，1 个月为 1 个疗程。同时配合推拿疗法，每日 1 次，1 个月为 1 个疗程。

[**疗效**] 杨晓仙用方二治疗 9 例中，经用推拿加贴敷法治疗 1 个月后，治愈 7 例，好转 2 例，未发现无效病例，总有效率达 100%。且年龄越小，病程越短，疗效越好。

[**出处**]《南京中医药大学学报》2008，24（3）：196.

方三

[**主治**] 先天性巨结肠，证属先天不足，气机不利者。

[**材料**] 当归、薏苡仁、白术、桔梗、陈皮、白芍、玄明粉、大腹皮各 6g，莱菔子、茯苓各 9g。

[**方法**] 上药研粗末，加麸皮少许，共炒黄后喷醋。

[**用法**] 用敷脐法。趁热敷脐腹部。

[**出处**]《上海中医药杂志》1985，（4）：34.

【按语】

中医学认为，大肠的生理特点是"泻而不藏""动而不静""降而不升""实而不能满，以通降下行为顺，以滞塞不通为逆"。先天性巨结肠的病理主要是肠道不利，传导失司，浊气不能下降，腹气不通，故见腹胀、呕吐，不大便，患儿因腹痛而哭闹不已。用药物敷脐后，通过药物不断刺激穴位，而可疏通经络、调理气血、补虚泻实、调整脏腑的功能。从而促进肠壁肌间神经丛的神经节细胞发育，恢复肠蠕动，促进排便功能而病愈。一般认为，巨结肠自愈或非手术疗法治愈的机会极少，绝大多数需手术治疗。

痉挛肠段短，便秘症状轻者，可先采用综合性非手术疗法，包括定时用等渗盐水洗肠（灌洗出入量要求相等，忌用高渗、低渗盐水或肥皂水）、扩肛甘油栓、缓泻药，并可用针灸或中药治疗，避免粪便在结肠内淤积。若以上方法治疗无效，虽为短段巨结肠亦应手术治。

疝 气

疝气，即人体组织或器官一部分离开了原来的部位，通过人体间隙、缺损或薄弱部位进入另一部位。俗称"小肠串气"。中医学称为"小肠疝""气疝""狐疝"等。

【病因病机】

疝气多是因为咳嗽、喷嚏、用力过度、腹部过肥、用力排便、妇女妊娠、小儿过度啼哭、老年腹壁强度退行性变等原因引起。在胚胎时期，腹股沟处有一腹股鞘状突，可以帮助睾丸降入阴囊或子宫圆韧带的固定。有些小孩出生后，此鞘状突关闭不完全，导致腹腔内的小肠、网膜、卵巢、输卵管等进入此鞘状突，即成为疝气；若仅有腹腔液进入阴囊内，即为阴囊水肿。

中医认为，疝气病是由于小孩发育不健全，老年人体质虚弱、中气不足、寒气、湿气、浊气、怒气乘虚进入，导致气血运行受阻不畅，腹腔内产生负压，导致腹腔内气压增大，迫使腹腔内的游离脏器如：小肠、盲肠、大网膜、膀胱、卵巢、输卵管等脏器见孔就钻，也就是说导致疝气的根本原因就是气血不畅。

【诊断要点】

（1）患处出现肿物，站立、行走、咳嗽、劳动时明显突出。平卧时可消失，偶有胀痛。

（2）检查时，肿物可还纳入腹腔，增加腹压时又出现。可触及腹壁缺损，嘱患者咳嗽时有膨胀性冲击感，如为肠管可听到肠鸣音。

（3）发生嵌顿时，肿物不能还纳，变硬有触痛，可发生阵发性腹痛，重者可出现绞窄性肠梗阻。

【治疗方法】

方 一

[主治] 疝气（疝嵌顿），证属体虚中气不足，气血运行受阻。

[材料] 生姜、艾绒。

[方法] 将生姜切成 3mm 厚的薄片，放置于肚脐上，将拌有冰片末的艾绒捏成宝塔糖样大小。

[用法] 用艾灸法。将生姜切成 3mm 厚的薄片，放置于肚脐上，将拌有冰片末的艾绒捏成宝塔糖样大小并置于姜片上施灸。1 片姜上烧 3 炷艾绒，约 15~25 分钟，此为 1 次。每天灸 3 次。

[疗效] 储昌炳用方一治疗疝嵌顿 2 例中，显效 1 例。

[出处]《湖南中医杂志》1985，1（1）：34.

方 二

[主治] 疝气（疝嵌顿），证属气血痹阻，郁而化热。

[材料] 雷氏丹参片 6 片，生姜 1 片。

[方法] 用上药研细，黄酒少许，均匀捣膏如泥。

[用法] 用敷脐法。用上述药泥敷于脐上，加盖一小片塑料薄膜，上覆纱布固定之，每日换药一次。一般 3 剂可愈。

[疗效] 李欣用方二治疗 36 例中治愈 33 例（1 年无复发），显效 2 例，无效 1 例。

[出处]《中成药》2006，28（8）：8.

方 三

[主治] 寒疝坠痛。

[材料] 葱白。

[方法] 将葱白捣烂如泥状，分为 2 份。

[用法] 用敷脐法。将药泥加热，敷于肚脐上，每日 2 次。直至痊愈。

[疗效] 高树中用方三治疗患者，因斜疝作修补术后仍有坠痛和冷感，用方三治疗 3 次后痛止，5 次后痊愈。

[出处] 高树中.《中医脐疗大全》济南出版社.

方 四

[主治] 少腹攻撑作痛，痛引睾丸肿大，或一边睾丸肿大下坠，形寒肢冷，舌苔白，脉沉弦。

[材料] 疝坠散：白附子 1 个，川楝子 30g，广木香 15g，吴茱萸 20g，小茴香 15g，桂皮 15g，黄酒适量。

[方法] 诸药混合研为细末，过筛入瓶，贮存备用。

[用法] 用敷脐法。每次取药末 15g，用黄酒调匀，敷贴于患者神阙（脐中）穴，

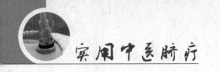

上盖纱布，用胶布固定。1 天或 2 天换药 1 次。

[疗效] 谭支绍用方四治疗杜某，患右侧睾丸肿胀下坠十余年，反复小腹攻撑作痛，痛引睾丸。用方四治疗，连贴 3 个月痊愈。

[出处] 谭支绍.《中医药物贴脐疗法》广西科学技术出版社.

方五

[主治] 疝气疼痛，气血不畅。

[材料] 丹参粉末 10g，生姜 1 片。

[方法] 黄酒少许，均匀捣膏如泥。

[用法] 将药泥用敷脐法。敷于脐上，上覆纱布固定，每日换药 1 次。

[疗效] 一般 3 剂可愈。

[出处]《中国民间疗法》2005，13（2）：61.

方六

[主治] 寒疝。

[材料] 桂皮、白胡椒各 30g，吴茱萸、花椒、艾叶、紫苏叶各 30g。

[方法] 先将桂皮白胡椒共研末，贮存待用。

[用法] 用敷脐法。继续诸药混合，加黄酒炒热，以布包裹扎牢即成熨药包 1 个备用。先取桂皮、胡椒末 15g 填入患者脐孔内，以纱布覆盖，胶布固定，再取熨药包置脐腹部反复熨 20 分钟。每天 1 次，10 次为 1 个疗程。

[出处] 谭支绍.《中医药物贴脐疗法》广西科学技术出版社.

方七

[主治] 疝气。寒湿循经，气血受阻。

[材料] 小茴香、吴茱萸、川楝子、橘核、黄皮核、白胡椒、桂皮各 15g。

[方法] 将上药共研碎为细末，瓶贮密封备用。

[用法] 用敷脐法。每次取药末 10~15g，用好米酒调匀，填纳入患者脐孔中，外以纱布贴紧，胶布固定。每天换药 1 次，10 天为 1 个疗程。

[出处] 谭支绍.《中医药物贴脐疗法》广西科学技术出版社.

【按语】

当疝气初发时可以用手把肿物送回腹腔内。老年人应积极治疗咳喘、小便不畅、便秘等症。同时要适当锻炼身体，增加腹肌的力量，以防发生疝气。疝气治愈后应尽量避免重体力劳动。

本病起病 1~15 天之内可配合疝带治疗。婴幼儿 6 个月之内仍可考虑疝带治疗。如果病情不太严重，用这种方法治疗，婴幼儿约 90% 可获得治愈。如保守治疗效果不满意，可考虑根治疗法。

脐疗时多用生姜，是借助于生姜中挥发油（含姜烯等）对皮肤极强的穿透能力，加速药物的吸收；配以黄酒少许，是进一步增加丹参片的有效活血、止痛成分的溶解度，便于药物的充分吸收，提高其利用度。综观此疗法，可概括为：药物刺激神阙穴，激发其疏通气机之功效，配合丹参强大的活血、止疝痛之作用，二者相辅相成，共奏理气、活血、止痛之功，从而最终达到治愈疝气之目的。

痔 疮

痔是直肠下端黏膜下和肛管皮下的静脉丛发生扩大、曲张而形成的静脉团块。依其发病部位的不同，临床上可分为"内痔""外痔"和"混合痔"。中医也称为痔。

【病因病机】

痔疮的发生原因很多，大致有以下几个方面：①解剖学原因：人在站立或坐位时，肛门、直肠位于下部，由于重力和脏器的压迫，静脉向上回流颇受障碍。直肠静脉及其分支缺乏静脉瓣，血液不易回流，容易瘀积。其血管容易扩张、屈曲。②遗传关系：静脉壁先天性薄弱，抵抗力低，不能耐受血管内压力，因而逐渐扩张。③职业关系：人久站或久坐，长期负重远行，影响静脉回流，血管容易瘀血、扩张。又因运动不足，肠蠕动减少，引起痔静脉内压力升高。④局部刺激和饮食不节：使痔静脉丛充血，影响静脉血液回流，以致静脉壁抵抗力下降。⑤肛门静脉压力增高：因肝硬化、门静脉高压、肝充血和心脏功能代偿不全等，均可使肛门静脉充血，压力增高，影响直肠静脉血液回流。⑥腹腔内压力增高：因腹腔内肿瘤、前列腺肥大、妊娠、饮食过饱或蹲厕过久等，都可使腹内压增高，妨碍静脉的血液回流。

中医学早在《素问》中就有"因而饱食，筋脉横解，肠澼为痔"的记载。《外科大成》中说："……气血纵横，经络交错，流注肛门而成此痔矣。"痔，多因饮食不节，过食生冷辛辣，饮酒过度，或因大便秘结，排便久蹲强努所致。粪便损伤脉络则可便血滴血；病久伤气，中气下陷，排便时可脱出肛门，不易回纳；若蕴热染毒，则局部痛肿溃烂；若病程日久则气血两伤。

【诊断要点】

（1）症状：便时肛门部出血或滴血、射血，便时或劳累后，痔脱出肛外，能自行复位或需手法复位，便时肛门部不适，伴坠痛。

（2）视诊：肛门缘痔红肿，增加腹压时痔核变大，或部分患者内痔脱出肛外。

（3）肛镜检查：直肠下段有隆起痔核，痔黏膜充血，或伴糜烂，或有出血点。

（4）上述三条凡符合第一条两点的和第二、三条中的一条即可诊断。

【治疗方法】

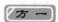

［主治］痔疮，证属风伤肠络，湿热下注者。

［材料］肛泰。

［方法］将药片上的PVC膜撕去。

［用法］用贴脐法。用肛泰外贴。先将患者脐部周围的皮肤洗净、擦干，然后将药片上的PVC膜撕去，将药片贴在脐部，四周压紧。1次/天，每次1片，7天为1个

疗程。

[疗效] 罗尊宇用方一治疗 100 例，痊愈 62 例，有效 11 例，无效 4 例。

[出处]《湖北中医杂志》1998，20（1）：24.

方 二

[主治] 痔疮，证属湿热下注，迫血下行或阻滞经脉，瘀结不散。

[材料] 消痔膏：黄芩、黄连、黄柏、生大黄各 10g，生蒲黄、白术、苍术、防己、葶苈子、生半夏、甘遂、大戟、芫花、木通、龙胆草、芒硝、牵牛子、桑白皮、栀子、泽泻、当归、川芎、芍药、郁金、郁李仁、苦参、防风、天花粉、苏子、独活、白芷、升麻、瓜蒌仁、莱菔子、乌药、附子、商陆各 6g，浮萍、车前草、生石膏各 15g，明矾、铅粉、轻粉各 3g，黄丹 2000g，香油 3000g 等。

[方法] 将上述药物浸泡入香油中，3 天后依法熬制成膏，摊在蜡纸或布上备用。

[用法] 用敷脐法。临用时将膏药用微火烘热软化，贴于脐上。每次贴 10 天为 1 个疗程，休息 1 周再贴第 2 个疗程。

[疗效] 李俊岭用方二治疗 568 例中，1 个疗程治愈 128 例，2 个疗程治愈 126 例，3 个疗程治愈 97 例。75 例未愈的患者中，有 12 例因对膏药过敏而停药。

[体会] 方二中甘遂、大戟、芫花、附子、生半夏均为有毒之品，不可内服，使用宜在医师指导下进行。

[出处]《中医外治杂志》2008，17（2）：22.

方 三

[主治] 痔疮，证属痔疮出血，症见大便干结、水肿疼痛、脱出、坠胀等。

[材料] 痔贴灵。

[方法] 将胶带外包装去掉备用。

[用法] 用 75% 乙醇将肚脐擦洗干净，或用温湿毛巾洗净、擦干，再将痔贴灵胶带贴于脐部，贴紧。用指轻微按摩至脐部发热为好，贴一次可保留两天，一般连用 1~3 次即可见效，故一般疗程为 2~6 天。

[疗效] 徐廷翰用方三治疗 30 例，痊愈 2 例，占 6.7%；显效 15 例，占 50%；有效 12 例，占 40%；无效 1 例，占 3.3%，总有效率为 96.7%。

[出处]《资料汇编》1994，95（14）：28.

方 四

[主治] 痔疮，证属湿热下注，瘀热阻滞。

[材料] 五倍子、云南白药。

[方法] 将五倍子研细，两药按 1:3 比例和匀备用。

[用法] 用敷脐法。用脱脂棉擦净脐眼，取上药填平脐眼，勿使药末溢出脐外，用麝香止痛膏约 5cm×5cm 大小一块，封贴脐部，四周用胶布加固，勿令药气外泄。24 小时换贴一次，大便血止后继续巩固一次。主治痔疮出血。

[疗效] 笔者曾治张某，患痔疮 2 年，经常发作出血，前 2 天又出血，用方四 2 天

后出血停止。

[**出处**] 经验方。

方 五

[**主治**] 痔疮出血，肛门灼痛。

[**材料**] 清阳膏 2 贴。

[**方法**] 温化。

[**用法**] 分别贴于脐部及长强穴，每 3 日换 1 次。

[**出处**] 罗和古.《脐疗巧治病》中国医药科技出版社.

【**按语**】

痔疮复发率较高。究其原因，除治疗不彻底外，不注意预防也是重要的因素。预防痔疮的发生，主要应从以下几方面着手：①加强锻炼：经常参加多种体育活动。②临睡前用手自我按摩尾骨尖的长强穴，每次约 5mm，另一种是用意念，有意识地向上收缩肛门，早晚各 1 次，每次做 30 次。③预防便秘。④每日温水熏洗，勤换内裤。

对痔疮术后引起尿潴留，可取中药冰片 20g，装入用棉布缝制的 10cm×8cm 长方形小袋内将小袋放置在患者的脐部，将热水袋或热水瓶压放在盛有冰片的小袋上，水温不宜过高，约 45~55℃，以免烫伤，以患者能耐受为度，时间为 30 分钟。中药冰片肚脐热敷，可加速脐周血液循环，使药物被快速吸收，迅速的减轻疼痛及痉挛从而达到治疗尿潴留的目的。中药冰片热敷后，患者均能在 30~40 分钟后自行排尿，且排出通畅，使膀胱充盈及时缓解，患者痛苦被及时解决而效果显著。

观察证明，用肛泰贴脐，其止痛、止血、消肿的作用均明显优于对照组，且见效快，有 71% 的病例在治疗后第三天已有明显止血止痛疗效，而约 80% 的患者在第 5~7 天消肿作用最为明显。对内痔和炎性外痔引起的痔出血、肛门下坠、肿痛和外痔水肿症状较为有效，对痔脱垂疗效欠佳，只是在痔发炎水肿引起脱垂时，通过消炎消肿，可使脱垂症状有所缓解或好转。本品对风伤肠络和湿热下注两型痔均有较好疗效，且优于对照组。

第十四章　妇产科疾病

功能性子宫出血

子宫功能性出血是指月经不正常，即内外生殖器无明显器质性病变的不规则阴道出血，简称"功血"。中医属"崩漏""崩中"范畴。

【病因病机】

功能失调性子宫出血是指由于卵巢功能失调而引起的子宫出血，简称"功血"。本病分为无排卵型功血和有排卵型功血两种，前者是排卵功能发生障碍，好发于青春期及更年期；后者系黄体功能失调，多见于育龄期妇女。如精神过度紧张、环境和气候的改变、营养不良或代谢紊乱等影响，可通过大脑皮层，干扰下丘脑–垂体–卵巢轴的相互调节和制约，这种关系失常时，突然出现卵巢功能的失调，从而影响子宫内膜，导致功能失调性子宫出血。

中医认为，"肾主生殖"，"肾为生命之源"，情绪不畅，肝气郁结，郁久化热，迫血妄行就会致病，如思虑过多而伤脾，或饮食失度致脾胃受损，脾不统血，则漏下不止。由于先天肾气不足或久病伤阴，致肝肾阴虚，冲任不固则经血不止。

【诊断要点】

（1）经血无周期可循。

（2）经量或暴下如注，或漏下不止，或两者交替出现。

（3）须与胎漏、异位妊娠、产后出血、赤带以及癥瘕、外伤引起的阴道出血相鉴别。

【治疗方法】

方一

[主治]功能性子宫出血，证属肝肾亏虚，冲经不固者。

[材料]定宫丹：山茱萸 30g，熟地黄 30g，山药 30g，阿胶珠 30g，女贞子 30g，菟丝子 30g，马齿苋 35g，益母草 30g，食盐末适量，艾炷如黄豆大适量。

[方法]上药除食盐、艾炷外研细末，瓶装备用。

[用法]用隔药灸法。用时嘱患者仰卧床上，将食盐填满患者脐窝略高 1~2cm，取艾炷放在盐上点燃灸之。连续灸 7 壮之后，把脐中食盐去掉，再取上药末填满脐孔，上铺生姜片，姜片上放艾炷点燃灸 14 壮。然后将姜片去掉，外盖纱布胶布固定。每隔 3 天灸治 1 次，7 次为 1 个疗程。

[疗效]赵焕云用方一治疗 128 例，痊愈 65 例，显效 35 例，有效 20 例，无效 8

例。总有效率 93.7%。

[**出处**]《甘肃中医学院学报》2004，21（1）：46.

方 二

[**主治**]功能性子宫出血，证属肾虚天癸将竭，月事不能定期休止。

[**材料**]艾叶。

[**方法**]艾叶加工成艾绒。

[**用法**]用艾灸法。隔盐艾绒壮灸神阙，每次 20 壮，每日 1 次。配穴：①组足三里、血海、至阴；②组三阴交、气海、大敦。以艾条悬灸，每穴 20 分钟，两组交替。月经来潮后第 3 天开始治疗，直至经血停止，再巩固治疗 5~7 天，月经恢复正常周期后仍须坚持治疗 2~3 个疗程。

[**疗效**]孙良君用方二治疗 25 例，治愈 12 例，有效 10 例，无效 2 例，有效率 88%。

[**出处**]《中国针灸》1996，16（10）：49.

方 三

[**主治**]功能性子宫出血，证属心脾两虚，统摄不固。

[**材料**]党参、白术、黑炮姜、海螵蛸各 15g。

[**方法**]上药共研细末，醋调如泥。

[**用法**]用隔药灸法。脐部皮肤消毒后，取上药适量敷于脐部，纱布覆盖，胶布固定。日换 1 次。

[**疗效**]刘宪鸣用方三治疗陈某，陈某于 2 年前因月经初潮之时劳累过度，致经血量多，60 天未净，经治未愈，用方三治疗 3 天后血净。

[**出处**]《福建中医药》1995，26（4）：26.

方 四

[**主治**]功能性子宫出血，证属肝郁成瘀，迫血妄行者。

[**材料**]芷香外敷散：香白芷 40g，小茴香 40g，当归 50g，肉桂 30g，细辛 30g、延胡索 35g，益母草 60g。

[**方法**]先将白芷、小茴香、当归、细辛、肉桂、红花、延胡索、益母草水煎 2次，煎液浓缩成稠状，混入溶于适量 95% 乙醇的乳香、没药液，烘干后研细末加樟脑备用。

[**用法**]用隔药灸法。脐部皮肤消毒后，取上药适量敷于脐部，纱布覆盖，胶布固定。日换 1 次。

[**疗效**]笔者用方四治李某，患功能性子宫出血，久治不愈，用方四治后痊愈。

[**出处**]经验方。

方 五

[**主治**]脾弱血虚型功能性子宫出血。

[**材料**]益智仁、沙苑子各 20g，艾叶 30g。

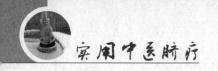

［**方法**］前 2 味药研为细末。

［**用法**］用敷脐法。用艾叶煎汁后调适量药粉敷于脐中。每 6 小时换药 1 次，5 天为 1 个疗程。

［**出处**］《中国民间疗法》2004，12（1）：13.

【按语】

治疗的同时，应改善一般情况，纠正贫血，出血期避免过度劳累，注意休息，流血时间长者可给予抗炎治疗，预防感染。应注意后天调养及保持身体健康。注意精神调养，避免七情内伤，并宜注意饮食之调摄。注意经期卫生，避免寒冷等刺激及不必要的精神紧张。

功能性子宫出血，中医学谓之崩漏，发生于更年期者，多因肾气虚弱，天癸将竭，月事不能定期休止之故。临床遵"实则泻之，虚则补之"大法，取艾灸温补之。神阙穴乃先天之结蒂，后天之气舍，联十二经脉，系五脏六腑。定为主穴。盐入肾，艾辛温经止血。隔盐艾灸神阙。可调整阴阳，补益脾肾，使脾肾之气充盛。离经之血归经，并依时日而休止。定宫丹中熟地黄、山药、阿胶珠、女贞子滋补肾阴；马齿苋、益母草祛瘀止血，使血止而无留瘀之弊；菟丝子甘辛微温，禀气中和，既可补阳，又可益阴，具有温而不燥、补而不滞的特点，为平补肝、脾、肾之良药；山茱萸补益肝肾，固经止血，既可滋阴，又可补阳，为肝肾不足之要药。诸药共奏滋阴调经之效。神阙穴与全身经络相通，与脏腑相连，脐部贴药既有激发经络之气的作用，又可通过特定药物在特定部位的吸收，发挥明显的药效。验之临床，该方对肾阴虚型功能失调性子宫出血疗效较好。

闭　　经

闭经是从未有过月经或月经周期已建立后又停止的现象。中医将闭经称为"经闭"。

【病因病机】

月经是受下丘脑－垂体－卵巢轴的内分泌激素所控制的，该轴的任何一个环节出了问题都会影响月经的正常来潮。该轴线的功能受很多外在因素的影响，例如环境的变化，季节的转换，心情的变化等等，均可明显造成月经的不正常，以至闭经。闭经的原因有功能性及器质性两种，下丘脑－垂体－卵巢轴的功能失调所致的闭经为功能性闭经；器质性因素有生殖器官发育不全、肿瘤、创伤、慢性消耗性疾病（如结核）等。

中医理论认为，此病多由先天不足，体弱多病，或多产房劳，肾气不足，精亏血少；或大病、久病、产后失血，或脾虚生化不足，冲任血少；或情态失调，精神过度紧张，或受刺激，气血郁滞不行；或肥胖之人，多痰多湿，痰湿阻滞冲任等引起。

【诊断要点】

（1）年逾 18 周岁女子，月经尚未初潮者，属原发性闭经。

（2）女子已行经而又中断 3 个月以上者，属继发性闭经。

（3）须与妊娠期、哺乳期、绝经期等生理性停经相鉴别。

【治疗方法】

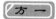

[主治] 肾虚及气血虚弱型闭经。

[材料] 信通丹：鹿茸 6g，巴戟天 30g，肉苁蓉 30g，紫河车 30g，熟地 30g，益母草 30g，黄芪 40g，当归 30g，人参 30g，山楂 30g，鸡内金 30g，香附 30g。

[方法] 上药共为细末，装瓶备用。

[用法] 用敷脐法。临用时取药末 10g，以酒调和成团，纳入脐中，外盖纱布，胶布固定，3 天换药 1 次，10 次为 1 个疗程。

[疗效] 庞保珍用方一治疗 122 例，痊愈 74 例，显效 30 例，有效 10 例，无效 8 例。总有效率 93.44%。

[出处]《中医外治杂志》2004，13（4）：42.

方 二

[主治] 肝郁型闭经。

[材料] 妇笑散：柴胡 15g，当归 20g，川芎 15g，红花 20g，丹参 25g，益母草 30g；谷维素、维生素 B_6、维生素 B_1。

[方法] 除益母草外，将上述药研成粉末状密封备用。

[用法] 用敷脐法。益母草煎成浓汁备用。用时以 75% 乙醇常规消毒肚脐。以益母草浓汁将药粉调成糊状。取糊状药饼约 5g 置于神阙穴内，外用胶布固定以防外溢。3 天换药 1 次。

[疗效] 刘福丽用方二治疗 17 例，1 个月治愈 15 例，2 个月治愈 2 例。

[出处]《辽宁中医杂志》1996，23（8）.

方 三

[主治] 闭经，证属气血郁滞者。

[材料] 芷香外敷散：麝香、龙骨、蛇骨、木香、雄黄、朱砂、乳香、没药、丁香、胡椒、青盐、明砂、五灵脂、小茴香、两头尖各等份。

[方法] 研为细末，瓷罐贮藏，勿泄气，其中麝香临用时另研备用。

[用法] 用熏脐法。将麝香先放脐心，再用面粉作一圆圈套在脐周，然后装满适量药粉，外盖槐树皮或生姜片，用艾灸之，每岁 1 壮，按年龄推算，随时更换槐树皮或生姜片，防止伤皮肤，间日 1 次。

[疗效] 李济苍用方三治疗一患者，女，19 岁，一贯经少而稀，至今 3 个月未至，时作腹痛，胀满不舒。用方四连灸 3 次，其经适通。

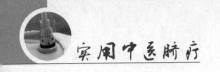

[**出处**]《新中医》1986,（1）: 31.

方 四

[**主治**] 气血郁滞闭经。

[**材料**] 蚕麝膏: 蚕沙 30g, 麝香 0.5g, 黄酒适量。

[**方法**] 先将麝香另研末备用, 将蚕沙碾为细末, 以黄酒适量调和成厚膏备用。

[**用法**] 用敷脐法。用时先取麝香末 0.25g 填于脐中, 再取药膏贴于脐上。外以纱布覆盖, 胶布固定。2 天换药 1 次, 连续敷至病愈为止。

[**出处**]《针灸临床杂志》1997, 15（4）: 105.

方 五

[**主治**] 血瘀型闭经。

[**材料**] 威灵仙 20g, 蜣螂 10g。

[**方法**] 焙干后研为细末。

[**用法**] 用敷脐法。治疗时取药粉适量, 加醋调成糊状, 敷于脐中。约 1 小时去药。每日敷 2 次, 连用至愈。

[**出处**]《中国民间疗法》2004, 12（1）: 13.

方 六

[**主治**] 血瘀型闭经。

[**材料**] 五灵脂、生蒲黄各 30g, 桃仁、大黄、生乳香、生没药各 15g, 麝香少许。

[**方法**] 除麝香外, 余药共研细末, 贮装备用。

[**用法**] 用敷脐法。麝香先放入脐内, 用面粉水调围脐一周, 填满药物, 上置生姜或槐树白皮一块, 用艾炷灸之, 1 岁 1 壮, 1~3 日 1 次。

[**出处**] 高树中.《中医脐疗大全》济南出版社.

【**按语**】

引起闭经的原因很多, 在治疗闭经的同时, 还应该查找引起闭经的病因, 并给予及时治疗, 以便根治本病。中医文献中有终生不来月经而受孕者, 称为"暗经", 因此, 治疗前要仔细询问病史。

治疗中应明确闭经的病因和部位, 对治疗闭经的效果与预后估计有一定的参考价值。如下丘脑性闭经, 由精神因素、环境改变、营养不良等引起, 药物治疗预后较佳。又如由结核杆菌引起的子宫性闭经, 子宫内膜已被破坏, 恢复月经的可能性较少。又如用孕激素试验阳性的（用黄体酮后能转经）, 预后较好。

闭经伴不孕者常因家庭、个人和周围环境的影响而精神抑郁, 如临床检查与化验无明显异常, 对这些患者在药物治疗的同时要给予精神安慰和鼓励, 一旦大脑皮质抑制解除, 内分泌功能就可恢复正常而受孕。

月 经 不 调

月经不调是妇女月经病中最常见的疾病，凡是月经在周期、经量、经色、经质等方面的改变，同时伴有其他方面不适者，属于月经不调。中医学根据病状不同而分别命名，月经提前者称"经早"；月经错后者称"经迟"；月经迟早不定称"经乱"等。

【病因病机】

本病可因神经及内分泌功能失调引起：主要是下后脑－垂体－卵巢轴的功能不稳定或是有缺陷，即月经病。也可因器质病变或药物等引起：包括生殖器官局部的炎症、肿瘤及发育异常、营养不良、颅内疾患；其他内分泌功能失调如甲状腺、肾上腺皮质功能异常、席汉综合征等，肝脏疾患，血液疾患等。使用治疗精神病的药物和内分泌制剂或采取宫内节育器避孕者均可导致腺垂体或卵巢功能失调引起月经周期、血量、血色和经质的异常，产生月经不调。

中医学认为，素体阳盛、热扰血海，外感寒邪、寒凝血脉，情志抑郁、气郁化火，久病伤阳、运血无力，肾阴亏虚、虚火内扰等均可引起月经不调的症状。

【诊断要点】

（1）月经周期提前或错后 7 天以上，或先后无定期。

（2）月经量少或点滴即净。

（3）月经量多或行经时间超过 8 天以上。

【治疗方法】

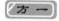

[主治] 月经不调。

[材料] 归芎调经散：当归 30g，川芎 15g，白芍、肉苁蓉、炒灵芝、炒延胡、白芷、苍术、白术、乌药、茴香、陈皮、半夏各 9g，柴胡 6g，黄连和吴萸炒各 3g。先期者加黄芩、丹皮、地骨皮各 6g；后期者加桂皮、干姜、艾叶各 6g；干血痨加桃仁、红花、大黄、生姜、红枣各 6g，血瘀再加马鞭草 9g。

[方法] 用将上药，各为粗末。

[用法] 用贴敷疗法。将上药末或醋或酒炒熨心腹脐下，并敷脐部，如冷再炒，每日用之，以调为度。

[疗效] 刘炎用方一治疗孙某，月经不调数年，先后无定期，经行腹胀，色暗有块，用方一治疗，连敷 3 个月，月经已正常。

[出处]《针灸临床杂志》1997，13（4）：105.

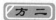

[主治] 肾阳虚月经不调。

[材料] 用 wFL–Ⅲ型微波多功能治疗仪。

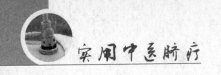

[方法] 用照射法。

[用法] 用微波照射法。患者取平卧或坐位暴露脐部。辐射器垂直距神阙穴1~2cm，微波输出功率为15~20w，根据患者对热的耐受程度，调节功率，直到患者感觉最舒适为止，即温热感为宜，皮肤温度42±1℃，每次灸疗时间15分钟，每日1次，连续10次为1个疗程，共灸疗2个疗程。

[疗效] 赵秀芝用方二治疗肾阳虚月经不调60例，治疗组总有效率73%，治愈率50%，对照组总有效率53%，治愈率20%。

[出处]《中国妇幼保健》2007，22（20）：2864.

方 三

[主治] 血虚、肾虚型月经过少。

[材料] 经少回春丹：人参20g，麦冬20g，五味20g，黄芪40g，当归20g，熟地30g，鹿茸15g，菟丝子40g，丹参30g，香附20g。

[方法] 上药共研细末，瓶装密封备用。

[用法] 临用时取药10g，加适量水调和成团，涂于神阙穴，纱布覆盖，胶布固定，3天换药1次，10次为1个疗程。

[疗效] 庞保珍用方三治疗129例，痊愈71例，显效38例，有效12例，无效8例，总有效率为93.8%。

[出处]《山西中医》1996，（6）：22.

方 四

[主治] 气虚型经期延长。

[材料] 经延丹：人参20g，黄芪35g，白术25g，甘草10g，升麻20g，阿胶珠20g，马齿苋40g。

[方法] 上药共研细末，瓶装密封备用。

[用法] 用敷脐法。临用时取药末10g，加适量水调和成团，涂以神阙穴，外盖纱布，胶布固定，3天换药1次，10次为1个疗程。

[疗效] 赵焕云用方四治疗气虚型经期延长118例，痊愈70例，显效30例，有效11例，无效7例。总有效率为94.07%。

[出处]《中医外治杂志》2004，13（10）：44.

方 五

[主治] 血瘀型月经不调。

[材料] 调经散：乳香、投药、血竭、沉香各15g，青盐、五灵脂、两头尖各18g，麝香1g，或用调经糊：乳香、没药、白芍、川牛膝、丹参、山楂、广木香、红花各15g，冰片18g。

[方法] 研末。

[用法] 用敷脐法。调经散除麝香外共研细末混匀敷脐，每日1次。调经糊以姜汁或黄酒适量调糊分贴神阙、子宫穴，外用纱布、胶布固定，两日一换。

［**出处**］《陕西中医学院学报》1998，21（3）：41.

方 六

［**主治**］月经提前、推后或先后不定期者。

［**材料**］取当归9g，鹿茸3g，肉桂、干姜、白芍、红花、川芎各6g。

［**方法**］共研为细末，贮瓶备用。

［**用法**］用敷脐法。敷贴时取药末适量，加醋调成糊状，敷于脐中。以纱布覆盖，胶布固定，2天换药1次，15次为1个疗程。

［**出处**］《家庭中医药》2006，（11）：57.

方 七

［**主治**］气虚型月经先期。

［**材料**］神功经先散：人参、五味子、山萸肉各20g，麦冬50g，鹿茸15g，麝香1g。

［**方法**］上药除麝香外，共研细末，瓶贮密封备用。

［**用法**］用敷脐法。临用时先取麝香末0.1g纳入脐中，再取药末10g，加入适量醋调和成团，涂于神阙穴，外以纱布盖上，胶布固定，3天换药1次，10次为1个疗程。

［**出处**］《陕西中医》1997，18（6）：269.

【按语】

有人观察，微波治疗对肾阳虚月经不调的突然出血、周期紊乱、淋漓不尽、量多等临床主症有明显的改善作用，组内、组间比较均有显著性差异，治疗组疗效优于对照组。经检验治疗前后对卵巢功能的影响，宫颈黏液、基础体温、子宫内膜变化，组内比较具有显著性差异；雌二醇、孕酮，经 t 检验，组内、组间比较有显著性差异，说明治疗组疗效优于对照组。微波灸疗可以改善卵巢功能，促进卵巢排卵。

脐疗对月经不调有一定的效果。但应注意防治原发性疾病。治疗注意时机则有助于提高疗效。一般多在经前5~7日开始治疗，至下次月经来潮前。也有人认为实证宜在经前7~10日开始治疗，每日1次；虚证于行经后1~2日即开始治疗，隔日1次。行经期间停止治疗。连续治疗3~5个月经周期。

经期应注意保暖，忌寒、凉、生、冷刺激，防止寒邪侵袭；注意休息、减少疲劳，加强营养，增强体质；应尽量控制剧烈的情绪波动，避免强烈的精神刺激，保持心情愉快；平时要防止房劳过度，经期绝对禁止性生活。经期要注意饮食调理，经前和经期忌食生冷寒凉之品，以免寒凝血瘀而使痛经加重。月经量多者，不宜食用辛辣香燥之物，以免热迫血行，出血更甚。而且注意别滥用药，应根据疾病的原因，辨证施治。

痛　经

痛经系指经期前后或行经期间，出现下腹部痉挛性疼痛，并有全身不适，严重影响日常生活者。中医称为"经行腹痛"。

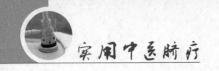
【病因病机】

原发性痛经：病因目前尚未完全明了。初潮不久后即出现痛经，有时与精神因素密切相关。也可能由于子宫肌肉痉挛性收缩，导致子宫缺血而引起痛经。多见于子宫发育不良、宫颈口或子宫颈管狭窄、子宫过度屈曲，使经血流出不畅，造成经血潴留，从而刺激子宫收缩引起痛经。有的在月经期，内膜呈片状脱落，排出前子宫强烈收缩引起疼痛，排出后症状减轻，称膜性痛经。继发性痛经：多见于生育后及中年妇女，因盆腔炎症、肿瘤或子宫内膜异位症引起。

中医学认为，痛经多由经期前后情志所伤、六淫为害，受寒饮冷、坐卧湿地或冲任不调而致寒凝气血或气滞血瘀，使气血运行不畅，造成血瘀胞宫，胞络不通，冲任受阻以致"不通则痛"。或者由于禀赋素弱。肝肾不足，精血亏损，导致胞宫失于濡养而发痛经。

【诊断要点】

（1）原发性痛经：①初潮后1~2年内发病；②在出现月经血或经前几个小时开始痛，疼痛持续时间不超过48~72小时；③疼痛性质属痉挛性或类似分娩产痛；④妇科双合诊或肛诊阴性。可得出原发性痛经之诊断。

（2）继发性痛经：反复盆腔炎症发作史、月经周期不规则、月经过多、放置宫腔节育器、不育等病史有助于继发性痛经之诊断。通过双合诊及三合诊，可发现一些导致痛经之病因，如子宫畸形、子宫肌瘤、卵巢肿瘤、盆腔炎块等。肛诊扪得子宫骶骨韧带结节状增厚，对早期诊断子宫内膜异位症尤为重要。

（3）其他检查：如血沉、白带细菌培养、B超盆腔扫描、子宫输卵管造影、诊断刮宫，最后应用宫腔镜、腹腔镜检查可及早明确痛经之发病原因。

【治疗方法】

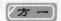

[主治] 痛经。

[材料] ①麝香10g，延胡索30g，乳香、没药15g，透骨草10g。②穿山甲（以他药代替）30g，赤芍20g，延胡索30g，乳香15g，没药15g。

[方法] 将上药混合加工炮制成药粉装瓶备用。

[用法] 用敷脐法。①在经行前1~2天或行经时使用，先用酒精棉球把脐眼（神阙穴）消毒干净，然后取药粉6g左右，用吴茱萸煎汁调成糊状，将脐眼填满，外用活血止痛膏固定，最后可用热水袋敷脐10~20分钟即可，当时即能止痛。3天后将药末取下。如此连续治疗3个疗程。此方法用于寒湿凝滞引起的痛经。②取第2处方混和加工炮制成药粉装瓶备用。在经行前5天贴敷第一次，月经来潮或始觉腹痛贴第二次。贴时，先用酒精棉球把脐眼（神阙穴）消毒干净，然后取药粉6g左右，用黄连煎汁调和药粉，将脐眼填满，外用活血止痛膏固定，每次贴3天后取下，如此连续治疗3个疗程，两个月经周期为1个疗程。此方法用于血热挟瘀引起的痛经。脐疗法的同时，为了更好地止痛缩短病程，可于痛经发作时灸腰奇，针归来、太冲、三阴穴等穴位配合治疗。

[**疗效**] 刘国兰用方一治疗 100 例，痊愈 69 例，好转 27 例，无效 4 例，总有效率为 96%。

[**出处**]《现代医药卫生》2003，19（7）：904.

方 二

[**主治**] 原发性各证型痛经。

[**材料**] 毫针。

[**方法**] 将毫针消毒备用。

[**用法**] 用脐针法。患者取仰卧位，神阙穴用 2.5% 碘酊消毒后，用 75% 乙醇脱碘，将肚脐中所有的皱褶处污垢擦净，选用 0.40mm×40mm 毫针直刺神阙穴，深度 10mm 左右，得气后留针 15~20 分钟或艾炷灸 5 壮，也可接 G6805-Ⅱ电针仪，用疏密波通电刺激 15 分钟，电流量调到患者最大耐受量为度。出针后，再用 2.5% 碘酊消毒 1 次，注意不可大幅度提插，一定要慢慢捻转，进针后有酸麻胀重感觉传至下腹部会阴处，肛门有矢气，肠蠕动增强，效果甚捷。配穴：经前痛取足三里，经后痛取三阴交，行经时痛加关元，经间期痛加合谷，寒凉引起者加天枢。常规针刺。每日 1 次，6 次为 1 个疗程。

[**疗效**] 潘时忠用方二治疗 30 例患者，经 1 个疗程治疗 26 例，有效 4 例，总有效率 100%。

[**体会**] 在针刺神阙穴，针下有坚硬感，并有滞涩感觉，一定要直插、慢捻转，刺过结缔组织进到腹腔，指下有轻松感。自古至今在针灸书籍中神阙穴是禁刺的，但临床实践中发现此穴既可针刺又可以艾灸 3~5 壮，腹腔中有温热舒适感，肠鸣音增加，止痛效果更佳，也可以接电针，强、弱刺激均无危险。若痛经复发，再针刺神阙穴仍有效。

[**出处**]《中国针灸》2007，27（6）：411.

方 三

[**主治**] 血瘀型痛经。

[**材料**] 七厘散、失笑散（市售中成药）。

[**方法**] 用少量黄酒调和。

[**用法**] 用敷脐法。取上药各 1g，置于患者神阙穴，并加艾条温和灸 20 分钟，再用麝香止痛膏外贴（皮肤敏感者用肤疾宁外贴），48 小时更换 1 次。每次月经干净后 2 周开始治疗。治疗至第 2 次月经干净时结束，治疗 1~2 次以后，患者可带药回家自行治疗。治疗 1 个月经周期为 1 个疗程，一般治疗 3~5 疗程。

[**疗效**] 汪慧敏用方三治疗 33 例，治愈 22 例，好转 9 例，未愈 2 例，总有效率为 93.9%。

[**出处**]《新中医》2003，35（7）：45.

方 四

[**主治**] 寒凝气血痛经。

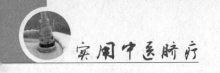

[材料] 生姜、艾炷。

[方法] 直径 2.5~3cm 大生姜切成厚约 0.25cm 的片状，备置 2 片交替使用。

[用法] 用隔姜灸法。再将艾绒堆放在姜片上成圆幢形，高约 1cm，点燃艾绒，交替置于神阙穴以灸治。每次以艾绒燃尽为度，10~12 壮为 1 次，每天灸治 1 次，连续 2 天。如月经来潮者或需再行治疗者，则在月经前 3 天开始行上疗法，每日灸治 1 次，连续灸治 3 天。按此疗法 2~3 天为 1 个疗程。

[疗效] 张华玉用方四治疗 26 例，治疗 1 个疗程显效者 4 例，有效者 15 例，无效者 7 例；灸治 2 个疗程显效者 11 例，有效者 8 例。

[出处]《中国针灸》2002，225（3）：194.

方 五

[主治] 寒瘀型痛经。

[材料] 肉桂 10g，吴茱萸 20g，茴香 15g，延胡索 15g。

[方法] 上药四味，研成极细粉末，用黄酒适量，炒热纳入纱布袋中。

[用法] 用熨脐法。在温度适宜时，置患者脐部或小腹部，不停地熨敷。药冷却后，可再炒热，再行熨敷，直至痛经消失为止。

[出处]《上海针灸杂志》1983，（1）：34.

方 六

[主治] 各型痛经。

[材料] ①肉桂、丁香、冰片、细辛、延胡索、红花、川芎等研末，混匀过筛，用蜂蜜、生姜汁适量调成膏。②当归、白芍、川芎、熟地、丹参、红花、五灵脂、益母草、青皮、木香、香附、干姜、肉桂等研末，混匀过筛，用 95% 乙醇将氮酮稀释成 1.9% 溶液，与药末调成膏。③党参、黄芪、熟地、当归、川芎、白芍、香附、延胡索等研末，混匀过筛，用黄酒适量调成膏。根据中医辨证分型，实证用①、②方，虚证用③方。

[方法] 分别研为细末。

[用法] 用敷脐法。每于经前 2~3 天将药膏敷贴于脐部神阙穴，外用胶布封脐，每日换药 1 次，7 天为 1 个疗程。

[出处]《现代中西医结合杂志》2005，14（20）：1702.

方 七

[主治] 各型痛经。

[材料] 药饼配制：益母草、红花、当归、黄芪、香附各 10g，丁香、肉桂各 3g，湿热蕴结型加牡丹皮 12g、黄连 10g。

[方法] 细末过筛备用。

[用法] 用隔药灸法。将上述药物用温水调成糊状，制成约重 15g 药饼备用。神阙穴常规消毒后外敷一层医用纱布，将药饼涂于神阙穴内，并以神阙穴为中心，外敷直径 3cm，厚 1cm。取艾条点燃，置于灸架上，或手持悬灸神阙穴，持续灸治 1 小时。

患者小腹部可有温热感，且肠鸣音加快，脐周肤色变红。灸治结束，取胶布将药饼固定于神阙穴，6小时后取下，清洗脐部即可。治疗从经期过后2天开始，隔日1次，至下次月经来潮，为1个疗程，连续治疗3个疗程后统计效果。嘱患者忌食生冷食物。疼痛消失后继续治疗1~2疗程，以巩固疗效。

[出处]《山东中医杂志》2005，24（7）：418.

【按语】

原发性痛经多因情志所伤、起居不慎或六淫所害，致气血不和、运行不畅或寒凝经脉致胞宫、经血流通受阻，"不通则痛"，或冲任胞宫失于濡养"不荣则痛"。此病多以实证居多，即使是虚证，也多为虚中夹实之证，临床上多以行气活血、温经散寒、通经止痛治则。故不管用艾灸、敷脐、针刺均有良效。

用本法治疗本病能激发生物组织中大分子和生物膜的物质流动与交换过程活跃增快，细胞和膜的信息同步化产生，毛细血管扩张、延伸，局部和远端循环增快，血流量增加，有利于子宫炎症吸收，血块溶解，子宫肌痉挛消除。该法疗程短，无痛苦，对痛经不失为一种较佳的治疗方法。

子宫脱垂

子宫从正常位置沿阴道下降，子宫颈外口达坐骨棘水平以下，甚至子宫全部脱出阴道口以外，称为子宫脱垂。本病属于中医学"阴挺""阴茄"等范畴。

【病因病机】

分娩造成宫颈、宫颈主韧带与子宫骶韧带的损伤及分娩后支持组织未能恢复正常为主要原因。此外，产褥期产妇多喜仰卧，且易并发慢性尿潴留，子宫易成后位，子宫轴与阴道轴方向一致，遇腹压增加时，子宫即沿阴道方向下降而发生脱垂。产后习惯蹲式劳动（如洗尿布、洗菜等），都可使腹压增加，促使子宫脱垂。未产妇发生子宫脱垂者，系因生殖器官支持组织发育不良所致。

中医认为，本病的发生主要由于禀赋不足，中气不足，肾气不固，而致中气下陷，系胞无力，或肾气耗损，带脉失约，冲任不固，以致系胞不固而发病。多产或早婚妇女、劳动妇女较为多见。

【诊断要点】

（1）本病初起自觉腰酸，腹部有下坠感觉，偶见子宫轻度脱出，经卧床休息后可自然回缩，若严重时则子宫脱出阴道外面，不能回缩纳入，甚至患部因摩擦而感染、溃疡。

（2）子宫脱垂为子宫沿阴道向下移位，根据脱垂的程度可分为3度：Ⅰ度：子宫体下降，宫颈口位于坐骨棘和阴道口之间，阴道检查时，宫颈口在距阴道口4cm以内。Ⅱ度：指子宫颈已脱出阴道口之外，而子宫体或部分子宫体仍在阴道内。但因包括范围过大，轻者仅宫颈脱出阴道口外，重者可因宫颈延长，以致延长的宫颈及阴道壁全部脱出阴道口外。Ⅲ度：指整个子宫体与宫颈以及全部阴道前壁及部分阴道后壁均翻脱出阴道口外。

【治疗方法】

方 一

[主治] 妇女子宫下垂，证属肾气不足，冲任不固者。

[材料] 阴挺散：枳壳 15g，升麻 15g，五倍子 10 克，小茴香 10g，青盐 6g，麝香 0.3g。

[方法] 除麝香另研另用外，其余诸药混合研为细末，过筛用。

[用法] 用灸脐法。先取麝香 0.15g 纳入患妇脐穴内，继取药末撒于麝香面上，盖上槐皮，再用荞麦面粉加温水调成糊（稠之糊膏），药糊圈脐一周，把预先制备的艾绒炷放在槐皮上，点燃灸之，1 天 1 次，坚持常灸，至病愈才可停药。

[疗效] 谭支绍用方一治疗汪某，女，45 岁，干部。患子宫下垂 1 个月左右，劳倦或负重物后子宫轻度脱出，休息后尚可自然回升，阴挺散灸脐法，嘱如法灸脐 10 次，子宫不脱出，竟获病愈。

[出处] 谭支绍.《中医药物贴脐疗法》广西科学技术出版社.

方 二

[主治] 妇女子宫脱垂，伴腰痛腿软，或尿频、失禁等，舌淡苔白，脉细弱。

[材料] 阴挺膏：升麻 10g，枳壳 15g，黄芪 10g，柴胡 10g，党参 10g，麝香 0.3g，陈醋适量。

[方法] 除麝香另研外，诸药混合研成细末，以醋调和为膏状备用。

[用法] 用敷脐法。嘱患妇平卧床上，取麝香 0.15g 纳入患者脐中穴中央，再将药膏敷在脐窝上，外以纱布覆盖，胶布固定。3 日换药 1 次，10 次为 1 个疗程。

[出处] 经验方。

方 三

[主治] 子宫脱垂中气下陷者。

[材料] 升麻、枳壳各等量，小茴香、丁香适量，黄酒适量。

[方法] 将诸药共研为细末，以黄酒调和如膏备用。

[用法] 用敷脐法。将药膏如蚕豆大 2 块，以 1 块敷贴患者脐中，另 1 决贴于子宫穴上，盖以纱布，胶布固定。每 2 天换药 1 次，至病愈方可停药。

[出处] 谭支绍.《中医药物贴脐疗法》广西科学技术出版社.

方 四

[主治] 子宫脱垂脾气虚。

[材料] 蓖麻仁。

[方法] 把蓖麻仁醋炒研成细末，以等量热饭捣和成饼状。

[用法] 用敷脐法。将药饼外敷脐部，布带固定，每日敷 1 次，以子宫复位，疗效

巩固为度。

[**出处**] 詹永康.《中医外治法》湖南科学技术出版社.

【**按语**】

脐疗法对子宫脱垂的轻度和中度者疗效较佳。在治疗的同时，患者要避免重体力劳动，避免抬扛、下蹲、跳跃动作。伴有咳嗽、哮喘、便秘者应积极治疗这些伴随症，以免在咳喘、排便时用力增加腹内压而使子宫向下脱垂，影响疗效。初期应避免背扛、下蹲、推、跳跃等可能增加腹压的动作，并进行前述骨盆底部肌肉的锻炼，增强盆底组织张力，以后逐渐增加劳动强度，并定时到医院复查，听取医生的建议，以确切保持疗效。

子宫内膜异位症

子宫内膜异位症是指具有生长功能的子宫内膜组织出现在子宫腔被覆黏膜以外的身体其他部位。中医学多将其归属于"痛经""不孕""月经不调""癥瘕"等范畴。

【**病因病机**】

如果在某种因素干扰下，具有活性的子宫内膜组织"跑"到人体其他部位，如子宫肌层内，形成子宫肌腺症、腺肌瘤，若异位发生在卵巢，则形成巧克力囊肿，也可发生在子宫骶韧带、肠壁、剖腹产手术瘢痕，阴道侧切口上，少数可异位到肺、胃、膀胱、口唇、鼻腔等异位的子宫内膜组织随经血逆流入盆腔，在子宫以外的部位种植，并同月经一起周期性地出血。由于这些血液没有出路，可逐渐瘀积增大，造成痛经、不育、巧克力囊肿等。

中医学认为，脏腑功能失调，正气不足；或房劳多产，肾气亏虚；或七情内伤，肝气郁结；或脾虚经血失摄；或经期、产后血室正开，外邪乘虚而入，皆可致冲任二脉受损，胞宫泻溢失职，经血不循常道，离经而行，壅阻胞脉、胞络，停蓄成瘀。瘀血阻滞冲任、胞宫、胞脉，经行不畅，气机升降出入失调，"不通则痛"，故发为痛经；瘀血内阻，新血不得归经，致冲任失调，或瘀伤胞脉胞络，络破血溢，则发为月经失调（表现为月经过多、月经先期、经期延长、崩漏等）；冲任、胞宫、胞脉为瘀血所阻，有碍两精相搏，则致不孕；瘀阻冲任、胞宫，日久则积而成瘕。

【**诊断要点**】

（1）月经前后少腹、腰骶部有不适或疼痛，逐渐加剧。

（2）盆腔病理性包块、结节。

（3）舌质紫或舌体瘀斑、瘀点。

（4）脉涩或结代。

（5）固定性刺痛或拒按。

（6）血管异常，包括舌下及其他部位静脉曲张、血管痉挛，舌及肢端紫绀、血管阻塞。

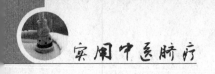
（7）皮下瘀斑等。

具有以上主要依据 1、2 两项之一和 3、7 两项之一，并有实验室依据证实微循环障碍、血液流变学异常、血液动力学障碍、血小板聚积性增高，即可确诊。

【治疗方法】

[主治] 子宫内膜异位症，证属下焦血瘀证者。

[材料] 消异种子丹：水蛭 30g，炒穿山甲（以他药代替）30g，蜈蚣 4 条，延胡索 30g，制没药 30g，制乳香 30g，生大黄 35g，炒桃仁 30g，红花 20g，川芎 25g，木香 25g，肉桂 20g，淫羊藿 30g，菟丝子 30g。

[方法] 上药共为细末，瓶装备用。

[用法] 用敷脐法。用时取药末 10g，以温开水调和成团，涂在神阙穴，外盖纱布，胶布固定。3 天换药 1 次，30 次为 1 个疗程。

[疗效] 庞保珍方一治疗 113 例，临床痊愈 40 例，显效 45 例，有效 22 例，无效 6 例，总有效率为 94.69%。

[出处]《吉林中医药》2004，24（6）：22.

方 二

[主治] 子宫内膜异位症之寒凝血瘀证。

[材料] 脐疗散：巴豆（去油）3 粒，水蛭、土鳖虫、虻虫各一只。

[方法] 研末备用。

[用法] 用敷脐法。于经前 10 天至经潮日止，酒调上药末敷于脐窝内，胶布固定，3 日一换，于经净后，内服补中益气丸合当归补血丸 12 天。

[疗效] 用方二治疗徐某，26 岁，经来腹痛三年许，进行性加重三天，经右少腹刺痛为主，伴肛门坠胀，腹酸疼痛，月经后期，量中等，色暗红有块，用方二治疗 3 月，已愈。

[出处]《新疆中医药》2001，（1）：45.

方 三

[主治] 子宫内膜异位症之肾虚血瘀证。

[材料] 药物：血竭、乳香、没药、大黄、透骨草、三棱、莪术、芒硝、细辛、肉桂诸药等份。

[方法] 将上药打成粗末，加入适量青盐，纱布包好。

[用法] 用热敷脐法。用上药袋每日蒸热敷脐及下腹部，渐凉时用热水袋盖于药包之上加温，每次 30~45 分钟，每日 2~3 次。以上方法结合月经周期应用，也可根据需要酌情加减。治疗 3 个月经周期为 1 个疗程。

[疗效] 丁琅娟用方三配合内服中药和中药灌肠治疗 50 例，经 1~3 个疗程治疗，结果 4 例临床治愈，16 例显效，24 例有效，6 例无效，总有效率 88.00%。

[出处]《浙江中医杂志》2000，（1）：11.

方四

[**主治**] 子宫内膜异位症之血瘀证。

[**材料**] 七厘散 1g。

[**方法**] 取七厘散 1g 用少量黄酒调和。

[**用法**] 用艾灸法。取七厘散 1g 用少量黄酒调和，敷贴于患者神阙穴，用艾条灸 20 分钟，用麝香止痛膏外贴（皮肤敏感者用肤疾宁外贴），48 小时更换 1 次，3 次治疗后让患者自己操作治疗。每次月经干净后第 10 天开始治疗，到第 2 次月经干净时结束，治疗 2 个月为 1 个疗程，一般治疗需 2~4 个疗程。

[**疗效**] 汪慧敏用方四治疗本病 111 例，痊愈 40 例，显效 27 例，有效 14 例，无效 29 例。

[**出处**]《上海针灸杂志》2003，22（4）：24.

方五

[**主治**] 子宫内膜异位症之血瘀证。

[**材料**] 血竭、乳香、没药、细辛、肉桂、炮姜、琥珀粉各 5g，生大黄、芒硝各 10g。

[**方法**] 研成粗末包好。

[**用法**] 用敷脐法。每日热敷脐及下腹部，每次 30~45 分钟，每日 2~3 次。

[**出处**]《中国中医急症》2000，9（6）：290.

方六

[**主治**] 子宫内膜异位症引起的继发性痛经，证属血瘀胞宫者。

[**材料**] 取人工麝香 0.05g。

[**用法**] 用敷脐法。用牙签将人工麝香挑入患者神阙穴，再滴入 2 滴 20% 的乙醇，并加以艾条温和灸 20 分钟，再用麝香止痛膏外贴（皮肤敏感者用肤疾宁外贴），48 小时更换 1 次。每次月经前 1 周开始治疗，隔天 1 次，连续治疗 3 次。如果月经来时仍疼痛，加治疗 1 次，连续治疗 3 个月。

[**出处**]《浙江中医学院学报》2004，28（4）：66.

【**按语**】

本病属中医痛经、癥瘕等范畴，其主要病机为血瘀。下焦血瘀发展到一定程度，则影响下焦腑气通畅，腑气失畅反过来又加重下焦血瘀，形成恶性循环，使用脐疗可改善本病的局部血液循环，增加机体免疫功能。还可促使局部粘连的结缔组织松解，能加快肿块的吸收及消散，而且在疼痛剧烈时，可直接抑制子宫平滑肌收缩作用，也可通过大脑调节内分泌而起到镇痛解痉作用。

有实验研究表明，用隔药饼灸能够升高子宫内膜异位症大鼠血浆 6-keto-PGF1 水平，与达那唑比较有显著差异，血浆 6-keto-PGF10 水平是隔药灸治疗子宫内膜异位的机制之一。还能抑制血小板凝聚和扩张血管，改善盆腔血循环，介入人体免疫，来达到治疗效果。

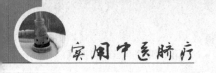

经观察，应用脐疗在改善腰骶痛、肛门坠胀、月经失调、不孕等症状方面，明显优于对照组，且不良反应明显少于对照组。

本病病情顽固，治疗比较棘手。临床上往往对缓解症状、控制内膜异位症发展的效果较为理想，而对异位病灶的消除则相对较为缓慢，因此要鼓励患者树立战胜疾病的信心，坚持治疗，一般不应少于3个疗程。

经期血室正开，敷以活血化瘀药物，其性温通，易加速血行，使经量增加，故须停用。中医学素有"天人相应"之观点，而人本身亦有禀赋、体质、年龄等不同，因而在运用敷贴疗法时要因人、因时、因地制宜，以有效地发挥本疗法之优势。

慢性盆腔炎

慢性盆腔炎包括内生殖器官（子宫、输卵管、卵巢）及盆腔腹膜与子宫周围结缔组织的慢性炎症。属于中医的"痛经""癥瘕""带下"等范畴。

【病因病机】

慢性盆腔炎常为因流产、产后感染、月经不洁、手术感染等致急性盆腔炎治疗不及时，或不彻底，或患者体质较差病程迁延所致。由于长期炎症刺激，造成盆腔静脉曲张，瘀血渗出刺激腰骶神经，引起慢性盆腔疼痛、下坠等不适，并非所有症状均由细菌所致；盆腔微循环障碍导致局部代谢紊乱，毒素难以排除，抗病能力下降，使病情迁延不愈，易复发。

中医认为，本病的形成主要与湿、热、毒之邪关系密切，多因经行或产后摄生不慎，湿热下注、湿浊邪毒内侵，蕴结胞宫胞脉；或治疗不当；或机体正气不足，致余邪久留不去所引起的。

【诊断要点】

（1）下腹部坠胀、痛经及腰骶部酸痛；白带增多或有异味；月经失调；有不孕史；性交痛感，劳累后加重。

（2）体检：下腹压痛，宫旁两侧组织增厚、压痛，可触及条索增粗的输卵管或韧带及宫颈举痛。

（3）实验室检查：细菌培养阳性，白细胞总数及中性增高；B超提示盆腔内积液，输卵管增粗，附件肿物；后穹窿穿刺可抽出少量渗出液或脓性分泌物。

【治疗方法】

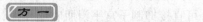方 一

[主治] 盆腔炎，证属热瘀互结者。

[材料] 大黄200g，银花150g，连翘150g，紫花地丁150g，三七100g，赤芍150g，生薏苡仁150g，延胡索150g，乳香50g，没药50g，冰片30g。

[方法] 将上药共研细末备用。

[用法] 用敷脐法。取药末10~20g，用75%乙醇适量调成糊状，敷于脐部（神阙

穴），外盖塑料膜，用绷带卷固定。1 日或 2 日换药 1 次，10 天为 1 个疗程，每疗程间隔 3~5 日，此法反复使用。

［疗效］李艳君用方一治疗 24 例盆腔炎患者，均已治愈，治疗时间最短 1 个疗程，最长 3 个疗程。

［出处］《实用中医内科杂志》2002，16（1）：21.

方 二

［主治］慢性盆腔炎之湿热型或寒湿型。

［材料］当归、红花、赤芍、川芎、莪术、延胡索 20g，桃仁、透骨草各 30g，三棱 25g，湿热重者加败酱草 5g，鱼腥草 20g，寒湿重者加桂枝、肉桂、台乌各 15g。

［方法］用粗白布缝制 25cm×25cm 大药袋，将药物装入袋内，放蒸笼中蒸 20 分钟。

［用法］用敷脐法。将已蒸热的药袋置患者肚脐部，热敷 30~45 分钟，每日 2~3 次，15 天为 1 个疗程。

［疗效］张海华用方二治疗慢性盆腔炎 50 例，痊愈 21 例，好转 26 例，无效 3 例。

［出处］《双足与保健》2005（4）：44.

方 三

［主治］慢性盆腔炎，证属瘀热蕴结夹湿者。

［材料］红藤、透骨草、蒲公英、败酱草各 30g，丹参、鸡血藤、香附、茯苓、萆薢各 20g。气滞血瘀，加三棱、莪术、海藻、桃仁；寒湿凝滞者，加小茴香、白术、白芍、党参；湿热蕴结者，加生鳖甲、车前子、川楝子、琥珀等。

［方法］将以上诸药研末，用米醋或黄酒调成糊状。

［用法］用敷脐法。将药糊在铁锅内炒热后取适量敷于脐部，覆消毒纱布一块，再用胶布固定，每日换药 1 次，连用 10 天为 1 个疗程。

［疗效］马鸿雁用方三治疗 26 例，痊愈 18 例，占 69.23%；好转 6 例，占 23.08%；无效 2 例，占 7.69%。总有效率 92.00%。26 例中最短 1 个疗程，最长 3 个疗程。

［出处］《新疆中医药》2004，22（6）：67.

方 四

［主治］慢性盆腔炎，证属本虚标实证者。

［材料］小金丹：当归、乳香、没药、制草乌、白胶香、五灵脂、地龙、香墨、番木鳖子、麝香组成，浓缩水丸，每瓶重 0.6g。

［方法］将上药研极细末，醋调为糊。

［用法］用隔药灸法。将上药糊敷于脐内，用 100W 白炽灯照脐部，以有热感不烧伤为度。每日 2 次，每次 30 分钟，理疗后将药固定。

［疗效］闫俊英用方四治疗 50 例，治愈 24 例，显效 13 例，好转 7 例，无效 6 例，总有效率 88%。对照组治愈 12 例，显效 8 例，好转 7 例，无效 5 例，总有效率 83%。

［出处］《陕西中医》2003，24（11）：972.

方五

[主治] 气滞血瘀型慢性盆腔炎。

[材料] 洁宫蠡斯丹（自拟）：木香 15g，川芎 15g，乌药 15g，路路通 15g，制没药 20g，制乳香 20g，延胡索 20g，益母草 20g，王不留行 20g，干姜 10g，肉桂 10g，小茴香 10g。

[方法] 上药共研极细末，瓶装备用。

[用法] 用敷脐法。临用时取药末 10g，加入适量白酒调和成团，涂以神阙穴，外盖纱布，胶布固定，3 天换药一次，10 次为 1 个疗程（经期不停药）。

[疗效] 118 例中痊愈 72 例，显效 30 例，有效 10 例，无效 6 例，总有效率为 94.92%。

[出处]《光明中医》2004，19（6）：54.

方六

[主治] 慢性盆腔炎引起湿热秽毒内侵，滞留胞脉，与气血相搏，毒瘀互结，损伤冲任。

[材料] 败酱草、红藤、桃仁、延胡索等。

[方法] 共研细末备用。

[用法] 用隔药灸法。每次 30g 用醋调捏成饼状填敷于肚脐上，直径约 4cm，厚 0.4~0.9cm，大艾炷置于药饼中央点燃，连续 3~5 壮，以患者自觉有温热感向下腹扩散为佳，每日 1 次，10 天为 1 个疗程，连用 2 个疗程。康妇消炎栓 1 枚直肠用药，每日 1 次，14 天为 1 个疗程，连续 2 个疗程。

[疗效] 痊愈 32 例（占 51.61%），显效 23 例（占 37.10%），好转 3 例（占 4.84%），无效 4 例（占 6.45%），总有效率 93.55%。

[出处]《实用中西医结合临床》2004，4（5）：51.

【按语】

妇科疾病的发病特点多为局部发病，部位固定不移，病灶距体表较近，外治用药更易发挥作用。因此，中医外治法在妇科疾病中的应用更能显示出独到优势。应用脐疗法治疗，可以有效改善盆腔的血液循环，促进结缔组织的软化，消除局部充血、水肿，并可明显提高抗生素的治疗效果，显著缓解慢性盆腔疼痛等不适，提高妇女生殖健康水平。如果配合中药保留灌肠及灸疗神阙穴的综合疗法，疗效更佳。可使药物的有效成分通过肠黏膜吸收，直接改善盆腔的血液循环，促进慢性炎症的吸收，改善临床症状。

患者应注意个人卫生，尤其在经期要注意会阴部清洁，可用 1:5000 高锰酸钾溶液晚上睡前清洗会阴部。内裤保持清洁，每日更换 1 次。要节制性生活，适当进行户外锻炼。饮食宜少食多餐，忌辛辣油腻之品，避免吃黏滞食品，可食清凉食物，以助清热利水。

慢性附件炎

慢性附件炎是指女性内生殖器官，包括子宫、输卵管、卵巢及其周围的结缔组织、盆腔腹膜等处发生感染时的炎症的总称。中医认为附件炎属中医"带下病""少腹痛""腰痛""经病疼痛"等范畴。

【病因病机】

附件炎发生的原因有：①常常由产后或流产后感染所引起。②有时与实行无菌操作不严格的小手术有关，有时是病原体已寄生于子宫颈或阴道内，借手术操作的机会而上行感染。③性生活发生过早、过频，或月经期性交，都可以引起感染而发生输卵管炎。由于以上原因发生急性输卵管炎后，管腔内的炎性分泌物往往经输卵管伞端外溢，波及疾病卵巢，而发生疾病卵巢周围炎、输卵管和疾病卵巢遂互相粘连，日久则形成慢性附件炎。输卵管发生炎症后，其黏膜或浆膜层常多处发生粘连，而将输卵管口封闭或管腔闭塞不通。因绝大多数附件炎都是双侧的，故而造成不孕。

中医认为，本病多属湿热下注，气滞血瘀。下焦为肝肾二脏与冲任二脉所居之地，湿热稽留，湿热邪毒内侵，气机阻滞，血脉瘀阻，致使肝失疏泄，肾不化水，任脉不利，冲脉不固，诸症渐致而成。

【诊断要点】

急性附件炎：

（1）急性下腹剧痛，发热，寒战。

（2）附件区有明显压痛和反跳痛，扪及粘连的炎性包块，分界不清，活动受限。

（3）白带呈脓性或均质性黏液状；血常规化验示白细胞升高，中性白细胞比例明显升高。

（4）如治疗不当或者不及时，则转为慢性附件炎。

慢性附件炎：

（1）程度不同的腹痛，或小腹坠胀和牵扯感，时轻时重及腰骶酸痛等症状，且往往在经期或劳累后加重。

（2）双侧或单侧附件区压痛，增厚感，或出现压痛性的包块；可触及肿大固定的囊性包块。

（3）盆腔充血，结缔组织纤维化，盆腔器官相互粘连；白细胞数目升高或正常；白带增多，月经失调等。

（4）慢性炎症反复发作，迁延日久。会合并腹水，诱发不孕，诱发子宫附件囊肿。

【治疗方法】

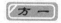

[**主治**] 慢性附件炎，证属气滞血瘀者。

[**材料**] 云南白药。

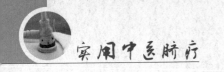
[**方法**] 用云南白药与白酒调和成糊状。

[**用法**] 用敷脐法。将上药糊敷于神阙穴（即脐眼），纱布覆盖。要勤滴白酒于包扎纱布之上，保持湿润，每天 1 次，同时用庆大霉素 2ml（8 万 U）取脐旁 1~2 个最明显的压痛点（阿是穴）行穴位注射，每穴注 8 万 U 庆大霉素，每天 1 次。以上方法 5 天为 1 个疗程。

[**疗效**] 用方一治疗 5 例，3 例治愈，2 例有效，一般 1 个疗程即可治愈。

[**体会**] 云南白药具有化瘀止血、活血止痛、解毒消肿的功效，利于炎症的吸收，易于包块的消散。神阙穴是任脉的一个要穴，与全身经络相通，与脏腑相连。庆大霉素是一种广谱抗生素，局部直接用药药力直达病灶。用白酒调药，更增强了行气、通络、消肿、止痛之功效，能使局部水肿消散，瘢痕软化、促进肠蠕动、促进血液循环，使局部的病变得到良好的改善。从而达到良好的治疗目的。

[**出处**]《中国民间疗法》2004，12（4）：22.

方 二

[**主治**] 慢性附件炎，证属肾虚血瘀者。

[**材料**] 中药组成：当归 60g，水蛭 15g，蟾皮 3g，红藤 30g，败酱草 30g，白花蛇舌草 60g，贯众 20g，附子 10g，三棱 15g，莪术 15g。

[**方法**] 将上药加工成粗末，装入布袋。

[**用法**] 用热敷法。将上药加工成粗末，装入布袋，以食醋温水各半浸布袋，使之不滴水为度，放入笼中蒸 30 分钟。治疗组温热外敷于脐中及小腹部，或根据包块位置偏左或偏右放置，然后用特征红外妇科治疗仪照射腹部外敷药，以不烫伤小腹皮肤为度。每日 1 次，1 小时 / 次，10 天为 1 个疗程。

[**疗效**] 罗凌用方二治疗 75 例，痊愈 24 例（32%），显效 26 例（34.67%），有效 14 例（18.67%），无效 11 例（14.67%），总有效率 85.33%。

[**出处**]《中国中医药信息杂志》2003，10（9）：43.

方 三

[**主治**] 慢性附件炎，证属气机阻滞，血脉瘀阻者。

[**材料**] 止带丸：硫黄、母丁香各 18g，麝香 3g，大蒜瓣、杏仁适量，朱砂少许。

[**方法**] 先将硫黄、母丁香共碾成细末，次将麝香加入研匀，再将大蒜、杏仁与药末共捣烂和为药丸，外拌以朱砂为衣，制成药丸如蚕豆大，备用。

[**用法**] 用敷脐法。取药丸 1 个纳入患者脐孔内，外以胶布固定。每 2 天换药 1 次，10 天为 1 个疗程。

[**疗效**] 谭支绍用方三治疗莫某，女，42 岁，患带下 2 年，腰酸腿软无力，带下青白色，十分难受。用方三治疗，3 天换药 1 次，4 次症状减轻，7 次痊愈。将该法教给本单位患白带病妇女 3 人，如法用药均获痊愈。

[**体会**] 用方三纳药丸后患者脐孔会出现灼热瘙痒感觉，但无妨碍，必须忍耐之。待揭去药丸后，该症状会逐渐消失。

[**出处**] 谭支绍.《中医药物贴脐疗法》广西科学技术出版社.

方四

[**主治**] 慢性附件炎冲脉不固型。

[**材料**] 醋炙白鸡冠花 3g，酒炒红花 3g，荷叶 3g，白术 3g，茯苓 3g，净黄土（或灶心土）30g，车前子 15g，白酒适量。

[**方法**] 先将净黄土入锅中炒至黑褐色，继之将诸药研碎成粉末并倒入黄土中同炒片刻，旋以白酒适量注入烹之，待半干时取出，做成一个药饼备用。

[**用法**] 用敷脐法。取药饼烘热，温敷患者脐窝内，外用纱布覆盖，胶布固定。每日换药 1 次，通常敷脐 5~7 天可痊愈。

[**出处**] 谭支绍.《中医药物贴脐疗法》广西科学技术出版社.

方五

[**主治**] 慢性附件炎湿热稽留型。

[**材料**] 食盐、艾叶各等量，米醋适量。

[**方法**] 先将食盐、艾叶碾为粗末，加入米醋适量，炒至热极装入白布袋中，制成熨袋备用。

[**用法**] 用隔药灸法。取炒热的盐艾药袋置于患者脐部熨之，待温后将药物温敷脐孔上，外以纱布扎紧固定。每天熨敷 1 次，直至病愈为止。

[**出处**] 谭支绍.《中医药物贴脐疗法》广西科学技术出版社.

【**按语**】

附件炎是一种慢性顽固性疾病，治疗时不会立竿见影，症状会逐渐缓解，但见效后，不能立即停止治疗，以免复发。附件炎需要长时间的支持疗法，就是增加营养和改善肌体免疫力。增加肌体免疫力最主要的就是锻炼身体，一方面可以改善肌体免疫力，另一方面也可使身心愉悦，加快疾病的痊愈。

在治疗本病的时候，还要积极治疗下生殖道感染，阴道炎和宫颈炎都有可能造成病原上行。如果有避孕环的可以考虑把避孕环取出。

蟾皮、硫黄、附子均为有毒之品，此处仅为外用，不可误服。

卵巢囊肿

卵巢囊肿是妇科常见病之一，临床上以少腹部位有结块，或胀，或满，或痛，或伴有月经失调、不孕等症，属于中医学"癥瘕""肠覃"等范畴。

【**病因病机**】

卵巢囊肿可能与内分泌功能失调、促黄体素分泌不足、排卵功能受到破坏有关。正常情况下卵巢是实质的组织，在有排卵周期的女性其每个月卵子成长的过程会有少量液体的聚集，形成所谓的滤泡。而在排卵期的滤泡可达到最大的状态（直径约 2~3cm）。所以当 B 超发现卵巢内有太多（异常）液体出现时，我们就可称它为卵巢囊肿。

中医学认为，女性过了中年以后，生理功能渐趋衰退，而月经、孕产时大量耗伤

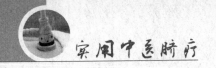

气血，致使中年妇女多气血亏虚，加之她们在家庭与社会生活双重压力下，易因情绪因素导致气血不和、经脉不通、停血化瘀而成肿物，停止卵巢中发为卵巢囊肿。

【诊断要点】

（1）临床表现为下腹不适、腹部包块、腹痛、月经不调，囊肿较大引起压迫症状，出现下肢水肿，排尿困难、肛门坠胀感等。

（2）妇科检查发现子宫体一侧或双侧触及囊性肿物，大小不等，表面光滑，活动度好。

（3）B超检查卵巢囊肿直径在 5cm 以上。

【治疗方法】

[**主治**] 癥瘕聚积，卵巢囊肿。

[**材料**] 化癥膏：马前子 10g，生南星 100g，乳香、没药各 25g，生川乌、草乌各 50g，罂粟壳 200g，金不换 100g，阿魏 100g，巴豆 100g，丹砂、红升、银珠各 100g，冰片 10g，樟丹 10g，麻油 3000g。

[**方法**] 先将马前子、生南星、川草乌、罂粟壳、金不换、巴豆等入麻油浸泡 72 小时，以文火将上药炸枯焦，滤油去药渣，以武火炼油至先冒青烟，后冒白烟，并时时滴油于水中试之，发现滴油入水成珠，再改文火加入樟丹，不停搅伴，然后离火加入丹砂、红升、银珠、冰片、阿魏继续搅拌均匀，边搅边向锅内洒水 3 次以起火毒，最后倾入水中，膏药即成，随后将膏药水中浸泡昼夜以拔火毒。取出，棉纸包裹备用。

[**用法**] 用敷脐法。用化癥膏 20g，以温水化开，摊于桑皮纸或布上（布需刮一层胶），敷贴脐部或左右少腹维道穴下 2 寸处。其他病贴局部阿是穴，或贴于右手掌心亦可。每 5~10 天更换 1 次。

[**疗效**] 皮世杰用方一治疗丁某，28 岁。B超复查，发现患者左侧附件有一约 7.7cm×6.9cm×8.1cm 大包块。示：腹左侧 7.5cm×10.5cm×10cm 大小囊性包块。接受"化癥膏"敷脐治疗，共换药敷贴 12 贴，CT、B超复查，囊肿消失。

[**体会**] 方一中，马前子、生南星、生川乌、草乌、巴豆、红升、银珠等均有不同程度的毒性，使用时需慎重，避免误服。

[**出处**]《上海中医药杂志》1998（2）：352.

方二

[**主治**] 卵巢囊肿，证属痰瘀互结，气滞血瘀者。

[**材料**] "子龙散"。

[**方法**] 根据囊肿大小、位置取药散 10~15g，用蜂蜜调成膏剂。

[**用法**] 膏剂外贴于囊肿体表投影区及脐部各半，后用薄膜敷盖，胶布固定，每 3 天换药 1 次，5 次为 1 个疗程。

[**疗效**] 赵志儒用方二治疗 60 例，痊愈 53 例（占 88.33%），好转 7 例（占 11.67%），无效 0 例，总有效率 100%；对照组痊愈 8 例（占 20%），好转 13 例（占

32.50%），无效 19 例（占 47.50%）。总有效率 52.50%。

[出处]《中医外治杂志》2003，12（5）：5.

方 三

[主治] 卵巢囊肿，证属痰瘀胞宫者。

[材料] 天南星 12g，蜈蚣 12 条，马钱子 50 粒，土鳖虫 18g，川乌 18g，乳香、没药各 18g，凡士林适量。

[方法] 诸药共研为末，凡士林调匀成膏。

[用法] 用敷脐法。取上药适量敷脐及包块上，常法固定，每次敷 2 小时取下。

[出处] 罗和古.《脐疗巧治病》中国医药科技出版社.

【按语】

本病的原因是"寒气内客，气血凝聚而成"。根本症结在于各种原因导致瘀血凝滞，而瘀血的本质是全身或局部血液运行障碍，尤其与微循环障碍及血液流变学有关，治以软坚散结、活血化瘀为大法。用中药外敷方法，药物不经过脾胃，故不会伤害到脾胃气机而影响水谷精微之输布，虽有攻伐，但不直接达及脏腑，经皮肤给药可避免五脏气血的损伤及由此产生的阴阳偏胜，对身体无害。对衰老羸弱，胃不纳药者尤其适宜，有时病气与药气相格。药入即吐，胃不受纳，常使医者束手，而散剂外贴则无此虑；另体弱虚衰者，不便内服汤、丸散时，外用散剂于虚衰之脏腑无损，实为安全方便之给药方法。

带 下 病

带下的量明显增多，色、质、气味发生异常，或伴全身、局部症状者，称为"带下病"，又称"下白物""流秽物"。中医称"带下""赤白带"。

【病因病机】

白带异常的病因及其表现是：①无色透明黏性白带：多因应用雌激素药物或体质虚弱所致。症状是外观正常，白带量多，伴腰酸乏力。②脓性白带：常有滴虫性阴道炎、慢性宫颈炎、老年性阴道炎、子宫内膜炎、宫腔积液、阴道异物等化脓性细菌感染所引起。表现为黄色或黄绿色，有腥臭味。③豆腐渣样白带：是霉菌性阴道炎所致，伴外阴瘙痒。④血性白带：多由宫颈息肉、老年性阴道炎、重度慢性宫颈炎、宫颈癌、宫体癌或宫内节育器不良反应等因素引起。特别是白带中混有多少不等的血液，伴头晕。

中医认为，本病主要病因是湿邪，如《傅青主女科》说："夫带下俱是湿证。"湿有内外之别。外湿指外感之湿邪，如经期涉水淋雨，感受寒湿，或产后胞脉空虚，摄生不洁，湿毒邪气乘虚内侵胞宫，以致任脉损伤，带脉失约，引起带下病。

【诊断要点】

（1）妇女阴道内流出的带下量多，绵绵不断，色、质、气味异常，或伴有全身症状者，可诊断为本病。

（2）赤带与经间期出血、经漏有别。赤带，带下色赤，与月经周期无关；经间期出血常发生在月经周期的中间，有周期性；经漏为月经点滴而出，淋漓不尽。

（3）脓浊带下质黏如脓样，且有臭味，为热毒损伤任、带二脉血气所致，但与阴疮排出的脓液有别，阴疮则为妇人阴户生疮，初起阴户一侧或双侧肿胀疼痛，继则化脓溃疡，脓液量多，臭秽而稠，两者可通过妇科检查而鉴别。

（4）带下如五色夹杂，如脓似血，奇臭难闻，当警惕癌变。应结合必要的检查以明确诊断。

【治疗方法】

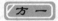

[主治] 带下病，证属脾虚湿盛者。

[材料] 止带散：石榴皮 20g，苍术、白术各 20g，车前子 15g，柴胡 5g，升麻 5g。

[方法] 以上 6 种药物研末备。

[用法] 用敷脐法。取上药用稀小米粥少许调成糊状，以 75% 乙醇消毒患者脐部，每晚睡前敷上药糊，用 2~3cm 圆形塑料薄膜覆盖，再用胶布固定，患者取平仰卧位，松开腰带，将热水袋放置脐部熨敷至水凉为止（水温约为 70~80℃为宜），早晨起床将药去掉，每日 1 次，10 天为 1 个疗程。

[疗效] 魏林安用方一治疗 108 例，消失 51 例；2 个疗程临床症状消失者 31 例；2 个疗程临床症状基本消失者 1 例；间断性敷药累计 1 个疗程临床症状亦基本消失者 7 例。无效者 5 例，治愈率 75.93%，好转率 19.44%。总有效率 95.37%，无效率 4.63%。

[出处]《甘肃中医》1995，8（2）：30.

方 二

[主治] 寒湿带下。

[材料] 肉桂散：肉桂 15g，补骨脂 20g，白芷 30g，芡实 20g，桑螵蛸 30g。

[方法] 上述药物研末，用醋调成糊状。

[用法] 用敷脐法。在临睡取适量，敷于脐部，外用伤湿止痛膏固定。次日起床时取下，1 日换 1 次，连续使用 1 周。一般治疗 1~2 个疗程。

[疗效] 用方二治疗 15 例，痊愈 12 例；显效 1 例，无效 2 例。

[出处]《湖南中医杂志》1997，13（2）：30.

方 三

[主治] 脾虚带下。

[材料] 黄芪、党参、丹参各 16g，当归、白术、白芍、生姜末、苍术、山药、香附各 10g，柴胡、陈皮各 6g。

[方法] 将上药（除生姜外）烘干，共研细末和匀，装瓶备用。

[用法] 用敷脐法。将药末 10g 左右填神阙穴，铺平呈圆形，直径约 2~3cm，再用胶布贴紧，每隔 3 天换药末 1 次，每天隔药艾灸 1 次，艾条约长 1.5cm，连灸 3 壮，以 1 个月为 1 个疗程，治疗期间忌食生冷油腻。

［疗效］车秀英用方三治疗一患者，女，41 岁。人工流产 1 个月后，出现白带增多，色透明无臭味，连绵不断，应用方三，1 个疗程后上述症状消失。

［出处］《浙江中医杂志》1988（12）：549.

方 四

［主治］脾肾虚弱之带下病。

［材料］党参 12g，炒白术 15g，干姜 10g，炙甘草 3g，炮附片 10g，补骨脂 12g。

［方法］将上药研细末，备用。

［用法］用敷脐法。取适量敷脐，胶布固定，5 天换药 1 次。

［疗效］纪延龙用方四治疗 6 例，治愈 4 例，显效 1 例，无效 1 例。

［出处］《河南中医》1984，（1）：7.

方 五

［主治］脾虚湿滞带下病。

［材料］用芡实、桑螵蛸各 30g，白芷 20g。

［方法］共为细末。

［用法］用敷脐法。用醋调上药为干糊状，敷于肚脐上，每天换一次，7 次为 1 个疗程。

［出处］《上海针灸杂志》1990，9（1）：39.

方 六

［主治］白带量多者。

［材料］芡实、桑螵蛸各 30g，白芷 20g。

［方法］共研细末。

［用法］用敷脐法。治疗时取药粉适量，加醋调成糊状，敷于脐中，以纱布覆盖，胶布固定。每日换药 1 次，10 次为 1 个疗程。

［出处］《中国民间疗法》2004，12（1）：13.

【按语】

从临床观察，年龄小，病程短，脾虚湿盛之带下及更年期前后患有带下病者，疗程短，效果佳，不易复发。而年龄大，病程长，湿热下注之带下者疗程长，效果差，易于复发。治疗期间，患者要避免情志激动，对肝阳上亢引起的眩晕、头痛、经期及妊娠期患者慎用，治疗期间忌房事。

平时应积极参加体育锻炼，增强体质，下腹部要保暖，防止风冷之邪入侵，饮食要有节制，免伤脾胃。经期禁止游泳，防止病菌上行感染；浴具要分开；有脚癣者，脚布与洗会阴布分开；提倡淋浴，厕所改为蹲式，以防止交叉感染。

妊 娠 呕 吐

妊娠呕吐是指妊娠早期出现严重的恶心呕吐、头晕厌食，甚则食入即吐者。中医

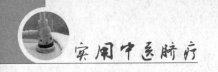

学又称"妊娠恶阻""呕吐""子病""阻病"等。

【病因病机】

妊娠早期大脑皮质及皮质下中枢的兴奋和抑制过程平衡失调,大脑皮质的兴奋性降低,而皮质下中枢的抑制过程减弱,产生丘脑下部各自主神经功能紊乱,引起妊娠呕吐。此外,早孕阶段子宫内感受器不断受到刺激,冲动传到大脑中枢,可引起各种不同反射性反应。当大脑皮质与皮质下中枢功能失调时,则产生病理反射性反应,引起呕吐。由于妊娠期间自主神经系统的敏感性个体差异很大,因而妊娠呕吐的严重程度有较大差别。情绪不稳定,胃肠道障碍者症状就更为明显,精神紧张、恐惧可加重呕吐。

中医学认为,本病可因胃气素虚,孕后经血停闭,血聚冲任养胎,肝血亦虚,冲脉气盛;或因郁怒伤肝,肝郁化热;或因痰饮内停,冲脉气盛,从而造成冲气上逆,胃失和降,产生诸症。

【诊断要点】

(1)有停经史、早期妊娠反应,多发生在怀孕前三个月内。

(2)呕吐发作频繁,厌食,甚则可导致全身乏力,精神萎靡、明显消瘦、全身皮肤和黏膜干燥,眼球凹陷,体重下降,甚至出现血压降低、体温升高,黄疸、嗜睡和昏迷。

(3)妇科检查为妊娠子宫。

(4)实验室检查:尿妊娠试验阳性,尿酮体阳性。

【治疗方法】

方一

[主治]妊娠呕吐,证属胃关和降,冲脉之气上冲者。

[材料]丁香粉、半夏粉。

[方法]取丁香粉、半夏粉加生姜汁调成稀糊状,再用文火熬成膏状。

[用法]用敷脐法。待药膏温度降至40℃时用以敷脐。先用75%乙醇消毒脐部及周围皮肤,取药膏50g敷于脐孔上,面积约2cm×2cm,外用纱布覆盖,胶布固定。每次敷4小时,每日2次,直至病愈为止。

[疗效]胡英菊用方一50例,用中药敷脐3~5次治愈者4例,6~10次治愈者6例,11~15次治愈者22例,16~20次治愈者8例,21~30次治愈者10例。

[出处]《中国民间疗法》2005,13(7):17.

方二

[主治]妊娠呕吐,证属脾胃虚弱或肝胃不和者。

[材料]公丁香、砂仁、半夏各20g。

[方法]将上药碾成细末,取鲜姜50g打成姜汁,以姜汁调和上述三味药物,文火熬成膏备用。

[用法]用敷脐法。常规消毒脐孔,取备用药膏适量敷于脐孔,外以纱布覆盖,胶

布固定，每天换药 1 次。耳穴选穴以脾胃、大肠为主穴，十二指肠、神门、肝等为配穴进行耳压，上述两种方法共同使用，7 天为 1 个疗程；少效者休息 3 天后继续第 2 个疗程。

[**疗效**] 王彦用方二治疗 80 例患者，经过上述联合治疗，治愈 45 例，好转 32 例，无效 3 例，总有效率 96.25%。

[**出处**]《山东中医杂志》2008，27（4）：281.

方 三

[**主治**] 妊娠早期，恶心、呕吐、厌食，甚则呕吐频作，完全不能进食。

[**材料**] 恶阻糊：半夏 15g，砂仁 3g，白豆蔻 3g，生姜汁 1 小杯。

[**方法**] 将前三味药碾成细末，以生姜汁调和药末如稠糊状备用。

[**用法**] 用敷脐法。临用时先用生姜片擦患者脐孔发热，再取药糊涂敷于脐孔上，外以纱布覆盖，胶布固定。每天涂药 3~5 次，干后再涂，须频换频涂药，疗效颇佳。

[**疗效**] 谭支绍用方三治疗吴某，妊娠 3 个月，每日晨起呕吐，恶心，食不下。于敷脐 24 小时后恶心、呕吐均减轻。48 小时呕吐已停，稍有恶心，饮食可进 1~2 两稀粥，敷脐 3 天后，诸症消失，病获痊愈。

[**出处**] 谭支绍.《中医药物贴脐疗法》广西科学技术出版社.

方 四

[**主治**] 妊娠呕吐，证属肝胃不和，脾胃虚弱者。

[**材料**] 生黄芩 2g，姜半夏 1g，生栀子、公丁香各 0.3g，鲜生姜 10g。

[**方法**] 将余药研细粉。

[**用法**] 用敷脐法。鲜生姜去皮捣取汁，再与上药混合成糊状，每晚临睡前敷贴神阙穴，外用绷带固定，每日 1 剂。

[**疗效**] 郭文经用方四治疗 48 例，3 剂治愈 8 例，6 剂治愈 24 例，8 剂治愈 11 例，10 剂获显效 5 例。治愈率 89.58%，总有效率 100%。

[**出处**]《医学理论与实践》1998，11（11）：509.

方 五

[**主治**] 妊娠呕吐，证属胃失和降，冲脉之气上冲者。

[**材料**] 鲜生姜汁 1 小杯，刀豆壳（烧灰存性）10g，米醋适量。

[**方法**] 先取生姜捣烂绞汁 1 小杯，再取刀豆壳烧灰研为细末，将姜汁加入刀豆壳灰中调和，掺与米醋适量制成膏备用。

[**用法**] 用敷脐法。取药膏如红枣大 1 块，贴于患者脐孔上，盖以纱布，胶布固定。每天贴膏 1~3 次。如配合生姜 5g、红糖 5g 煎汤内服，其效更佳。

[**出处**] 谭支绍.《中医药物贴脐疗法》广西科学技术出版社.

方 六

[**主治**] 妊娠呕吐，证属脾胃虚弱，胃气失于和降，反随冲气上逆，或肝胃不和引起胃失和降，冲脉之气上逆者。

[材料] 雄黄、五倍子各 30g，枯矾 15g，葱头 5 个，肉桂 3g，公丁香 2g，酒适量。

[方法] 将诸药研末共捣烂，加酒适量调和，软硬适度，制成圆形小药饼备用。

[用法] 用隔药灸法。取药饼 1 个贴于患妇脐中（神阙）穴，压紧，胶布固定，再用艾条隔药悬灸 15~20 分钟。每天 1~2 次。

[出处] 谭支绍.《中医药物贴脐疗法》广西科学技术出版社.

方七

[主治] 妊娠呕吐，证属胃失和降者。

[材料] 刀豆子 5 颗，白豆蔻 3g，生姜汁、生紫苏叶汁、生萝卜汁各 1 小杯。

[方法] 先将刀豆子、白豆蔻共碾碎成细末，再取姜汁、紫苏叶汁、生萝卜汁与药末拌合调匀，捣成厚膏状，备用。

[用法] 用敷脐法。取药膏加黄酒适量炒热，乘热将药膏敷贴于患者脐孔上，外以纱布覆盖，胶布贴紧。每天换药 1~2 次。通常敷药 1~2 次后呕吐即缓解，如未愈再敷至病愈为止。

[出处] 谭支绍.《中医药物贴脐疗法》广西科学技术出版社.

【按语】

妊娠剧吐多因脾胃虚弱，胃气失于和降，反随冲气上逆，或肝胃不和引起胃失和降，冲脉之气上逆所致。严重时出现水、电解质紊乱，肝肾功能受损，甚至威胁母子生命。治则多为健脾和中，降逆止吐，选用生姜汁代水熬药，是取其有温胃止呕的作用，半夏能够降逆止呕，砂仁健脾和胃，公丁香温中降逆，且气味芳香，有透达之性，可引诸药直达病所，产生治疗效果。

治疗的同时，患者取仰卧位，暴露脐部，注意保暖，避免受凉；加用意念引导，增强患者的治疗信心，起到镇静安神、疏通经络的作用；食物应易消化且富含营养，少食多餐；注意用药反应，用敷脐法时，患者出现局部皮肤发痒、有灼热感时，可缩短敷药时间。

习惯性流产

自然流产连续发生 3 次以上者称习惯性流产。中医称"滑胎"。

【病因病机】

本病的原因，西医学认为与孕卵或胚胎发育异常及母体内分泌功能失调、子宫病变、创伤、全身性疾病、母儿血型不合等因素有关。中医认为，本病多因肾气不足，冲任不固，不能摄血养胎；或因跌仆损伤，气血不和，不能养胎载胎所致。

中医学认为，滑胎的主要病机是肾虚，胎元不固，此类患者屡经堕胎、小产，脏腑气血冲任极度虚损，身心倍受折磨，焦急抑郁，精神不振，几乎是共有症状，而极不稳定的情绪，每每可导致流产，以此说明肾的固藏与心的交济有关，心肾既济，胎元乃固，否则则为本病。

【诊断要点】

（1）自然流产连续发生 3 次以上。

（2）主要症状：妇人怀孕以后，阴道时有少量出血，淋漓不断。严重的阴道流血量增多，腰酸，小腹坠胀加重，则为滑胎之兆。

（3）夫妇双方染色体检查。盆腔彩超检查，必要时做宫腔镜和子宫输卵管造影。子宫内膜切片及内分泌检查。夫妇双方 HLA（人类白细胞抗原）的测定。免疫测定，如狼疮抗体、抗磷脂抗体，这两个都是和自体免疫系统有关的抗核抗体的成分。

【治疗方法】

[**主治**] 习惯性流产，证属肾虚胎元不固者。

[**材料**] 菟丝子 20g，桑寄生 10g，川断 10g，阿胶 10g，黄芪 15g，党参 20g。

[**方法**] 将上 6 味药物研细末，临用装入茧壳内，以茧壳装满为度。

[**用法**] 用拔罐及敷脐法。于末次流产清宫术后（或初诊患者）立即在神阙穴拔罐，留罐 2~3 分钟，以艾条温灸脐 20~30 分钟，去灸后将装好药粉的家蚕茧壳（破洞口朝上）贴脐部，以胶布固定，3 天重复 1 次，每于拔罐前 2~6 小时去脐部茧壳，10 个疗程。疗程间相隔 10~15 天。

[**疗效**] 赵玉侠用方一治疗 350 例，对照组 202 例，结果分别治愈 161、71 例，显效 72、29 例，有效 74、19 例，无效 43、83 例。

[**出处**]《上海针灸杂志》2001，30（5）：22.

[**主治**] 习惯性流产。妊娠后阴道下血淋漓不止，少腹坠胀，有习惯性流产者宜用之。

[**材料**] 保胎散：益母草（烧存性）、莲蓬壳（烧存性）各 15g，艾叶 15g，食醋适量。

[**方法**] 将以上药物共碾碎为细末，以食醋调和如泥状，备用。

[**用法**] 用敷脐法。取药泥 30g，敷贴于患者脐孔上，外以纱布覆盖，胶布固定。每天换药 1 次。

[**疗效**] 谭支绍用方二治疗汪某，有习惯性流产史。诉现已妊娠两个月多，又现滑胎症状。授予保胎散敷脐法，敷至 5 天后，阴道出血基本控制。此后足月顺产一女婴。

[**出处**] 谭支绍.《中医药物贴脐疗法》广西科学技术出版社.

方 三

[**主治**] 胎元不固习惯性流产。

[**材料**] 大黄、芒硝、板蓝根、浮萍、海蛤粉各 3g。

[**方法**] 将以上药物共研为细末，过筛后瓶贮备用。

[**用法**] 用敷脐法。嘱孕妇平卧床上，取药末 15g 调米汤如糊状，把药糊涂敷在

患者脐孔部，厚 1.5~2cm，外以纱布覆盖，胶布固定。每天换药 1~2 次，一般涂药 2~3 次可安胎。

[**出处**] 谭支绍.《中医药物贴脐疗法》广西科学技术出版社.

方 四

[**主治**] 脏腑气血冲任虚损习惯性流产。

[**材料**] 附子、茯苓、桂枝各 10g，党参、白术、白芍、当归、旋覆花各 15g。

[**方法**] 将上药研成细末。

[**用法**] 用敷脐法。每次取 20g，用蜂蜜调以糊状，摊于神阙穴（脐中），外用胶布固定。每日 1 次，连用 2 天而愈。

[**出处**]《新疆中医药》1994，（4）：64.

【**按语**】

习惯性流产前多有先兆，在出现胎动不安时，可用菟丝饼 1 块，艾炷（如黄豆大）适量，嘱患妇仰卧床上，取菟丝子末填满脐窝略高出肚皮 1~2cm，旋取艾炷置药饼上点燃灸之。按年岁计，每岁灸 1 壮，每天灸 1~2 次，灸足岁数之艾炷（壮数）为止。可防止出现流产。

习惯性流产患者怀孕后不能提重物，不能长跑，要防止扭腰，避免性生活，并注意调摄保养，以预防本病发生。

难 产

妊娠足月到分娩时，胎儿不能顺利娩出，名为"难产"。古人又称"产难"。

【**病因病机**】

产力是指促使胎儿自宫内娩出的一种动力。包括子宫收缩力及腹压两方面的力量。其中以子宫收缩力为主。正常子宫收缩有一定的节律性。强度和频率，如果产道及胎儿、胎位均正常，仅子宫收缩失去其节律性或强度，频率有所改变，影响产程进展而致难产者，为产力异常。若总产程超过 24 小时者，则称"滞产"。产力异常，可分为子宫收缩乏力、收缩不协调和收缩过强三种。另外，腹压乏力，亦可使产程延长。

中医学认为，本病可因气血虚弱孕妇素体虚弱，正气不足；或产时用力过早，耗气伤力；或临产胞水早破，浆干血竭，以致难产。或因气滞血瘀临产时过度紧张，心怀忧惧，或产前过度安逸，以致气不运行，血不流畅；或感受寒邪，寒凝血滞，气机不利，致成难产。

【**诊断要点**】

（1）子宫收缩乏力，其主要临床表现为子宫收缩乏力，及持续时间短，间歇时间长而不规则。在子宫收缩最强时，腹部也不变硬，不隆起，临床检查宫口不能如期扩张，胎儿不能逐渐下降，以致产程延长。

（2）子宫收缩乏力，有原发性和继发性两种。原发性：产程一开始，子宫收缩就乏力；继发性：产程开始时，子宫收缩尚正常，当进展到一段时间，子宫收缩逐渐减弱，产程进展不大，甚或无进展。

（3）子宫收缩不协调，主要表现为产妇自觉宫缩很强，呈持续性腹痛，拒按不安，呼痛不已。临床检查，宫颈口不扩张，胎先露不下降，产程延长。

【治疗方法】

方一

[**主治**] 妊娠足月，交骨不开及其他原因引起的难产。

[**材料**] ①生龟甲240g，芝麻油500ml，铅粉60g，黄丹（炒）60g。②车前子12g，川芎10g，当归15g，半夏6g，冬葵子12g，枳壳、白芷、白蔹各5g，葱汁20ml，芝麻油适量。

[**方法**] 先将①中龟甲入油锅内加热，炸至焦枯，过滤去渣，再将油熬至滴水成珠时，徐徐加入广丹、铅粉，搅拌收膏。然后将②中八味药研末过筛，加入葱汁、芝麻油调如糊状备用。

[**用法**] 用敷脐法。先将膏药敷贴脐中穴，再将药糊涂于膏药上面，覆盖固定，安卧即生。

[**疗效**] 谭支绍用方一治疗赵某，女，30岁，首次妊娠足月，精神紧张，临盆交骨不开，经1天2晚之久，胎儿娩不下，难产膏敷脐法，当敷药一个半小时后，胎儿出生，母婴平安。

[**出处**] 谭支绍.《中医药物贴脐疗法》广西科学技术出版社.

方二

[**主治**] 妊娠足月，交骨不开及其他原因引起的难产。

[**材料**] 龟甲30g，川芎、当归各15g，头发灰10g，蝉蜕7个（烧灰），蛇蜕1条（烧灰），车前子末15g。葱汁、芝麻油各适量。

[**方法**] 先将前3味药研为细末，加入芝麻油煎熬数滚，次将3种灰药和车前子末加入同煎熬15~20分钟，取出冷却，最后加入葱汁拌匀收膏即可制成膏药备用。

[**用法**] 用敷脐法。取药膏30g摊于纱布中央，敷贴于患妇脐孔上，外以绷带束紧固定。嘱孕妇闭目静卧1小时左右，胎儿即可娩下。

[**疗效**] 用方二治疗钟某，女，24岁，产妇妊娠足月，临盆难产，依法进行，敷药后半个多小时，胎儿顺利分娩，母婴两安，得一女婴。

[**出处**] 蒋希林.《中华脐疗大全》中国中医药出版社.

方三

[**主治**] 各种难产。

[**材料**] 巴豆3粒（去壳），麝香0.5g，蓖麻仁7粒。

[**方法**] 将巴豆仁、蓖麻仁共捣烂，捏成1个圆形小药饼，备用。

[**用法**] 用敷脐法。麝香另研末，备用。嘱产妇平卧。先取麝香末0.5g纳入产妇脐孔中央，再取药饼贴熨在产妇脐窝里的麝香末上面，外加胶布固定，并嘱产妇静卧

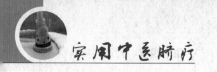

片刻，胎儿可自然娩下。产下后立即揭去药物。

[**出处**] 蒋希林.《中华脐疗大全》中国中医药出版社.

方 四

[**主治**] 难产急救。

[**材料**] 麻油、蜂蜜各等量。

[**方法**] 制法：将麻油和蜂蜜混合调匀，瓶贮备用。

[**用法**] 用敷脐法。嘱产妇放宽心怀静息。令其仰卧床上，医者用药棉蘸以上制备的蜂蜜油，把蘸药的药棉球放在产妇脐窝处反复不断摩擦，以脐部发热为有效。

[**出处**] 谭支绍.《中医药物贴脐疗法》广西科学技术出版社.

【**按语**】

在治疗的同时，应解除孕妇的思想顾虑，消除紧张情绪，鼓励产妇多进饮食，使产妇有适当的休息和睡眠，保持产妇有充沛的精力，排空膀胱，全身情况改善后，产力常可恢复正常。

铅粉、黄丹、巴豆均有一定毒性，使用时应在医师指导下进行，不宜内服，仅供外用。

产后尿失禁

产后尿失禁以产后小便不能自制，或睡中自遗为主要表现的产后疾病。中医称"产后遗尿"。

【**病因病机**】

产后尿失禁为产后不能如意约束小便而自遗，常伴小便过频，甚至于白昼达数十次。多因难产时分娩时间过长，胎儿先露部位对盆底韧带及肌肉的过度扩张，胎儿压迫膀胱过久，致使膀胱被压处成瘘。手术产如产钳、臀位牵引损伤所致。如体力不佳，产后咳嗽及一切增加腹压的因素可影响盆底组织复旧，而发生张力性尿失禁。

《诸病源候论·妇人产后病诸候·产后遗尿候》曰："因产用力，伤于膀胱，而冷气入胞囊，胞囊缺漏，不禁小便，故遗尿，多因产难所致。"本病发生的机制，多因肺肾气虚，或因产时损伤膀胱，导致膀胱气化失职所致，与肺、肾有密切关系。因肾司二便，与膀胱为表里；肺主一身之气，通调水道，下输膀胱。临床常见有气虚、肾虚和膀胱损伤三种。

【**诊断依据**】

（1）多有滞产、阴道助产等难产史。

（2）患者在咳嗽、打喷嚏、负重、站立等情况下，小便不能控制，一般仅溢出少量，个别亦有一旦失禁即无法控制，即将小便排完。

（3）检查可无明显阳性体征，有时可见阴道前壁膨出，尿道下沟消失，轻度子宫脱垂等，用二手指压迫尿道口旁，嘱患者咳嗽，不见溢尿。

【治疗方法】

方 一

[主治] 产后小便失禁。

[材料] 姜、艾绒。

[方法] 姜切成片，艾绒手搓捏成艾炷。

[用法] 用艾灸法。患者平卧，姜片置脐孔上，手搓捏艾炷1壮，黏在姜片上，用线香之火引燃，当燃烧正旺时，患者必呼叫灼痛，施术者即取已备好的橡皮瓶盖（即青霉素瓶盖），以平面一端，迅速按压艾火，且向肤面左右稍作摆动，热退方取起，艾炷以小粒为宜，冀艾火能直达脐腹深层。

[疗效] 陈贻勋用方一治疗某女，20岁，生产不顺，致小便失控，多日来不断渗出，腹部冰冷。此肾气失约之症。取神阙为主穴，艾炷隔姜灸3壮，并辅以灸三阴交、至阴，每日1次，灸4次，灸处起疱，小腹已感温暖，尿液渗出已减少。改隔日灸，共灸7次痊愈。随访数月，小便正常。

[出处]《浙江中医杂志》1990，（10）：453.

方 二

[主治] 产后小便失禁或小便频数。

[材料] 缩泉饼：肉桂、附子各15g，母丁香10g，公丁香10g，黄酒适量。

[方法] 将上四味药共碾成细末，以黄酒调匀，制成圆形小饼如古铜钱大稍厚，备用。

[用法] 用贴脐法。取药饼烘热，贴于患者脐孔上，外以纱布盖上，胶布固定，2天换药1次。

[疗效] 谭支绍治杜某，女，27岁，产后2个月多，小便频数，每日小便20~30次，采用缩泉饼贴脐治疗，连续贴药10天，尿频基本控制，后以缩泉饼方调理善后，病不再复作。

[出处] 谭支绍.《中医药物贴脐疗法》广西科学技术出版社.

方 三

[主治] 产后小便不止，频数，量多，色清而自遗。

[材料] 肉桂30g，丁香10g，黄酒适量。

[方法] 前2味药混合研为细末，以黄酒调匀，制成圆形小饼如五分硬币略大稍厚。

[用法] 用敷脐法。将上药贴神阙穴，盖以纱布，胶布固定，2日1换。

[出处] 高树中.《中医脐疗大全》济南出版社.

方 四

[主治] 产后小便频数，尿量次数多，甚至尿急不能自控，可失禁而遗尿。

[材料] 吴茱萸15g，益智仁15g，小茴香15g，正官桂10g，麦面粉10g，白酒适量。

［方法］将前四味药共碾成粉末，再加麦面粉拌匀，用热酒调和，做成药饼一个，备用。

［用法］用敷脐法。将药饼敷于患者脐孔上，外加纱布覆盖，胶布固定，待敷处发痒则去掉。通常用 1 剂即可正常。

［出处］谭支绍.《中医药物贴脐疗法》广西科学技术出版社.

【按语】

产后尿失禁发生在产后 1 星期左右，应及时诊断和治疗。2~3 个月后，会明显见效。治疗期间必须绝对卧床休息，可在一定程度上减轻或消除患者的痛苦，甚至可能避免手术。在治疗上，避免重体力劳动，积极治疗引起腹内压增高的疾病，加强营养，以利于支持组织张力的恢复。轻症者一般不需治疗，产后半年，如症状未改善或加重，则应行阴道前壁修补术，以恢复膀胱、尿道的支持力量。

可借助骨盆腔运动减轻病情。方法很简单：想象自己正在小解，然后运力收缩盆腔肌肉把尿忍住，起码五秒之后才放松。重复以上动作，每次做五下，常做能有效抑制小便失禁。

产后尿潴留

产后尿潴留是指尿液大量存留在膀胱内而不能自主排出，是产后的常见并发症。属中医"癃闭"范畴。

【病因病机】

产后尿潴留是由于多种因素所引起的膀胱收缩无力或尿道括约肌痉挛，也可见于尿道黏膜水肿，或因下尿道炎症，惧怕排尿剧痛而不敢小便，或因手术后、产后所引起的神经性膀胱功能障碍。

中医学认为，产妇常由于产时耗气伤血、肺脾之气益虚，导致气血运行不畅，膀胱肌肉麻痹收缩无力，尿道括约肌痉挛，影响膀胱和肾的气化作用而导致产后尿潴留。

【诊断要点】

（1）多见于妇女第二产程滞产者。

（2）排尿困难，点滴不畅，或小便闭塞不通，尿道无涩痛，小腹胀满。

（3）做膀胱镜、B 超、腹部 X 等检查，有助于诊断。

【治疗方法】

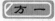

［主治］肾气虚弱型产后尿潴留。

［材料］甘遂。

［方法］甘遂研细末装瓶备用。

［用法］用敷脐法。肚脐皮肤消毒后，以甘遂末 10g 加面粉适量，用温水调成糊

状，敷于脐部，外用橡皮膏固定。

[**疗效**] 朱慈兰用方一治疗 15 例，有效 14 例，用药后最快者 25 分钟即排尿，迟者 4 小时后排尿，平均时间为 1 小时。1 例无效，行导尿处理。15 例均未见不良反应。

[**出处**]《中国乡村医药杂志》2006，13（4）：57.

方 二

[**主治**] 产后尿潴留，证属气虚下陷，无力升清降浊者。

[**材料**] 生姜 2 个，食盐及艾绒适量。

[**方法**] 将生姜切成厚约 0.5cm 的薄片，中间刺数个小孔，艾绒捻成蚕豆大小，圆锥形艾炷数个。

[**用法**] 用隔盐灸法。令患者仰卧屈膝，将纯白干燥食盐填平脐孔，姜片置于盐上，再将艾炷放在姜片上，尖朝上，点燃，使火力由小到大，缓缓深燃待皮肤有灼痛感时即换一炷，直到温热入腹内，根据病情，常灸 1~4 炷。若患者有便意，即令排尿，小便自解之后再灸 1~2 炷，以固疗效。

[**疗效**] 艾珍用方二治疗 22 例，按上法经艾灸一炷，即排尿者为治愈 12 例。艾灸 2~4 炷，即排尿者为显效 6 例。艾灸 4 炷，当时未排尿，4 小时后自然排尿者 2 例；艾灸 4 炷，当天未排尿，次日又补 1~3 炷即排尿者 2 例，以上 4 例为好转。

[**出处**]《医药世界》2007，（8）：102.

方 三

[**主治**] 产后尿潴留，因分娩时用力过度，致三焦气化失常者。

[**材料**] 新鲜田螺 250g，捣破螺壳，鲜葱白 100g。

[**方法**] 取新鲜田螺 250g，捣破螺壳，鲜葱白 100g，共捣烂成糊状，用纱布包好。

[**用法**] 用敷脐法。嘱产妇平卧，双腿自然外展，先用热毛巾热敷下腹部 5 分钟，然后将捣好的田螺葱白糊敷于产妇的神阙穴，再用纱布条固定好。

[**疗效**] 用方三治疗 61 例，有 46 例在用药后 30 分钟内排尿，8 例在 30~50 分钟内排尿，5 例超过 60 分钟排尿，均一次性成功。2 例无效，行导尿处理。成功率为 96.7%。

[**出处**]《成都中医药大学学报》1997，20（2）：31.

方 四

[**主治**] 产后尿潴留，证属产后脾肺气虚，通调不利者。

[**材料**] 甘遂 30g，半夏 30g。冰片 1.5g。

[**方法**] 将上药共研为细末，装瓶备用。

[**用法**] 用敷脐法。用时取药末 3~5g，加温水和面粉少许调成糊状，外敷于脐部，胶布固定。

[**疗效**] 陈洪利用方四治疗 16 例，显效 12 例，用药后最快 25 分钟即排尿；有效 3 例；无效 1 例。总有效率 93.75%。

[**出处**]《中医外治杂志》2003，12（5）：53.

方五

[主治] 产后尿潴留，证属脾肾阳虚，津液不得输化所致者。

[材料] 田螺2枚，盐20g。

[方法] 生捣烂成泥与食盐混匀。

[用法] 用敷脐法。让产妇平卧，用热水袋或热毛巾敷膀胱区，同时取田螺2枚、盐20g，生捣烂成泥与食盐混匀填入脐孔（神阙穴）没脐为度，大约2~3分钟，产妇就能自解小便。

[出处]《中国社区医师》2003，19（8）：29.

方六

[主治] 产后尿潴留，证属新产后气耗血伤失津，肾精亏损者。

[材料] 通癃散：麻黄、肉桂。

[方法] 将上2药按1:1的比例配制，把药物研制成100目规格的粉末。用黄酒或60%的酒精调和。

[用法] 用敷脐法。每次5g，分2等份置于纱布上，分别敷于脐部和关元穴，每天1次。如加热湿敷效更佳若无效，次日仍可再敷，直至小便能自行排出为止。如若剖腹产者，则单敷脐部。

[出处]《江苏中医》1995，16（7）：16.

【按语】

隔盐灸神阙穴具回阳救逆，温中散寒，益气行血之功用。《古今录验》云："热结小便不通利，取盐填满脐中，作大炷灸，令热为度。"可见隔盐灸能行气利水，调理膀胱气机，使之开合有度。使用时应注意，施灸过程中护士应守护在患者床旁，密切观察患者反应。若患者感觉灼痛，可将姜片向上提起或左右移动姜片。灸时以皮肤红润不起疱为度，壮数多少看患者的耐受性来决定，一般每次灸2~5壮，大约5~15分钟。同时要防止艾绒脱落烫伤皮肤或烧坏衣物。有阻塞性尿潴留病史者、局部皮肤有损伤者、阴虚阳亢及邪热内炽者不宜采用隔姜灸。由于施灸时护士不能离开患者，所以有增加护理工作量的缺陷。

治疗时，应给予必要的心理疏导和细致的关怀，减轻产妇思想负担，使之配合治疗。在针灸前后，有针对性地进行个体化卫生宣教，讲解产后康复的生理过程，并强调排空膀胱的重要性，督促其适时、及时排尿，不习惯床上小便者，可于床边用便器接尿。对第1次排尿有残余者，应说服产妇白天每3小时排尿1次，排尿时需耐心等待，并压迫下腹部将尿液排出。每次排尿可重复上述动作2~3次，直到排尽残余尿液。

方二和方四所用甘遂，是利用甘遂泻水饮，破积聚，通二便有功效。但此品有毒，生甘遂作用较强，毒性也较大，故此品在此只能外用，不能内服。

经前期紧张综合征

经前期紧张综合征是指育龄妇女在应届月经前 7~14 天（即在月经周期的黄体期），反复出现一系列精神、行为及体质等方面的症状，月经来潮后症状迅即消失。中医根据其主症分别称为"经前乳胀""经行吐血""经行浮肿""经行头痛""经行泄泻""经行身痛""经行情志异常"等。

【病因病机】

本病可由雌激素水平相对过高，孕激素水平相对不足引起；也可能由于组织对孕激素的敏感性失常所致。由于内啡肽水平的变化可影响精神、神经因素，静脉内给内啡肽可增加催乳激素浓度。维生素 B_6 不足与精神因素等均可导致本病的发生。有人认为经前期综合征发病的心理学原因是由于 α–MSH（促黑激素）及 β– 内啡肽的异常释放或对其过敏。这两种神经肽在黄体期可触发神经内分泌的变化，并且与应激有关。

中医学认为，月经前期及经期，阴血聚于胞宫、冲任二脉，血海由满盈至溢泻，气血此时变化急骤，阳气易动，阴血易虚，所以若有素体过盛或不足，或复受七情、六淫等影响，不能适应生理变化，可加重机体气血紊乱及脏腑功能失调而出现诸多症状。

【诊断要点】

（1）在前 3 个月经周期中周期性出现至少一种精神神经症状，如疲劳乏力、急躁、抑郁、焦虑、忧伤、过度敏感、猜疑、情绪不稳等和一种体质性症状，如乳房胀痛、四肢肿胀、腹胀不适、头痛等。

（2）症状在月经周期的黄体期反复出现，在晚卵泡期必须存在一段无症状的间歇期，即症状最晚在月经开始后 4 天内消失，至少在下次周期第十二天前不再复发。

（3）症状的严重程度足以影响患者的正常生活及工作。

【治疗方法】

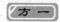

［主治］经前期紧张综合征，证属肝郁气滞、脾胃虚弱或阴虚火旺型。

［材料］经痛散：大黄、细辛、川芎、荆芥、肉桂、茴香、冰片等组成。

［方法］将上述药物分类粉碎，过 120 目筛。然后用瓶或塑料袋包装，避光密封备用。

［用法］用敷脐法。于每次月经前 3~14 天（即出现临床症状时），将药粉撒于神阙穴中，然后用麝香虎骨膏贴于穴位。隔日换药一次，至经讯来潮。6 个月经周期为 1 个疗程。

［疗效］王文远用方一治疗经前期紧张综合征 125 例，临床治愈 113 例，占 90.4%；显效 12 例，占 9.6%。其中一次见效 101 例，占 89.4%。一次治愈 48 例，占 42.5%。

［出处］《中医外治杂志》1993，（3）：11.

方二

[**主治**] 经前期失眠症，证属肾火扰动心神者。

[**材料**] 三七 10g，丹参 12g，石菖蒲 20g，远志 20g，红花 8g，香附 6g。

[**方法**] 以上药物共同研成细末备用。

[**用法**] 用敷脐法。用 40 度白酒调成稠膏状，填满肚脐，外用胶布固定。于月经前 1 周开始治疗，每晚换药 1 次，连续 10 天为 1 个治疗周期，3 个月为 1 个疗程。

[**疗效**] 刘卫平用方二治疗经前期失眠症 56 例中，痊愈 49 例，有效 7 例，总有效率为 100%。

[**出处**]《中医外治杂志》2006，15（3）：61.

方三

[**主治**] 经前期紧张综合征，证属气血紊乱，脏腑失调者。

[**材料**] 吴茱萸。

[**方法**] 研细末备用。

[**用法**] 用敷脐法。取吴茱萸末填敷神阙穴，以伤湿止痛膏敷贴固定，月经前 3~10 天开始用药，隔日换药一次，至经讯来潮。6 个月经周期为 1 个疗程。

[**出处**] 谭支绍.《中医药物贴脐疗法》广西科学技术出版社.

【按语】

本病的发生与妇女经期抗利尿激素、醛固酮的分泌旺盛有主要关系，故平时非经期的治疗对远期疗效有重要影响，因此要求患者应坚持平时的治疗，一般以 2~3 个月经周期为宜。

中药外敷脐疗时禁止饮用茶水、咖啡及食用辛辣食物；每晚换药前用温水擦洗脐部，擦干后再上药；凡体质虚弱或脐部周围继发感染者勿用。

经前期紧张综合征为临床常见病之一，几乎约占初潮少女的 90% 以上，和青年女性的 50%，且多与心理因素有关。治疗的同时要解除精神上的紧张与思想上的负担，坦然地对待月经来潮，尽量做到宽慰、放松。在日常生活中要避免不必要的精神刺激，饮食要少盐，生活要有规律，多参加一些文娱和体育活动，就可使症状明显减轻甚至消失。

更年期综合征

更年期综合征是指妇女由育龄期过渡到老年期，因卵巢功能衰退直至消失，引起内分泌失调和自主神经功能紊乱而导致的一系列临床症状。更年期综合征归属中医的"百合病""脏躁""郁证""心悸""不寐""眩晕""头痛""崩漏""月经不调"等范畴。

【病因病机】

更年期综合征是指女性由壮年至老年性腺发生退行性改变，卵巢分泌的雌激素逐渐减少而引起更年期。雌激素是主要由卵巢分泌的性激素，影响着生育能力、月经的周期、怀孕、情绪等方面以及老化的过程。在更年期的时候，卵巢变得不那么起作用，并且分泌的雌激素和黄体酮（另一雌性激素）的数量减少。致使下丘脑–垂体–性腺轴之间平衡制约关系紊乱，进而导致的一系列全身性病理变化。

中医学认为，更年期综合征的病因是因女子年过"七七"（《黄帝内经》所指的更年期），肾气渐衰，肾精渐虚，天癸（月经）将绝，进而脏腑经络失养，气血失调，阴阳失衡，导致以心肝肾经病变为主的病证。

【诊断要点】

（1）在更年期发病（更年期一般指绝经前一年至绝经后三年），或有创伤、手术切除、盆腔放射治疗而损伤卵巢的病史。

（2）绝经期间，月经初呈周期紊乱，经量减少或增多，尔后月经逐渐闭止。常有自主神经功能紊乱，如面部阵发性潮红发热、记忆力减退、失眠、焦虑、抑郁、神经过敏、哭笑无常等。严重时呈精神病状态。此外，还有心悸、胸部压迫感、肢端蚁走感、麻木、疼痛及苍白等，以及代谢障碍表现，如食欲异常、多饮多尿、全身发胀及皮肤瘙痒等。

（3）血压可升高，体型肥胖或消瘦，皮肤角化，心动过速或过缓，阴道黏膜变薄，子宫、输卵管、卵巢及乳腺等逐渐萎缩，下肢水肿。

（4）阴道涂片可示角化细胞减少，多数为基底层或中层以下的细胞胞浆嗜酸性，白细胞较多。

（5）血、尿的雌激素、FSH 与 LH 及 PRL 的测定，可发现雌激素及 PRL 减少，FSH 与 LH 明显增高，FSH 平均分泌量约为生育年龄的 13~14 倍；而 LH 约为 3 倍，为诊断本症的客观证据。

【治疗方法】

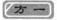

[**主治**] 肾气虚衰型更年期综合征。

[**材料**] 生地、肉苁蓉、菟丝子、吴茱萸各等份。

[**方法**] 将生地、肉苁蓉、菟丝子、吴茱萸各等份共碾为末，加入等量食盐备用。

[**用法**] 用熏脐灸法。将药盐填入肚脐，填平后再填成厚 0.5cm，长宽约 3cm×3cm 的范围，以高 1cm，直径 0.8cm，重 0.1g 艾炷点燃置于药盐上，灸至局部皮肤出现潮红为度，每日 1 次，4 周为 1 个疗程。

[**疗效**] 李芳莉用方一治疗本病 31 例，对照组 31 例，分别显效 25、10 例，有效 5、11 例，好转 1、9 例，无效 0、1 例，总有效率 96.7%、67.8%。

[**出处**]《针灸临床杂志》2004，20（8）：42.

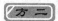

[**主治**] 更年期综合征，证属肝肾阴虚者。

[**材料**] 吴茱萸。

[**方法**] 取上好净吴茱萸晒干研末装瓶备用。

[**用法**] 用敷脐法：于月经干净后 3~5 天开始用药。患者取平卧位。先用乙醇消毒神阙穴，然后用吴茱萸粉将神阙穴填满，再以伤湿止痛膏敷贴固定（对橡皮膏过敏者用纱布包扎固定亦可），每 3 天换药 1 次，5~7 次为 1 个疗程，一般需连续使用 3 个疗程，最多可用至 5 个疗程。

[**疗效**] 李斯文用方二治 58 例，治愈 42 例占 72.4%；好转：减轻 13 例，占 22.4%；无效 3 例，占 5.2%。

[**出处**]《云南中医中药杂志》1996，17（4）：5.

方 三

[**主治**] 更年期综合征，证属肝肾阴虚，潮热出汗。

[**材料**] 取五倍子、五味子、何首乌、酸枣仁各等份。

[**方法**] 共研细末。

[**用法**] 用敷脐法。脐部常规消毒后，根据脐窝大小，以药粉 5~10g，用 75% 乙醇调成糊状，敷于脐上，药糊可稍大于脐，敷药直径约 2~3cm，药上覆盖塑料薄膜，然后用 5~6cm 方形胶布固定，24 小时换药 1 次，10 次为 1 个疗程。

[**疗效**] 张盛之用方三治疗更年期综合征潮热出汗 60 例中，痊愈 36 例，显效 12 例，有效 7 例，无效 5 例。总有效率为 91.67%。

[**出处**]《中国针灸》2001，21（11）：669.

方 四

[**主治**] 更年期综合征，阴虚阳旺者。

[**材料**] 熟地 30g，生地、山萸肉各 20g，茯苓、泽泻各 25g，丹皮、夜交藤各 15g，川断、补骨脂、桑寄生各 10g。

[**方法**] 将上药共研为末。

[**用法**] 用敷脐法。取适量黄酒调为糊状，敷于脐中，妥善固定，2 天换药 1 次，10 天为 1 个疗程。

[**疗效**] 陈志刚用方四治疗一患者，女，48 岁，腰部酸胀伴四肢无力半年，时有疲惫、烦躁、潮热及出汗等症状。用方四治疗，经 3 个疗程后痊愈，至今未复发。

[**出处**]《中华医药杂志》2003，3（11）：28.

方 五

[**主治**] 更年期综合征。

[**材料**] 强肾灸。

[**方法**] 撕开密封袋，取出灸疗贴。

[**用法**] 用贴脐法。将药膏对准神阙，揭开离型纸，双翼固定于皮肤。30 分钟时将温控贴揭下，贴于无药一面的中心，防止灼伤。治疗时间及疗程每日治疗 1 次，连续 8 天为 1 个疗程。

[**出处**] 谭支绍.《中医药物贴脐疗法》广西科学技术出版社.

【按语】

更年期综合征主要是妇女到达一定年龄（约 50 岁左右）后，肾气渐衰，冲任亏虚，精血不足以致阴阳俱虚，不能濡养温煦机体而出现的一组综合征状。因脐居于"气交"之中点，位于任脉，任脉属奇经八脉，与十二经交合相通，气血通过各经气的循行，交通于五脏六腑、四肢百骸、五官九窍、皮肉筋骨，无处不到。用诸药物敷于脐，借"气交"上下升降，上能通于阳，下能通于阴，肝肾调和，气血运行通畅，达到了滋养肝肾之目的。对妇女更年期综合征，中药脐疗是一种行之有效的方法。

治疗期间，应调整饮食，增加活动随着年龄的增长，基础代谢逐渐下降，热能需要减少，所以膳食必须合理调整。否则摄入热能过多，势必导致肥胖和高血脂而诱发冠心病。若以 20~39 岁的热能摄入为标准，则 40~49 岁应减少 5%，50~59 岁应减少10%。另外，碳水化合物应占每天总热量的 55%~60%，以谷类为主，限制甜食；脂肪摄入应控制在 30% 以下，并以植物油为主，应有一定数量的瘦肉、鱼类和蛋类等动物蛋白，适当补充豆制品，多食新鲜蔬菜和瓜果。至于食盐应控制在每天 5g 以下。

不 孕 症

青年夫妇婚后同居，配偶健康，又未采用任何避孕措施，婚后同居 2 年以上仍未受孕者，是为不孕症。

【病因病机】

本病常见的原因有：①女方排卵障碍或不排卵，多因多囊卵巢综合征，高泌乳素血症，也可因过度节食导致体重显著降低而引起闭经。另外，卵巢早衰，因肿瘤等病因切除双侧卵巢均不能排卵。②管性不孕。女方输卵管不通，功能衰退所致。③子宫性不孕。④免疫性不孕。免疫因素，如女方子宫颈黏液或血清存在抗精子抗体。由于以上原因引起卵巢功能紊乱，导致排卵障碍而不孕。

中医学认为，本病病机是脏腑功能失常，气血失调，尤以肾亏，冲任病变，致胞宫不能摄精成孕。病位在胞宫、冲任，与肾、肝、脾有关。临床有肾阴虚、肝郁、痰湿、血瘀之分。

【诊断要点】

（1）婚后 2 年以上不孕，排除配偶因素。

（2）月经失调，表现为月经稀发，周期紊乱，经期延长等。

（3）结婚二年以上者未见怀孕，称原发性不孕症。有的夫妇婚后曾孕育过（或小产过），以后多年不再受孕者，称继发性不孕症。

（4）经实验室检查：BDT、FSH、LH、P、PRI 等测定，宫颈黏液结晶、阴道细胞涂片提示卵巢功能障碍。

【治疗方法】

方一

[主治] 肾虚火衰型卵巢功能障碍性不孕症。

[材料] JJY—1 型经穴灸疗仪。

[用法] 用照射法。以经穴灸疗仪，照射神阙穴，光斑直径 10mm，温度 42±1℃，于月经周期或子宫撤药性出血的第 5 天开始，照射时间 25 分钟，每天 1 次，连续 10 天为 1 个疗程。

[疗效] 陈立怀用方一治疗 68 例，加药灸疗 46 例，中西药疗 66 例，结果分别痊愈 32、22、34 例，有效 26、13、17 例，无效 10、11、15 例。

[出处]《中医药信息》1997，（2）：19.

方二

[主治] 不孕症之肝郁肾虚证。

[材料] 助孕膏：柴胡、当归、小茴香、川芎各 20g、牛膝、茯苓、炒白芍各 30g，香附 25g，附子 10g，郁金、青皮、益母草各 15g，熟地 30g。

[方法] 将诸药烘干粉碎成粉状用麻油调成膏状备用。

[用法] 用敷脐法。用前，先将脐部洗干净，用手指重按摩约 10 分钟，使局部充血，以促进药物吸收弥散。每次用膏剂量以填满肚脐为准，一般均用 5g 左右，随即用医用胶布严封，3 天更换 1 次，10 次为 1 个疗程，一般连用 3 个疗程，治疗期不得中断，不得与其他同类药配用。

[疗效] 陈耀华用方二治疗 25 例，痊愈 20 例，有效 5 例。其中原发不孕痊愈 15 例，有效 3 例，继发不孕痊愈 5 例，有效 2 例。

[出处]《陕西中医》1994，15（5）：225.

方三

[主治] 血瘀型输卵管炎致不孕症。

[材料] 通管胤嗣丹：益母草 30g，制乳香 30g，制没药 30g，红花 30g，炒穿山甲（以他药代替）20g，延胡索 30g，川芎 30g，柴胡 20g，干姜 20g，肉桂 20g，小茴 15g。

[方法] 上药共为细末，瓶装备用。

[用法] 用敷脐法。临用时取药末 10g，以酒调成糊状，涂以神阙穴，外盖纱布，胶布固定，3 天换药 1 次，10 次为 1 个疗程。经期不停药。

[疗效] 庞保珍用方三治疗 130 例，痊愈 70 例，无效 60 例。

[出处]《中医外治杂志》2005，14（1）：53.

方四

[主治] 女子肾虚不孕症。

[材料] 川椒、细辛。

[方法] 川椒、细辛按 2∶1 比例粉碎混匀，每次 25g，以生理盐水调糊。

[**用法**]用隔药灸法。从月经周期第5天开始药灸神阙，将上药填塞脐眼，外敷生姜片，复以艾条灸30分钟，1天1次，连用10次为1个疗程。内服女宝或毓鳞丹至下次月经来潮。

[**疗效**]杨宗孟用方四治疗150例。治疗2~3个疗程，痊愈43例（28.7%），显效54例（36.0%），无效53例（35.5%），总有效率为64.7%。

[**出处**]《陕西中医》1993，14（6）：274.

方 五

[**主治**]血瘀型免疫性不孕症。

[**材料**]逐疫种嗣丹：炒桃仁30g，红花30g，制乳香30g，制没药30g，炒穿山甲（以其他药代替）30g，川芎30g，香附30g，忍冬藤30g，生黄芪40g。

[**方法**]上药共研为细末，瓶装备用。

[**用法**]用敷脐法。临用时取药末10g，以温水调和成团涂以神阙穴，外盖纱布，用胶布固定，3天换药1次，10次为1个疗程。

[**出处**]《中医外治杂志》2005，14（3）：51.

方 六

[**主治**]邪毒内蕴，血瘀阻络，脉络不通所致不孕症。

[**材料**]敷脐通管散：穿山甲（以其他药代替）50g，王不留行60g，皂角刺、川贝母各30g，金银花40g，半夏、白芷各20g，细辛、大黄各10g。有结核者加白及50g。

[**方法**]上药研成细末，经高压消毒后装瓶备用。

[**用法**]用敷脐法。待经净第1天开始，取药粉1~1.5g。放在脐眼部，用胶布贴紧以防药粉脱落，另炒热盐外敷脐部药粉上，每日两次以增其疗效，隔日换药1次，14天为1个疗程。宫内给药生理盐水50ml，林可霉素1.2g，糜蛋白酶4000单位，地塞米松10mg，有结核者去林可霉素，加青霉素160万单位链霉素0.75g。将药物配制成10~15ml生理盐水混合液，余下盐水备用。待经净2天开始以常规输卵管通液术操作，先将浓药液缓缓推入宫内以测知输卵管之通畅与否及临床治疗情况，隔日1次，3~4次为1个疗程。

[**体会**]治疗期间禁房事。

[**出处**]《新中医》1997，29（7）：44.

方 七

[**主治**]瘀血阻滞，无排卵型不孕症。

[**材料**]当归、川芎、黄芪各12g，红花、蒲黄各9g，细辛6g。

[**方法**]共研细末。

[**用法**]用敷脐法。用生姜汁调糊敷脐，2日换药1次，连续治疗3个月。同时采用氦氖激光器（波长632.8nm，辅出功率10mw，光纤维传输垂直照射光斑直径2mm），联合照射穴位治疗。取穴中极、关元、子宫（双）每日1次，每次10分钟。于月经周期第五天开始连续照射10天，附加照射子宫颈，隔日1次，共照5次。依次

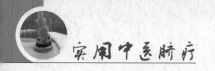

照射 3 个月经周期，治疗期间测定基础体温至观察基础体温呈双相型。

[出处]《实用中医药杂志》1996，（3）：22.

【按语】

无排卵妇女，有许多是因为过度焦虑和紧张情绪所致。因此解除患者的紧张、抑郁、焦虑等情绪增强治疗信心和耐心，对生育能力的恢复是十分重要的。年龄因素对本病治疗效果有重要影响。35 岁以上患者疗效较差。造成不孕症的原因很复杂，故临床时应针对病因治疗。治疗时，男女双方须做系统检查，还要进行受孕知识的指导，安排卵期性生活，以增加受孕机会。同时要解除患者紧张情绪。任脉主胞胎，行于脐部，由于脐部解剖结构因素，极利于药物渗透吸收，故药物贴敷脐部可调节任脉，起到通经活络，调节任脉循行功能，以恢复肾气对任脉的营养和排卵功能。

乳腺增生

乳腺增生是乳腺导管和小叶在结构上的退行性和进行性变化。本病属于中医学"乳癖"范畴。

【病因病机】

乳腺增生病的发病原因尚不完全明确，多数学者认为与内分泌失调有关，主要是黄体期雌二醇水平显著升高，孕酮水平偏低。乳房是女性重要的性腺器官，受到下丘脑垂体－卵巢轴多个环节多种因素的作用。卵泡期雌二醇升高，导致乳腺在增殖期的增生过度，而中期雌二醇的显著低下，没有达到能够引起负反馈效应的阈值。因而黄体期雌二醇的水平没有因此而得到衰减，乳腺组织处于这种异常雌激素的不断刺激中，不能完成周期性增殖与复旧的过程，以致发生乳腺增生。

中医学认为，肝脾郁结、冲任失调是乳腺增生的主要病理基础，肝脾郁结、冲任失调，气滞血瘀，痰凝成核，痰瘀蕴结于乳房是发病的原因，正如《疡医大全·乳癖门主论》曰："乳癖……思虑伤脾。怒恼伤肝，郁结而成也。"《圣济总录·乳癖》："妇人以冲任为本，若失于将理，冲任不和，阳明经热，或为风邪所客，则气壅不散，结聚乳间，或硬或肿，疼痛有核。"

【诊断要点】

（1）多数在乳房外象有扁平肿块，扪之有豆粒大小韧硬结节，可有触痛，肿块边界欠清，与周围组织不粘连。

（2）乳房可能胀痛，每随喜怒而消长，常在月经前加重，月经后缓解。

（3）多见于 20~40 岁的女性。

（4）乳腺经红外线扫描有助于诊断。必要时行组织病理学检查，排除其他乳房病变。

【治疗方法】

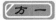

[**主治**] 肝脾郁结乳腺增生。

[**材料**] 乳脐散：蒲公英、木香、当归、白芷、薄荷、栀子各30g，地丁、瓜蒌、黄芪、郁金各18g，麝香4g。

[**方法**] 将上药研细备用。

[**用法**] 用敷脐法。每次用药前，先以75%的乙醇将脐部清洗干净，待晾干把乳脐散0.4g敷于脐部，随后用干棉球在散剂上按摩片刻，即用4cm×4cm大小的普通医用胶布密封紧贴脐上。以后每3天同法更换1次，8次为1个疗程。一般治疗3个疗程。早孕、功能性子宫出血或不明原因月经过多者忌用。

[**疗效**] 任应波用方一治疗692例，痊愈394例，显效276例，有效17例，无效5例，总有效率99.3%。

[**体会**] 与月经无关的患者疗效较满意。

[**出处**]《陕西中医》1989，10（11）：492.

方二

[**主治**] 肝气郁结乳腺增生。

[**材料**] 神阙消癖散：合欢花、琥珀、木香、莪术、薄荷、白术、郁金、紫河车、冰片。

[**方法**] 制成散剂瓶装，每瓶20g备用。

[**用法**] 用敷脐法。用75%乙醇清洗、消毒神阙穴后，取0.5g神阙消癖散倾于神阙穴中，用干棉球轻压按摩3分钟后，用胶布贴神阙穴上，3天同法换药1次，10次为1个疗程，连用3个疗程后停药。

[**疗效**] 杨兵文用方二配合推拿治疗126例，治愈34例，显效58例，有效24例，无效10例，总有效率92.1%；对照组治愈13例，显效24例，有效15例，无效12例，总有效率81.3%。

[**出处**]《光明中医》2006，21（7）：67.

方三

[**主治**] 肝脾郁结，冲任失调乳腺增生。

[**材料**] 全蝎、当归、木香、苏木、川芎、红花、川贝母、牛膝、乳香、没药、自然铜、血竭、穿山甲、麝香、冰片等。

[**方法**] 将上药研细备用。

[**用法**] 用敷脐法。用消毒棉签蘸生理盐水洗净患者脐部，将调好的药物（将药物研末过筛，加冰片少许，用75%乙醇调成糊状）5~10g敷于神阙穴，上贴塑料薄膜，外敷消毒纱布，用胶布固定。

[**疗效**] 王青用方三配合局部按摩治疗130例，痊愈42例，显效10例，有效13例，无效0例，总有效率100%；对照组痊愈29例，显效25例，有效4例，无效7

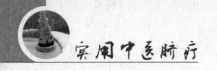

例，总有效率 89.2%。

[出处]《山东医药》2008，48（17）：101.

方四

[主治] 乳腺增生，证属肝气郁结，气机瘀滞者。

[材料] 神阙贴。

[用法] 用贴脐法。于晚上入睡前贴于神阙穴（肚脐），自服用中药 4 天后开始使用，连用 6 天，为 1 个疗程，停用 4 天后再连用 6 天，如此规律用药直至 3 个月。每包神阙贴使用 7 小时，如有皮肤过敏者可将护翼反折后贴于内衣裤即可，或使用腹带将神阙贴装于布袋中敷于神阙穴。偶见灸疱现象，则疗效更佳，用消毒针挑疱放水后，涂擦抗菌药水或药膏即可。

[疗效] 50 例中治愈 38 例，显效 7 例，有效 3 例，无效 2 例，总有效率 96%。

[出处]《西南国防医药》2006，16（6）：638.

方五

[主治] 乳腺增生，证属肝脾两伤，肝肾不足，冲任失调者。

[材料] 香附川芎散。取香附、川芎各 30g，全瓜蒌、南星各 2g，青皮、郁金、连翘各 15g，麝香 5g。

[方法] 共研细末。

[用法] 用敷脐法。用药前，先将脐部用 75% 乙醇消毒。把药末填满脐部，然后用干棉球轻压按摩片刻，即用胶布贴紧脐部密封。每 2 天换药 1 次，10 次为 1 个疗程，疗程间隔 3~5 天。并配合针刺取穴：屋翳、膻中、乳根、增生局部。

[出处]《辽宁中医杂志》2003，30（7）：588.

【按语】

乳脐散通过神阙穴作用，调节冲任二脉及全身诸脉，使气血平和，痰凝自消。由于通过神阙穴具有调节全身经脉作用，所以对乳腺增生的肝郁气滞型，痰气凝结型，肝郁肾虚型均有效。另外，动物实验表明，雌激素水平与血液流变性指标有正相关性，乳脐散能降低血液黏稠度，加快血流作用，并且对实验性肉芽肿具有抑制作用，改善血液流变性、活血化瘀作用。乳脐散对雌二醇复制的家兔乳腺增生有明显治疗作用，乳头部给药和乳增宁给药相比较，以腹部外用（神阙穴给药）大剂量组效果最好。以上可能与临床疗效有关。

对治疗的时间选择上，于月经后第 6~8 天，第 13~15 天，第 22~27 天为最佳治疗时间。治疗后乳房胀痛症状缓解较快，而消散肿块则需多个疗程，故务必使患者能坚持治疗。

第十五章 儿科疾病

小儿上呼吸道感染

急性上呼吸道感染，简称"上感"，是指由病毒或细菌等病原体感染所致的以侵犯鼻、鼻咽部为主的急性炎症。中医将此病归属于"感冒"范畴。

【病因病机】

上呼吸道包括鼻、咽、喉和气管。上呼吸道感染（简称上感）即气管以上的呼吸道感染，绝大多数为病毒感染，其次为细菌感染或混合感染（在病毒感染基础上又被细菌所侵犯）。常以"停食、着凉"为诱因，在小儿抵抗力低下时发病，一年四季不断，好发于冬季及换季的时候。由于病毒感染，上呼吸道黏膜失去抵抗力，细菌乘机侵入。以鼻、鼻咽和咽部黏膜炎症为主，亦常侵及口腔、鼻窦、中耳、喉、眼部、颈淋巴结等邻近器官，如炎症向下蔓延则可引起气管炎、支气管炎或肺炎。

中医学认为，发病原因主要由于小儿脏腑娇嫩，肌肤疏薄，卫外不固，加之寒暖不能自调，易于感受外邪，常因四时气候骤变，冷热失常，风邪乘虚侵袭，客于肺卫，致肺失宣肃，营卫失和而致。

【诊断要点】

（1）一般感冒要流涕、咳嗽、鼻塞，小婴儿可因鼻堵张口呼吸，吃奶费劲，拒食烦闹。

（2）发热或有或无，病情轻重相差很大，部分婴幼儿可致高热惊厥，多于发烧一天内出现，体温在38.5℃以上，只抽1次，抽后如常。一般于1周内退热。

（3）部分病孩同时伴有腹痛，多于脐部周围或右下腹部，可因肠蠕动亢进（肠痉挛）或肠系膜淋巴结炎所致。注意和急性阑尾炎鉴别。

（4）检查咽部红肿，扁桃体可肿大，细菌引起者常有脓点或脓性渗出物覆盖，即可单纯诊断为化脓性扁桃体炎；病毒感染者咽及扁桃体常有小滤泡存在，咽后壁淋巴滤泡充血肿大，咽弓及双颊黏膜可出现散在小出血点。

（5）化验：白细胞，病毒感染者白细胞偏低或正常范围，淋巴细胞偏高；细菌感染者白细胞数较高，中性粒细胞增高；混合感染者即使白细胞不高，中性粒细胞也增高。

【治疗方法】

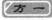

［主治］小儿上呼吸道感染，证属邪袭肺卫和脾气亏虚者。

［材料］中药Ⅰ号方用黄芩、甘草，适用于邪袭肺卫；Ⅱ号方用黄芪、白术、黄

芩、甘草。药量分别按 2∶1.5 和 3∶2∶2∶1.5 比例投入，适用于脾气亏虚型。

[**方法**] 上药研末备用。取姜汁、蜂蜜、甘草醇（500ml、32 度米酒加 200g 甘草泡浸 1 个月），按 1∶2∶3 比例，调药粉成泥状，用一撮约 3~5g。

[**用法**] 用敷脐法。脐部以 TDP 特定电磁波治疗器照射 20 分钟，或常规消毒后敷以上药，用 6cm×7cm 透明敷料固定，或以消毒纱布加绷带固定，勿使之脱落。12~16 小时取下，每周 2 次，8 次为 1 个疗程，间隔 1 个月进行第 2 个疗程。

[**疗效**] 金丽玲用方一治疗 142 例中，经治疗 2 个疗程，4 个月后观察，痊愈 36 例，占 25.3%；显效 46 例，占 32.4%；好转 47 例，占 33.1%；无效 13 例，占 9.1%。总有效率 90.8%。

[**出处**]《针刺研究》2001，26（1）：67.

方 二

[**主治**] 小儿上呼吸道感染，证属肺卫不固，外邪感染者。

[**材料**] 金玉散：黄芪、防风、莱菔子、鸡内金、五倍子、乌梅、淫羊藿、山萸肉、女贞子、栀子、板蓝根、穿山甲（以他药代替）、蜈蚣等。

[**方法**] 将上药研为细末用食醋 2~3ml 调成膏状。

[**用法**] 用敷脐法。将药膏敷于肚脐部，1~3 岁每次 2g，4~8 岁每次 3g，9 岁每次 4g。外面覆盖脱脂纱布、塑料薄膜一小块，用胶布固定，每 24 小时换药 1 次，每月贴药 7 天，停药 2 天。再贴 7 天后停药，3 个月为 1 个疗程。

[**疗效**] 用方二治疗 100 例，对照组 40 例，显效分别为 62、12 例，有效 35、22 例，无效 3、6 例，总有效率 97%、85%。

[**出处**]《中国中医药信息杂志》2001，8（4）：46.

方 三

[**主治**] 因上呼吸道感染导致的小儿高热。

[**材料**] 生石膏、滑石、青蒿、水牛角各 100g，郁金 60g，黄芩、黄连各 50g，竹叶、大青叶、冰片各 30g。

[**方法**] 上药为 2 次用量，共研细装瓶备用。

[**用法**] 用敷脐法。临床取药粉 1/2 加食醋和蛋清调成糊状，外敷神阙穴。上盖以纱布，并经常注意湿度，以免干燥影响疗效。一般 24 小时更换 1 次，体温仍不降者日敷 2 次。

[**体会**] 败毒散敷脐疗法对感染性高热优于非感染性高热。

[**出处**]《实用医药杂志》1996，9（3）：52.

方 四

[**主治**] 风寒、风热型小儿上呼吸道感染。

[**材料**] 取葱白 3g，鲜薄荷叶 3g。

[**方法**] 上药共捣烂如泥状。

[**用法**] 用敷脐法。将上药外敷脐部，常规法固定，每日换药 1 次，连用 3 天。

[**出处**] 蒋希林.《中华脐疗大全》中国中医药出版社.

【**按语**】

小儿反复呼吸道感染是临床常见病、多发病，严重影响小儿的生长发育和身心健康。现代研究证实，小儿反复呼吸道感染之所以反复发作，缠绵难愈。主要是由于复感儿不同程度地存在细胞免疫和体液免疫功能低下，因此提高患儿的免疫功能，对本病的治疗起着极为重要的作用。有人对治疗前后免疫球蛋白（血清 IgG，lgA，IgM）和 T 细胞亚群（CD3、CD4、CD8）等免疫指标的变化进行了观察。从临床症状的改善来看，金玉散对自汗、盗汗、厌食等临床症状的改善比较突出并可提高患儿发微量元素锌、钙水平，证明金玉散有改善患儿胃肠道功能、增强体质的作用。治疗后血清免疫球蛋白 IgG、IgA 明显提高。用金玉散敷脐后 CD1、CD4 及 CD4/CD8 比值明显上升，说明机体细胞免疫功能得到调整。说明运用本法可有效提高小儿的免疫机制，预防小儿反复呼吸道感染反复发作，不失为防治小儿上呼吸道感染寻找出一种新的方法。

小儿呼吸道易感症

小儿呼吸道易感症又称反复呼吸道感染。每月患感冒或气管炎 1~3 次以上或 1 年内患肺炎 2~3 次以上可定为反复呼吸道感染。属于中医"虚证"范畴。

【**病因病机**】

本病形成的因素较为复杂。幼儿免疫功能比较低下，易患呼吸道疾病，母乳喂养则较人工喂养免疫力强。此外，长期偏食、挑食，以及耐寒力差的小儿易患呼吸道感染。大气污染对易感呼吸道病也有影响。有报道，易感儿血中 IgG 及 IgA 等抗体均有下降，但也有认为变化不大。唾液中 IgA 水平低下及细胞免疫低下，各地观察基本一致。易感儿的非特异性免疫功能也有降低，如巨噬细胞吞噬功能下降。

中医学认为，由于小儿为稚阴稚阳之体，禀赋不足，肺脾两虚，肺气虚弱则表卫不固，脾胃虚弱则化源不足，五脏皆虚，故易受外邪侵袭。内伤饮食，痰湿内生，病后外邪多不易完全离去，故易反复发作而难愈。

【**诊断要点**】

（1）年龄 0~2 岁者，急性呼吸道感染每年超过 7 次或下呼吸道感染每年超过 3 次。

（2）年龄 3~5 岁者，急性呼吸道感染每年超过 6 次或下呼吸道感染每年超过 2 次。

（3）年龄 6~12 岁者，急性呼吸道感染每年超过 5 次或下呼吸道感染每年超过 2 次。

【**治疗方法**】

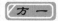

[**主治**] 小儿呼吸道易感症，证属肺卫不固、肺气虚弱者。

[**材料**] 金玉散：主要由黄芪、防风、莱菔子、鸡内金、五倍子、乌梅、淫羊藿、

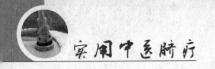

山萸肉、女贞子、栀子、板蓝根、蜈蚣等药物组成。

[**方法**] 研为细末。

[**用法**] 用敷脐法。1~3岁每次2g，4~8岁每次3g，大于9岁每次4g；用食醋2~3ml调成膏状敷脐，外面覆盖脱脂纱布、塑料薄膜一小块，用胶布固定，每24小时换药1次，每月贴药7天，停药2天，再贴7天后停药，3个月为1个疗程。

[**疗效**] 孙彦敏用方一治疗100例，对照组40例，显效62、12例，有效35、22例，无效3、6例，总有效率97%、85%。

[**出处**]《中国中医药信息》2001，8（4）：46.

方 二

[**主治**] 肺脾两虚小儿呼吸道易感症。

[**材料**] 吴茱萸1份，红参5份，海马5份，鹿茸3份，炙甘草1份。

[**方法**] 共为细末，配以香油、凡士林等软膏基质调制成膏。

[**用法**] 用敷脐法。先用热毛巾将肚脐擦拭干净，然后敷贴温肾健脾贴膏，胶布敷盖。若用热水袋局部热敷，可增强疗效。3天换药膏1次，1个月为1个疗程。

[**疗效**] 治70例，用药1个疗程，近期治愈29例，占41.4%；有效41例，占57.1%；无效1例。总有效率为98.6%。经检查患者免疫功能有明显改善。

[**出处**]《陕西中医》1989，（6）：249.

方 三

[**主治**] 表卫不固小儿呼吸道易感症。

[**材料**] 复方玉屏风糊剂：黄芪30g，防风10g，白术10g，苍术10g。

[**方法**] 共研细末，过筛后瓶贮备用。

[**用法**] 将药加入少许淀粉，用温水调匀，取2~5g填入脐部，盖上纱布，胶布固定，每晚贴1次，5天为1个疗程，连用4个疗程，疗程间停药5天。

[**疗效**] 用方三防治30例，有效率为93%。

[**出处**]《江西中医药》1989，（6）：12.

方 四

[**主治**] 肺气虚弱小儿呼吸道易感症。

[**材料**] 防风、黄芪、肉桂各等份并配合辨证加减。

[**方法**] 共研细末备用。

[**用法**] 用敷脐法。先用75%乙醇消毒神阙穴，趁湿撒药粉0.5g于穴位上，外贴胶布4cm×4cm固定，胶布过敏者改用棉纱外贴，绷带固定。每隔3天换药1次，50次为1个疗程，可连续用2~4个疗程。用于急慢性支气管炎的预防和治疗，孕妇慎用。

[**疗效**] 用方四治疗5200例临床观察，预防总有效率为97.2%，防治总有效率96.9%。

[**出处**]《陕西中医》1989，（1）：33.

方 五

[**主治**] 小儿呼吸道易感症之气虚自汗易感者。

[**材料**] 玉屏风散。若表现为肺、脾、肾阳虚者，以人参、紫河车、冬虫草、鹿茸、吴茱萸。

[**方法**] 研末，以玉屏风散用温水或凡士林调和。

[**用法**] 用敷脐法。将上药取适量敷脐。再以胶布敷盖，热水袋局部热敷，3 天换药 1 次，1 个月为 1 个疗程。

[**出处**] 谭支绍.《中医药物贴脐疗法》广西科学技术出版社.

【**按语**】

反复呼吸道感染是儿科临床常见疾病，儿童免疫功能低下是发病的主要原因之一。临床常采用抗生素治疗，疗效差，复发率高，不良反应大。其他一些免疫增强剂不良反应较多，且疗效不尽如人意。长时间口服中药汤剂，患儿难以接受。用神阙穴贴敷，治疗后感染次数明显减少，症状较前明显减轻，病程明显缩短，血清中的 IgG、IgA、IgM 及补体 C 含量均有提高，T 细胞亚群变化治疗前后有显著性差异。该方法使用方便，患儿依从性好，治疗后细胞免疫功能有提高，疗效独特，安全可靠，值得推广应用。

在多年的贴敷治疗中，我们发现 1 岁以内患儿效果不好，这可能与患儿穴位对药物反应尚未完善有关。部分患儿贴敷后有局部皮肤发红，甚则起小水泡的现象，遇到此类情况先观察，对局部反应严重者可每日涂 1~2 次龙胆紫，下次贴敷时可向皮肤受损不严重处稍稍旁移即可。凡有这种情况的患儿疗效更佳，是否与此类患儿对药物较为敏感，药物渗透更快、吸收更好有关，有待于进一步观察。

小 儿 哮 喘

哮喘又称为支气管哮喘，是一种反复发作的变态反应性的疾病，是儿童期最常见的慢性呼吸道疾病之一。中医称为"哮证""喘证"。

【**病因病机**】

引起哮喘发病的原因有很多，但不外乎内因与外因。内因即体质因素，外因是环境因素。小儿哮喘与感冒、天气变化、运动过度、劳累、某些食物及药物、被动吸烟、油漆、油烟等有密切关系。此外，小动物的皮毛、室内尘螨、霉菌、蟑螂、花草、花粉等，也是诱发因素。其中感冒是引起儿童哮喘发作的最常见因素。

中医认为，小儿哮喘的原因多与其自身体质有关，尤其是脾胃二脏。脾为后天之本，脾虚则不能运化体内水谷精微，痰浊内生。而肾虚则精亏，进一步使水湿蕴积成病。久而久之素体湿盛形成哮喘性体质。在如感冒或过度疲等诱发因素刺激下，能使肺虚卫外不固，夹痰阻塞气道，引发哮喘。哮喘期间，小儿体内的自主神经系统功能紊乱，引起支气管平滑肌痉挛，气管壁内黏膜肿胀及炎性分泌物增多，使支气管管腔

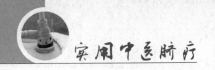

缩小，通气功能急骤减低，通气量不够而加重哮喘。

【诊断要点】

（1）喘息反复发作（或可追溯与某种变应原或刺激因素有关）。

（2）发作时肺部出现哮鸣音。

（3）平喘药治疗有显效。

（4）嗜酸细胞计灵敏、血常规、胸部X线检查、皮肤变应原检查等帮助确诊。

【治疗方法】

方 一

[主治] 小儿哮喘，证属气虚不固者。

[材料] 华山参总生物碱0.05~0.1g。

[用法] 用敷脐法。将肚脐皮肤消毒后，用上药放置于脐中，外用胶布固定，每周换药1次。

[疗效] 李忠用方一治疗某男，8岁，2岁患肺炎，愈后咳喘不止至今，冬春季加重。用本法治疗，3天后咳喘渐轻，2周后喘停，且冬天感冒也不复发。

[出处]《浙江中医杂志》1982，（3）：131.

方 二

[主治] 小儿痰喘，痰多，喘而气促。

[材料] 明矾60g，面粉适量，米醋50ml，蜂蜜少许。

[方法] 先将明矾研为细末，与面粉拌匀，调米醋、蜂蜜制成稠膏状备用。

[用法] 用敷脐法。取药膏15g，贴敷于患儿脐孔中，外以纱布覆盖并固定，每2天换药1次，连贴10天为1个疗程。

[疗效] 谭支绍用方二治疗马男6岁，患哮喘24年余，入冬发作频繁，加重3天，用本法贴用6天，喘平。

[出处] 谭支绍.《中医药物贴脐疗法》广西科学技术出版社.

方 三

[主治] 用于小儿虚喘。

[材料] 吴茱萸3g，胡椒7粒，五味子3g。

[方法] 研成细末，调和做饼。

[用法] 用敷脐法。封于脐上。

[出处] 高树中.《中医脐疗大全》济南出版社.

方 四

[主治] 小儿肾虚而喘。

[材料] 麻黄、苦参、黄柏、艾叶、杏仁、桃仁、僵蚕、细辛、南星各20g，白芥子、花椒、桂枝、川贝母、冰片各10g，阿胶60g，面粉100g，山莨菪碱600mg。

[方法] 将上药，除阿胶、冰片、面粉、山莨菪碱外，入锅内水煎2次，共取药汁

1000ml，浓缩成约 350ml。将阿胶烊化，得液体约 100ml，与前药液混合，放入面粉、冰片、山莨菪碱，放入锅内蒸成稠膏状即可。

［用法］用敷脐法。取上药适量，涂于患儿脐部，并用纱布、塑料薄膜、纱布三层覆盖，胶布固定。

［出处］《中国民间疗法》1999，（5）：22.

【按语】

小儿体弱，哮喘易发，应重视预防，避免各种诱发因素，适当进行体育锻炼，增强体质。注意气候影响，做好防寒保暖工作，冬季外出应戴口罩。尤其气候转变或换季时，要预防感冒诱发哮喘。有外感病证要及时治疗。发病季节，防止活动过度和情绪激动，以免诱发哮喘。居室宜空气流通，阳光充足。冬季要和暖，夏季要凉爽通风。避免接触特殊气味。饮食宜清淡而富有营养，忌进生冷油腻、辛辣酸甜以及海鲜鱼虾等可能引起过敏的食物，以免诱发哮喘。注意心率、脉象变化，防止哮喘大发作产生。

小 儿 肺 炎

肺炎是由各种感染或其他因素所引起的肺部炎症。相当于中医学中"肺炎喘嗽"。

【病因病机】

常见病原体为病毒和细菌。凡引起上呼吸道感染的病毒均可导致肺炎。细菌感染的有肺炎链球菌（肺炎双球菌）、葡萄球菌、链球菌、革兰阴性杆菌。此外还有支原体、真菌和原虫等。病原体多由呼吸道入侵，也可经血行入肺。病原体入侵肺，引起肺泡腔内充满炎症渗出物，肺泡壁充血水肿而增厚，支气管黏膜水肿，管腔狭窄，从而影响换气和通气，导致低氧血症及二氧化碳潴留，为增加通气及呼吸深度，出现代偿性的呼吸与心率增快、鼻翼煽动和三凹征。重症可产生呼吸衰竭。由于病原体作用，重症常伴有毒血症，引起不同程度的感染中毒症状。缺氧、二氧化碳潴留及毒血症可导致循环系统、消化系统、神经系统的一系列症状以及代谢性和呼吸性酸中毒、电解质紊乱。

中医学认为，本病多为外邪犯肺，肺气失宣，郁而化热，肺热熏蒸，灼津为痰，痰阻气道，不得宣肃，因而上逆，病位在肺，常累及脾，亦可窜心肝，痰热郁闭，肺气不宣为主要病机。

【诊断要点】

（1）起病较急，有发热，咳嗽，气促，鼻煽，痰鸣等症。或有轻度发绀。

（2）病情严重时，喘促不安，烦躁不宁，面色灰白，发绀加重，或高热持续不退。

（3）禀赋不足患儿，常病程迁延。新生儿患本病时，可出现不乳，口吐白沫，精神萎靡等不典型临床症状。

（4）肺部听诊：肺部有中、细湿啰音，常伴干性啰音，或管状呼吸音。

（5）血象：大多数白细胞总数增高，分类中性粒细胞增多。若因病毒感染引起者，

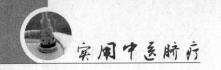

白细胞计数可减少、稍增或正常。

（6）X线透视或摄片检查：肺部显示纹理增多、紊乱，透亮度降低，或见小片状、斑点状模糊阴影，也可呈不均匀大片阴影。

【治疗方法】

方一

［主治］小儿哮喘性肺炎。

［材料］山莨菪碱片。

［方法］用山莨菪碱片，每天用药量为 1~1.5mg/kg 体重，加水调成糊状。

［用法］用敷脐法。脐部常规消毒后，将药糊涂于脐内覆盖消毒棉球，胶布固定。

［疗效］孙氏用方一促使小儿肺炎啰音吸收，32 例 4 天内啰音全部消失。

［出处］《中医外治杂志》2007，（5）：47.

方二

［主治］风寒型小儿肺炎。

［材料］用苍耳子 5 份，公丁香 3 份，肉桂 3 份，细辛 5 份，半夏 3 份，麻黄 10 份，白芥子 5 份，人造麝香 1 份。

［方法］将上药烘干共研细末，装瓶备用。

［用法］用敷脐法。先以 75% 乙醇将患者肚脐消毒，趁乙醇未干时，将药粉倒入脐中，装满脐为度，盖一张比脐大的胶布，隔 2 天换药 1 次，10 次为 1 个疗程，每疗程相隔 5~7 天。

［疗效］用方二治疗张某，男，4 岁，患小儿肺炎 4 天，咳嗽，气喘，痰多，X 线透视左肺有片状阴影，用方二治疗 5 次，症状好转，用 10 天后痊愈。

［出处］《人民军医》1978，（11）：39.

方三

［主治］小儿喘息性支气管肺炎本虚标实证。

［材料］北细辛 2g，白芥子 2g，紫苏子 1g，炒莱菔子 3g，桔梗 3g，黄芩 3g。随症加减：在急性发作期，若属肺热喘咳，则酌加葶苈子、苦杏仁；若高热则酌加生石膏或寒水石；若大便结则酌加大黄或芒硝；若腹泻则酌加乌梅肉、白术炭；若烦躁不寐则酌加灵磁石或飞朱砂。

［方法］上药晒干或烘干后研极细末过筛，再取蓖麻子仁若干粒（约 6 粒）与上药末共捣成泥，摊于一块约 4 平方寸的药棉纱布上。

［用法］用敷脐法。将患儿的脐部用 75% 乙醇消毒，随即将涂有药物的纱布敷于脐部。用胶布固定，再用绷带拦腰扎一圈，以免脱落。两天后，观察脐部是否出现水疱，或药物是否已干。若有水疱则暂停敷药，用红霉素软膏涂敷，待水疱消失后再敷咳喘末。若药物已干，而又未出现水疱，则可更换一敷。

［疗效］余文海用方三治疗小儿喘息性支气管肺炎，对急性发作者一般三敷（约 6 天）即可痊愈，对慢性患者疗程需要延长，一般要敷 10 次以上。

[**体会**] 用方三治疗小儿喘息性支气管肺炎，对急性发作者，敷药一次后其症状明显减轻，敷药两次后喘鸣音大减，肺部啰音和痰鸣音也大减，三次后喘鸣音、痰鸣音和湿啰音均消失，有时偶有几声咳嗽，若是干啰音则消失较慢。对急性发作者一般三敷（约6天）即可痊愈，对慢性患者疗程需要延长，一般要敷10次以上，用间歇疗程法，即敷三次后间隔一周再敷三次，如此反复三至四次，可收到满意的疗效。本病以急性发作者居多，对于慢性喘息性支管炎患儿来说，一般是年龄在4岁以上甚或更小的儿童。此类患儿多为体质虚弱者，其症状表现为本虚标实，涉及肺、脾、肾三脏，其治疗法则最好是内外夹攻、标本兼治。也就是说必须既用敷脐的外治法，也用汤剂和丸剂的内治法，如此兼容并包，定能收到殊途同归之功效。但仍以外治为主，外治方药组成仍用上方，但须去黄芩加夜明砂，内服方剂可根据证候不同而分别施治。若兼表实证则用定喘汤加减；若无表证，又非实证，纯属肺肾两虚则用人参蛤蚧散合半硫丸治之。

[**出处**]《现代中医》1996，（2）：102.

方 四

[**主治**] 肺气郁闭小儿肺炎。

[**材料**] 牵牛子（炒半生半熟）、熟大黄各30g，槟榔、木香各8g，轻粉0.03g。

[**方法**] 前4味药，烘干，研细末，过筛，装瓶密封备用。

[**用法**] 用敷脐法。取药粉适量，蜂蜜调膏，纱布包裹，敷神阙穴（先将轻粉纳脐内）。外盖铝纸、纱布，胶布固定（有轻微腹泻）。

[**疗效**] 笔者用方四治疗李某，患肺炎半月，仍咳嗽多痰，左肺有阴影，用方四贴敷5次，症状消失。

[**出处**] 经验方。

方 五

[**主治**] 小儿肺炎风寒闭肺型。

[**材料**] 苏叶、前胡各10g，桔梗6g，甘草3g，葱白适量。

[**方法**] 将前4味共研细末备用。

[**用法**] 用敷脐法。取药粉3g，与葱白共捣如泥敷脐，外用胶布封固。每日1次，用热水袋热敷15~30分钟。

[**出处**] 蒋希林.《中华脐疗大全》中国中医药出版社.

方 六

[**主治**] 小儿肺炎风热闭肺型。

[**材料**] 桑白皮、地骨皮、青黛各2g，鲜地龙适量。

[**方法**] 前3味共研细末与鲜地龙同捣如泥。

[**用法**] 用敷脐法。将上药敷于脐上，外用胶布固定。每日1次。

[**出处**] 蒋希林.《中华脐疗大全》中国中医药出版社.

【按语】

小儿肺部的炎性病变，可使肺的有效呼吸面积减少，换气功能发生障碍，导致缺氧和二氧化碳潴留，产生湿性啰音，预示着有效呼吸面积减少，可能进一步加重病情，用敷脐法治疗，可使小儿肺通气得到改善，加快肺部炎性物质的吸收，对小儿肺炎治疗后肺部啰音的消失，有较好疗效。

对小儿迁延性肺炎恢复期盗汗，可用生黄柏、五倍子各等份，共研为细末，贮瓶中备用，另备 5cm×5cm 的一张医用橡皮膏，治疗前先将患儿脐部洗净擦干，然后取药面适量（约将脐窝填满为度），用温开水调药作饼，置于正中，敷于脐内，保留 24 小时换药，作为 1 次治疗，有较好疗效。

对小儿肺炎继发腹泻患者，可用中药敷脐，基本方：吴茱萸 1.5g，丁香 1.5g，黄连 3g，陈皮 3g，诃子 5g（药量根据年龄加减）。以上药物采用中药配方颗粒，用时以陈醋调成糊状，略加温后，先将肚脐用温水擦拭干净，再将药物敷于脐上，用输液贴固定即可。24 小时换药 1 次，共治疗 3 天。

细辛、半夏、轻粉均有一定毒性，应避免小儿手抓贴药后放入口腔内。

小儿咳嗽

小儿咳嗽是一种症状，是咽喉部一种保护性反射动作。中医亦称为"咳嗽"。

【病因病机】

咳嗽产生的原因是非常复杂的，除了常见的感染和炎症因素，过敏、反流、药物也是重要而不可忽视的因素。如鼻后滴流综合征指因过敏性或非过敏性鼻腔炎，引起分泌物倒流到鼻后和后咽部，甚至反流到声门或气管，从而产生慢性咳嗽、咽异物感等一系列症状。胃食管反流性咳嗽通常因胃酸和其他胃内容物反流进入食管，而导致咳嗽。除上述类型的咳嗽外，咳嗽还有很多病因，如感染后咳嗽、变应性咳嗽、药物性咳嗽等等。

中医学认为，小儿脏腑娇嫩，外感、内伤诸因均易伤肺而致咳嗽。外感寒、热、燥等表邪，侵入犯肺，肺气上逆；内有食滞，脾困生湿生痰，痰湿蕴积，肺气失宣；素体虚弱，久咳伤津，虚火上炎，更灼肺阴，肾不纳气均可导致咳嗽。

【诊断要点】

（1）以咳嗽、咳痰为主要临床症状。

（2）病前多有感冒病史。

（3）肺部听诊：两肺呼吸音粗糙或闻及干啰音。

（4）血常规检查：病毒感染者白细胞总数正常或偏低，细菌感染者白细胞总数及中性粒细胞增高。

（5）X线检查：显示双肺正常或肺纹理增粗。

【治疗方法】

方 一

[**主治**] 小儿外感风寒咳嗽。

[**材料**] 中药免煎颗粒杏仁、桃仁、皂角、细辛、羌活各 1 袋。

[**方法**] 将上述药混匀，滴水使药物成糊状，装入绵纸袋中。

[**用法**] 用敷脐法。将药袋置于神阙穴位处固定。每天换药一次。用量：0~1 周岁患儿，每次用混合药物 1/4 份；2~5 周岁患儿每次用混合药物 1/3 份；6 岁以上患儿每次用混合药物 1/2 份。

[**疗效**] 李炜奕用方一治疗小儿外感咳嗽 160 例，对照组 145 例，分别治愈 139、64 例，有效 4、28 例，无效 17、53 例，总有效率为 89.38%、63.45%。

[**出处**]《吉林医学》2008，29（3）：235.

方 二

[**主治**] 小儿顽固性咳嗽，证属风寒肺气上逆者。

[**材料**] 麻黄、白芍、半夏、桔梗、杏仁、百部各 10g，炙甘草 6g，干姜、细辛、五味子各 3g。

[**方法**] 以上诸药共为细末。

[**用法**] 用敷脐法。用时取药粉适量，用米酒调成糊状，敷于脐部，外以 6cm×6cm 胶布固定，每日换药 1 次。

[**疗效**] 有人用方二治疗顽固性咳嗽患者百余例，有效率 96%。

[**出处**] 经验方。

方 三

[**主治**] 痰湿蕴结小儿外感咳嗽。

[**材料**] 六安煎：半夏 10g，陈皮 7.5g，茯苓 10g，甘草 5g，杏仁 5g，白芥子 2.5g。按中医辨证，属风寒者加紫苏 10g、防风 10g；属风热者加黄芩 10g、桑叶 10g、连翘 10g。

[**方法**] 按照分型配制好中药，研为细末。

[**用法**] 用敷脐法。取适量以干纱布包好，用温水略湿，消毒患儿脐部后外敷，外以胶布固定，一昼夜换药一次。

[**疗效**] 王希玲用方三治疗 67 例患儿，痊愈 59 例，占 88%；显效 7 例，占 10.4%；无效 1 例，占 1.6%，总有效率为 98.4%，其中，最快者 3 天治疗痊愈。

[**出处**]《实用医技杂志》1999，（9）32.

方 四

[**主治**] 小儿寒咳或热咳。

[**材料**] 寒咳贴脐法：麻黄 10g，细辛 10g，五味子 10g，罂粟壳 10g。热咳贴脐法：黄芩 20g，鱼腥草 15g，青黛 10g，丹参 10g。

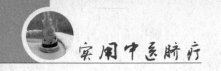

[**方法**]将药研为细末，装瓶密封备用。

[**用法**]贴脐法：治疗时，先用75%乙醇消毒脐部，然后取药末5~10g与蜂蜜适量调均如膏状，敷于肚脐上，外以纱布盖上，再以胶布贴紧固定，两天换药一次，至病愈停药。

[**出处**]蒋希林.《中华脐疗大全》中国中医药出版社.

方五

[**主治**]寒咳热咳或久咳。

[**材料**]寒咳散：白芥子5g，半夏3g，麻黄5g，肉桂5g，细辛3g，丁香0.5g。

热咳散：鱼腥草15g，青黛10g，海蛤壳10g，葱白3根，冰片0.3g。

久咳膏：罂粟壳30g，五味子30g。

[**方法**]将以上各方分别研成细末。

[**用法**]治寒咳：寒咳散敷脐，在脐部先用75%乙醇消毒，然后将药粉填于脐内，外用胶布固定，每天换药1次，用3~5次。治热咳：热咳散敷脐，将药捣烂为糊，用胶布贴敷于肚脐上，每天换药1次。治久咳：将久咳膏研成细末，用时加适量蜂蜜调成膏状，用胶布贴敷于肚脐上，每天换药1次，能够敛肺止咳。

[**出处**]《吉林中医药》1989，（4）：21.

【**按语**】

外感咳嗽是婴幼儿时期高发的疾病之一，临床中针对病源，应用抗菌、抗病毒及止咳等药物治疗，静脉滴注及口服药物给患儿增加很多痛苦和麻烦。而采用中药敷脐治疗疾病，既安全又减少患儿打针、吃药的痛苦。在临床应用中未发现任何不良反应。从临床资料看，治疗组在总有效率上明显优于对照组，从而表明中药敷脐治疗效果显著。因此中药敷脐疗法作为一种治疗小儿咳嗽的方法，安全、有效、使用方便，既可靠经济，又减少患儿胃肠道负担，值得临床推广应用。

在治疗期间，要保持房间空气湿润；如果小儿是因异味空气而引起咳嗽，房间里不允许吸烟，也不要有其他异味气体；为了避免小儿晚上睡眠时咳嗽，让其取侧卧位，最好将头部或上身用毛巾，枕头垫得稍高一些；当小儿咳嗽很厉害以致喘不过来气时，抱起来轻轻拍几下背部；注意给小儿身体保暖，尤其是脚心和头顶部不要受凉，当小儿咳嗽继续加重，总是不见减轻，特别是出现呼吸困难，口唇颜色不好时，应该马上带去看医生，以免耽搁治疗时机。

小 儿 厌 食

小儿厌食症是指小儿较长时期见食不贪，甚至拒食为主要临床特点的一种病证。中医称为"厌食"。

【**病因病机**】

西医学认为，厌食儿童微量元素检测常提示锌、铜、锰等缺乏，尤以缺锌与本病关系最为密切。由于缺锌时味蕾上的味觉合成障碍，导致味觉迟钝，影响食欲，而且缺锌时颊黏膜上皮细胞角化不全，大片脱落遮盖味蕾。阻碍味蕾与食糜接触产生味觉冲动。

中医学认为，胃司受纳，脾主运化，脾胃调和，方能知饥欲食，食而能化。《灵枢·脉度》说："脾气通于口，脾和则口能知五谷矣。"因小儿脏腑娇嫩，脾常不足，若饮食不当，盲目投以肥甘厚味，或贪食生冷煎炸之品，或饮食偏嗜，饥饱无度，均可造成脾胃损伤，运化功能失常，产生厌食。

【诊断要点】

（1）食欲不振，病程在 2 个月以上。

（2）面色少华，形体消瘦，但精神尚好，无腹胀。

（3）有喂养不当史，如进食无定时定量，过食生冷，甘甜厚味零食及偏食等。

（4）但要排除各种急、慢性感染、消化系统疾病及服用某些药引起的厌食。

【治疗方法】

[**主治**] 小儿厌食，证属肝胃虚弱，后天失调，气滞伤食者。

[**材料**] 党参、白术、山药、炒神曲、炒麦芽、焦山楂、莱菔子、内金、陈皮、木香。

[**方法**] 将上药低温烘干粉降过六号筛，紫外线消毒灯照射 30 分钟，装瓶备用。

[**用法**] 用敷脐法。取药 3g，用 3∶7 的甘油、醋混合液 5~7ml，调成膏状，取神阙穴和中脘，隔日交替贴敷。

[**疗效**] 纪战尚用方一治疗 100 例患儿中，显效 37 例，有效 52 例，无效 11 例，总有效率 89%。

[**出处**]《中医外治杂志》1996，（6）：23.

方 二

[**主治**] 小儿厌食，面色晦暗、形体消瘦者。

[**材料**] 表面磁场强度分别为 20~80MT 的永久圆磁片若干。

[**方法**] 每片用单层纱布裹缝待用。

[**用法**] 用磁疗法。1 周岁小儿用 20MT，1 周以上小儿，年龄每增加 1 岁，剂量增加 10MT，于每晚睡前贴敷神阙穴，次晨取下。治疗时首先清洁脐窝，将用纱布包裹好的磁片置于脐窝中央，再加贴胶布固定。4 周为 1 个疗程，一般治疗 1 个疗程后间隔 1 周，再巩固治疗 1 个疗程。治疗期间停止其他治疗，并嘱家长注意调节患儿的饮食规律，改变不良饮食习惯。

[**疗效**] 王频用方二治疗本病 140 例，治疗 1 个疗程后，显效 87 例，好转 35 例，无效 18 例，总有效率 87.1%；治疗 2 个疗程后，显效者未有反复的迹象，而好转者经继续治疗均收到了较为明显的效果，其中 28 例患儿食欲食量基本达正常，且随访 3 个月未见反复。无效的 18 例放弃。

[**体会**] 大量资料表明，磁场具有镇痛镇静、消炎消肿、降低血压等作用，可影响一些蛋白质和酶的活性，影响生物大分子的空间结构和功能，影响组织器官的功能活动，明显地调整胃肠平滑肌的功能活动。本法将磁片作用于小儿的神阙穴，收到了温阳固脱、健运脾胃之功，其疗效较佳。使用本法一般至少应坚持 4 周以上的疗程，方可确保有足够的磁场刺激量，从而可收到较为满意的效果。

[**出处**]《中国民间疗法》2002, 10（4）：26.

方三

[**主治**] 小儿厌食，证属脾胃不和，气阴两伤者。

[**材料**] 党参 30g，黄芪 30g，白术 15g，木香 10g，砂仁 12g，肉豆蔻 15g，枳实 10g，隔山撬 30g，糯米草根 30g，鸡矢藤 30g，三棱 15g，莪术 15g，叫犁子 30g 等。腹痛加乌梅、延胡索；便秘加大黄、芒硝；消瘦倦怠加人参、安桂；胁痛加柴胡、白芍；舌上少津，苔花剥加沙参、石斛。

[**方法**] 将上药研细，过 100 目筛后备用。选用芝麻油 500g，熬上等安桂 150g，熬好后待冷装瓶备用。冰片 200g 溶入 75% 乙醇 500ml。将方中诸药放入容器中。加入适量麻桂油、冰片溶液（或加透皮促进剂氮酮）调成膏状，摊在 1cm×1cm 大小塑料纸上。

[**用法**] 用敷脐法。主穴：神阙。脾胃不和加中脘；脾胃气虚加中脘、脾俞；脾胃阴虚；加中脘、足三里。将上药膏用橡皮膏固定在选定的穴位上，每次贴敷 6~12 小时，每日 1 次。敷贴后热敷 2 次，7 天为 1 个疗程。

[**疗效**] 刁本恕用方三治疗 400 例，痊愈 264 例，有效 94 例，无效 42 例。总有效率 89.5%。

[**出处**]《中医外治杂志》2002, 11（6）：8.

方四

[**主治**] 小儿厌食，症见长期见食不贪、食欲不振，甚至厌食。

[**材料**] 丁香、吴茱萸各三份，肉桂、细辛、木香、白术各一份。

[**方法**] 将上药烘干研末，充分混匀，放入包装袋密封备用。

[**用法**] 敷脐法。取药粉 5~10g，加酒调成糊状，敷于脐部，外敷无菌敷料，24 小时更换 1 次。取下后清洗局部，再换上新的药剂及敷料，7~10 天为 1 个疗程。

[**疗效**] 陈烨用方四治疗本病 56 例治愈 48 例，占 85.71%，好转 6 例，占 10.71%；无效 2 例，占 3.57%。总有效率 96.43%。

[**出处**]《中医外治杂志》2001, 10（3）：21.

方五

[**主治**] 饮食不节，损伤脾胃导致小儿厌食。

[**材料**] 藿香、吴茱萸、山药、车前子各 10g，木香、丁香各 5g。

[**方法**] 研末，以温水调成膏状，做成三角形药饼。

[**用法**] 用贴敷法。药饼三角分别敷贴在神阙、天枢、气海穴上，每晚睡时敷贴，

次日早晨取下，每个药饼可连敷 3 夜，即 1 个疗程。

[出处] 李乃庚.《小儿外治疗法》天津科学技术出版社.

方六

[主治] 小儿厌食。证属脾胃损伤，运化失常者。

[材料] 炒神曲、炒麦芽、焦山楂各 15g，炒莱菔子 6g，鸡内金、广木香、川厚朴各 5g。

[方法] 共研细末，每取药末 15g，加淀粉约 1g 拌匀，用白开水调成稠糊状，做成药饼。

[用法] 用拔罐法加敷脐法。神阙穴配命门穴。先用单纯拔罐法。留罐 5~10 分钟，再用敷脐法，烘热后贴敷于肚脐上，外以纱布包扎固定。每日治疗 1 次，5 次为 1 个疗程。

[出处] 程爵棠.《拔罐疗法治百病》人民军医出版社.

方七

[主治] 小儿厌食各证。

[材料] 组成：炒神曲、炒麦芽、焦山楂各 10g，炒莱菔子 6g，炒内金 5g。

[方法] 共研细粉。上药加淀粉 1~3g，用白开水调成稠糊状。

[用法] 用敷脐法。临睡前敷于脐上，再用绷带固定，次晨取下，每日 1 次，5 次为 1 个疗程。不愈者，间隔 1 周，再行第 2 个疗程。兼症药物加减：乳食停滞，加陈皮 6g，酒大黄 5g；水湿困脾，加白扁豆、薏苡仁各 10g；先天不足加人参 3g，干姜 5g，炙甘草 6g；脾胃虚弱加党参、山药各 10g，白术 6g；恶心呕吐，加半夏、藿香、枳壳、诃子各 6g；大便稀溏，加苍术 10g。

[出处]《中国中西医结合杂志》1997，17（7）：433.

方八

[主治] 小儿厌食，证属饮食积滞，脾胃运化功能失调者。

[材料] 硝黄散由大黄、山栀、桃仁、杏仁、芒硝组成；消化散由鸡内金、焦三仙、莱菔子组成。

[方法] 两方分别研粉，盛装在玻璃瓶中。硝黄散用鸡蛋清调和，消化散用温水调和成糊。

[用法] 用敷脐法。将上药贴敷于穴位上，用胶布或肤疾宁固定。于每晚睡前敷药，晨起去掉。连敷 5 天，休息 2 天，3 周为 1 个疗程。

[出处]《中医外治杂志》1993，（3）：8.

【按语】

神阙是治疗本病最常用的穴位。刺激该穴可使人的胃蠕动增强，幽门开放，空肠黏膜皱壁增深增密，空肠动力增高，可改变胃的紧张度，解除幽门痉挛，提高胃肠酶分泌的能力，并可增强免疫能力。也有报道刺激该穴可间接或直接的抑制胃肠交感神经的活动，提高副交感神经的活力，使胃肠功能得以恢复。我们使用胃肠康贴敷后，

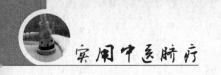
因药物刺激穴位和药物透皮吸收的双重性，具有直达病所，用药量小，方便，尤其适宜于儿童等特点。

敷脐法是治疗小儿厌食症的常用方法，但实施时应注意，小儿皮肤娇嫩，为了避免皮肤刺激，敷药后要注意观察敷药部位的反应，局部有微热感属于正常，发现红热过度，及时更换穴位，以免损伤皮肤。

以上贴敷方中，多含有细辛，有一定毒性，不可误服。也不能让小儿手抓药物后放入口中。

小儿消化不良

小儿消化不良为 2 岁以下婴幼儿常见病之一。中医归于"泄泻""腹胀"范畴。

【病因病机】

本病多因喂食不当，引起胃肠功能紊乱；或胃肠道炎症，婴幼儿吃了被细菌污染的食物，引起胃肠道发炎；亦可因滥用抗生素，使胃肠道内菌群失调，正常细菌，如乳酸杆菌受到抑制，杂菌却大量生长繁殖。天气变冷，机体抵抗力低，肚子受凉也可引起消化不良。

中医学认为，小儿生理特点是脏腑娇嫩，形气未充，为稚阴稚阳之体，故遇寒，感受暑湿或伤于乳食均易引起脾胃功能失常，导致浊气上逆，胃失和降，脾阳湿困，不能运化升清而成病。

【诊断要点】

（1）年龄 4~14 岁。

（2）有反复上腹痛、脘腹胀、厌食、早饱、嗳气、恶心呕吐等上消化道症状，持续时间大于 4 周。

（3）胃电图或 B 超实时超声胃容积检查发现存在胃肠动力障碍。

（4）经消化道钡透或内镜检查排除胃肠道器质性病变。

【治疗方法】

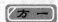

[**主治**] 小儿消化不良，证属脾虚胃弱者。

[**材料**] 艾条。

[**方法**] 用陈艾等药加工成艾条。

[**用法**] 用艾灸法。取穴神阙。配穴中脘。寒湿型可加灸列缺；脾虚型加灸脾俞。用艾条温和灸，每个穴位灸 5 分钟左右至皮肤潮红为度，灸时医者应将食中两指置于施灸部位两侧，以测知小儿局部皮肤受热程度，以防烫伤，每日 1 次，3 次为 1 个疗程。

[**疗效**] 孙善斌用方一配合小儿推拿治疗小儿单纯性消化不良 48 例，痊愈 39 例，有效 6 例，无效 3 例，总有效率为 93.75%。

[**出处**]《针灸临床杂志》2003，19（7）：53.

方二

[**主治**] 小儿消化不良，证属脾肾亏虚，运化失常。

[**材料**] 药物：白术15g，砂仁12g，木香15g，丁香12g，苍术15g，白芷12g，红花10g，干姜10g，肉桂9g，黄芪12g，鹿茸6g，川芎15g，白芍12g等中药组成。

[**方法**] 把各味中药烘干，共研细纷，装瓶密封备用。

[**用法**] 用敷脐法。用时把药粉倒入小儿脐中填平，再拿直径4cm大小的胶布一块，以肚脐为中心贴紧粘牢，经检查没有缝隙即可再拿直径5cm大小的圆形胶布一块，以肚脐为中心贴紧粘牢，经检查没有缝隙即可，每2天换药1次，5次为1个疗程，1个疗程未好，休息5天，再进行第2个疗程。

[**疗效**] 潘纪华用方二治疗112例，痊愈103例，占91.9%；显效3例，占2.7%；有效2例，占1.8%；无效4例，占3.6%。

[**出处**]《针灸临床杂志》2002，18（3）：40.

方三

[**主治**] 各型小儿消化不良。

[**材料**] 药用：藿香400g，肉桂400g，吴茱萸200g，车前子200g，苍术400g。

[**方法**] 将上述药物粉碎后过80目筛，加入基质及透皮剂，调成软膏，每次量取3.5g软膏，制成扁圆状，装入包装塑料袋中，以环氧乙烷气体消毒后包装备用。

[**用法**] 用敷脐法。用时加用脐贴宁，将患儿脐部以温开水擦洗干净，取脐贴宁一张，将药饼对准脐部贴劳即可，每日换药1次，连贴5天。

[**疗效**] 钱丽芳用方三治疗89例，对照组89例，分别治愈68、48例，好转16、14例，无效5、27例，总有效率94.38%、69.66%。

[**出处**]《中医外治杂志》2002，11（6）：29.

方四

[**主治**] 小儿消化不良，证属脾胃虚弱，胃失和降者。

[**材料**] 运脾膏：苍术、白蔻仁、吴茱萸、炒莱菔子、白胡椒、荜茇、肉桂、丁香按3∶3∶3∶3∶2∶2∶1∶1的比例。

[**方法**] 将上药研细混匀，过100目筛，经钴60照射灭菌后装玻璃瓶蜡封备用，每瓶3g。

[**用法**] 用敷脐法。用量：4~6岁每次3g，6~10岁每4.5g，10~14岁每次6g，将药粉调蜜呈糊膏状，置于神阙穴，外用胶布固定，每日1换。

[**疗效**] 张南用方四治疗本病30例，对照组30例，结果分别临床痊愈18、7例，显效6、5例，有效4、9例，无效2、9例，总有效率为93.33%、70.00%。

[**出处**]《福建医药杂志》2007，29（3）：36.

方五

[**主治**] 脾虚积滞，小儿消化不良。

［**材料**］火罐。

［**用法**］用拔罐法。取神阙穴和中脘穴。先用单纯拔罐法，留罐 10~15 分钟，起罐后外用玄明粉 2.5g，木香（研末）、胡椒粉各 0.5g，拌匀，每取 1~1.5g 撒入肚脐中，外用胶布固定。每日治疗 1 次，5 次为 1 个疗程。

［**出处**］程爵棠.《拔罐疗法治百病》人民军医出版社.

【按语】

用中药贴脐是治疗本病的主要方法，有较好的治疗效果。应用的药物大部分属芳香药，通过肚脐，对胃肠有良好的刺激作用，调节作用，能使胃肠蠕动加快，消化液分泌增多，增强了胃肠的消化和吸收功能，肚脐的皮下组织黏膜很薄，少量的药物有效成分可以经皮下而直接被身体吸收而发挥作用。

药物的刺激可以激发机体各系统和内脏的功能活动，提高人体免疫力，对绝大多数胃肠道的轻度炎症也有较好的效果，临床上与药物对照组比较十分明显的效果和优势，但中药制好后应密封保存，超过半年后药味部分发挥，而药效随之下降，故制作时应根据使用数量进行，避免影响疗效。

轻症病儿原则上不需禁食，但应停吃不易消化的食物和脂肪类食物。母乳喂养者缩短每次哺乳时间，人工喂养者可先给米汤或稀释的牛奶，从少到多，由稀到浓，重症应暂禁食，一般 6 小时左右，吐泻好转时，可逐渐恢复到原来饮食。

小 儿 腹 痛

小儿腹痛是临床上以腹部疼痛为主要表现的常见症状。属于中医"盘肠气痛"和"腹痛"之范畴。

【病因病机】

小儿腹痛的原因很多，对于儿童腹痛首先应区分是器质性的还是功能性的。不仅腹部各种脏器的器质性病变如胃炎、胃溃疡、肠梗阻以及阑尾炎等可致腹痛，而且其他部位的疾病如肺炎也可导致腹痛。功能性病变则多为胃肠异常蠕动、胃肠道痉挛、胃肠道管腔胀气引起，通常与饮食不当、受凉、精神因素等有关。

中医学认为，小儿脾胃薄弱，经脉未盛，且寒温不能自调，饮食不知自节，易为内外因素所扰，腹部为人体气机运行之枢纽，内居六腑，以痛为顺，若腹内脏腑、经脉受寒热之邪侵袭，或为乳食所伤，或中阳不足，或肝气怫郁，横逆伤脾等均可引起气机壅阻，经脉失调，气滞不通，腹痛乃作。

【诊断要点】

（1）疼痛性质。①绞痛：多见于空腔器官的痉挛、梗阻引起，如肠痉挛、肠梗阻、肠管痉挛等。②钝痛：多为炎症所致，如胆囊炎、阑尾炎等。③放射痛：见于肝、胆疾病，胰腺疾病及腹外器官疾病。

（2）进行详细腹部体检如无阳性发现，多考虑肠痉挛，炎症早期如有相应压痛点、反跳痛等，考虑相关器官炎症，如胆囊炎、阑尾炎等。如有肠形、积块，考虑梗阻、肠套叠、胃结石、肝脓肿等。

（3）结合伴随症状、全身情况：如便血考虑肠套叠，发热脓血便考虑痢疾，如有蛔虫感染史、大便带虫考虑蛔虫症。特别应注意排除腹外脏器疾病：如肺炎、过敏性紫癜、血卟啉病、癫痫等。

（4）结合实验室检查：如查便常规、血常规、B超、腹平片、内窥镜等，可进一步确定病因。

【治疗方法】

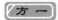

[**主治**] 小儿脾虚夹积型腹痛。

[**材料**] 消积散，由炒麦芽、焦山楂、鸡内金、延胡索按3∶3∶3∶1剂量组成。

[**方法**] 用将上药研细末，过80目筛。

[**用法**] 使用时取药末3g加甘油、醋混合液1.5ml调成糊状，置自黏性无菌敷料中，敷于脐中，每天10~12小时，连用5天为1个疗程。

[**疗效**] 葛湄菲用方一治疗小儿脾虚夹积型腹痛30例，对照组38例，分别治愈23、9例，显效0、1例；有效4、2例，无效3、26例，总有效率76.67%、31.58%。

[**出处**]《中医外治杂志》2007，16（5）：32.

方 二

[**主治**] 各型小儿腹痛。

[**材料**] 中号火罐。

[**方法**] 将火罐消毒，患者仰卧位，使其配合、完全放松，肚脐消毒。

[**用法**] 用拔罐法。中号火罐，用闪火法迅速将火罐罩于神阙穴上，留罐5~10分钟，使局部皮肤充血，最好见到皮肤出血点，每天1次，7天为1个疗程。

[**疗效**] 武晓利用方二治疗20例，痊愈12例（60%），显效8例（40%），总有效率100%。

[**体会**] 用拔火罐法将负压及热温直接刺激于脐部，起到疏通经络、调达脏腑、祛除寒邪的作用。拔罐后使局部皮肤血管扩张，同时还刺激脐部神经末梢，调节内脏神经，促进肠道平滑肌蠕动，解除肠道平滑肌痉挛，迅速达到止痛作用。此法简便易行，无打针服药之苦，患儿易接受，疗效显著，有时仅治疗1次腹痛即不再复发。且费用低廉，适合基层门诊使用。应注意小儿皮肤较细嫩，拔罐时负压不宜过大，留罐不宜过长，以免损伤皮肤；室内气温低时注意保暖。

[**出处**]《人民军医》2003，46（3）：183.

方 三

[**主治**] 小儿寒性腹痛。

[**材料**] 实寒者用肉桂、延胡索，虚寒者用小茴香、吴茱萸、干姜、延胡索等份。

[**方法**] 将上药打成细粉制成膏剂。

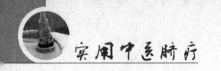

[**用法**]用敷脐疗法。贴敷脐部。打成细粉制成膏剂敷脐。药膏置于脐窝内，外贴胶布固定，每日1次，3天为1个疗程。

[**疗效**]张铁用方三治疗小儿寒性腹痛90例，西药组90例，分别痊愈72、28例，好转13、49例，无效5、13例。

[**出处**]《针灸临床杂志》1995，11（11）：21.

方 四

[**主治**]各型小儿腹痛。

[**材料**]艾条。

[**方法**]将陈艾等药加工成艾条。

[**用法**]用艾灸法。患儿平卧，露出腹部，将凡士林均匀涂抹于脐及脐周围的皮肤上，以防烫伤（有表达能力的患儿可不涂凡士林）点燃艾条，在距神阙穴5~8cm的高度点灸或悬灸约15分钟，见皮肤潮红、患儿痛止即可。每日1次，2~3次为1个疗程。

[**疗效**]杨云芬用方四治疗103例全部治愈，其中发作期37例，止痛效果最快，5分钟止痛2例，10分钟止痛12例，15分钟止痛23例。治疗次数最少1次，最多3次。

[**出处**]《中国针灸》1998，18（12）：708.

方 五

[**主治**]小儿气机失调性腹痛。

[**材料**]藿香、白芷、紫苏叶、延胡索、厚朴、木香、小茴香等。

[**方法**]烘干共研细末，取药少许以甘油调和制成0.6cm左右的薄饼。

[**用法**]用敷脐法。将薄饼敷于患儿脐中，胶布固定，每天换药1次，5天1个疗程。

[**出处**]《新中医》2002，34（8）：54.

方 六

[**主治**]小儿积滞腹痛。

[**材料**]麝香壮骨膏。

[**用法**]用敷脐法。用麝香壮骨膏贴敷于神阙穴，每日一贴，7天为1个疗程。

[**出处**]《中医外治杂志》2004，13（5）：11.

方 七

[**主治**]小儿气滞腹痛、寒积腹痛等。

[**材料**]麝香、大黄、肉桂、干姜、鲜姜等辅料用白面或荞麦面适量。自制小烙铁1个。

[**方法**]先将辅料用水和好，捏成面圈。

[**用法**]用烙脐法。将面圈围在肚脐周围，再将所需药物粉末纳入脐内；上盖以鲜姜片或咸芥菜疙瘩薄片；然后用特制之小烙铁加热后烙之。

[**出处**]《中医外治杂志》1992，（3）：22.

方 八

[**主治**] 小儿中焦虚寒性腹痛。

[**材料**] 桂姜止痛散：肉桂、高良姜、小茴香、白芍、木香、香附、厚朴、乌药、甘草等量。

[**方法**] 碾成细末。

[**用法**] 用敷脐加灸法。用时以医用乙醇消毒脐窝皮肤，将药填平肚脐，然后用伤湿止痛膏固定，再用艾条灸 30 分钟，每日灸 2 次，每日换药 1 次。治疗 6 天为 1 个疗程。

[**出处**]《实用中医药杂志》2001，17（6）：38.

【按语】

腹痛是一种急腹症，在治疗腹痛的同时，应查明原因，对症处理。凡是儿童腹痛出现以下情况者应引起高度的重视：①腹痛剧烈但又找不出原因的。②儿童腹痛的同时伴有发热的。③婴儿腹痛后出现果酱样大便、柏油样大便或鲜红血便的。④孩子腹痛时触摸腹部有腹肌紧张、反跳痛或腹部摸到肿块的。

在治疗期中，患儿注意腹部保暖，保持大便通畅，饮食有规律，不暴饮暴食，不恣食冷饮、煎炸、油腻、产气饮料及香燥坚果类食品，适当补钙。注意饮食卫生，生吃瓜果要洗净，防止病从口入。注意腹部保暖。

小 儿 腹 泻

腹泻是小儿常见的消化系统疾病，夏秋季发病较多。中医将其归属于"泄泻"范畴。

【病因病机】

西医学认为，此病可因饮食不当，喂养过量引起消化功能紊乱或肠道感染；或因上呼吸道感染、肺炎等；或因免疫缺乏，不能防止病原菌侵入肠道等均可引起腹泻。另外，环境不清洁、卫生习惯不良、气候突变、营养不良、佝偻病及维生素 A、维生素 B 缺乏等疾病均易导致消化功能紊乱，使肠内消化酶分泌减少，肠道蠕动增加而致腹泻。

中医学认为，小儿腹泻是夏秋季最常见的疾病，常因喂养不当、受凉、感染等引起。其主要病变在脾胃，因胃主腐熟水谷，脾主运化精微，如脾胃受病，则饮食入胃，水谷不化，精微不布，合污而下，致成泄泻。

【诊断要点】

（1）患儿进食后哭闹并排稀便，或进食后即排便，每日排便次数在 4~6 次。

（2）粪便外观有未消化的食物，粪便镜检可见大量脂肪滴，培养无特异性细菌生长，肛周皮肤充血、水肿。

（3）排除菌痢、霍乱、肺炎、肾炎、肝炎等其他疾病引起的腹泻。

【治疗方法】

方 一

[主治] 感受寒邪、气机不调之小儿秋季腹泻。

[材料] 艾条。

[方法] 用陈艾等药加工成艾条。

[用法] 用艾灸法。取神阙穴点燃艾条悬灸20~30分钟。小儿皮肤稚嫩,为防止烫伤,医生可用中、食指分开,放在施灸部位的两侧,以医生手指的感觉来测知患儿的受热程度,以便随时调节施灸距离。一般灸至皮肤潮红为度,每日灸2次。

[疗效] 黄乐平用方一治疗小儿秋季腹泻90例,经治疗1~3次痊愈29例,3~5次痊愈48例,显效11例,无效2例。总有效率为97.78%。

[出处]《成都医药》2000,26(1):27.

方 二

[主治] 脾胃受病、饮食不化之小儿腹泻。

[材料] 敷脐散由公丁香100g,吴茱萸200g,炒白术50g组成。

[方法] 上药烘干,共研细末混匀装瓶备用,密封,防止挥发损失药效。

[用法] 用敷脐法。取敷脐散1~2g,用生姜或葱白汁将药调成糊状,稍加热纳入患儿脐部,然后用伤湿止痛膏贴敷,24小时换药1次,3天为1个疗程。

[疗效] 王必昌用方二治疗本病120例,1次治愈20例,用药2次治愈46例,用药3次治愈40例,用药4~7次治愈14例,多数患儿用药24小时后症状改善。

[出处]《江苏中医药》2002,23(7):30.

方 三

[主治] 小儿腹泻,证属寒湿积滞脾胃者。

[材料] 丁香2g,吴茱萸5g,肉桂2g,白胡椒3g,肉豆蔻2g,干姜2g。

[方法] 将上药按比例研成细面,用凡士林混合,调成膏状,装盒,每盒10g。

[用法] 用敷脐法。使用时,取药膏2~3g,平摊在2层纱布中间,敷于患儿脐部中央(神阙穴),胶布固定,24小时更换,3日为1个疗程。

[疗效] 史颖用方三治某女6个月。因泄泻2个月就诊。大便日行6~7次,敷脐后痊愈,以肥儿散调理脾胃而告痊愈。

[出处]《实用新医学》2000,2(10):923.

方 四

[主治] 小儿腹泻之伤食泻、湿热泻、虚寒泻。

[材料] 伤食泻:取中药丑牛、陈皮、厚朴、莱菔子、木香、丁香组成(取名为Ⅰ号方)。湿热泻以中药黄连、藿香、秦皮、煨葛根、茯苓、扁豆花和车前子组成,但同时也应考虑到幼儿脏腑娇嫩,不宜过量使用寒凉之品,可在适当时候减去黄连、秦皮而改用丁香、桂皮(取名为Ⅱ号方)。虚寒泻用中药为人参、吴茱萸、炮姜、粟壳、苍

术和白术组成（取名为Ⅲ号方）。随症加减：高热时，寒泻加藿香或寒水石；湿热泻加青黛；呕吐时加草蔻或砂仁；咳嗽时加乌梅、陈皮；腹泻重时加五倍子、石榴皮；腹泻重时加地榆、椿皮、白芥子；腹部剧痛时加延胡索、细辛；腹胀时加茴香、木香、厚朴或与田螺共捣；口疮加青黛、金果榄；久病加焦三仙。

[方法] 将上述Ⅰ、Ⅱ、Ⅲ号方中药各等份，焙干研细末过120目筛，分别贮瓶备用。

[用法] 用敷脐法。用时将相应中药方细末用"藿香正气水"浸湿调成糊团块状，充填于患儿脐眼，再用"伤湿止痛膏"封闭脐眼，即刻用电吹风或点燃的灸条、香烟在药膏外面适当距离反复熏烤。要求封闭脐眼的药膏稍宽大于脐眼，所用敷药保留一昼夜再更换。

[疗效] 刘保罗用方四治疗478例，治疗1~2次痊愈者204例，治疗2~3次痊愈者140例，占29.2%；治疗3~5次痊愈者76例，占15.8%；治疗5次以上仍未愈而改用其他治法者58例，占12.3%，总有效率87.9%。

[出处]《成都中医药大学学报》2000, 23（3）: 25.

方五

[主治] 小儿各型腹泻。

[材料] 毫针。

[用法] 用脐针法。取阙缘穴（神阙的上下缘），用1寸毫针刺入5~8分，捻转15~20次，不留针，发热加曲池；呕吐加内关；腹胀加足三里；腹泻严重加长强。每日1次。

[出处]《河北中医》1990, 12（2）: 41.

方六

[主治] 小儿寒湿食滞型腹泻。

[材料] 用4毫瓦氦氖激光治疗仪。

[用法] 用激光照射法。取神阙和关元穴，用4毫瓦氦氖激光治疗仪，光斑3mm，输出电流8毫安，距离30~40cm，每穴照射10分钟，每日1次，3次为1个疗程。

[出处]《中华理疗杂志》1987, 10（3）: 196.

方七

[主治] 小儿各型腹泻。

[材料] 火罐。

[用法] 用拔罐法。用小号玻璃火罐，以闪火法将火罐吸在神阙穴上，留罐约10~15分钟，至火罐内皮肤出现瘀点时即可起罐。每日或隔日1次。

[出处]《中国民间疗法》2004, 12（12）: 24.

[主治] 小儿各型腹泻。

[材料] 毫针。

[用法] 用脐针法。取神阙穴，用碘伏消毒，快速进针，刺入0.5寸深，轻按重

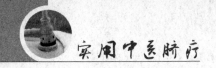

提，不留针。每日 1 次，5 次为 1 个疗程。

[出处]《上海针灸杂志》2008，27（10）：7.

【按语】

观察表明，小儿腹泻宜早治，刚开始腹泻时用脐针疗法可很快见效，病程越长，疗效越长，疗效越差。

治疗期间，应控制饮食，但不宜禁食，患儿乳食做到定时定量，减少乳食喂养，给予米汤与易消化之食物，只要患儿能食，则不必完全禁食，以食大米粥为宜，忌食生冷不洁或油腻食物，生冷水果，避免受寒。吃母乳者，母亲也不能进食鱼腥油腻食物直至小儿愈后 3 天，以免"过奶"，影响疗效。有失水者可配合口服糖盐水，以补充患儿体液，中度以上失水应配合静脉补液维持电解质平衡，也可用艾灸神阙穴 10 分钟，常可迅速改善失水症状。脐部有疮疡破溃者禁用。药膏敷脐后出现皮肤过敏、瘙痒者，可缩短敷脐时间，或停 1~2 天后再用。高热患儿慎用。

小 儿 腹 胀

小儿腹胀是指小儿腹部胀满膨大，是小儿消化系统疾病的一个常见症状。中医称为"腹胀"。

【病因病机】

小儿腹胀的常见原因有：吃奶时用力吸，吸进大量气体引起腹胀，或吃的是过时奶引起腹胀，也可因奶汁质量好（浓），小儿吃进后在胃里发酵产生更多的酸性气体引起腹胀。另外，受凉、饮食不当也会引起腹胀。

中医学认为，小儿腹胀实证多由饮食不节，厚味伤及脾胃，积热与湿邪困脾，脾失健运所致；虚证可因脾胃虚弱，运化功能减弱，使饮食不能正常消化，积滞胃肠所致。

【诊断要点】

（1）小儿腹部胀满膨大。

（2）常伴有腹痛、腹泻、厌食、嗳气吞酸等症状。

（3）多有感寒、伤食、受热等原因。

【治疗方法】

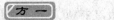

[主治]小儿腹胀，证属腹中积滞，气机不利者。

[材料]消积除胀散：川朴、大黄、黄芩各 6g，玉米、山楂、麦芽、神曲各 10g，葛根、柴胡、番泻叶各 3g。

[方法]用将上药共研极细末。用凡士林膏调和。

[用法]用敷脐法。将上述药膏取莲子大一团，放于 4.5cm×4.5cm 见方的橡皮膏

— 344 —

胶布上，贴至肚脐，周围固定。每日一次，8~10 小时取下，洗净擦干即可。并可配以手掌于脐腹按摩百下，并以萝卜稀饭食之。

[疗效] 刘炎用方一治疗陈某，多食后脘腹胀满，矢气频频而恶臭，嗳气闻之如败卵。以"消积除胀散"敷脐并按摩，第二天病症消失。

[出处]《针灸临床杂志》1997，13（4、5）：109.

方 二

[主治] 小儿腹胀，证属脾胃虚弱、积滞难消者。

[材料] 药用：大黄 30g，牵牛子 60g，槟榔 30g，党参 15g，朱砂 15g。

[方法] 上药共研细末，用醋调和成糊状。

[用法] 用敷脐法。取上药适量敷脐，用纱布胶布固定，每日换药 1 次，3 天为 1 个疗程。

[疗效] 刘慎霞用方二治疗 50 例，经 1~2 个疗程，痊愈 40 例，占 80%；好转 6 例，占 12%；无效 4 例，占 8%。总有效率为 92%。

[出处]《中医外治杂志》2002，11（2）：8.

方 三

[主治] 小儿腹胀，证属脾胃不调、气机不畅者。

[材料] 用吴茱萸 30g，白酒 90g。

[方法] 将吴茱萸放入白酒内浸泡 4~6 小时后，过滤取液放至瓶内备用。

[用法] 用摩脐法。治疗时，取少许浸泡液滴于小儿脐部，医者用手掌按摩脐部 5~10 分钟，每日 2~3 次。

[疗效] 王太刚用方三治疗 158 例，总有效率在 95% 以上。

[出处]《山东中医杂志》1994，（10）：23.

方 四

[主治] 小儿腹胀，症见不思乳食、食而不化、脘腹胀满。

[材料] 取葱白 50g。

[方法] 取葱白 50g，捣成糊状。

[用法] 用敷脐法。将上药用两层无菌纱布包裹敷于脐部，包扎固定。同时，喂养不当改为正确的喂养方法，小儿肠炎给予抗炎补液治疗。重症 4 小时后重复治疗 1 次。

[疗效] 温学莲用方四治疗 62 例，使用 1 次腹胀缓解者 51 例，使用 2 次缓解者 11 例。

[出处]《中国乡村医药杂志》2003，10（1）：31.

方 五

[主治] 不思乳食，食而不化，脘腹胀满。

[材料] 艾条 1 根。

[用法] 用艾灸法。预备凡士林 1 小杯，纱布 1 小块，成品艾条 1 根。令患儿平卧床上，灸前先用凡士林涂脐周一薄层，用纱布覆盖脐上，然后点燃艾条，悬空离皮肤

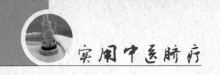

1.5cm 雀啄式灸，或旋转动作灸 3~5 分钟，直至皮肤微现红晕为度，灸后 5 分钟左右，即有排气现象。

[**出处**] 谭支绍.《中医药物贴脐疗法》广西科学技术出版社.

方 六

[**主治**] 小儿腹胀，乳食不节，伤及脾胃。

[**材料**] 玄明粉 10~20g，小茴香 1~3g。

[**方法**] 研末混合。

[**用法**] 用敷脐法。将上药放置纱布袋内，袋两边缝上绷带，捆于新生儿脐上，留 1 夜。第二天晨起，重新装置上药放于纱布袋内。大便通，腹胀即减或消退；如不减，可重复运用。

[**出处**]《中国民间疗法》2007，15（8）：14.

【**按语**】

小儿腹胀多表现为不思乳食，食而不化，脘腹胀满。采用中药外敷，可产生散寒理气、泻热通便、润燥软坚之功效，可有效缓解腹胀，同时又因操作简便易行，减轻小儿因喂药产生的恐惧感，易为小儿和家长接受。

小儿腹胀仅是小儿消化系统疾病的一个症状，许多疾病均可导致本病的产生，在治疗本症状时，应同时查找引起腹胀的病因，并进行有针对性的治疗，以从根本上解除病因，防止疾病加重。

新生儿黄疸

新生儿黄疸指婴儿出生后周身皮肤、面目、小便出现黄染为特征的一种病证，属中医学"胎黄"范畴。若出现拒奶、尖叫、凝视、角弓反张、抽搐时，则属于中医学"胎黄动风"的范畴。

【**病因病机**】

病理性黄疸的病因复杂，主要分为以间接胆红素升高为主的疾病和以直接胆红素升高为主的疾病。其中溶血性黄疸最常见原因是 ABO 溶血，它是因为母亲与胎儿的血型不合引起的。感染性黄疸是由于病毒感染或细菌感染等原因主要使肝细胞功能受损害而发生的黄疸。阻塞性黄疸多由先天性胆道畸形引起的，以先天性胆道闭锁较为常见。母乳性黄疸是一种特殊类型的病理性黄疸，原因还不十分明了。

中医学认为，本病的发生责于湿邪。或由于孕母感受湿邪，郁而化热，湿热熏蒸，传于胎儿；或湿从寒化，寒湿阻滞，遗于胎儿；或湿热蕴郁，瘀阻内积，郁结于里；或胎儿生后外邪内侵，均可导致脾胃运化失常，气机不畅，熏蒸肝胆，肝失条达，致胆汁外泄，发于肌肤。若黄疸不消，引动肝风则发为惊风。其病在肝胆，与五脏有关。

【诊断要点】

（1）黄疸出现得早，生后 24 小时内即出黄疸。

（2）黄疸程度重，呈金黄色或黄疸遍及全身，手心、足底亦有较明显的黄疸或血清胆红素大于 205.2~256.5μmol/L。

（3）黄疸持久，出生 2~3 周后黄疸仍持续不退甚至加深，或减轻后又加深。

（4）伴有贫血或大便颜色变淡者。

（5）有体温不正常、食欲不佳、呕吐等表现者。

（6）血清总胆红素：足月儿 ≥ 205μmol/L，早产儿 ≥ 256.5μmol/L，但胎龄愈小，危害愈大。黄疸持续时间：足月儿生后 2 周，早产儿生后 3~4 周血清总胆红素仍 > 34.2μmol/L。

【治疗方法】

方 一

[**主治**] 新生儿黄疸，证属胎热胎毒证。

[**材料**] 胎毒清：由黄连、钩藤、茵陈、牛黄等 10 余种中药制成。

[**方法**] 将上药制成成药外用。

[**用法**] 用贴脐法。新生儿出生后保留脐带约 1.5cm，用脐圈在脐带根部及上 1cm 各结扎 1 圈，出生 24 小时左右沿脐带根部剪断，消毒后，敷上胎毒清，如果未被粪、尿污染，则每隔 48 小时更换 1 次，如果局部污染，则随时更换，直到脐带脱落。

[**疗效**] 钱竹珍用方一治疗本病，结果高胆红素血症发生率，对照组 36.7%（22/60），观察组 10.0%（6/60）。高胆红素血症患儿黄疸消退时间比较，对照组（2.40±0.81）天，观察组（1.50±0.51）天。两组比较，差异有显著性意义。

[**体会**] 胎毒清敷脐是根据中医"胎中受毒"理论创新开发的，由黄连、钩藤、茵陈、牛黄等 10 余种中药制成，其中黄连具有泻火解毒功能，牛黄具有清热解毒的功能，茵陈清湿热、利胆，是治疗黄疸的要药。胎毒清敷脐通过脐周穴位，皮肤吸收药物，从而达到清除新生儿体内胎毒、清热祛风、消降积满的目的，对减轻黄疸，消除黄疸有较好的效果。

[**出处**]《护理学杂志》2003，18（10）：795.

方 二

[**主治**] 新生儿出生后颜面、眼睛巩膜、全身皮肤发黄。

[**材料**] 退黄糊涂脐法。赤小豆 7 个，甜瓜蒂 7 个，丝瓜蒂 7 个，鲜茵陈绞汁适量，白矾少许。

[**方法**] 除茵陈汁之外，其余药物共研碎为细末，过筛后，与茵陈汁调拌成米糊状，备用。

[**用法**] 用敷脐法。取药糊直接填满婴儿脐孔穴，外加纱布覆盖，并加胶布固定。每天换药 1~3 次，勤贴频换，直至黄疸尽退方可停药。

[**疗效**] 谭支绍用方二治疗江某，新生婴儿。出生后第 3 天，发现黄疸，用方二敷

3天后，黄疸消去一半，再涂3天，黄疸完全消尽。

[出处] 谭支绍.《中医药物贴脐疗法》广西科学技术出版社.

方三

[主治] 新生儿黄疸，证属湿热熏蒸者。

[材料] 金黄散：由大黄、黄柏、姜黄、白芷、南星、陈皮、苍术、厚朴、天花粉、甘草组成。

[方法] 阳黄类加大生大黄用量，阴黄类加肉桂粉。全部均用藿香正气水将加味金黄散调成糊状。

[用法] 用敷脐法。做成直径约4cm，厚约1cm圆形饼状，放置脐中，外用纱布包扎，每天换药2次。

[疗效] 王和清用方三治疗34例中，痊愈26例，占76.47%；显效7例，占20.59%；无效1例，占2.94%。治疗时间最长30天，最短16天，平均23天。

[出处]《中医外治杂志》1999，8（6）：53.

方四

[主治] 湿热蕴郁小儿黄疸。

[材料] 青脊鲫鱼背肉2块，明矾1g，砂仁3g，白糖5g。

[方法] 诸药共捣烂如膏状备用。

[用法] 用敷脐法。取药膏贴在患婴脐窝孔穴上，外以柔软布带束紧，每天换药1次，通常敷药2~3天可奏效。

[出处] 谭支绍.《中医药物贴脐疗法》广西科学技术出版社.

方五

[主治] 新生儿湿热郁结黄疸。

[用法] 用推拿法。患儿平卧，腹部覆盖治疗巾，操作人员坐于患儿右侧位，腕部微悬屈，掌指关节微屈，以食中环三指面附着于腹部神阙穴，前臂发力，连同腕部作盘旋法运动，带动掌指着力部做环形的抚摩动作而不带动皮下组织。操作时应先轻后重，用力平稳均匀，不可按压，摩动要缓和协调，轻快柔和。操作中按顺时针方向摩动3分钟，再按逆时针方向3分钟，一般摩动的频率每分钟50次，每次按摩以10~20分钟为宜。每日1次，5~7天为1个疗程。必须在保证患儿能耐受的情况下进行，最好在有经验的医师指导下施术。患儿可以在病床上，也可以在温箱内进行，患儿可采用仰卧位，术者多采用坐位，治疗时必须用治疗巾覆盖治疗部位，以免受凉，治疗过程中，应随时注意患儿对治疗的反应，若有不适，及时调整，以防发生意外。

[出处]《中医外治杂志》2004，13（5）：48.

方六

[主治] 小儿黄疸，证属气机不畅，熏蒸肝胆者。

[材料] 麝香0.5g，黄皮青蛙1支。

[用法] 用贴脐法。取麝香0.5g置于脐中，黄皮青蛙1支，剖开连肠脏覆盖于脐，

用纱布绷紧固定，6~8小时除去，同时配合针刺胆俞、章门、阳陵泉、太冲穴，3~5天黄疸即退。

[出处]《中医外治杂志》2007，16（3）：35.

【按语】

临床观察表明，尽管新生儿黄疸的原因比较复杂，但抚触和抚触配合脐敷胎毒清均能有效地降低新生儿黄疸指数和新生儿高胆红素血症的发生，且抚触配合脐敷胎毒清对降低新生儿黄疸指数和新生儿高胆红素血症的作用更优于单纯实施抚触，说明抚触和抚触配合脐敷胎毒清均不失为有效预防和治疗新生儿黄疸的辅助措施。同时，临床使用"胎毒清脐敷"对脐部还可起保护作用，能减少脐部渗血，保护脐部干燥。

胎黄常因孕母遭受湿热侵袭而累及胎儿，致使胎儿出生后出现胎黄，故妊娠期间，孕母应注意饮食有节，不过食生冷，不过饥过饱，并忌酒和辛热之品，以防损伤脾胃。

注意观察胎黄婴儿的全身症候，有无精神萎靡、嗜睡、吮乳困难、惊惕不安、两目斜视、四肢强直或抽搐等症，以便对重症患儿及早发现及时处理。密切观察心率、心音、贫血程度及肝脏大小变化，早期预防和治疗心力衰竭。注意保护婴儿皮肤、脐部及臀部清洁，防止破损感染。

小 儿 疳 证

小儿疳证即小儿营养不良，是指由于摄入食物的绝对量不足，可食物能量吸收利用或消耗增加而使相对量不足，导致消耗自身组织的综合征。中医称其为"疳证""积滞"。

【病因病机】

小儿营养不良是喂养不当、饮食习惯不良及疾病因素等引起，轻度营养不良的病理改变仅为皮下脂肪减少、肌肉轻度萎缩，机体其他组织、器官的病理改变尚不明显。重度营养不良则常有肠壁变薄、黏膜皱襞消失，心肌纤维混浊肿胀、肝脏脂肪浸润，淋巴和胸腺显著萎缩，各脏器均见缩小，从而产生一系列理生理改变。

中医学认为，小儿疳证的病程较长。多由乳食不节。喂养不当，营养失调，或其他疾病导致气液消耗过度而引起。脾胃受伤，运化失常，形成积滞，脏腑气血失于濡养，气液亏耗，终成疳证。

【诊断要点】

（1）体重不增是最先出现的症状，继之体重下降，皮下脂肪减少，逐渐出现消瘦，病久者皮肤干燥、苍白、烦躁不安、肌肉松弛、身高也低于正常。按轻重可分三度：Ⅰ度为轻型，Ⅱ、Ⅲ度为重型。

（2）Ⅰ度营养不良：精神状态正常。体重低于正常15%~25%，腹壁皮下脂肪厚度为0.8~0.4cm，皮肤干燥，身高不影响。

（3）Ⅱ度营养不良：精神不振，烦躁不安，肌张力减弱，肌肉松弛，体重低于正

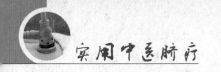

常 25%~40%，腹壁皮下脂肪厚度小于 0.4cm，皮肤苍白、干燥，毛发无光泽，身高较正常减低。

（4）Ⅲ度营养不良：精神萎靡，嗜睡与烦躁不安交替出现，智力发育落后，肌肉萎缩，肌张力低下，体重低于正常 40% 以上，腹壁皮下脂肪消失，额部出现皱纹，呈老人样面容。皮肤苍白、干燥、无弹性，毛发干枯，身高明显低于正常，常有低体温、脉搏缓慢、食欲不振、便秘，严重者可因血清蛋白清降低而出现营养不良性水肿。

【治疗方法】

[**主治**] 小儿疳证，证属脾胃受损，气阴耗伤者。

[**材料**] 杏仁、桃仁、山栀、红枣、皮硝各 20g。

[**方法**] 共研细末备用。

[**用法**] 用敷脐法。每晚睡前取药末 20g，加葱白 7 根，黄酒 2 滴，鸡蛋清适量调匀，捏成圆形药饼，贴敷脐部神阙穴，外用纱布敷料固定，翌日清晨去除，连敷 5 次为 1 个疗程。

[**疗效**] 刘慧瑾用方一治疗 108 例，痊愈 80 例（74.1%），有效 20 例（18.5%），无效 8 例（7.4%）。

[**出处**]《基层中药杂志》1996，10（2）：54.

方 二

[**主治**] 小儿疳积，证属脾胃受伤，运化失常者。

[**材料**] 用杏仁 7 个，巴豆 7 个，桃仁 7 个，栀子 7 个，芒硝 3g，大枣 7 个，黄米一把（约 30g），大葱白 7 段。

[**方法**] 先将前四味捣烂为末，然后将黄米、大枣蒸熟，再与其他药物混合捣成糊状。

[**用法**] 用敷脐法。将上药置于一块布上，敷于患者脐部。保留 24 小时即可，敷后局部皮肤青紫或出小皮疹。为正常，2~3 天即可自行消失。一般用一剂即可见效，如效果不明显。可以于 1 周后再敷 1 剂。

[**疗效**] 东文兆用方二治疗 150 例，中 132 例只用一剂即愈。余 18 例用 2 剂。1 个月后随访，患儿体重均有不同程度增加，面色红澜，饮食正常。

[**出处**]《中国民间疗法》1996，（4）：34.

方 三

[**主治**] 小儿疳积，证属积滞伤胃，气液亏耗者。

[**材料**] 方药组成：芒硝 30g，山楂 20g，广香 10g，砂仁 8g，苍术 6g，陈皮 6g，胡黄连 4g，黄芩 10g，生栀子 10g，芦荟 1g，硫黄 8g（一袋盛装量）。

[**方法**] 上药研末过 100 目筛。将医用纱布裁成长 15cm、宽 8cm 二片及等大塑料薄膜片，缝制成袋，以塑料薄膜贴于外层，然后将药粉装入袋内封口，并在药袋两端钉上系带即成。

[**用法**] 用敷脐法。将药带（神阙带）用冷开水加醋约 8ml 左右浸透带布面后敷于

脐眼 3~5 昼夜，干燥后可取下再浸再敷。

[**疗效**] 吴丕中用方三治疗 220 例，显效 194 例；有效 23 例；无效 3 例，总有效率 97%。

[**出处**]《湖南中医杂志》1995，11（4）：35.

方 四

[**主治**] 大肚痞积，猴子疳，面黄肌瘦，肚臌筋露，腹中有痞块。

[**材料**] 癞蛤蟆 1 个（放在新瓦上烘干，去内脏），胡黄连 10g，鳖甲（醋炒）21g，麝香 9g（研末，如无麝香者，可用公丁香末代之）。

[**方法**] 除麝香外，其余诸药混在一起，研为细末，过筛后瓶贮，密封备用。

[**用法**] 用敷脐法。先取麝香末纳入患儿脐孔中央，再取上药末 30g 撒布于脐中麝香面上，继之把磨积膏贴在药末之上，外以纱布覆盖，胶布固定。3 日换药 1 次，至病愈方可停药。

[**疗效**] 谭支绍用方四治疗廖某，男，6 岁。患疳积三年余，小儿面色萎黄，形体消瘦，肚腹胀大，用方四敷药 10 天后，饮食倍增。再敷 10 天，痞块缩小一半，精神转佳。当敷药 30 天之后，痞块完全消失。诸症基本治愈。

[**出处**] 谭支绍.《中医药物贴脐疗法》广西科学技术出版社.

方 五

[**主治**] 积滞伤损脾胃。

[**材料**] 焦山楂、炒神曲、炒麦芽各 10g，炒鸡内金、炒莱菔子、生栀子各 5g。

[**方法**] 将上述药物共研细末，装瓶备用。

[**用法**] 用敷脐法。将药末适量加开水调成膏状贴于脐中，纱布、胶布固定。每日 1 换，5 次为 1 个疗程。

[**出处**]《四川中医》1990，（12）：25.

方 六

[**主治**] 运化失常，形成积滞。

[**材料**] 芒硝 500g，焦山栀 250g，脱水香葱 150g，去核大枣 500g，杏仁 150g。

[**方法**] 将芒硝、焦山栀、脱水香葱低温干燥 4 小时后，碾成粉末，过 7 号筛，取 1/2 粉末和去核大枣 500g 共研，过 7 号筛。剩下 1/2 粉末加入杏仁 150g 粉碎过 7 号筛。上 2 次药粉混匀过 5 号筛分装每袋 25g。

[**用法**] 用敷脐法。每次取 1 袋上述药面与等量面粉调匀平铺纱布上外敷脐部，24 小时更换 1 次。4 次 1 个疗程。

[**出处**]《实用中医药杂志》1997，（6）：44.

方 七

[**主治**] 小儿疳积。凡食积、奶积、虫积、大肚痞积皆治。

[**材料**] 阿魏（炒）、没药（去油）、乳香（去油）、桂心各 6g，丁香 2g。

[**方法**] 诸药混合共研为细末，过筛后，瓶贮备用。

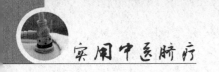
［**用法**］用敷脐法。取上药末（磨积散）15~30g，填入患儿脐窝中，外用磨积膏加敷贴在药末之上，盖以纱布，用胶布固定。2 天换药 1 次，敷药至病愈停药。

［**出处**］谭支绍.《中医药物贴脐疗法》广西科学技术出版社.

【**按语**】

古人云："积为疳之母，无积不成疳。"又云："疳之成多起于积，治疳必先去积。"根据前人治疗疳证的经验，所以疳证的治疗，务必用消导助运之品，顾护脾胃为本，调和脾胃，以助受纳和运化，使后天脾胃生化之源渐充，滋养五脏。故用药多为运导之品，使药物通过经络传导，内走脏腑，充分发挥全身治疗作用，达到祛积滞，助脾胃，疳证痊愈。

饮食调节是预防本病发生的重要环节，一定要掌握小儿的正常饮食规律，需随年龄的递增而注意其数量的供给。断奶前后应高度重视，逐渐增加各种辅助食品。

小 儿 肠 炎

小儿肠炎是小儿以腹泻为主要表现的综合征。本病属中医学"泄泻""濡泄"范畴。

【**病因病机**】

大多数肠炎是感染细菌或病毒等病菌后引起的，导致肠炎的微生物种类繁多，其中以病毒最为多见，如轮状病毒、腺病毒、柯萨奇病毒等，不过，病毒性肠炎的症状一般比较轻微。由细菌引发的肠炎则症状较重，其中常见细菌有空肠弯曲菌、沙门菌、志贺菌属、致病性大肠杆菌、金黄色葡萄球菌等。致病的病菌大多是通过受污染的食物、餐具或直接通过手进入人体。

中医学认为，急性肠炎可因外感时邪，侵犯脾胃；或因饮食不节，暴饮暴食或恣食生冷；或误食腐馊食物，使胃失和降，脾失健运，升降失常，清浊不分而致吐泻。慢性肠炎则有因外感泄泻迁延日久，损伤脾胃；或因长期饮食失调，劳倦内伤，导致脾胃虚弱而成；或反复发作，脾病及肾，命门火衰，致脾运化失司而致大便下泄。

【**诊断要点**】

（1）主要是根据腹痛、腹胀、腹泻等临床症状以及肠炎发生的季节、腹泻的大便性状来判断引起肠炎的原因。

（2）在秋冬季出现的 2 岁以下孩子流行性腹泻，粪便呈蛋花样或白色水样，那么患轮状病毒肠炎的可能性大；如肠炎发生在夏季，则由致病性大肠杆菌引起的可能性大；如果大便中含有黏液、脓血，则有可能是细菌性痢疾、空肠弯曲菌肠炎等。

（3）大便镜检有少量白细胞及脂肪球。

【**治疗方法**】

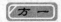

［**主治**］秋冬季小儿肠炎，证属胃失和降，清浊不分者。

［材料］暖脐膏：党参、白术、茯苓、黄连、泽泻、当归、丁香、葱白、花椒。

［方法］将上药熬治成膏。

［用法］用敷脐法。用时将脐部消毒后，将暖脐膏敷于脐部，大便正常后两天去掉，有轻度脱水者口服 ORS 液（口服补盐液）。

［疗效］张新荣用方一治疗秋冬季小儿肠炎 42 例，总有效率为 92.8%，其中显效 71.4%，有效 21.4%，无效 7.2%。

［出处］《菏泽医专学报》1997，9（3）：43.

方 二

［主治］小儿肠炎，证属脾肾虚寒或湿热下注者。

［材料］止泻敷脐散；吴萸、肉桂、黄连、木香各 3g，苍术 5g。加减。脾肾虚寒型去黄连，加小茴香、赤石脂各 5g；湿热下注型上方去肉桂、吴茱萸加秦皮 5g。

［方法］将上药捣细末与适量葱白捣如泥状，摊成饼。

［用法］用敷脐法。将药饼分 2 次敷于神阙穴，外用伤湿止痛膏或祖师麻膏药覆盖，24 小时更换 1 次。

［疗效］曹恒用方二治疗 65 例，4 天内止泻者 40 例，显效率为 61.5%，大于 4 天小于 9 天者 25 例，有效率为 38.5%。对照组分别为 13 例，40.6%，15 例，46.8%，大于等于 10 天止泻者 4 例，占 12.5%，观察组总有效率为 100%。

［出处］《曹恒陕西中医》1991，12（8）：350.

方 三

［主治］小儿肠炎，证属饮食不节，脾失健运者。

［材料］外贴止泻灵制剂：党参、白术、茯苓、车前子、木香、胡椒、黄芪各 10g，肉桂 30g，丁香 20g，黄连 15g。

［方法］将以上药物研末，将胶布剪成 5cm×7cm，海绵垫加工成 2cm 大空心圆圈，贴于胶布中间，将粉剂加入海绵垫内，盖上薄膜与胶布贴于一起装盒备用。

［用法］用敷脐法。另配制中药水，用生姜 100g，牛苦胆 1 个，放入 500ml 水煎浓缩成 200ml 加适量防腐剂，装入瓶内备用，用法：打开止泻灵，拿掉薄膜，露出海绵垫内粉剂，加入中药水 1ml 拌匀贴于脐正中，早晚更换 1 次一般 2~3 天腹泻停止。

［疗效］刘生贵用方三治疗 130 例，治愈 122 例，好转 6 例，无效 2 例，总有效率 98.3%。西医对照组 130 例中，治愈 108 例，好转 9 例，无效 13 例。总有效率 91.4%。

［出处］《陕西中医》1993，14（9）：415.

方 四

［主治］小儿霉菌性肠炎，证属脾胃虚寒，湿热留滞者。

［材料］自拟制霉止泻散：乌梅、干姜、黄连、丁香、肉桂、苍术、五倍子各等份。

［方法］将上药研极细末备用。

［用法］用敷脐法。用上药粉 6g，用藿香正气水调敷脐部，用伤湿止痛膏（小婴

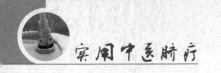
儿用冰箱保鲜膜加纸胶带）贴紧，每日换药 1 次。并配合小儿推拿法。每日 1 次。

[**疗效**] 朱杰用方四治疗 61 例，显效 39 例（63.93%），有效 16 例（26.23%），无效 6 例（9.84%），总有效率 90.16%；对照组 38 例，显效 9 例（23.68%），有效 20 例（52.63%），无效 9 例（23.68%），总有效率 76.32%。

[**出处**]《中国中医急症》2006，15（11）：1286.

方五

[**主治**] 小儿肠炎，大便呈黄色稀便，频数，大便常规检查排除细菌性痢疾，无高热者。

[**材料**] 复方苯乙哌啶。

[**方法**] 碾成细粉。

[**用法**] 用敷脐法。取一脱脂棉球将药粉包裹其中，用藿香正气水将棉球浸湿，放于患儿脐部，胶布固定，每日更换 1 次。敷药期间不禁食、继续喂养。如有轻度脱水，可口服补盐液，纠正脱水。

[**出处**]《河南中医》2003，23（7）：66.

方六

[**主治**] 小儿肠炎，证属脾胃功能失常，清浊不分者。

[**材料**] 白术（炒）、苍术（土炒）、茯苓各 15g，陈皮、吴茱萸各 10g，丁香、泽泻各 3g，白胡椒 2g，草果 5g。

[**方法**] 上述药物共研细末，瓶装备用。

[**用法**] 用敷脐法。将每次取药末 2~5g 直接放入脐部或用水调糊敷于脐中，外用胶布固定。24 小时后将药取下，每天敷药 1 次。敷药后需保持温暖，可用暖水袋热熨或上盖棉垫。

[**出处**]《广西中医药》1983（2）：32.

【**按语**】

　　小儿肠炎是婴幼儿时期发病率极高的疾病之一。中医认为：感受外邪、饮食所伤等原因是造成小儿泄泻的主要病因病机。"泄之本无不由于脾胃"，脾胃健则消化正常，若饮食失节，冷暖失调，感受外邪侵袭，致使脾胃运化失常，清浊不分，并走大肠而成泄泻。

　　脐疗法治疗本病有特殊疗效，如上方中将西药改变用药途径，也可收到较好的临床效果。方中用药通过肚脐的特殊结构，可直接作用于肠道平滑肌，通过抑制肠黏膜感受器，消除局部黏膜的蠕动反射而减弱肠道蠕动，同时，也增加肠的节段性收缩，使肠内容物通过延迟，有利于肠内水分的吸收，诸药合用，相得益彰。本方法简便易行，不良反应小，使用安全见效快，疗效好，尤其对汤水不进，药入则吐，服药困难的婴幼儿，不失为一种较好的治疗方法。

小儿肠痉挛

肠痉挛又称肠绞痛，俗称"盘肠气"。是由于肠壁平滑肌强烈收缩而引起的阵发性腹痛，属于中医学"腹痛"范畴。

【病因病机】

本症发生的内在因素主要是由于小儿神经系统发育还不完善，对肠管运动功能的调节也不稳定，副交感神经的兴奋性常占优势而致肠蠕动增强，并可进一步发生肠管痉挛。以下情况可能是肠痉挛的诱发因素：①机体对某些食物过敏。②局部受凉，暴食、冷食、饥饿或消化不良可引起肠蠕动增强。③肠道寄生虫的毒素与虫体的机械性刺激。④大便积存是引起儿童肠痉挛的常见诱因。⑤其他。病理为肠壁缺血或副交感神经兴奋，而引起一过性肠壁肌肉痉挛产生剧烈腹痛。

中医认为肠痉挛性腹痛的原因有二，一为腹部中寒，二为乳食凝滞。因寒而致者，多由护理不当，脐腹为风寒所侵，搏结肠间，加之小儿胎气怯弱，以致寒凝气滞，经络不通，不通则痛；乳食凝滞者多由乳食壅滞肠中，气机受阻，郁而不通，升降失常，以致脐腹疼痛，小儿脾胃虚弱，在饮食不当时更易影响受纳运化，而致气滞不通。若食滞蕴热，结于肠胃，亦可影响气机通畅，发生脐腹疼痛。

【诊断要点】

（1）阵发性剧烈腹痛，大声啼哭，常发生在夜间，面颊发红，口周苍白，腹部胀而紧张，双腿向上蜷起，下肢发冷，双手紧握。可伴有呕吐。

（2）腹痛每次持续发作数分钟至十数分钟，时痛时止，一般反复发作数十分钟至数小时而自愈。

（3）轻型患儿仅每晚表现烦躁啼哭不宁。

【治疗方法】

方一

[主治] 寒凝气滞小儿肠痉挛。

[材料] 用药吴茱萸、丁香、干姜、艾叶、白胡椒等份。

[方法] 将上药为末（过筛 80 目以上），然后将药粉 2g 左右装 2cm×3cm 纱布袋内，外套塑料袋或用瓶密封备用。

[用法] 用敷脐法。药袋敷于神阙穴用胶条固定或用自制腰带固定。1~2 天换药 1 次，10 天为 1 个疗程。方法简便，家长可自行换药，若洗澡等可暂时取下。

[疗效] 李凌霞用方一治疗 25 例，结果治愈 23 例，治愈率 92%。好转 2 例占 8%。

[出处]《针灸临床杂志》1999，15（12）：35.

方二

[主治] 小儿肠痉挛，证属寒凝气滞，气机受阻者。

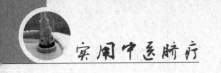

［**材料**］理气祛痛膏：药物组成：干姜 20g，川椒 20g，草豆蔻 2g，枳壳 20g，木香 20g，焦三仙 20g，鸡内金 20g，延胡索 20g。

［**方法**］上药研碎，以蜂蜜、食醋调和成膏状备用。

［**用法**］用敷脐法。每次取理气祛痛膏 20g，置于无菌纱布上，贴敷于脐窝处，每日 2 次，3 天为 1 个疗程。

［**疗效**］孟昭澍应用方二理气祛痛膏后，87 例肠痉挛患儿中，显效 61 例，占 70%；有效 17 例，占 20%；无效 9 例，占 10%。总有效率为 90%。

［**出处**］《现代中西医结合杂志》2002，11（11）：1015.

方 三

［**主治**］气滞寒痛小儿盘肠气。

［**材料**］药物组成：盘肠 1 号为吴茱萸、蝉蜕、木香、干姜各等份；盘肠 2 号为吴茱萸、蝉蜕、黄连、琥珀各等份。

［**方法**］将药烘干碾细备用。

［**用法**］用敷脐法。脏寒者用盘肠 1 号，脏热者用盘肠 2 号。每次用药粉 3~5g，用桐油或童便调成糊状，敷于脐上，覆盖纱布块和塑料薄膜，再用胶布条固定。每晚 1 次，3 次为 1 个疗程，如不愈，休息 2 天，再行第 2 个疗程。

［**疗效**］田常文用方三治疗 116 例，治愈 110 例，占 94.83%，无效 6 例，占 5.17%。其中 1 次治愈 13 例，1 个疗程治愈 43 例，2 个疗程治愈 40 例，3 个疗程治愈 14 例。

［**出处**］《中国针灸》1996，（5）：14.

方 四

［**主治**］小儿肠痉挛，证属腹部受寒，肠胃为乳食所伤者。

［**材料**］用药：丁香 20g，肉桂、木香、白芍、吴茱萸、鸡内金各 10g，甘草、槟榔各 6g，便秘可加生大黄 5g。

［**方法**］上药研细末备用。

［**用法**］用敷脐法。先用酒精棉球擦脐，取药粉少许，用醋调成糊状，软硬适中，外敷于肚脐（神阙穴）上，用肤疾宁软膏封住。1 天 1 次，3 天为 1 个疗程。

［**疗效**］熊兴和用方四治疗本病 128 例，1~2 个疗程后，治愈 104 例，占 81.25%；显效 18 例，占 14.06%；无效 6 例，占 4.69%。总有效率 95.31%。

［**出处**］《中医外治杂志》2007，16（3）：59.

方 五

［**主治**］小儿肠痉挛，证属寒凝气痛者。

［**材料**］毫针。

［**用法**］用脐针法。在脐窝上边缘中点与腹壁皮肤成角处，进针方向外向脐下腹壁肌层内刺入，深 0.5~0.5 寸，勿刺入腹腔，以捻转泻法为主同，得气后每隔 5~10 分钟行针一次，留针 30 分钟。

［**出处**］《针灸临床杂志》2004，20（3）：52.

方六

[**主治**]小儿肠绞痛，证属寒凝气滞，经脉受阻者。

[**材料**]艾条。

[**用法**]用艾灸法。患儿平卧，露出腹部，将凡士林均匀涂抹于脐及脐周围的皮肤上，以防烫伤（有表达能力的患儿可不涂凡士林），点燃艾条，在距神阙穴 5~8cm 的高度点灸或悬灸约 15 分钟，见皮肤潮红、患儿痛止即可。每日 1 次，2~3 次为 1 个疗程。

[**出处**]《中国针灸》1998，18（12）：718.

【按语】

小儿脏腑娇嫩，形气未充，极易感受寒邪，寒性凝滞，腹气不通故易发腹痛。小儿皮肤通透性强，尤其是神阙穴更易于吸收。一般 1 个疗程便可治愈。此法优点在于免除了小儿口服药物之苦及膏药的硬性刺激，且可由家长自行更换，符合小儿用药特点，简便易行，效果良好。

治疗中应注意改进喂养方法，喂奶后轻轻拍背至嗳气为止。如果由于吸奶过多而引起本病，须设法减少奶量，补充饮水量。避免冷食。对牛奶过敏者，减少牛奶用量，以豆浆等代乳品替代。确诊肠痉挛前，应排除肠梗阻、肠套叠、胆道蛔虫病等小儿急腹症。

小 儿 便 秘

小儿便秘是一种小儿大便不通，排便时间延长，艰涩不畅的病症。中医称为"大便难"。

【病因病机】

婴儿没有接受母乳喂养者，饮食大多以牛奶、糖类为主，又没有注意添加有益排便的辅食，常在婴儿期就产生便秘。到幼儿期，若以市售精细软类儿童食品为主食者，便秘就更为严重。自幼溺爱，缺乏规律睡眠，尤其是夜晚不睡，白天多睡者，最易发生便秘。另外，缺乏定时（尤其是晨起）排便者，也会发生便秘。另外，病理引起的便秘也有，可见于肠狭窄、肠梗阻、直肠或肛门狭窄、幽门痉挛、先天性肥大性幽门狭窄、先天性巨结肠等肠道疾病。营养不良、贫血、缺乏维生素 B_1、运动量少，可使腹肌无力，肠肌张力降低，都可使小儿便秘。脑及脊髓病变也可以使小儿出现便秘。

中医学认为，小儿有"阳常有余，阴常不足"之生理特点，因外感热病热邪蕴肺，肺热移于大肠或食滞胃肠化热伤津，以致实证便秘；亦有因胎禀不足，元气衰微；或久病失养，肺脾气虚，大肠传导无力而致虚证便秘。

【诊断要点】

（1）小儿大便干燥，量少又难于排出，虽然一天可有 2~3 次，但其总量比平常一次的量还要少。

（2）可伴有食欲减少、腹部胀满、便意频频，则更是便秘的表现。

（3）如果小儿平时排便习惯较规律，而突然两天以上不解大便，特别是伴有腹痛、腹胀或呕吐，则更要注意寻找其便秘的原因。

【治疗方法】

方一

[主治] 小儿食积便秘。

[材料] 大黄 30g，芒硝 20g，炒莱菔子 15g，芦荟 30g。

[方法] 将上药焙干，研面，过细筛，分 20 份。

[用法] 用敷脐法。每取一份，以香油或植物油调成期状，敷以脐部，以纱布或塑料薄膜敷盖，胶布固定。1 天 1 次，每次 12~15 小时，5 天为 1 个疗程，胶布过敏者以绷带缠裹。

[疗效] 焦平用方一治疗小儿食积便秘 108 例，治愈 76 例，占 70.37%；显效 16 例，占 14.81%，有效 12 例，占 11.11%；无效 4 例，占 3.71%。总有效率为 96.29%。

[出处]《中医外治杂志》2000，9（5）：28.

方二

[主治] 小儿实证便秘。

[材料] 大黄粉 10g。

[方法] 用大黄粉 10g 加食用白酒适量调成糊状。

[用法] 用敷脐法。患儿脐部进行消毒后将药涂于脐部，用纱布覆盖后固定，再用热水袋热敷 10 分钟。每日 1 次。

[疗效] 刘相敏用方二治疗 30 例，治愈 28 例，症状改善 2 例。

[出处]《辽宁中医杂志》1989，13（2）：44.

方三

[主治] 小儿便秘，证属脾胃功能失调者。

[材料] 大戟 5g。

[方法] 大戟 5g 研末，与 8 枚大枣肉共捣烂成膏。

[用法] 用隔饼灸法。将上药膏敷于脐部，点燃艾条在其上施灸 20 分钟，然后用纱布覆盖，胶布固定。每日 1 次，直至大便畅通，一般需治疗 30~40 日。

[疗效] 吴迎春用方三治疗 68 例，经治疗后，痊愈 56 例，有效 6 例，无效 6 例。

[体会]《本草纲目》曰："大戟主治利大小便，且得枣而不损脾"；脐为神阙，是任脉的重要腧穴，与督脉相表里，内连十二经脉，五脏六腑。脐下分布有丰富的血管及大量的淋巴管和神经。故方三用大戟敷脐加艾灸，可通过艾灸的温热使药物的作用借助腧穴经络而到达病所，从而达到治疗疾病的目的。但大戟有一定毒性，不能误服。

[出处]《中国民间疗法》2002，10（8）：22.

方四

[主治] 新生儿便秘，证属胃肠湿热积滞者。

[材料] 黄硝散：取大黄、芒硝各 2 份，甘草 1 份。

[方法] 将上药共研粉、过筛后配制而成。

[用法] 用敷脐法。取黄硝散少许加黄酒适量调成糊状，敷于患儿脐部，填满为止，用消毒纱布覆盖，纸胶固定，再用温水袋置于患儿脐部片刻。12 小时换药 1 次，排便正常后停药。

[疗效] 闵兆晗用方四治疗新生儿便秘 41 例，显效 22 例，有效 18 例，无效 1 例，总有效率达 97.6%。

[体会] 用方四治疗中要注意患儿脐部感染，热水袋温度要适中，以免烫伤患儿皮肤。

[出处]《吉林中医药》2005，25（9）：28.

方五

[主治] 肺脾气虚，大肠传导无力引起便秘。

[用法] 用按摩法。患儿卧位，宽衣松带，暴露脐部。术者坐或立于患儿右侧，右手掌心按患儿脐都，手法由轻柔渐渐用力做揉脐动作。实证按顺时针方向揉以泻之，虚证往返揉之以平补平泻。每次揉脐约 200 周，每日 1 次，3 天为 1 个疗程。

[出处]《中医外治杂志》1994，（3）：18.

方六

[主治] 小儿积热便秘。

[材料] 生大黄（约 3g）。

[方法] 研细。

[用法] 用敷脐法。加沸水调成糊状，稍冷后敷于患儿脐孔，用消毒纱布覆盖，纸胶固定，再用手掌沿顺时针方向轻轻按摩 2~3 分钟，24 小时换药 1 次，3 次为 1 个疗程。

[体会] 要注意防止患儿脐部感染，药糊温度适中，避免烫伤患儿皮肤。

[出处]《江西中医药》2002，33（2）：35.

【按语】

中医认为，便秘多为胃肠湿热积滞所致，治宜清热泻火、润肠通便。在脐疗中，治疗便秘均以大黄和芒硝为多用，其中，大黄味苦性寒，有泻下攻积、清热泻火、荡涤肠胃、活血化瘀之功效；芒硝咸寒，有软坚润燥、泻热通便之功效。两者合用，可去湿热积滞，泄热泻下，软坚去实，润肠通便，除便秘。

揉脐法是治疗小儿便秘的一种有效方法。因术者手掌较大，除按揉神阙穴外，同时也按揉了双侧天枢。神阙穴具温阳散寒、补益气血、健脾和胃、消食导滞之力，天枢为大肠之募穴，右调理肠胃、行气消胀、消食导滞之用，二穴相配共奏导滞通便、调理气机之功。根据辨证，实证者施以泻法，以泻热通便，使有形之邪逐之于外；虚证者平补平泻，使邪去而不伤正，扶正而不留邪故效如桴鼓。

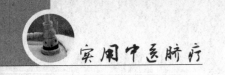

小儿脱肛

小儿脱肛，也称直肠脱垂，是指直肠肛管向下移位脱出肛门外的一种疾病。中医将其归属于"脱肛"范畴。

【病因病机】

西医学认为，本病的原因是儿童的骨盆腔内支持组织发育不全，不能对直肠承担充分的支持作用；加之儿童骶骨弯曲尚未长成，影响直肠与肛管之间角度的形成，直肠或垂直状态；因久病、体弱、营养不良或久泻、便秘等因素，直肠黏膜下层与周围组织、肛门括约肌松弛而成脱肛。

中医认为，幼儿脏腑娇嫩，形气未充，如饮食劳逸失调，久病体弱，则脾胃受损，中气亏虚下陷而提托无力，致肛肠不固而脱出。

【诊断要点】

（1）常见于老年与儿童，幼儿型往往在 5 岁之前可逐渐自行消失。

（2）初起患者只感排便时有肿物脱出肛门外，便后自行复回。加重后出现便后下坠和排便不尽感，严重时咳嗽、喷嚏、抬物时直肠均可脱出，须用手推回或卧床休息方能回纳。

（3）可伴肛周皮肤的潮湿瘙痒，腰骶及腹部坠胀酸痛，肛门坠胀疼痛。

（4）反复脱出者肛门长期扩张，括约肌收缩无力，故晚期常并发肛门松弛。

【治疗方法】

方 一

[主治] 小儿气虚脱肛。

[材料] 药用五倍子 50g，椿皮 50g，三七 25g。

[方法] 以上药烘干，研细末，过筛装入胶囊备用，每粒 0.5g。

[用法] 用敷脐法。用 75% 乙醇消毒肚脐，用五倍子散 1g，盐酸罂粟碱 1 支调成糊状敷脐，以塑料薄膜覆盖，伤湿止痛膏固定，每次便后清洁肛门脱出肿物，用纱布撒五倍子散复位，每日换药 1 次，10 次为 1 个疗程。中间停 2~3 天，再行下 1 个疗程或连续使用直到症状消失为止。

[疗效] 鞠端惠用方一治疗 5 例，经一个疗程治疗症状消失 2 例，2~3 个疗程痊愈 3 例，随访半年未见复发。

[出处]《中医外治杂志》2000，9（4）：48.

方 二

[主治] 中气下陷小儿脱肛。

[材料] 黄芪 20g、升麻、诃子、五倍子、石榴皮各 10g。

[方法] 研极细末备用。

[**用法**]用敷脐法。每次取 10g 粉末加白酒调成糊状。敷脐部。日换药 1 次。10 日 1 个疗程。同时取百会、长强。配穴：足三里、天枢。四穴均强刺激不留针，隔天针 1 次。

[**疗效**]张凤英用方二治疗 Ⅰ 度脱垂 22 例，3 个疗程均治愈；Ⅱ 度脱垂 8 例，6 个疗程有效 7 例，无效 1 例，Ⅲ 度脱垂 5 例，有效 1 例，无效 4 例，总有效率为 85.7%。

[**出处**]《针灸临床杂志》2001，17（7）：13.

方 三

[**主治**]各型小儿脱肛。

[**材料**]红光治疗仪。

[**方法**]用红光治疗仪照射。

[**用法**]用红光照射法。穴位以神阙为主，配穴百会、长强。使用红光治疗仪，每次照 15 分钟。照射百会前尽量剃光头发，照射长强时采用胸膝位。红光输出光波段 600~700nm，输出功率 2~3w，光斑直径 30mm。每日 1 次，10 次为 1 个疗程，疗程间休息 3 天。

[**疗效**]王勇用方三治疗小儿脱肛 26 例，治愈 16 例，占 61.5%；好转 9 例，占 34.6%；无效 1 例，占 3.9%，总有效率 96.1%。

[**出处**]《上海针灸杂志》2000，19（1）：24.

方 四

[**主治**]脾胃虚弱小儿脱肛。

[**材料**]艾绒适量，食盐 1 撮。

[**方法**]取艾绒捏成艾炷，如绿豆大小，约 10~15 粒；另取食盐炒干研末备用。

[**用法**]用敷脐法。取食盐填入患儿脐孔中，继之将艾炷置于脐内食盐之上，点燃艾炷灸之。每次灸 2~5 壮，每天灸 1 次，10 天为 1 个疗程。

[**疗效**]谭支绍用方四治疗马某，患脱肛 2 年，每次大便时肛门脱出不能自行回缩，用涂脐 1 个月，服中药补中益气汤 12 服，补中益气丸 3 盒，患儿大便时肛门不再脱出，便后肛门可以自行回缩，获得治愈。

[**出处**]谭支绍.《中医药物贴脐疗法》广西科学技术出版社.

方 五

[**主治**]中气下陷脱肛。

[**材料**]用鳖头 1 个（焙干），升麻 5g，枳壳 10g，五倍子 5g，米醋适量。

[**方法**]将诸药混合研为细末，过筛后以米醋调拌和匀，制成药糊状，备用。

[**用法**]用敷脐法。临用时取药糊适量，涂满患儿脐窝内，外盖以纱布，橡皮膏贴紧固定。2 天换药 1 次，10 次为 1 个疗程。

[**出处**]谭支绍.《中医药物贴脐疗法》广西科学技术出版社.

方 六

[**主治**]小儿脾胃不足脱肛。

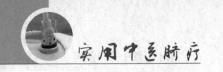

[材料] 用蓖麻子 14 粒，升麻 14g。

[方法] 先把蓖麻仁捣烂如泥，次将升麻研为细末，互相混合调和如膏备用。

[用法] 用敷脐法。将药膏分作 2 份，以 1 份贴患儿脐中（神阙）穴，另 1 份贴敷百会穴，分别用胶布固定，或用纱布束紧，每天 1 次。

[疗效] 5~7 天有效。

[出处] 谭支绍.《中医药物贴脐疗法》广西科学技术出版社.

方七

[主治] 小儿中气不足脱肛。

[材料] 提肛散：柴胡 6g，生黄芪 30g，升麻 9g，党参 15g。

[方法] 共研细末。

[用法] 拔罐法。取穴神阙和中脘。先用单纯拔罐法，留罐 10~15 分钟，起罐后，神阙穴用每取药末 10~15g，用食醋调和敷于肚脐上，外以纱布覆盖，胶布固定。每日 1 次，5 次为 1 个疗程。中脘穴加温灸 5~6 壮。每日 1 次，5 次为 1 个疗程。

[出处]《中华理疗杂志》1987，10（3）：196.

【按语】

中医学认为，脱肛的根本是督脉统领阳气的功能失调所致，而小儿脱肛主要因先天禀赋不足及后天致病因素所致，如调理饮食、治疗得法，尚可治愈。通过对脐部刺激经络反应，能有效地改善血液循环，促进肛门收缩功能，有利于脱肛的复位。

脐部贴药以益气升提固脱为大法，使疗效持久，稳固，则治愈而不复发。实践证明，此法操作简单方便，痛苦小，疗效显著，适于临床推广应用。脐疗对脱肛有很好的疗效，特别是初、中期患者，轻者可在短时间内治愈，重者治疗时间较长。特别对小儿效果更快，对腹泻引起者较便秘者效果好。治疗的同时，对大的孩子应每天做提肛运动 5~10 次，每次做 10 个左右。

治疗期间，对大的孩子应每天做提肛运动 5~10 次，每次做 10 个左右。应避免负重选行，积极治疗慢性腹泻、便秘、慢性咳嗽等，防止腹压过度增高，局部可采用 T 字形托带棉垫固定，并每天进行提肛锻炼。注意早期治疗，防止疾病发展。注意肛门卫生，经常洗涤。

直肠脱出后应尽快及时复位，以避免脱垂部充血、水肿等症状给复位带来困难。当小儿发生脱肛时，应让患儿趴在家长的膝上，家长的手指涂上石蜡油或食用香油，缓慢地将脱出的直肠纳入肛门，使脱垂的直肠复位，然后清洁肛周皮肤，再用吊带将纱布垫固定肛门两侧。若脱出时间较长，脱出部位充血水肿，用一般方法不能复位，应马上带孩子去医院就诊。

小 儿 惊 厥

惊风又称惊厥，俗名"抽风"。是小儿常见的危急重症，可发生于许多疾病的过程中，临床以抽搐，并伴有神志障碍为特征。中医称为"惊风"。

【病因病机】

西医学称小儿惊厥。其中伴有发热者，多为感染性疾病所致，颅内感染性疾病常见有脑膜炎、脑脓肿、脑炎、脑寄生虫病等；颅外感染性疾病常见有高热惊厥、各种严重感染（如中毒性菌痢、中毒性肺炎、败血症等）。不伴有发热者，多为非感染性疾病所致，除常见的癫痫外，还有水及电解质紊乱、低血糖、药物中毒、食物中毒、遗传代谢性疾病、脑外伤、脑瘤等。

中医学认为，急惊风的主要病因是外感时邪、内蕴痰热积滞、暴受惊恐。外感时邪，从热化火，热极生风；饮食不节，食滞痰郁，化火动风；暴受惊恐，气机逆乱，而发惊厥。其主要病机为热闭心窍、热盛动风、痰盛发搐。热、痰、风、惊四证是急惊风的主要病理表现。病变部位在于心脏、肝脏。慢惊风由于禀赋不足、久病正虚而致，以脾肾阳虚，或肝肾阴虚为其主要发病原因。由于暴吐暴泻、久吐久泻，或温热病后正气亏损，脾肾亏虚，化源不足；或肝肾阴虚，虚风内动。其病变部位在脾、肾、肝三脏。

【诊断要点】

（1）突然发病，出现高热、神昏、惊厥、喉间痰鸣、两眼上翻、凝视，或斜视，可持续几秒至数分钟。严重者可反复发作甚至呈持续状态而危及生命。

（2）可有接触传染病人或饮食不洁的病史。

（3）中枢神经系统感染患儿，脑脊液检查有异常改变，神经系统检查出现病理性反射。

（4）细菌感染性疾病，血常规检查白细胞及中性粒细胞常增高。

（5）必要时可做大便常规及大便细菌培养、血培养、摄胸片、脑脊液等有关检查。

【治疗方法】

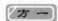

[主治] 急惊风。高热昏迷、两目上翻，牙关紧闭，四肢抽搐，胡言乱语，甚则颈项强直，角弓反张，面唇红赤，口渴，便秘，小便红赤、短小，指纹青紫。

[材料] 急惊散：细叶柳树枝尖（约7cm长，去粗皮）7~11根，葱白15根（连根须），米酒糟50g，生姜3g。

[方法] 将诸药混合捣至融烂，用砂锅炒热，布包备用。

[用法] 用熨脐法。先将炒热的药包分成两份，用一份敷贴于肚脐上，另一份贴在小儿头顶上，敷20~30分钟，再炒热再敷，如此敷至病愈即止。

[疗效] 谭支绍用方一治疗宁某，男，3岁。高热5天突然厥逆，两目上翻，牙关紧闭，用方一敷脐，半天抽搐即止，热退身凉。

[出处] 谭支绍.《中医药物贴脐疗法》广西科学技术出版社.

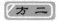

[主治] 小儿大病后，抽搐昏迷，四肢厥逆，两目上视，甚则角弓反张，指纹淡黄，脉沉迟。

［材料］慢惊膏。胡椒7粒，生栀子7粒，葱白7根，老白颈蚯蚓1条，鸡蛋清、面粉适量。

［方法］先将胡椒、生栀子混合碾碎为细末，再与后三味共捣融如膏状，备用。

［用法］用敷脐法。取药膏敷贴于肚脐穴上，覆以纱布，用胶布固定。1日换药1次，连续敷贴2~3天可愈。

［疗效］谭支绍用方二治疗郭某，女，2岁6个月，2个月前患急性肠胃炎，泻泄月余，突然四肢发凉，神志不清，手足抽搐，用方二贴脐1天，神清，抽搐停止。

［出处］谭支绍.《中医药物贴脐疗法》广西科学技术出版社.

方 三

［主治］小儿急惊风，证属痰热积滞者。

［材料］细叶柳树枝尖（约2寸长，去粗皮）7~11根，葱白15茎（连须），米酒糟50g，生姜3g。

［方法］诸药混合捣至极烂，用砂锅炒热，布包备用。

［用法］用敷脐法。用时分成2份，1份贴脐上，1份贴头顶，敷20~30分钟，再炒热再敷，至病愈止。

［出处］《中国民间疗法》2006，14（1）：27.

方 四

［主治］小儿慢惊风，证属脾肾阳虚者。

［材料］大红芙蓉花一朵。

［用法］用敷脐法。将花心紧对小儿肚脐中贴，再用鸡蛋1个煎饼置花蒂上。

［出处］《中医外治杂志》2008，17（2）：23.

【按语】

昏迷、抽搐、痰多的患儿，应注意保持呼吸道通畅，防止窒息。惊风发作时立即让患儿头平卧，头侧向一侧，解开衣领，将压舌板缠上多层纱布塞入上、下白齿之间，防止咬伤舌头。给予吸氧，随时吸出痰涎和分泌物，保持呼吸道通畅。小儿在抽搐当中切忌用力抱紧，以免损伤软组织。保持病室安静，减少刺激，保证患儿安静休息。

积极治疗原发疾病。做好小儿保健工作，调节精神情绪，加强体格锻炼，提高抗病能力。注意饮食卫生，宜吃营养丰富易消化的食物。

小 儿 多 汗

小儿多汗是指小儿在安静状态下，无故而致全身或局部出汗过多，甚则大汗淋漓之病证。中医归属于"汗证"范畴。

【病因病机】

一般说，出汗是一种正常现象，但由于某些疾病引起的出汗过多，就是属病理性出汗。如婴幼儿活动性佝偻病、小儿活动性结核病、小儿低血糖、吃退热药过量及精神因素，如过度兴奋、恐惧等。有的小儿有内分泌疾病（如甲状腺功能亢进等），也可引起病理性出汗。

中医学认为，小儿因脏腑娇嫩，元气未充，营卫之气不足，肌肤腠理疏薄，所以易于出汗。若先天禀赋不足，或后天脾胃失调，或四时杂感、病后失养皆可致营卫气虚弱，表虚不固，营失所藏，开合失司，致气血损伤，津液外泄，不能敛阴、潜阳，故汗自出。

【诊断要点】

（1）活动性佝偻病引起的多汗。一岁以下的婴儿多汗，多伴夜间哭闹，后脑勺枕部出现脱发圈，乒乓头、方颅、前囟门大且闭合晚等现象。

（2）小儿活动性结核病引起的多汗。常伴盗汗，同时有胃纳欠佳，午后低热（有的高热），面孔潮红，消瘦，有的出现咳嗽、肝脾肿大、淋巴结肿大等表现。

（3）低血糖。多见于夏季，小儿出汗多，伴面色苍白，出冷汗，甚至大汗淋漓，四肢发冷等。

（4）小儿内分泌疾病（这种疾病引起多汗较为少见）。如甲状腺功能亢进，患儿多见于学龄儿童，女孩为多。可表现为多汗、情绪急躁、食欲亢进而体重不增、心慌、心悸，眼球突出等。

（5）其他小儿急慢性感染性疾病也可引起多汗。同时伴有其他的临床表现：如伤寒、败血症、类风湿病、结缔组织病、红斑狼疮或血液病等。

【治疗方法】

方 一

[主治] 小儿虚证多汗。

[材料] 五倍子、赤石脂、煅龙骨、煅牡蛎各等份。

[方法] 上药经研细过筛，装瓶备用。

[用法] 用敷脐法。临床取药粉适量以白醋或水调成糊状，每晚外敷脐窝，上盖纱布，以胶布固定，第二天揭去，3~5 天为 1 个疗程。

[疗效] 经用方一敷脐 1 个疗程后痊愈者 14 例，显效者 44 例。显效 44 例经继续敷脐 1 个疗程后均痊愈，总有效率 100%。其中有 46 例经随访 2 个月均未见复发。

[出处]《实用医药杂志》2000, 13（2）: 52.

方 二

[主治] 各型小儿多汗证。

[材料] 五倍子 30g，煅龙骨、煅牡蛎各 15g。阴虚盗汗型用知母、黄柏各 10g；表虚自汗型用黄芪 30g；营卫不和型用桂枝、白芍各 10g。

[方法] 以上 3 味药研细末备用。

[用法] 敷脐法。各型分别将上药煎浓汁，与备制散剂 5g 调成糊状，临睡前外敷神阙穴，覆纱布，胶布固定，每昼夜调换 1 次，连敷 5 次为 1 个疗程。

[疗效] 王勇用方二治疗 68 例，治愈 39 例，好转 26 例，无效 3 例，总有效率为

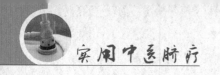

95.58%。有效病例中，治疗1个疗程以内者43例，2个疗程者20例，3个疗程者2例。

[**出处**]《新中医》2008, 30（1）: 78.

方三

[**主治**] 小儿汗证，证属气血失调，卫阳不固者。

[**材料**] 五龙敛汗散：将五倍子、麻黄根、煅龙骨、煅牡蛎以1:1:3:3取量。

[**方法**] 上药焙干研末，过80目筛备用。

[**用法**] 用敷脐法。在常规补维生素D及钙剂的同时，治疗组加用五龙敛汗散贴脐。用时先将五龙敛汗散约加1/3量凡士林调成软膏状，每取3~5填入脐中，覆盖干净纱布块，胶布固定，24小时换药1次。10天为1个疗程。

[**疗效**] 傅沛藩用方三治疗本病100例，痊愈59例，显效30例，有效6例，无效5例，显效率89%。对照组100例中痊愈43例，显效25例，有效22例，无效10例，显效率68%。

[**出处**]《河南中医》1999, 19（4）: 52.

方四

[**主治**] 小儿脾虚自汗。

[**材料**] 煅牡蛎10g，五味子、浮小麦、黄芪、党参各9g，麻黄根、白术各7g。

[**方法**] 将上药研成细粉备用。

[**用法**] 用敷脐法。用醋调成糊状，用纱布包好，敷在脐部，用胶布固定，每24小时更换1次，4次为1个疗程，如效果不佳，可进行第2、第3个疗程。

[**疗效**] 吕秀霞用方四治疗小儿自汗42例，痊愈38例，无效4例。总有效率为90.5%。

[**出处**]《陕西中医》2001, 22（5）: 292.

方五

[**主治**] 小儿脾虚多汗。

[**材料**] 敛汗散：生黄芪、炒白术、五倍子、煅龙骨、煅牡蛎各等份。

[**方法**] 研成细粉备用。

[**用法**] 用敷脐法。用时取适量药粉，加适量山西陈醋调成糊状，填满肚脐，外用胶布固定，每晚1次，次晨揭去，以7天为1个疗程。

[**出处**]《浙江中医杂志》2002,（3）: 89.

方六

[**主治**] 小儿气虚多汗。

[**材料**] 用煅龙骨、五倍子各等份。

[**方法**] 共研细末，每次10g。

[**用法**] 用敷脐法。将上药用温开水或醋调成糊状，敷于患儿脐部，用胶布固封，晚敷晨揭，连用2次。

[**出处**] 蒋希林.《中华脐疗大全》中国中医药出版社.

【按语】

目前西医对小儿汗证无有效之治疗措施，而中医药外治敷脐疗法取得了非常显著的效果。敷脐法通常称为脐疗，即以脐窝——神阙穴敷药，选择相应的治疗药物，通过对脐部局部穴位的刺激作用，经皮肤传入、经络传导，激发经脉元气，协调人体各脏腑之间的功能，以疏通经络，促进脏腑气血运行，可取得较好的疗效，不受性别、年龄、病情、病程的影响，疗效较好，方便价廉，且无任何毒副作用，患儿及家长乐于接受，易于坚持，值得在临床上推广使用。

小儿多汗只是一种症状，首先应该寻找多汗的原因。如果是病理性多汗的话，应同时治疗原发性疾病，以彻底根治。

注意小儿的衣着及盖被。我们主张宝宝比大人多穿一件衣服，从小锻炼小儿抵抗力。父母需要及时给小儿补充水分，最好喂淡盐水，以补充水分及盐分，维持体内电解质平衡，避免脱水而导致虚脱。父母应及时给出汗的小儿擦干身体。过多的汗液积聚在皮肤皱折处如颈部、腋窝、腹股沟等处，可导致皮肤溃烂并引发皮肤感染。

小 儿 盗 汗

睡眠中出汗称之为"盗汗"。是以入睡后汗出异常，醒后汗泄即止为特征的一种病征。中医学也称为"盗汗"。

【病因病机】

凡是影响人体体温调节中枢，以及使交感神经兴奋性增高的原因和疾病，都可以引起小儿盗汗。身体排汗对身体是一种保护，而夜间盗汗的原因很多，除与睡眠环境空气流通状况、寝具透气与否有关外，还与某些疾病如结核病、心内膜炎或恶性肿瘤（如淋巴瘤等）有关；此外，内分泌失调，如有糖尿病、甲状腺功能亢进的患者，以及有情绪障碍，自主神经失调的人，也都可能在夜间大量流汗。小儿低钙容易使交感神经兴奋性增强，这种情况在佝偻病患儿中尤其多见。

中医学认为，本病可因营卫不和由于体内阴阳的偏盛偏衰，或表虚之人微受风邪，导致营卫不和，卫外失司，而致汗出。也可因心血不足思虑太过，损伤心脾，或血证之后，血虚失养，均可导致心血不足。此外，阴虚火旺烦劳过度，亡血失精，或邪热耗阴，以致阴精亏虚，虚火内生，阴津被扰，不能自藏而外泄，均可导致盗汗。

【诊断要点】

（1）患佝偻病以 3 岁以下的小儿为主，主要表现在上半夜出汗，这是由于血钙偏低引起的。入睡后就开始多汗，尤其是头部，能湿透枕席或枕巾，并伴有枕秃和惊哭，应查血钙、血磷及腕骨 X 线摄片等，以确定小儿是否有活动性佝偻病。

（2）结核病患儿的盗汗以整夜出汗为特点。患儿同时还有低热消瘦、体重不增或下降、无力、脸色潮红、食欲不振、情绪发生改变等症状，可检查血沉、抗结核抗体、胸片等。

【治疗方法】

方一

[主治] 小儿盗汗，证属阴虚热扰，心液不藏者。

[材料] 取五倍子、黄芪各等份。

[方法] 将上药研成细末，备用。

[用法] 用敷脐法。用时将患者脐部擦干净，然后取药粉适量，加入山莨菪碱针剂10ml拌匀，再加入适量蒸馏水调成糊状，外敷脐部，用自定医用黏纸外贴，1天1次，10次为1个疗程。

[疗效] 张运峰用方一治疗本病48例，一般当天见效，48例中，1个疗程痊愈35例，占72.92%；2个疗程痊愈11例，占22.92%；余2例继续用药，总有效率100%。

[出处]《中医外治杂志》2006，15（6）：12.

方二

[主治] 小儿虚证盗汗。

[材料] 五倍子适量。

[方法] 取五倍子适量研末，用糯米汤调成糊状。

[用法] 用敷脐法。取2g药糊填于脐内，纱布覆盖，然后用胶布封固。每3日换药1次，7日为1个疗程；1个疗程未愈者可行第2个疗程治疗。

[疗效] 赵传厚用方二治疗32例，显效20例，有效8例，无效4例；对有效而未愈的8例患儿行第2个疗程治疗后均获显效。总有效率为87.5%。

[出处]《中国民间疗法》2003，11（12）：18.

方三

[主治] 化疗后盗汗，证属虚证盗汗者。

[材料] 五倍子30g，朱砂3g。

[方法] 将上药研末调均匀备用。

[用法] 用敷脐法。治疗时取适量药末用凉开水调成糊状，用温水洗净并擦干脐部，然后将药糊填满神阙穴（肚脐），按压铺平后用透明薄膜敷贴固定，临睡前贴敷，早晨起床后取下，每天1次，3~5天为1个疗程，治愈后停药。

[疗效] 吴桂云用方三治疗39例患者，敷脐治疗3~5天，显效17例，有效20例，无效2例，有效率达94.8%。

[出处]《护理与康复》2007，6（8）：574.

方四

[主治] 肺虚小儿盗汗。

[材料] 五倍子。

[方法] 取五倍子原药材敲开，除去虫垢及杂质，研极细末。

[用法] 用敷脐法。每次取10g，加牛奶或盐水调成软膏，敷于脐部，上用油纸一

块或纱布覆盖，再用胶布固定。

[**出处**]《中国民间疗法》2004，12（1）：14.

方五

[**主治**] 小儿盗汗，每晚寐时汗出较多，头面颈部汗出如珠，沾湿枕单。

[**材料**] 取五倍子、五味子、麻黄根各15g。

[**方法**] 共研细末。

[**用法**] 用敷脐法。将药分3份（每份15g），于晚上睡前取1份，用温开水调成糊状，捏成圆形药饼，稍大于脐，贴于小儿脐窝，药饼上用同样大小的塑料膜覆盖，再用大于药饼的胶布或伤湿止痛膏固定。若对胶布过敏，可用纱布绷带裹腹，以避免药饼滑脱。胶布固定者2天换1次药，绷带固定者仅在夜间用药，每3天换1次药。连敷3次为1个疗程。

[**出处**]《甘肃中医学院学报》2008，25（4）：39.

方六

[**主治**] 小儿阴虚盗法。

[**材料**] 伤湿止痛膏。

[**用法**] 用贴脐法。先将神阙穴及周围消毒晾干，然后取新拆封的伤湿止痛膏，将1/2片的伤湿止痛膏平贴在肚脐上。每次贴3天，3次为1个疗程。

[**出处**]《中医外治杂志》2002，（5）：6.

【按语】

临床观察，止汗锭对见于前额、胸、背、四肢、颈等不同部位的多汗证，均有明显的疗效。显效开始出现日，最快者为用药1天，最慢者为用药6天。

在进行脐部敷贴时，应注意：脐部皮肤有炎症或破损者不能敷贴。敷贴后皮肤红疹而痒者暂停敷贴。五倍子粉宜与白醋调敷以减少刺激。对胶布过敏者可用纱布绷带固定。为避免五倍子粉醋调糊状外敷剂被纱布较快吸干，可盖小块塑料薄膜后再盖以纱布固定。

患者要忌煎、炸、烤、熏、油腻不化的食物和辛辣食物等。应该多吃一些具有养阴生津的食物，如小米、麦粉及各种杂粮和豆制品，以及牛奶、鸡蛋、瘦肉、鱼肉等，水果、蔬菜也应多吃，特别是要多吃苹果、甘蔗、香蕉、葡萄、山楂、西瓜等含维生素多的果类。

护理多汗的孩子，应注意勤换衣被，并随时用软布擦身，或外用扑粉，以保持皮肤干燥。身上有汗时，应避免直接吹风，以免受凉感冒。多汗易造成阴津亏损，阳气受伤，因此要多给患儿饮水，饮食要忌辛散、攻伐之品，以防止正气受伤，汗出更甚。

对病理性盗汗的小儿，应针对病因，进行治疗。如缺钙引起的盗汗，应适当补充钙、维生素D等。结核病引起的盗汗，应进行抗结核治疗。小儿盗汗以后，要及时用毛巾擦干皮肤，更换衣服，还要勤沐浴。要让小儿经常参加户外锻炼，以增强体质，提高适应能力，体质增强了，盗汗也会随之而止。

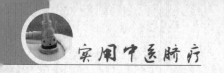

小儿神经性尿频

小儿神经性尿频症是小儿常见的行为障碍性疾病。本病属中医"淋证"范畴。

【病因病机】

诱发本病的主要原因：一方面是小儿大脑皮层发育尚不够完善，对脊髓初级排尿中枢的抑制功能较差，容易受外界不良刺激的影响而出现障碍，遇到环境变化，受惊吓、精神紧张或焦虑可使神经功能失调，导致大脑皮层高级排尿中枢的排尿反射功能失常，使支配膀胱的交感神经兴奋性增高，例如生活环境的改变，孩子对刚入托，入学心理准备不足，被寄养给他人抚养，父母的突然分离、亲人的死亡，以及害怕考试或对某种动物的惧怕等。这些都可能使小儿精神紧张、焦虑，使抑制排尿的功能发生障碍，膀胱尿道肌持续收缩，膀胱括约肌松弛，在膀胱尿量很少时都产生尿意，进行排尿。

中医学认为，小儿由于稚阴未充，稚阳未长，禀赋不足，或久病之后，损伤肾阳，下无虚寒，致肾关不固，膀胱不约，而为尿频。

【诊断要点】

（1）尿频、尿急是唯一症状，每日至少20次，不伴有尿痛、排尿艰涩及遗尿。

（2）尿频在睡眠或从事有兴趣的活动时消失。

（3）实验室检查无异常，血常规正常，尿常规正常，尿糖及尿培养阴性，肾及膀胱B超检查正常。

【治疗方法】

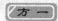

[主治] 小儿神经性尿频，证属肾关不固，膀胱不约者。

[材料] 煅龙骨3~5g，煅牡蛎3~5g，五味子3~5g，寒证酌加肉桂、吴茱萸；热证加山栀、川黄连末。

[方法] 将上药共研细末，充分混匀。

[用法] 用敷脐法。每晨起用患者本人的唾液取药末少许调成糊状，先用热的湿毛巾擦脐，然后将药糊敷上，纱布覆盖。胶布固定，如皮肤过敏可换肤疾宁固定。

[疗效] 扈晓宇用方一治疗本病7例，一般用药2天即见显效；用药5~9天获临床治愈，7例患者均获临床治愈。

[出处]《中医外治杂志》1992，（1）：19.

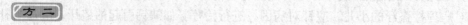

[主治] 肾虚不固小儿神经性尿频。

[材料] 桑螵蛸、煅龙骨、醋炙龟甲、冰片。

[方法] 选桑螵蛸、煅龙骨、醋炙龟甲、冰片按4：2：2：1的比例研末过筛，装瓶

备用。

[**用法**]用敷脐法。晚上临睡前用党参汤调敷于肚脐内，然后用脱敏胶布固定，隔日换1次，7天为1个疗程。

[**疗效**]李种泰用方二配合穴位埋线治疗35例，一般1个疗程，最多2个疗程即可治愈。

[**出处**]《现代医药卫生》2007，23（15）：2320.

方三

[**主治**]用于寒性小便频数。

[**材料**]肉桂6g，丁香6g。

[**方法**]共研细末。

[**用法**]用敷脐法。用黄酒调为糊状。贴脐部，每日换药1次。

[**出处**]罗和古.《脐疗巧治病》中国医药科技出版社.

方四

[**主治**]脾肾阳虚尿频。

[**材料**]益智仁、炮姜、炙甘草、肉桂各30g。

[**方法**]共研细末，贮瓶内备用。

[**用法**]用敷脐法。每用5g，加葱白（带根须）1段，共捣成饼状，敷脐部，上用热水袋热敷30~60分钟，24小时换药1次。

[**出处**]《衡阳医学院学报》1998，26（2）.

【**按语**】

敷脐法是治疗小儿神经性尿频的有效疗法。肚脐为人体生命之根蒂，为真气所系，用此穴温养益气、培肾固本以鼓舞正气，并且其处皮肤浅薄，血管丰富，药物易于透入吸收。桑螵蛸补肾温阳缩尿，为治本之药；煅龙骨敛心神而涩精气；龟甲益阴气而补心肾；冰片性辛走窜，以加强药物的渗透作用。诸药配合，既能补肾益精、涩精止遗，又能补心养神，从而起到两调心肾，交通上下，收敛固涩而止尿频。

当确定为神经性尿频后，家长不必过于紧张，应该对孩子耐心诱导，告诉他身体并没有毛病，不用着急，不要害怕，尿频症状会很快好起来，消除患儿的顾虑，鼓励他说出引起紧张不安的事情，关心他提出的问题，给他认真解释，安慰，使他对害怕担心的问题有一个正确认识，尽快恢复到以前轻松愉快的心境之中。这样，尿频就会自然而然地得到纠正。平时对患儿在想小便时，鼓励用力忍一下，延长两次排尿的时间，如有进步时就应给以表扬，逐渐使排尿间隔延长到正常。对孩子的矫正教育要有耐心，千万不要打骂训斥，这样使孩子情绪更紧张。对于入园、入学儿童，还要取得幼儿园学校老师的配合，多理解、安抚孩子，上课要放松情绪，多参加一些轻松愉快的游戏，把孩子的注意力集中到游戏或其他活动中。

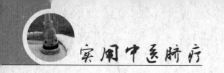
小 儿 遗 尿

小儿遗尿是指满3周岁具有正常排尿功能的儿童在睡眠时不能自行控制而自遗，醒后方觉的一种病症。俗称"尿床"。

【病因病机】

在膀胱内贮存尿液不多时，大脑皮层也可主动兴奋排尿初级中枢引起排尿活动。由于幼儿大脑皮层发育尚未完善，对排尿初级中枢控制力弱，或神经系统发育延迟、遗传、器质及心理等多种因素所致的排尿反射调节失调均可发生遗尿症。

中医学理论认为，小儿遗尿之因多是由先天禀赋不足或后天失养，致肾气不足，下元虚寒，膀胱气化失司，约束无权所致。

【诊断要点】

（1）睡眠较深，不易唤醒。每夜或隔几天发生尿床，甚则一夜尿床数次。

（2）发病年龄在5周岁以上。

（3）小便常规及尿培养多无异常发现。

（4）X线摄片检查，部分患儿可发现有隐性柱裂，泌尿系X线造影可见其结构异常。

【治疗方法】

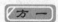

[**主治**] 小儿遗尿，证属肾气不足，膀胱气化失司者。

[**材料**] 丁香、肉桂各1.5g，樟脑3g。

[**方法**] 将丁香、肉挂研细末，加樟脑粉和匀。

[**用法**] 用敷脐法。将药粉填满肚脐，用伤湿止痛膏覆盖。伤湿止痛膏过敏者可外用纱布摊涂解毒消炎膏（其他软膏亦可），毋使漏气，每日1次，7次为1个疗程：还可配合针刺足三里、三阴交，内服桂附八味丸进行治疗。

[**疗效**] 吴连珍用方一经治10例，1个疗程治愈者5例，2个疗程治愈者4例，1例18岁患者3个疗程未愈。

[**出处**]《河南中医》2002，22（1）：18.

方 二

[**主治**] 小儿遗尿，证属肾气不足，下元虚冷者。

[**材料**] 丁香10g，九香虫20g，益智仁20g，桔梗5g。

[**方法**] 上药共研细末，过80目筛，贮瓶备用。

[**用法**] 用敷脐法。治疗时，先在脐部正中任脉部位由天突至曲骨上下来回推按30次，再在背部正中督脉部位由长强至大椎上下来回推按30次，用75%乙醇消毒脐部，取脐疗药物5~8g，用白酒调匀敷于脐中，外用纱布覆盖，胶布固定，每晚换药1

次，7 天为 1 个疗程，治疗 1~4 个疗程。另外坚持睡前小便 1 次。

[**疗效**] 张琦用方二治疗治愈 34 例，好转 2 例。治愈率 94.44%。平均治愈时间 14 天。

[**出处**]《中医外治杂志》2001，10（4）：46.

方 三

[**主治**] 小儿虚证遗尿。

[**材料**] 麻黄 20g，肉桂 10g，益智仁 10g。

[**方法**] 上药共研细末。

[**用法**] 用隔饼灸法。将上药末用醋调和成糊状，取适量敷肚脐上，然后点燃艾条灸之，持续约 30 分钟。灸毕用纱布将药盖上，用胶布固定，每日换药治疗 1 次。

[**疗效**] 李叙香用方三治疗本病，一般连续用药 1 周即可见效，治疗患者 50 例中，治愈 40 例（80%），好转 6 例（12%），无效 4 例（8%），总有效率为 92%。

[**出处**]《中华现代临床医学杂志》2005，3（23）：2513.

方 四

[**主治**] 小儿遗尿之肾气不足，下元虚寒证。

[**材料**] 益智仁、肉桂、乌药、黄芪、五倍子、山药各等份。

[**方法**] 共研细末，混合均匀，装瓶密封备用。

[**用法**] 用敷脐法。每次取药末 10g，临睡前用食醋调成糊状备用。用 75% 乙醇棉球消毒脐部，再放入调好的药糊，用塑料布敷盖，外包纱布，胶布固定即可。24 小时更换 1 次，连敷 5 次；然后隔天敷脐 1 次，每次 24 小时取下，再敷 5 次；然后每周敷脐 2 次，每次 24 小时后取下，敷 2 周以巩固疗效。

[**疗效**] 史丽清用方四治疗 30 例，经治疗后痊愈 20 例，显效 5 例，有效 3 例，无效 2 例。

[**出处**]《河南中医》2003，23（2）：33.

方 五

[**主治**] 小儿肾虚遗尿。

[**材料**] 脐疗药物：丁香 10g，九香虫 20g，益智仁 20g，桔梗 5g。

[**方法**] 上药共研细末，过 80 目筛，贮瓶备用。

[**用法**] 用脐疗按摩法。治疗时，先在脐部正中任脉部位由天突至曲骨上下来回推按 30 次，再在背部正中督脉部位由长强至大椎上下来回推按 30 次，用 75% 乙醇消毒脐部，取脐疗药物 5g~8g，用白酒调匀敷于脐中，外用纱布覆盖，胶布固定。每晚换药 1 次，7 天为 1 个疗程，治疗 1 个 ~4 个疗程。另外坚持睡前小便 1 次。

[**出处**]《中医外治杂志》2001，10（4）：46.

方 六

[**主治**] 心肾亏虚，膀胱失约小儿遗尿。

[**材料**] 火罐。

[**用法**] 用拔罐法。在神阙与中极穴各为一点，二穴之间每隔 2 横指处加 1 点，共 5 点，再左右旁开 3 横指各 1 个点，共 6 个点总计 16 个点。先用走罐法，或用抽气贮水罐法。留罐 5~15 分钟，或皮肤微红为度。起罐后，再用艾叶、食盐各等份炒热，布包，趁热走熨应拔部位。隔日一次。

[**出处**] 温木生.《125 种常见病穴位疗法秘验》中国中医药出版社.

【按语】

本法对大脑皮层失调、营养不良、感受风寒等引起者疗效较好，多在 2 至 3 次治疗后好转。但对某些器质性病变引起者疗效较差，如大脑发育不全、脑炎后遗症、肿瘤、先天性隐性脊柱裂等。对蛲虫病、泌尿道感染等应配合治疗原发病。

治疗中如已停止遗尿，最好继续治疗数次，以巩固疗效，不要立即停止治疗。

治疗期间应注意，养成良好的作息制度和卫生习惯，小儿 1 岁后家长应注意训练孩子定时有规律地排尿，逐步养成自主排尿的习惯，避免过劳，掌握尿床时间和规律，夜间临睡前提醒患儿起床排尿，睡后按时唤醒排尿 1~2 次，从而逐渐自行排尿。日间鼓励多饮水，减少排尿次数，增加膀胱容量，应控制晚饭饮水量，睡前要少饮水，过于兴奋者白天不宜过度活动，避免患儿过于劳累及精神过于紧张。睡眠偏多，精神不振者让其白日增加活动量，以调整大脑兴奋 - 抑制平衡，

在整个疗程中，要树立信心，逐渐纠正害羞、焦虑、恐惧及畏缩等情绪或行为。要照顾到患者的自尊心，家长不要因遗尿而斥责和打骂患儿，要进行语言鼓励，心理疏导，安慰和鼓励患儿消除精神负担，树立信心，配合治疗，这是治疗成功的关键。

小儿抽动秽语综合征

本病又称局部抽搐症，是儿童神经症常见类型之一。中医称为"惊风""瘛疭"。

【病因病机】

本病可能由于精神因素或由于脑基底节多巴胺能神经元和靶细胞膜受体功能异常所致，大脑运动分析器兴奋性高，易发生抽搐反应，而这类运动性条件反射形成迅速又易固定，成为病理反应。

中医对抽动秽语综合征的病因认识分为先后天因素。先天禀赋因素是：孕妇妊娠期间的健康状况，特别是精神状况，曾用药物及难产、早产、剖腹产所致的小儿颅脑外伤或缺血、缺氧致患儿身体虚弱，阴阳失调。后天因素：饮食不当，营养不良，可造成患儿气血亏虚，心肝失养，血脉不畅；情感不舒，精神抑郁，可造成肝气郁结，肝郁日久，化火动风；情绪过于激动，阳亢无制，婴儿期的各种疾病，均可造成气血逆乱，而心神失养。外邪侵袭，郁热化燥，筋脉失养则挛急而自动。总之，先天与后天的共同原因，造成阴阳失调，阳胜则热；气血不足，阴虚内热是其主要病因。

【诊断要点】

（1）发病年龄在 2~15 岁之间。

（2）有复发性、不自主、重复、快速、无目的的动作，并影响到多组肌肉；多发性发音抽动。

（3）能受意志遏制数分钟至数小时。

（4）在数周或数月内症状程度有变化。至少持续1年。

【治疗方法】

方一

[**主治**] 小儿抽动秽语综合征，证属气血不足，筋脉失养者。

[**材料**] 药物的组成：天麻、钩藤、地龙、胆南星各15g，防风20g，人指甲5g，珍珠粉10g。

[**方法**] 将上药前6味放入砂锅内焙干，研成细末，再加入珍珠粉混匀装瓶备用。

[**用法**] 用敷脐法。先用温热水将肚脐洗净擦干，再将上药细末放入肚脐孔内，以填满为止，然后用胶布固定密封，每3天更换1次。若对胶布过敏者，可根据患者肚脐孔大小用纱布缝一小袋装入药末放入肚脐，再以绷带固定即可。不间断直至治愈为止。

[**疗效**] 陈德林用方一配合针刺治疗5例，通过2~5个疗程治疗，其中痊愈4例，好转1例，平均治疗38天。

[**出处**]《新中医》1994，26（7）：38.

方二

[**主治**] 热邪扰风型小儿抽动秽语综合征。

[**材料**] 艾条。

[**方法**] 将陈艾等药加工成艾条。

[**用法**] 用敷脐法。将肚脐皮肤消毒，用艾条在脐部进行悬灸，距离以患者能感受到温热为宜，时间约10分钟，使脐部皮肤出现潮红。每天治疗1次，10次为1个疗程。治疗同时可配合腹针治疗。

[**疗效**] 祝晓忠用方二治疗16例，3个疗程后治愈11例，显效3例，好转2例。随访3个月到一年均无复发。

[**出处**]《国际医药卫生导报》2006，12（11）：84.

方三

[**主治**] 小儿抽动症，证属阴虚热甚，扰动肝风者。

[**材料**] 取三仙丹0.3g，梅片0.3g，全蝎3个，僵蚕6g，麝香1.5g。

[**方法**] 上药除麝香处另研成细末。

[**用法**] 用敷脐法。先取麝香末填入患儿脐窝中央，再将药末撒于肚脐孔中，外以纱布覆盖，胶布固定。24小时后除去药物，并洗净肚脐皮肤。

[**出处**] 谭支绍.《中医药物贴脐疗法》广西科学技术出版社.

【按语】

贴脐疗法是一种民间的疗法，属中医的外治法之一，肚脐名神阙穴。它可通十二经，五脏六腑，为穴中之王。可利用药物对脐部的刺激及药物分子的渗透作用，以理顺全身之经气，疏通经脉，促进气血运行，调整人体脏腑功能之不足，及阴阳平衡功能之失调，而达到治愈疾病的目的。

从临床治疗看，病程短、症状轻、年龄小，其治疗时间短，见效快；病程长，临床症状较重，年龄较大，治疗时间长，见效较慢。可见，早期诊断、早期治疗是治疗本病的关键。

小 儿 发 热

发热是指病理性的体温升高，是人体对于致病因子的一种全身性反应。是儿科疾病最常见症状之一，小儿以外感引起的发热最常见。中医称之为"壮热""实热""日晡潮热"等。

【病因病机】

大多数发热是由于感染引起的，而且以病毒感染最常见，如感冒、流感、麻疹、幼儿急疹、流行性腮腺炎等，其次是细菌感染，如扁桃腺炎、腥红热，流行性脑膜炎等，寄生虫感染有些也有发热，如疟疾、黑热病等，但比较少见；非感染性发热有中暑、脱水、白血病、肿瘤、外伤或手术等；还有些散热障碍的疾病，如鱼鳞广泛性皮炎、汗腺缺乏症等，均可影响人体体温中枢而出现发热。

中医学认为，小儿脏气未充，腠理不密，加之寒温不能自理，故易感外邪，入侵卫表而发热；或因湿热蕴蒸，也可因伤食而郁阻中焦，及心脾积热、阳明潮热、热入心营引起。

【诊断要点】

（1）体温异常升高（肛温达37.5℃以上）是本病的主要特征。由外感引起者多伴有上呼吸道其他症状，咽部充血。

（2）患儿可出现烦躁不安，呼吸急促，鼻翼煽动，惊跳抽搐或精神萎靡，神昏谵语，疲乏无力，不思饮食等。

（3）听诊可闻及肺呼吸音增粗或干、湿啰音，实验室检查，血白细胞总数增高，中性白细胞增高。胸部X线检查可发现肺纹理增粗或炎症改变。

【治疗方法】

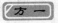

[**主治**]小儿外感发热，证属身感外邪，热感不退者。

[**材料**]麻黄、金银花、山豆根、细辛、薄荷、冰片、甘草。

[**方法**]诸药超微粉碎备用。

[用法]用敷脐法。将上药粉加适量米醋调成糊状，置于有塑料内衬的胶布敷脐窝，剂量根据年龄 3~6g 不等，每 6 小时换药 1 次。治疗期间可有皮肤发红、轻痒等刺激现象，间断数小时可自行消失。

[疗效]李紫璞用方一治疗小儿外感发热 30 例，治愈 12 例，显效 13 例，有效 3 例，无效 2 例，总有效率 93.3%。对照组 30 例中治愈 3 例，显效 8 例，有效 8 例，无效 11 例，总有效率 63.3%。

[出处]《山东中医杂志》2004，23（8）：470.

方 二

[主治]婴幼儿风热发热。

[材料]羚羊角粉（＜1 岁 1g，1~3 岁 3g）、柴胡注射液（＜1 岁 2ml，1~3 岁 4ml）。

[方法]调成糊状，摊于布上。

[用法]用敷脐法。将上药敷于脐部，用绷带固定 8~10 小时后取下，每日 1 次，取下药物后，用清洁棉布擦干脐部，并注意保持干燥。

[疗效]张海英用方二治疗婴幼儿发热，经用药 2~3 次后，61 例感冒发热均治愈，上呼吸道感染发热 15 例治愈，2 例无效，支气管肺炎 11 例，体温均较前下降。

[出处]《山东中医杂志》2003，22（6）：339.

方 三

[主治]小儿外感风热发热。

[材料]小儿退热贴软膏：由柴胡、山栀子、细辛、金银花、胡黄连组成。

[方法]中成药。

[用法]用敷脐法。先清洗脐部，将退热贴软膏挤在脐窝，上敷纱布后用胶布固定，8 小时换药 1 次，72 小时为 1 个疗程。

[疗效]夏新红用方三治疗 120 例中治愈 49 例，显效 61 例，有效 10 例，无效 0 例，显效率为 91.6%，总有效率 100%；对照组 100 例中 40 例治愈，显效 52 例，有效 8 例，无效 0 例，显效率为 92%，总有效率 100%。

[出处]《中国中西医结台杂志》2001，21（2）：99.

方 四

[主治]小儿外感风寒发热。

[材料]小儿退热散：麻黄 100g，金银花 200g，山豆根 100g，细辛 10g，薄荷 100g，冰片 80g、甘草 60g。

[方法]经超微粉碎，置玻璃容器存储，用时取 3~10g 加适量米醋调成糊状。

[用法]用敷脐法。将药糊置于有塑料内衬的胶布敷神阙穴，根据年龄大小分别用 3g、5g、7g、10g，每 6 小时换药 1 次，根据病情用药 3~5 天，连用 5 天。

[疗效]宋黎用方四治疗 30 例，对照组 30 例，治愈 21、10 例，显效 7、8 例，有效 1、8 例，无效 1、4 例。

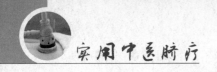

[出处]《中医药临床杂志》2004, 16（6）：571.

方 五

[主治] 高热不退，心烦口渴，神昏嗜睡，甚则惊风抽搐。

[材料] 取鲜地龙 10 余条。

[方法] 洗净捣烂。

[用法] 用填脐法。将上药加适量面粉调和用布包固定，贴敷于脐部，3~4 小时揭去，必要时再更换。

[出处]《家庭医药》2002，（2）：12.

方 六

[主治] 小儿发热。

[材料] 复方氨基比林注射剂。

[方法] 敷脐剂量计算法同肌注剂量，若算出的敷脐剂量小于 1ml 者则用 1ml（考虑到药棉吸附和挥发）。脐敷首次用量为 1/2。

[用法] 用敷脐法。将少许药棉（药棉量控制在仅能吸跗计算一次剂量的一半）放置于脐中央，覆盖一直径为 4cm 的圆形塑料薄膜用医用胶布固定，在薄膜上方留一小孔，将首次剂量药液经小孔滴于药棉上，以药棉湿润而不外漏为度，剩余药液每隔半小时加一次，热退取下。

[体会] 临床发现脐敷复方氨基比林针剂在体温下降持续性、用药过程中的体温反跳现象和波动性方面优于肌肉注射。

[出处]《当代医师杂志》1998, 3（5）：61.

【按语】

本法多适用于小儿急性扁桃体炎、上呼吸道感染之发热。临床观察有如下特点，体温下降缓慢，但下降后极少有复升者；发病初期较晚期应用效果更佳；对风热型疗效较好，其他类型较差。在治疗的同时，应积极寻找原发性疾病进行治疗，以免延误病情。

对小儿发热的治疗，必须详细检查，找出发热的原因，明确诊断，特别要排除急性传染病及其他急性感染性疾病，以免误诊误治。在发热期间，要鼓励患儿多饮开水，饮食要富于营养，易于消化。

经观察疗效比较，在总有效率方面治疗组与对照组基本一致，且两组即刻退热时间分别平均为 6.54 小时和 6.31 小时，退热效果基本一致。两组患儿均在给药后半小时开始退热，1~2 小时对照组退热幅度优于治疗组，4 小时后治疗组退热幅度明显优于对照组，且退热作用较对照组更持久。各年龄组中小于 1 岁小儿即刻退热效果较其他年龄组显著。临床观察中还发现小儿退热贴在改善患儿鼻塞、流涕、打喷嚏及咳嗽等临床症状方面明显优于 APC，且无明显出汗，提示小儿退热贴可适用于体弱患儿，故热退后患儿仍可继续使用。

方一、方三、方四均用有细辛，有一定毒性，不能内服。

小 儿 流 涎

流涎也就是流口水，是指口中唾液不自觉从口内流溢出的一种病症。中医称"流涎"或"滞颐"。

【病因病机】

3~6个月的婴儿唾液腺发育渐完善，唾液分泌增多，当乳牙萌出时，刺激三叉神经使唾液分泌增加而流涎，属于生理现象。如果孩子超过6个月时还是流涎，应考虑是病理现象，口腔炎、舌炎和咽炎、扁桃体炎都可以刺激唾液腺，引起流涎，持久的流涎常见于中枢神经系统疾病，如先天性脑发育不全或脑膜炎后遗症，这是由于脑部病变使调节吞咽唾液的功能发生障碍所致。

《诸病源候论》说："滞颐之病，是小儿多涎唾流出，渍于颐下，此由脾冷液多故也。"中医学认为，流涎多由阳明积热、脾胃虚寒所致。

【诊断要点】

（1）3岁以上小儿，唾液过多，溢于口外。

（2）可伴口角炎，口臭、唇红等局部症状。

（3）可见消化不良、腹泻、便秘等全身症状。

【治疗方法】

方 一

[主治] 小儿单纯性流涎，证属小儿脾冷液多者。

[材料] 益智仁30g。

[方法] 将上药研细末备用。

[用法] 用敷脐法。取益智仁30g研细末，取适量用藿香正气液调和填平脐部，塑料薄膜覆盖，胶布或伤湿止痛膏固定，每天换药1次。

[疗效] 张泽密用方一治疗本病46例，结果46例全部治愈，其中敷脐3天痊愈12例，4天痊愈25例，5天痊愈9例，病程短者见效快。有6例治疗患儿脐周围皮肤出现红润，停敷后自动消失，不影响治疗，余均未见明显不良反应。

[出处] 《中国社区医师》2005，21（8）：39.

方 二

[主治] 小儿流涎，证属脾胃虚寒者。

[材料] 吴茱萸、胆南星各100g。

[方法] 将上药研细末备用。

[用法] 用敷脐法。将脐部洗净擦干，常规消毒，每次取药粉1g，以醋调膏，制成饼状，将饼敷脐部，上盖消毒棉球，胶布固定，每晚20时敷脐，次日下午15时揭去。再取耳穴交感、神门、口、舌、腮腺、胃、内分泌，用王不留行籽贴压。

[**疗效**] 袁明用方二治疗 35 例，对照组 35 例，分别治愈 32、30 例，好转 3、5 例，无效 0、0 例，疗效均为 100%。

[**出处**]《山东中医杂志》2004，23（9）：546.

方 三

[**主治**] 脾虚口角流涎。

[**材料**] 细辛、益智仁、滑石各 10g，甘草 3g，车前子、冰片各 6g。

[**方法**] 上药共碾为细末备用。

[**用法**] 用敷脐法。将药末填于脐部，用麝香壮骨膏固定，每日换药 1 次。

[**疗效**] 曾用方三治疗谭某，男，3 岁，流涎半年多，口角糜烂，口臭。用方三填脐 1 周，流涎停止。

[**出处**]《河南中医》2003，23（2）：33.

方 四

[**主治**] 小儿流涎脾胃虚寒或脾热者。

[**材料**] 脾胃虚寒者以黄连、吴茱萸之比例 1：5，脾热者反之。

[**方法**] 共为细末。

[**用法**] 用敷脐法。使用时，以陈醋调敷为泥，外敷脐中、涌泉穴（双）。隔日换药 1 次，1 周 1 个疗程。

[**出处**]《家庭中医药》2003（8）：48.

方 五

[**主治**] 小儿流涎脾胃热重者。

[**材料**] 栀子 2g。

[**方法**] 将栀子炒焦，研成细末备用。

[**用法**] 用敷脐法。将栀子末用水调为糊，敷于脐部，外用纱布包扎，或用胶布固定。每天换药 1 次。

[**出处**] 张建德.《俞穴敷药疗法》陕西科学技术出版社.

方 六

[**主治**] 小儿流涎脾胃虚寒者。

[**材料**] 胆南星 10g，吴茱萸 20g。

[**方法**] 将上述药物研成细末，备用。

[**用法**] 用敷脐法。每次取药末 1g，用蜂蜜调成药膏，敷于脐部，外用纱布包扎，或用胶布固定。每天换药 1 次。连用 5 次为 1 个疗程。

[**出处**] 韩文领.《脐疗》科学技术文献出版社重庆分社.

【**按语**】

临床时，应注意观察患儿的表现，找出流涎原因，对原发疾病进行治疗，特别是小儿发热、拒绝进食时，要进行口腔检查，观察有无溃疡。如果是脾胃虚弱引起，平时不要给宝贝穿着过多或过厚，饮食上注意节制，以防体内存食生火加重流涎现象，引起呼吸道感染。

流涎会使两侧口角发生糜烂，下颌部皮肤发红，形成湿疹或表皮破损溃烂，并可继发细菌感染。家长应该经常帮小孩水洗擦干流出来的唾液，让小孩的脸部、颈部保持干爽，以避免皮肤的角质层被腐蚀或导致霉菌感染，局部发红或湿疹、炎症等。给小孩擦唾液的手帕要质地柔软，吸水性强，以棉布质地或毛巾为宜，要经常洗烫。擦时不可用力，轻轻将唾液拭干即可，以免损伤局部皮肤。用过的手帕要经常清洗并晒干。给小孩戴围嘴，防止唾液弄脏衣服。给小孩喂些白开水，保持口腔清洁。清洁小孩的上衣、枕头、被褥常常被唾液污染，要勤洗勤晒，以免滋生细菌。

小 儿 夜 啼

小儿夜啼是指婴幼儿夜间啼哭，而白天一般正常，体检亦无异常发现。中医称为"夜哭"。

【病因病机】

小儿首先应考虑生理性原因。婴儿饥饿、口渴、尿布潮湿、衣着过紧、寒冷、噪声、虫叮咬等，皆可引起婴儿夜啼。室内吸烟也是引起婴儿夜啼的原因，特别是在冬天夜晚门窗紧闭的情况下，室内氧气不断减少，婴儿脑细胞缺氧难以安睡；被动吸烟吸进的烟雾，还可刺激迷走神经，引起胃肠道平滑肌痉挛，造成腹痛啼哭。白天睡眠时间过长，则夜间无睡意，不住地啼哭。

中医学认为，因初生儿初离母腹，胎内环境转变为胎外环境，又因脏腑幼嫩，阴阳二气稚弱，调节及运化能力差，不论外感六淫，还是内伤乳食，都可导致脏腑功能失调，阴阳气血失于平衡，一旦感到痛苦，就只能用啼哭来表达。

【诊断要点】

（1）多见于3岁以下小儿。

（2）入夜定时（多在子时左右）啼哭不止，惊惕不安，轻重表现不一，但白天安静。

（3）多无发热、呕吐、泄泻、口疮、疖肿、外伤等表现。

【治疗方法】

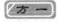

[**主治**] 心火上亢小儿夜啼。

[**材料**] 朱砂适量。

[**方法**] 朱砂适量和水少许，放于大瓷盆底上磨溶。

[**用法**] 用敷脐法。对脐部进行消毒后，以毛蘸朱砂汁涂于脐部，同时涂心口和手足心，连续3日。

[**疗效**] 于翠英用方一治疗16例，治疗后12例痊愈，3例状缓解，1例无效。

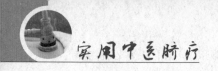

[出处]《中国民间疗法》2002, 10（8）：27.

方 二

[主治] 心胆气虚小儿夜啼。

[材料] 安神膏敷脐：朱砂 0.5g，五倍子 1.5g。

[方法] 将上药共研细末装瓶备用。

[用法] 用敷脐法。用老陈醋将药末调成膏状外敷神阙穴，以胶布固定，贴 10~12 小时。每日换药 1 次。

[疗效] 赵燕娥用方二治疗 123 例，3 日内症状消失 50 例，1 周内症状消失 60 例，2 周内症状消失 13 例，总有效率 100%。

[出处]《河北中医》2002, 24（8）：600.

方 三

[主治] 小儿夜啼，证属脏腑络嫩，形气未充，夜间定时啼哭，甚则通宵达旦。

[材料] 宝贝夜宁散：血竭 3g，冰片 1g，菖蒲 6g，朱砂 1g，磁石 5g，肉桂 6g。

[方法] 研粉混用，干燥装棕色瓶备用。

[用法] 用敷脐法。温水洗净肚脐，将散剂放入，外敷纱布固定。每日 1 次，每次 3g，7 天为 1 个疗程，治疗 1 个疗程后停止用药 30 天。

[疗效] 张平中用方三配合内服中药治疗本病 30 例，治愈 25 例，好转 3 例，未愈 2 例，总有效率 93%。

[出处]《中国中医基础医学杂志》2004, 10（10）：42.

方 四

[主治] 小儿夜啼诸症。

[材料] 敷脐 4 号：朱砂、琥珀、三七。

[方法] 研粉混用，干燥装棕色瓶备用。

[用法] 用敷脐法。用温水洗净脐部，将药粉涂于肚脐上，然后用胶布固定，每日傍晚 6 时敷上，次日早上 6 时揭下，每天 1 换。

[疗效] 周丽华用方四配合内服中药治疗 79 例，总有效率为 100%，对照组总有效率为 89.06%，2 组相比较有显著意义（$P < 0.01$）。

[体会] 周丽华进行临床观察，用本法治疗，心火上扰型痊愈率为 91.79%，肺热痰惊型显效率最高为 21.0%，脾虚胃火型有效率最高为 8.3%。对照组中只有肺热痰惊型痊愈率最高为 75.0%，其他证型就明显偏低。

[出处]《福建中医药》2004, 35（6）：31.

方 五

[主治] 各型小儿夜啼。

[材料] 用牵牛子 9 粒，蝉蜕 6g 研末，黄连、栀子各 6g。

[方法] 后 2 味药加水煎浓汁，调前 2 味中药末成糊状。

[用法] 用敷脐法。将上药临睡前敷于肚脐上，胶布固定，每天治疗 1 次，连用 3 次。

[**出处**]《新中医》2005，37（2）：55.

方 六

[**主治**] 小儿夜啼心神不宁者。

[**材料**] 朱砂 0.5g，五倍子 15g，陈细茶 1g。

[**方法**] 将朱砂、五倍子研成细末，陈细茶嚼烂，备用。

[**用法**] 用敷脐法。将上述药物混合均匀后加水少许，捏成小饼状敷于脐中，外用纱布、胶布固定。每晚换药 1 次。

[**出处**]《四川中医》1984，（6）：34.

方 七

[**主治**] 用于小儿伏卧，曲腰而啼，下半夜尤甚，啼声低微，四肢欠温，小便多。

[**材料**] 丁香、肉桂、吴茱萸各等份。

[**方法**] 研为细末。

[**用法**] 用敷脐法。取适量药粉填脐，外用胶布固定，1~2 日换药 1 次，每晚热敷 15~20 分钟。

[**出处**]《中国民间疗法》2006，14（1）：27.

【**按语**】

婴儿脏腑娇嫩，形气未充，是形成夜啼的主要原因，虽易发病，但脏腑清灵，亦易康复，用药易获疗效。此症除了与消化系统疾病、甲状腺功能减退症、呼吸道感染之啼哭相鉴别外，更应重视婴儿的预防，穿着寒温适宜，注意天气变化，环境安静，避免患儿惊吓，乳母勿贪食寒冷及辛辣热性食物，夜晚入睡后即关灯，不抱怀中睡眠，从而让婴儿养成良好的睡眠习惯，合理喂养，饥饱适度，并进行适当的户外活动。

小儿鹅口疮

小儿鹅口疮又名雪口病、白念菌病、鹅口、雪口、鹅口疳、鹅口白疮，是由真菌传染，在黏膜表面形成白色斑膜的疾病。中医也称"鹅口疮"。

【**病因病机**】

本病是婴幼儿常见的一种口腔黏膜霉菌病，由白色念珠菌感染引起。其病因是婴儿出生时母亲阴道有霉菌感染，或奶头、奶瓶消毒不彻底或营养不良，或长期滥用抗生素致口腔内菌群失调，或不适当应用激素治疗，均易导致感染。重者可扩展到咽喉，可并发呼吸困难，甚或继发其他细菌感染，造成败血症。

中医认为，本病的发生是由于胎中禀受其母饮食热者之气，蕴积心、脾二经，出生后伏热上发，熏灼于口舌而成。

【**诊断要点**】

（1）口腔黏膜出现乳白色微高起斑膜，周围无炎症反应，形似奶块无痛，擦去斑膜后，可见下方不出血的红色创面，斑膜面积大小不等，可出现在舌、颊腭或唇内黏膜上。

（2）好发于颊舌、软腭及口唇部的黏膜，白色的斑块不易用棉棒或湿纱布擦掉。

（3）在感染轻微时除非仔细检查口腔，否则不易发现，也没有明显痛感或仅有进食时痛苦表情。严重时宝宝会因疼痛而烦躁不安、胃口不佳啼哭、哺乳困难，有时伴有轻度发热。

（4）受损的黏膜治疗不及时可不断扩大蔓延到咽部、扁桃体、牙龈等处。更为严重者病变可蔓延至食道、支气管，引起念珠菌性食道炎或肺念珠菌病，出现呼吸、吞咽困难，少数可并发慢性黏膜皮肤念珠菌病，可影响终身免疫功能。甚至可继发其他细菌感染，造成败血症。

【治疗方法】

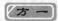

[主治] 小儿鹅口疮，证属伏热上扰者。

[材料] 细辛 3g。

[方法] 研细末。

[用法] 敷脐法。置肚脐内，以平肚脐为度，然后用胶布固封，2 日后去掉，一般 1 次可愈，若不愈可再用 1 次。

[疗效] 曾用方治疗马某，男，1 岁，患儿患口疮 2 日，口腔舌上及两颊部内侧黏膜处均有白屑堆积，周围焮红热甚，哺乳时啼哭不止。用上法 1 次即愈。

[体会] 用细辛敷脐后药物透皮肤吸收，可以调和阴阳，扶正祛邪，温补脾胃，增强机体免疫功能。细辛性温，含甲基丁香酚，有抗炎抑菌作用，所含挥发油有解毒散结作用。

[出处]《中国民间疗法》2002，10（2）：22.

方 二

[主治] 心脾热扰型小儿鹅口疮。

[材料] 细辛、大黄各等份。

[方法] 研细末。

[用法] 用敷脐法。将肚脐皮肤消毒后，将上药粉置肚脐内，以平肚脐为度，然后用胶布固封，2 日后去掉。

[疗效] 用方二治疗 5 例，均愈。

[出处]《陕西中医》1985，（6）：261.

方 三

[主治] 小儿鹅口疮，证属心脾之热，熏灼于口舌。

[材料] 生半夏 6g，黄连 3g，栀子 3g。

[方法] 将上述药物共研细末，陈醋调成糊状（1 次量），备用。

[用法] 用敷脐法。睡前将药糊敷患儿脐部，纱布包扎，重者可连敷 2~4 次。

[**出处**] 贾河先.《内病外治》四川科学技术出版社.

方 四

[**主治**] 小儿鹅口疮，证属饮食热积，热气上扰。

[**材料**] 用吴茱萸 1g，黄连 2g。

[**方法**] 上药共碾细粉末。

[**用法**] 用敷脐法。将上药入糯米浆适量调匀，外敷于脐部，盖上纱布，并用胶布固定。每日换药 1~2 次，连续敷 3~5 天为 1 个疗程。

[**出处**] 罗和古.《脐疗巧治病》中国医药科技出版社.

【按语】

人的口腔内存在着大量的细菌，有致病菌和非致病菌，正常情况下机体保持相对平衡，并不引起疾病。但是，当机体抵抗力下降时，便可造成口腔局部炎症、溃疡或引起临近组织的炎症，甚至导致全身的严重感染。目前，西医治疗本病多采用外用治法，如用龙胆紫，不能从根本上治疗，极易反复。另外此病必须早期治疗，否则白屑很快布满全口，漫延咽喉，壅塞气道，甚至波及鼻孔，出现身热、烦躁、啼哭不休、乳食困难、呼吸不利、口舌糜烂、疼痛、面青唇青、痰鸣等症，此时治疗较难，往往会引起不良后果。

在敷脐的同时，可于新生儿哺乳后半小时，以白矾粉溶于 20ml 温水中用棉签清洗口腔，每日 3 次，2 天即可治愈。嘱其母哺乳前必须清洗双手，所用奶具可先消毒后清洗，以防交叉感染。保持口腔卫生，特别是患急性感染时。需勤漱口、多饮水，并补充维生素 C，保持餐具卫生，注意婴幼儿喂奶用具的消毒。婴幼儿口腔黏膜细嫩，应避免食用过硬食品以免损伤口腔黏膜。

上方中有细辛、生半夏有一定毒性，应避免误服。

小儿鞘膜积液

睾丸鞘膜积液是以阴囊肿胀、透明、积存液体为主症的泌尿系疾患。中医学称"水疝"，俗称"阴肿"，又称"偏坠"。

【病因病机】

小儿的鞘膜积液，大多与先天因素有关，如果小儿在胚胎后期鞘膜与腹膜相连的腹膜鞘突闭锁不全，形成一个细小管道与腹膜相通，腹腔液体通过细小管道流出，就会导致液体的积聚、扩张而形成梨形的腔囊。血丝虫、附睾炎、睾丸炎症、肿瘤等也可导致本病的发生。婴幼儿睾丸鞘膜积液是由于腹鞘膜突在出生前后未能闭合而形成的一个鞘膜腔，长期的慢性鞘膜积液因张力大而对睾丸的血供和温度调节产生不利的影响，严重的可能引起睾丸萎缩，如果积液严重，影响双侧睾丸，很可能影响孩子将来的生育能力。

中医学认为，本病多因小儿禀赋不足，先天不足，脾失健运或肾气不足，外受寒

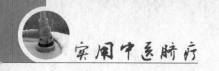

湿之邪，水液失调，聚于肝经，或感受湿邪，任脉经气受阻，下注阴囊而发为本病。

【诊断要点】

（1）少量积液可无症状。若积液巨大，则有阴囊下坠不适，或排尿及性功能障碍。

（2）阴囊部可见梨形或椭圆形肿块，囊性，透光试验（＋），如合并感染则透光试验（－）。

（3）如为交通性鞘膜积液，则肿块大小可随体位的改变而改变。

【治疗方法】

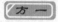 **方 一**

[主治] 小儿鞘膜积液，证属湿邪下注，经气受阻者。

[材料] 公丁香、八角茴香。

[方法] 将上药研成细末备用。

[用法] 用敷脐法。每次用药前将患儿的脐周洗净、擦干。然后，取药粉2g敷在患儿的肚脐处，让药粉高于周围的皮肤约0.2cm，再盖上一块无菌纱布，并用胶布固定好。每隔两天换药1次，20天为1个疗程。如第1个疗程结束后，患儿的病情仍未痊愈，可间隔5~10天再进行第2个疗程的治疗。在治疗期间应尽量不让患儿哭闹和进行剧烈运动，以免影响疗效。

[疗效] 黄绍波用方一治疗小儿鞘膜积液72例，痊愈65例，其中1个疗程治愈55例，2个疗程10例，显效3例，有效4例，总有效率100%。

[出处]《中国针灸》2000，20（2）：108.

方 二

[主治] 小儿鞘膜积液，证属外感寒湿，下注阴囊者。

[材料] 干丁香。

[方法] 将干丁香研成细末备用。

[用法] 用敷脐法。先将阴囊常规消毒后用注射器穿刺吸去睾丸鞘膜积液。用丁香粉2g敷于神阙穴。再用十字胶布外固定，每2日换药1次。每晚睡前用20g车前草加入300ml水煎成100ml药液，将小毛巾湿透后外敷积液患部30分钟，敷前用热毛巾敷至潮红。10次为1个疗程。

[疗效] 多数患儿在用方二2~3个疗程的治疗后，会收到明显的疗效。

[出处] 张建德.《俞穴敷药疗法》陕西科学技术出版社.

方 三

[主治] 睾丸鞘膜积液，证属脾虚湿注阴囊者。

[材料] 母丁香40g，党参20g，滑石10g。

[方法] 将上述药物共同研成细末，过筛，装瓶备用。

[用法] 用敷脐法。每次取药末3g放入患儿肚脐中，然后盖上敷料，用胶布十字固定，每隔2日换药1次，20日为1个疗程，间隔5~7日进行下1个疗程。

[**出处**]《河北中医》1999,（1）：44.

【**按语**】

在治疗时，应采用卧床休息、阴囊托带固定、局部湿热敷等方法促进积液的吸收，对于个别积液严重且不能自行吸收的患儿，可采用穿刺抽液的方法治疗，单纯抽液的方法虽然简单，痛苦小，但容易复发，对于超过年龄，积液仍未见消退或症状反而逐渐加重的孩子，应考虑实行鞘膜切开翻转缝合手术。

敷脐前先洗净肚脐及脐周并擦干，然后放入药末，治疗期间尽量不让小孩哭闹和剧烈活动，以免影响疗效；个别患儿皮肤对胶布过敏，改用肤疾宁固定。

第十六章　皮肤科疾病

皮肤瘙痒症

皮肤瘙痒症是指无原发性皮损而自觉瘙痒之皮肤病。中医称"痒风""风瘙痒"。

【病因病机】

皮肤瘙痒症的病因尚不明了，多认为与某些疾病有关，如糖尿病、肝病、肾病等；同时还与一些外界因素刺激有关，如寒冷、温热、化纤织物等。皮肤瘙痒症有泛发性和局限性之分，泛发性皮肤瘙痒症患者最初皮肤瘙痒仅局限于一处，进而逐渐扩展至身体大部或全身。

中医学认为，该病的原因主要是血热内蕴，外感之邪侵袭，血热生风致痒；或体质虚弱，风邪外袭，血虚生风，肌肤失养而致；或过食辛辣厚味，湿热内生，内不得疏泄，外不得透达，而化热生风，郁于腠理而致；或因情志不舒，五志化火，化热动风而致。总之，不外乎血热（或虚）与风邪两大因素。

【诊断要点】

（1）仅有皮肤瘙痒而无原发皮损，瘙痒有一定的规律性，轻重不一，受多种因素影响。

（2）反复搔抓可有继发性皮损，如抓痕、血痂、色素沉着、苔藓样变和湿疹化。局限性瘙痒症的肛门、阴囊、女阴可发生局部皮肤肥厚、皲裂、浸渍、糜烂或湿疹样变。

（3）部分患者可合并神经衰弱及毛囊炎，脓疱疮、疖病、淋巴管炎及淋巴结炎。

【治疗方法】

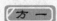

[**主治**] 皮肤瘙痒症。

[**材料**] 5%多塞平乳膏。

[**方法**] 制成软膏备用。

[**用法**] 用贴脐法。用棉球将肚脐部（神阙穴）清洗干净，取5%多塞平乳膏1g涂于神阙穴，外用专用敷贴覆盖，每天1次，教会患者正确使用，6次为1个疗程，连续两疗程；同时口服赛庚啶2mg，每天3次，清血合剂20ml，每天2次。

[**疗效**] 雷翠云用方一治疗，对照组与治疗组各65例，分别进行1周和2周的观察，结果分别痊愈14、22例，显效30、31例，好转12、9例，无效9、3例，总有效率86.2%、95.4%。

[**体会**] 多塞平是一种三环类抗抑郁药，是一种有效的组胺 H₁ 和 H₂ 受体拮抗剂，并具有 5-羟色胺和肾上腺素能调节活性。用药 4~5 天瘙痒症状即开始减轻，皮损逐渐消退。使用方一应注意禁忌证：孕妇、严重心肺功能不全者、对药物过敏者、短时间敷贴会大量起疱者不宜使用。

[**出处**]《护理研究》2006, 20（11）: 2977.

方 二

[**主治**] 皮肤瘙痒症，证属血分瘀血，发于皮肤者。

[**材料**] 桃仁 15g，红花 15g，杏仁 15g，栀子 15g，冰片 7g。

[**方法**] 先将红花、栀子烘干，研为细末过筛；再把桃仁、杏仁研为细末，二者混合调匀，然后加入冰片，再研一遍，最后用凡士林或蜂蜜调成膏备用。

[**用法**] 用贴脐法。每次取药膏适量敷神阙穴，外用纱布包裹，1~2 天换药 1 次，7 次为 1 个疗程。

[**疗效**] 用方二治疗皮肤瘙痒症 4 例，1 例痊愈，1 例显效，2 例好转。

[**出处**]《广西中医药》1984,（4）: 24.

方 三

[**主治**] 老年皮肤瘙痒症，证属瘀血聚于肌肤者。

[**材料**] 红花 20g，紫草 20g，栀子 20g，大黄 20g，冰片 5g。

[**方法**] 将红花、紫草、栀子、大黄烘干研末，加入冰片，用凡士林调成糊状。摊成 3cm×3cm×1cm 大小饼块。

[**用法**] 用贴脐法。将药饼贴于脐上，再用敷料覆盖固定，每日换药 1 次，直至痊愈，最长敷药时间 15 天。

[**疗效**] 王卫平用方三治疗本病 25 例，治愈 20 例，占 80%；好转 4 例，占 16%；无效 1 例，占 4%。总有效率为 96%。

[**出处**]《中医外治杂志》2002, 11（5）: 41.

方 四

[**主治**] 皮肤瘙痒症诸症，证属血分瘀血，聚于皮肤者。

[**材料**] 火罐。

[**用法**] 用拔罐法。患者平卧，取神阙穴（肚脐处）进行施术。采用火罐或抽气罐，以传统火罐为佳，要求吸力要大，拔 5 分钟左右为宜，每日 1~2 次，一般 5 天即可完全止痒。

[**出处**]《中国民间疗法》2005, 13（7）: 16.

方 五

[**主治**] 皮肤瘙痒症，证属湿热蕴于肌肤，不得疏泄者。

[**材料**] 用刺蒺藜、地肤子、防风、苦参、黄连、朱砂各适量。

[**方法**] 研末，与蜂蜜调制成饼。

[**用法**] 用敷脐法。将药饼填于脐窝，每日换药 1 次，7 天为 1 个疗程。

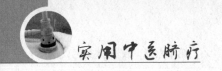

［出处］《江西中医学院学报》2000，12（2）：45.

【按语】

治疗前，认真评估脐周皮肤情况，无皮肤损害者方可应用敷脐疗法，向患者讲解治疗方法及注意事项。治疗中，注意观察有无不良反应，如有不适，立即停止外用药贴。做好健康指导：治疗期间忌酒、少吃或不吃鱼虾蟹及辛辣食品，多吃蔬菜水果；勿用热水烫洗皮肤，洗浴不要过度，夏天每日洗浴1次，冬天每周洗浴1次或2次，沐浴后立即涂擦护肤品；内衣用棉质品；经常修剪指甲；每次更换敷贴时要将脐部清洗干净。

治疗期间，应注意生活规律，早睡早起，适当锻炼。及时增减衣服，避免冷热刺激。全身性瘙痒患者应注意减少洗澡次数，洗澡时不要过度搓洗皮肤，不用碱性肥皂。内衣以棉织品为宜，应宽松舒适，避免摩擦。精神放松，避免恼怒忧虑，树立信心。积极寻找病因，去除诱发因素。戒烟酒、浓茶、咖啡及一切辛辣刺激食物，饮食中适度补充脂肪。

神经性皮炎

神经性皮炎是以皮肤粗糙肥厚、剧烈瘙痒为特征的皮肤病。中医称为"摄领疮""牛皮癣"。

【病因病机】

本病多由精神因素引起，情绪波动、精神过度紧张、焦虑不安、生活环境突然变化等均可使病情加重和反复；胃肠道功能障碍、内分泌系统功能异常、体内慢性病灶感染而致敏，也可能成为致病因素。局部刺激：如衣领过硬而引起的摩擦，化学物质刺激、昆虫叮咬、阳光照射、搔抓等，均可诱发本病。

中医学认为，本病初起为风湿热邪阻滞肌肤。久则血虚风燥，肌肤失养，而情志郁闷，衣领拂着，搔抓，或嗜食辛辣，醇酒厚味等皆可诱发本病或加重病情。由于瘙痒剧烈，患者往往夜不能寐，不寐则神不守舍。阴血暗耗，郁而生热，或肝郁生火，热更伤阴而形成恶性循环。细究之，血虚、阴亏、风燥、热郁为其主要病机。

【诊断要点】

（1）皮疹好发于颈部、四肢伸侧及腰骶部、腘窝、外阴。

（2）自觉剧痒，病程慢性，可反复发作或迁延不愈。

（3）常先有局部瘙痒，经反复搔抓摩擦后，局部出现粟粒状绿豆大小的圆形或多角形扁平丘疹、呈皮色、淡红或淡褐色，稍有光泽，以后皮疹数量增多且融合成片，成为典型的苔藓样皮损，皮损大小形态不一，四周可有少量散在的扁平丘疹。

（4）临床上分为局限型和播散型。

【治疗方法】

方一

[主治] 神经性皮炎。

[材料] 多塞平乳膏。

[方法] 制成软膏备用。

[用法] 用敷脐法。打开敷贴粘胶，将盒内药物分出约 1/6 量，用牙签挑出，放于敷贴中央棉垫上，贴于肚脐后轻轻按压 5 秒，每日使用 1 次，保持 4 小时，取下后温水清洗脐部。

[疗效] 崔璐玲用方一治疗神经性皮炎 43 例，治愈 12 例，显效 24 例，有效 3 例，无效 4 例，总有效率 90.7%。

[体会] 多塞平是一种三环类抗抑郁药，是一种有效的组胺 H_1 和 H_2 受体拮抗剂，并具有 5-羟色胺和肾上腺素能调节活性。用药 4~5 天瘙痒症状即开始减轻，皮损逐渐消退。使用方一应注意禁忌证：孕妇、严重心肺功能不全者、对药物过敏者、短时间敷贴会大量起疱者不宜使用。

[出处]《护理研究》2008，22（5）：1281.

方二

[主治] 神经性皮炎，证属风湿热邪阻滞肌肤者。

[材料] 钩藤 30g，白芷 30g，冰片 1g，苦参 60g，蛇床子 60g，生地 60g，甘草 60g。

[方法] 后 4 味水煎 2 次，合并药液浓缩后拌入钩藤、白芷，烘干粉碎过 80 目筛，加入冰片密闭备用。

[用法] 用敷脐法。临用时取药末 10g，白酒调糊贴于脐及脐周，2 日换药 1 次。同时配合内服药与外涂药。内服自拟"四物安神汤"：生地 15g，熟地 15g，当归 15g，地肤子 15g，白鲜皮 15g，合欢皮 15g，白芍 30g，玄参 30g，丹参 30g，鸡血藤 30g，夜交藤 30g，生龙骨（先煎）30g，柏子仁 12g，酸枣 4~12g，陈皮 6g，全蝎 6g，上药每日 1 剂，水煎 2 次取汁 500ml，早晚温服。外涂：冰黄肤乐膏，每日 3 次。连用 14 天为 1 个疗程，间隔 5 天，再行下 1 个疗程。

[疗效] 李峥嵘用方二治疗 46 例，治疗组治愈 29 例，占 63.05%；好转 15 例，占 32.60%；未愈 2 例，占 4.35%。总有效率 95.65%。对照组治愈 17 例，占 36.95%；好转 19 例，占 41.31%；未愈 10 例，占 21.74%。总有效率 78.26%。

[出处]《辽宁中医杂志》2008，35（10）：1546.

方三

[主治] 神经性皮炎各型。

[材料] 艾条。

[用法] 用艾灸法。将香艾条点燃后，于患者的神阙、曲池及局部穴位处各灸每 1 壮，每日 1 次，连续灸 5~10 日为 1 个疗程。若灸后再于其上喷姜水，疗效更佳。

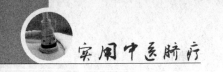

[出处] 高树中.《中医脐疗大全》济南出版社.

【按语】

神经性皮炎是一种与精神因素关系密切的疾病，去除不良精神刺激至关重要。所以，患者应解除精神紧张、焦虑情绪，生活应规律化，注意劳逸结合。饮食应清淡，忌食各种辛辣刺激性饮食。忌用热水及肥皂洗擦，避免局部刺激，如搔抓、摩擦、烫洗等是控制瘙痒、防止复发的关键。配合适当的治疗，疾病可得到缓解。可配合局部涂擦神经性皮炎药水，或含有皮质激素的软膏，贴用肤疾灵或特美肤涂膜，皆有效果。严重的患者，局部可用深度 X 线照射，或用同位素锶 90 贴敷，皆有效果。如局部有红肿，则需用抗生素治疗。

临床上，播散型神经性皮炎比局限性难治，用穴位注射，则对播散型神经性皮炎疗效较为显著，如能配合局部封闭，疗效更佳。

神经性皮炎较为顽固，多使用内外兼治的方法。清代徐灵胎云："外治可补内服汤药之不足。"清热燥湿，活血祛风，止痒，使药物直达病所，其效更捷。贴脐则取药物和腧穴的双重治疗作用，此二联外治疗法与内服药收异曲同工之妙，如此，内外兼治，多管齐下，疗效卓著。

痤　疮

痤疮又叫"青春痘"，是由于毛囊及皮脂腺阻塞、发炎所引发的一种皮肤病。中医学称"粉刺"。

【病因病机】

本病主要是男女处于青春期，雄激素分泌水平增高，促使皮脂分泌活跃、增多。女人月经前期主要是受到激素的影响，在月经前期或月经期间，会在脸上冒出一些小痘子，月经过后就消失了。紧张、焦虑等情绪及睡眠不足也会导致内分泌失调，而引起痤疮。其他如皮肤没有彻底的清洁，毛囊皮脂腺开口被阻塞、皮脂腺管过度角化。食物、气候、化学药品等，都可能引起青春痘。

中医认为，面鼻及胸背部属肺，本病常由肺经风热阻于肌肤所致；或因过食肥甘、油腻、辛辣食物，脾胃蕴热，湿热内生，熏蒸于面而成；或因青春之体，血气方刚，阳热上升，与风寒相搏，郁阻肌肤所致。

【诊断要点】

（1）初起在毛囊口，呈现小米粒大小红色丘疹，亦可演变为脓疱。此后可形成硬结样白头粉刺或黑头粉刺，严重病例可形成硬结性囊肿。

（2）多发于男女青春期之面部及胸背部，常伴有皮脂溢出。

（3）多有饮食不节，过食肥甘厚味，或感外邪等诱发。

（4）青春期过后，多数可自然减轻。

（5）妇女多伴有月经不调。

【治疗方法】

方 一

[**主治**] 青春期痤疮。

[**材料**] 火罐。

[**方法**] 用拔罐法。患者仰卧，医者用大号火罐以闪火法在神阙穴拔罐，留罐约 10 分钟后起罐。配穴：大椎。采用刺血拔罐方法。患者俯卧，医者揉捏大椎穴皮肤至发红发热，以三棱针点刺 4~5 次，挤出血液数滴，在该处闪火法拔罐。重症留罐 15 分钟，出血约 2ml；轻症留罐 5~10 分钟，出血约 0.5ml。

[**用法**] 治疗 4~5 天 1 次，3 次为 1 个疗程，女性患者经期前 1 周治疗 2 次。

[**疗效**] 孙红用方一治疗 63 例，显效 55 例，占 87.3%；有效 6 例，占 9.5%；无效 2 例，占 3.2%。

[**出处**]《中国针灸》1998，18（4）：226.

方 二

[**主治**] 痤疮，证属肺经风热阻于肌肤者。

[**材料**] 红香散、红花、香附、柴胡、生地、天花粉等。

[**方法**] 用敷脐法。上药加工研为极细粉末。

[**用法**] 在脐部消毒后，贴脐治疗，每隔 4 天换药 1 次，1 个月为 1 个疗程。

[**疗效**] 董茂林用方二红香散贴脐治疗痤疮 410 例，治愈率 73%。

[**体会**] 使用方二时应注意，恢复后期可外用蒲公英、白及液，每日擦面部 3 次，可促进皮肤变细变白。

[**出处**]《山西中医》1993，（6）：23.

方 三

[**主治**] 湿热内生型痤疮。

[**材料**] 艾条。

[**用法**] 用艾灸法。将香艾条点燃后，于患者神阙、曲池及局部穴位处各灸 1 壮，每日 1 次，连续灸 5~10 日为 1 个疗程。

[**出处**] 蒋希林.《中华脐疗大全》中国中医药出版社.

方 四

[**主治**] 痤疮，证属湿热熏蒸于面者。

[**材料**] 火罐。

[**用法**] 用刺络拔罐法。局部常规消毒，用梅花针叩刺神阙穴周围高起皮肤，手法由轻到重，至皮肤有出血点为止，然后用大号玻璃罐以闪火法在该穴处拔罐，留罐约 3~5 分钟后起罐。清除瘀血，清洁皮肤后，再行拔罐 1 次，留罐约 10 分钟，最后用消毒干棉球擦净。用同样方法在背部（配穴：大椎。肺经风热型配肺俞；脾胃湿热型配胃俞；热毒内壅型配灵台；气滞血瘀型配肝俞）操作。嘱患者保持卫生以防感染，隔

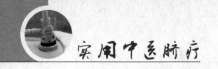

日治疗 1 次，5 次为 1 个疗程，疗程间隔 7 天。

[出处] 常宇.《脐疗》科学技术文献出版社.

【按语】

神阙为生命之根蒂，真气之所系，后天之气舍，任脉之要穴，用叩刺神阙出血，可排出瘀血以及邪毒，疏通经络，调节冲任、脏腑气血，协调阴阳。配合拔罐，以增强活血祛瘀、通经活络之功，此为治本。诸法合用，故取得良好疗效。

治疗期间，要求不洗澡，注意施术部位的卫生，防止感染，在晨起、午休和晚睡前各清洁面部一次；皮脂腺分泌较旺盛的油性皮肤，避免按摩，以免刺激油脂分泌，更容易长痘痘；避免使用粉底、化妆品；尽量不要晒太阳。此外，还应调节情志，注意饮食清淡，勿食辛辣荤腻，多食水果蔬菜，保持大便通畅。

黄 褐 斑

黄褐斑也称为肝斑，是面部黑变病的一种，是发生在颜面的色素沉着斑。本病与中医学文献记载的"皮干黯""黧黑斑""面尘"相似。

【病因病机】

本病病因不清，常认为与内分泌功能改变有关。见于妇女妊娠期或口服避孕药者及其他因素。妇女妊娠期的黄褐斑，开始于妊娠 3~5 个月，分娩以后色素斑渐渐消失。面部色素沉着可能是由于雌激素与黄体酮联合作用，刺激黑色素细胞，而孕激素促使黑素体的转运和扩散，增加了黑色素的生成，促使色素沉着。也见于慢性胃肠疾病、肝病、结核、癌瘤、恶性淋巴瘤和慢性乙醇中毒等。长期应用某些药物如苯妥英钠、冬眠灵、避孕药均可发生黄褐斑。此外，强烈的日晒、化妆品的应用也可诱发黄褐斑。

中医学认为，本病病机多为肾气戕损，肾阴不足，肾水不能上承，或情志失调，肝气怫郁，木失调达，郁而化火，血脉瘀滞，精气不能上荣于面，或气滞血瘀，胃中郁热，阳明经络阻滞，或日光曝晒，汗出当风，营卫失和，冲任失调，气血失和头面肌肤失濡乃发为黄褐斑。

【诊断要点】

（1）面部淡褐色至深褐色界线清楚的斑片，通常对称分布，无炎症表现及鳞屑。

（2）无明显自觉症状。

（3）主要发生在青春期后，女性多见。

（4）病情有一定季节性，夏重冬。

（5）无明显内分泌疾病并排除疾病引起的色素沉着。

（6）色素沉着区域平均光密度值大于自身面部平均光密度值的 20% 以上。

【治疗方法】

方 一

[**主治**] 肝郁湿蕴黄褐斑。

[**材料**] 当归、川芎各30g，山楂、葛根各50g，白芍、甘草各20g。

[**方法**] 上药水煎2次，药液浓缩成膏；穿山甲（以他药代替）、厚朴各80g，桂枝20g共碾细粉；乳香、没药各80g，溶于95%乙醇中，除去不溶部分。以上3种制法的药物烘干，研成细粉，取冰片20g混合于上述药粉中装瓶备用。

[**用法**] 用敷脐法。将神阙穴用乙醇消毒，取药粉0.8g纳入神阙穴，外用无菌小纱布以胶布固定，3~5天换1次，10次为1个疗程。

[**疗效**] 陈增利用方一治疗面部黄褐斑94例，显效46例，占48.9%；有效32例，占34%；无效16例，占17%。

[**出处**]《针灸临床杂志》1997，13（2）：43.

方 二

[**主治**] 肝气怫郁黄褐斑。

[**材料**] 当归、赤芍、川芎、白芍、黄芪、白附子、茯苓、乳香等药。

[**方法**] 将上药粉研成细粉，混匀研细末备用。

[**用法**] 用隔药灸法。神阙穴常规消毒，用温开水将上药末调成糊状，填入脐中，上置蚕豆大艾炷，点燃烧至患者感到局部发烫时除去，每次灸3壮。灸毕即用塑料薄膜覆盖药饼，再以胶布固定，24小时后自行将药饼取下，并用温水洗净。施灸时配以围刺局部，根据局部范围大小，施以4~6针，留针20分钟。每周2~3次，10次为1个疗程。

[**疗效**] 孔立红用方二治疗18例，显效11例，占61.1%；有效6例，占33%；无效1例，占5.6%。总有效率为94.4%。

[**出处**]《中医外治杂志》2004，20（3）：52.

方 三

[**主治**] 黄褐斑，证属神经失调、气血瘀阻者。

[**材料**] 选用黄芪、当归、川芎、赤芍、羌活、白附子等药。

[**方法**] 将上药混匀研细末备用；另用肉桂、大黄、冰片分别研细末备用。

[**用法**] 用隔药灸法。属气滞血瘀型者，取上药粉5~10g，加冰片1g，用温开水调成糊状，做成药饼填于脐中，上置蚕豆大艾炷点燃，燃烧至患者感到发烫时除去，每次灸3壮。属胃肠积热型或大便秘结者，在上药粉中加大黄粉2g，和匀后加水调制成药饼，施灸法同上；属脾肾两虚型加肉桂粉2g，方法同上。灸毕用塑料薄膜敷盖药饼，再以胶布固定。24小时取下。每周治疗1~2次，每10次为1个疗程。

[**疗效**] 林红用方三配合循经按摩治疗50例，显效29例，占58%；有效17例，占34%；无效4例，占8%，总有效率92%。

[**出处**]《中国针灸》1995，15（5）：37.

方四

[主治] 黄褐斑，证属肝气郁结，血瘀于面者。

[材料] 祛斑膏：人参、当归尾、白芷、白及、白蔹、白丁香、白茯苓、沉香等。

[方法] 将中药按比例研成细粉，过100目筛，将药末和溶化的凡士林膏、氮酮混合制成药膏备用。主穴为神阙。配穴：气滞血瘀者加大椎、膈俞；肝肾阴虚者加命门、肾俞。

[用法] 用敷脐法。将药膏搓成1.5cm×1.5cm大小的饼状，将所选穴位常规消毒后敷贴，医用胶布固定，隔日1次，每次贴4~8小时，10次为1个疗程，间隔3~5天继续下1个疗程。

[疗效] 徐亚莉用方四治疗本病30例，经1~2个疗程的治疗，治愈18例，占60%；好转11例，占36.7%；未愈1例，占3.3%：总有效率为96.7%。其中疗程最短者仅贴5次。

[出处]《甘肃中医》2003，16（4）：24.

方五

[主治] 黄褐斑气血瘀滞型。

[材料] 用香附、白芷、当归、鸡血藤各10g，穿山甲（以其他药代替）5g。

[方法] 共研细末。

[用法] 用敷脐法。将上药与陈醋调敷脐上，外以医用胶布固定，2天1次。

[出处]《中医外治杂志》2005，14（6）：54.

方六

[主治] 黄褐斑，证属肝气郁结，湿热蕴脾型。

[材料] 柴胡10g，川芎15g，丹参30g。

[方法] 研细末。

[用法] 用艾灸法。将上药做成药饼贴敷在肚脐上，首先用泻法重灸，点燃艾炷后，以口吹旺其火，促其快燃，火力较猛，快燃快灭，灸治5分钟，2~3壮，每日1次，7次为1个疗程。

[出处]《针灸临床杂志》2004，20（10）：35.

【按语】

中医认为，黄褐斑多由于平素性情忧思抑郁，肝气郁滞，血瘀于面；或脾气不足，气血不能荣于面；或肾水不足，虚热内蕴，郁结不散，致使颜面气血失和而发病。用脐疗法疗效肯定。脐疗法通过对肚脐进行艾灸及敷贴，可直接调理冲任，以达充肌活络而消斑脱色的目的。配合局部梅花针叩刺既可通畅气血，又可疏通瘀滞改善循环，促进局部新陈代谢而消斑。

在脐部隔药物灸产生的热量是一种有效并适应于机体治疗的物理因子，其近红外线具有较高的穿透力，被人体吸收后，可促进血管扩张，改善局部血液循环，是一种安全方便，疗效显著的治疗方法。

治疗期间避免日晒，防止各种电离辐射，慎用各种有创伤性的治疗；禁忌使用含有激素、铅、汞等有害物质的"速效祛斑霜"；戒掉不良习惯，如抽烟、喝酒、熬夜等；多喝水、多吃蔬菜和水果，如西红柿、黄瓜、草莓、桃等；注意休息和保证充足的睡眠；保持良好的情绪，避免急躁，避免刺激性的食物。

荨 麻 疹

荨麻疹俗称风团、风疹团、风疙瘩、风疹块。是一种常见的皮肤病。中医学称此病为"风疹""瘾疹"等。

【病因病机】

慢性荨麻疹多是具有过敏素质的个体在某些物质作用下引起的过敏反应，食物如鱼、虾、蟹、蛋类、药物、感染、动物及植物因素、冷热、日光、摩擦和压力等都可引起。此外，胃肠疾病、代谢障碍、内分泌障碍和精神因素亦可引起。发生机制是由于变态反应或非变态反应性的刺激因素作用于肥大细胞，使其脱颗粒释放血管活性胺，引起血管通透性增加；或上述因素直接作用于血管，使其通透性增强，引起真皮浅层水肿而发生风团。

中医认为，此病多因平素体弱，阴血不足，阴虚内热，血虚生风；或因情志不遂，肝郁不疏，郁久化热、伤及阴液；或因产后受风；或因皮疹反复发作，经久不愈，气血损耗，加之风邪外袭，以致内不得疏泄，外不得透达，郁于皮肤腠理之间，邪正相搏而发病。

【诊断要点】

（1）突然发作，皮损为大小不等、形状不一的水肿性斑块，境界清楚。

（2）皮损时起时落，剧烈瘙痒，发无定处，退后不留痕迹。

（3）部分病例可有腹痛、腹泻或有发热、关节痛等症。严重者可有呼吸困难，甚至引起窒息。

（4）皮肤划痕试验阳性。

（5）皮疹经过3个月以上不愈或反复间断发作。

【治疗方法】

[**主治**] 荨麻疹虚实夹杂证。

[**材料**] 艾条。

[**方法**] 陈艾等药加工成艾条。

[**用法**] 用艾灸法。在神阙加灸以双股橡皮带绕过腹部套住灸架两头，将其固定在神阙穴上。将艾条点燃插入顶管中，艾条燃烧过程中患者可自行升降艾条调节火力，以微烫而不疼痛为度。治疗结束时先取走灸架然后再起针。每日1次，每周5次，4周为1个疗程。

[**疗效**] 陈丽仪用方一配合腹针疗法治疗本病 31 例,对照组 30 例,结果分别痊愈 15、12 例,好转 10、11 例,未愈 6、7 例,总有效率 80.6%、76.7%。

[**出处**]《中国针灸》2005,25(11):768.

方 二

[**主治**] 各证型荨麻疹。

[**材料**] 毫针。

[**方法**] 将毫针消毒后备用。

[**用法**] 用脐针法。患者仰卧位,神阙穴周围 2cm 以内皮肤常规消毒,用 30 号 40mm 毫针于为神阙穴外周皮肤上、下、左、右各 0.5mm 处分别快速刺入皮下,入皮后缓缓进针至"得气",行平补平泻手法,留针 20 分钟,其间不行针。每日治疗 1 次,6 次为 1 个疗程,休息 5 天开始第 2 个疗程。针刺治疗后,患者改为俯卧位,取双侧肺俞、脾俞、肾俞穴或指压背部膀胱经敏感处,用玻璃火罐,闪火法拔罐 15 分钟,2 日 1 次,3 次 1 个疗程。

[**疗效**] 王凤芹用方二治疗慢性荨麻疹 48 例,痊愈 31 例,显效 11 例,好转 6 例,总有效率 100%。

[**出处**]《中华现代中医药杂志》2005 年,1(1):82.

方 三

[**主治**] 各证型荨麻疹。

[**材料**] 火罐。

[**方法**] 将火罐消毒后备用。

[**用法**] 用拔罐法。让患者取侧卧位,选用 500ml 罐头瓶,用闪火法,在神阙穴吸拔火罐(越深越好)。第 1 次保留 10 分钟后起罐,相隔 1~2 分钟后,再次在此穴用同样方法拔罐,每个患者施术 3 次,使局部充血越明显越好(由正常肤色变成暗紫红色为好)。每日 1 次,连续 3 天为 1 个疗程。

[**疗效**] 徐淑华用方三治疗急性荨麻疹 123 例,治疗 1 个疗程痊愈 88 例(71.5%),2 个疗程后痊愈 32 例(26.0%),3 例经加服中药后痊愈,总有效率 97.6%。

[**出处**]《现代中西医结合杂志》2007,16(22):3208.

方 四

[**主治**] 各证型荨麻疹。

[**材料**] 火罐。

[**方法**] 将火罐消毒后备用。

[**用法**] 用推拿法和拔罐法。令患者平卧,充分暴露腹部,取神阙穴,术者肘部悬空,拇指指腹紧贴患者脐部,有节律地连续屈伸拇指指间关节,同时作小幅度的旋转,对深部组织产生较强的振动按揉,推拿疗法中称之为"一指禅",注意术者术前剪短指甲,术中指腹与脐部的位置不能相对移动,以防损伤脐部皮肤。以一指禅法推拿 1 分钟,然后以闪火法拔罐,留罐 1 分钟。起罐后再以一指禅法推拿 1 分钟,再留罐 1 分

钟。如此反复各 3 次。

[**疗效**] 刘霞用方四治疗 100 例，对照组 80 例，分别痊愈 26、16 例，显效 42、11 例，有效 23、26 例，无效 9、27 例。

[**出处**]《陕西中医》2004，25（11）：1026.

方 五

[**主治**] 荨麻疹。

[**材料**] 5% 多塞平乳膏 1g。

[**用法**] 用敷脐法。封填脐窝，然后用无菌敷料覆盖，每日保留 20 小时，每日 1 次，共用 4 周。

[**出处**]《中国中西医结合皮肤性病学杂志》2003，2（1）：54.

方 六

[**主治**] 荨麻疹各证。

[**材料**] 火罐。

[**用法**] 用拔罐和敷脐法。先将脐部消毒，在脐部（神阙穴）拔火罐，每次 5~10 分钟，后用加味玉屏风散（黄芪 30g，防风 15g，白术 15g，全蝎 9g，蝉衣 9g，共研细末）适量，醋调敷脐，肤疾宁固定，每日 1 次，连续 3 次后隔 4 天再重复脐疗。

[**出处**]《当代医师杂志》1998，3（5）：61.

【**按语**】

用拔罐法治疗荨麻疹，有一定疗效。西医学证明，脐部有较强而迅速的吸收能力，有良好的感受功能和传导功能。将火罐拔在神阙穴，通过火罐的负压吸附刺激，使神阙穴局部的神经末梢兴奋，毛细血管扩张，汗孔扩大，皮下渐次增加渗透压，加速了血液循环和淋巴循环，从而加速了新陈代谢的进行。再者，由于神阙穴局部丰富的末梢神经被刺激兴奋，通过神经系统的反射与传导，调整机体自主神经的功能，从而增强了人体的神经体液调节作用，提高机体免疫功能，达到抗过敏的作用。

带 状 疱 疹

带状疱疹是由水痘 – 带状疱疹病毒感染所致的急性、炎症性、神经性皮肤病。中医学称为"缠腰火丹""缠腰龙""蜘蛛疮""蛇串疮"等。

【**病因病机**】

本病由水痘 – 带状疱疹病毒引起。病毒经呼吸道传入，潜伏在脊髓神经后根或脑神经节的神经元内，机体抵抗力下降时，病毒被激活而引起神经节炎症或坏死，从而导致本病。急性期疼痛与感觉神经节和外周神经的炎症以及局部的组织损害有关，炎症和组织损伤会引起伤害性感受器的激活和敏化，并进一步导致中枢的兴奋性，引起疼痛，愈合期疼痛多与外周及中枢神经系统的损伤有关。

中医学认为，本病是由情志内伤或因饮食不节，嗜食辛辣肥甘，滋生湿热或外受

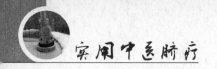

毒邪侵袭而诱发，毒邪化火，湿热搏结，浸淫肌肤，经络受阻，气血不通所致。

【诊断要点】

（1）皮损多为绿豆大小的水疱，簇集成群，疱壁较紧张，基底色红，常单侧分布，排列成带状。

（2）皮疹出现前，常有皮肤刺痛或热感，可伴周身轻度不适，发热。

（3）自觉疼痛明显，可有难以忍受的剧痛或皮疹消退后遗疼痛。

【治疗方法】

方 一

[主治] 带状疱疹，证属湿热搏结，阻滞经络者。

[材料] 木香、降香、乳香、丁香、香附。

[方法] 将上药各200g研细成粉，过120目筛，装瓶备用。

[用法] 用敷脐法。应用时洗净脐部，将药粉填于脐窝，外贴伤湿止痛膏，每天1次。7次为1个疗程。

[疗效] 刘卫兵用方一治疗41例，对照组35例，痊愈24、12例，显效12、10例，有效5、11例，无效0、2例。

[出处]《皮肤病与性病》1999，21（1）：23.

方 二

[主治] 带状疱疹后遗症，证属年老体衰，感毒后气血瘀滞者。

[材料] 川芎、三七、朱砂、夏天无、石菖蒲。

[方法] 将上药适量研细成粉，过120目筛，装瓶备用。

[用法] 用敷脐法。应用时洗净脐部，将药粉用羊毛脂调成软膏，填敷于脐窝，外贴伤湿止痛膏，每日换药。7次为1个疗程。

[疗效] 用方二治疗朱某，患带状疱疹20天，疱疹已消，但局部疼痛异常，用方二治疗后，疼痛大为减轻，仅轻微不适。

[出处]《江西中医学院学报》2000，12（2）：57.

方 三

[主治] 带状疱疹，证属卫气不固，邪气留滞者。

[材料] 延胡索15g，田七10g，黄芪10g，川芎10g，朱砂3g。

[方法] 上药共碾为细末。

[用法] 用敷脐疗法。将上药用陈醋调敷患者肚脐上，每天1次。

[出处]《中医外治杂志》2005，14（6）：55.

方 四

[主治] 带状疱疹，证属毒邪化火者。

[材料] 菟丝子200g。

[方法] 炙干辗成粉剂。

［**用法**］用敷脐法。加香油调和成糊状。敷于脐部及局部，1日1次，2~4次为1个疗程。

［**出处**］蒋希林.《中华脐疗大全》中国中医药出版社.

方 五

［**主治**］带状疱疹后遗神经痛，证属正气不足，毒邪虽去而淤血留滞者。

［**材料**］药用乳香、没药各3g，肉桂1g，配入速效救心丸10粒。

［**方法**］研细末。

［**用法**］用敷脐法。将上药陈醋调膏贴于脐部，每日换药1次。

［**出处**］《四川中医》2004，22（1）：36.

【按语】

带状疱疹多因情志内伤，湿热内蕴而又卫气不固，并受毒邪而诱发，毒邪化火与肝火、湿热搏结，阻遏经络，气血不通，导致疼痛。本病要注重早期治疗，尽快采取有效的镇痛方法缓解局部组织炎症反应，改变局部组织血液循环，促进局部组织和神经组织的修复，避免疱疹后神经痛的产生。应用脐疗法的同时，可采用抽液或刺破疱疹以减压，并拔罐拔出血液和分泌物，排出大量瘀血、毒素、代谢产物，局部皮肤呈紫黑色，可迅速缓解疼痛。疼痛较重者，可局部涂药，用六神丸10粒、利多卡因2ml研磨后涂于患处，每日3~10次，7日1个疗程。

本病患者疼痛剧烈，尤其老年患者常饮食不下，坐卧不安。急躁易发脾气。此时，医护人员应急患者之所急，把患者痛苦当作自己的切肤之痛，及时采取措施以减轻患者疼痛，同时应讲清老年体弱患者疼痛较重、持续时间较长的特点，使患者和家属心中有数，消除焦虑和急躁，积极配合医护人员治疗，则可减轻痛苦和缩短疗程。

因病本为热毒，故应忌食肥甘厚味，如醇酒、辣椒、鸡、鱼、虾、牛羊肉等，防其助热生火。

湿　疹

湿疹是一种常见的由多种内外因素引起的表皮及真皮浅层的炎症性皮肤病。属于中医"湿疮""湿疡""浸淫疮"范畴。

【病因病机】

湿疹的发病，目前多认为是由于复杂的内外因素激发而引起的一种迟发性变态反应。湿疹患者往往是过敏体质，这种过敏体质与遗传因素有关，故在特定的人群中发病。常见的内在因素如：胃肠功能紊乱、神经功能障碍、内分泌失调、体内有感染病灶、肠道寄生虫等。外界因素如：日晒、风吹、寒冷、搔抓以及接触肥皂、化妆品等均可诱发湿疹。进食辛辣刺激性食物也可使湿疹加重。本病与过敏体质或第IV型变态反应有关。外因系外界物理化学及食物等刺激；内因系慢性病刺激使机体产生迟发型变态反应而导致皮肤炎症的发生。

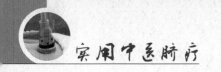

中医学认为,本病总由禀赋不耐,风湿热邪客于肌肤而发。精神因素亦与之有关。日久热邪伤阴,耗津耗血,肌肤失养而成慢性。

【诊断要点】

(1)急性湿疹:①好发于面部、肘窝、腘窝、四肢屈侧及躯干等处。②皮损呈多形性,红斑,丘疹,水疱,糜烂,渗出,结痂等。病变处轻度肿胀,边界不清,常对称分布。③剧痒。

(2)慢性湿疹:①多从急性湿疹反复发作而致。②好发于面部、肘窝、腘窝、小腿伸侧、阴部等处。③皮损为局限性,肥厚浸润较重,伴有色素沉着,界限清楚。④剧痒。⑤慢性病程,常有急性发作。

【治疗方法】

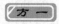 **方 一**

[主治]婴儿湿疹,证属外感风湿,蕴结肌肤者。

[材料]方药组成:生地、赤茯苓各15g,牛蒡子、白鲜皮,银花、薄荷、木通各10g,黄连、甘草各30g,荆芥、肉桂各6g。

[方法]上药混合粉碎,过80目筛后,装瓶备用。

[用法]用敷脐法。用时取药末2~4g填脐(脐部先用生理盐水棉球擦净),外用纱布,绷带固定,每2日换药1次,连用3次为1个疗程,患处用黄连粉适量干撒,待皮损渗液减少后,用香油调适量黄连粉外涂,每日换药1次。

[疗效]刘秀顺用方一治疗96例,53例痊愈(瘙痒消失,皮损消退,1年内未复发),16例,显效(瘙痒消失,皮损消退,3月内未复发),20例有效(瘙痒减轻,皮损消退一半以上),7例无效(瘙痒不减或加重,皮损未消或反扩大)。总有效率达92.7%。

[出处]《浙江中医杂志》1996,(7):323.

方 二

[主治]婴儿湿疹,证属湿热内蕴者。

[材料]方药组成:生地15g,牡丹皮15g,牛蒡子10g,白鲜皮10g,金银花10g,薄荷10g,白木通10g,黄连30g,甘草30g,荆芥6g,肉桂6g。

[方法]将其碾成粉末,过120目筛,装小盒(约3g)备用。

[用法]用敷脐法。每次用牙签将药粉末填平患儿脐窝,外用无菌敷料覆盖脐部,每日1次约6~8小时,然后用温水洗净脐部,7次为1个疗程,嘱家属随时按摩脐部。

[疗效]雷淑英用方二治疗30例,对照组30例,结果分别痊愈21、17例,显效8、5例,好转1、6例,无效0、2例,有效率100%、93.3%。

[出处]《中国中西医结合皮肤性病学杂志》2005,4(3):136.

方 三

[主治]湿疹,湿热蕴结者。

[材料]红花、桃仁、杏仁、生栀子、荆芥、地肤子各等份。

［**方法**］将上药混合共研细末。

［**用法**］用敷脐法。将上药用蜂蜜调成饼备用。将药饼贴敷患者脐部，盖以纱布，胶布固定，每日 1 次。

［**出处**］蒋希林.《中华脐疗大全》中国中医药出版社.

方 四

［**主治**］湿疹，证属风湿热客于肌肤者。

［**材料**］黄连 2g，雄黄 3g，丝棉（烧灰）3g。

［**方法**］共研为末，备用。

［**用法**］用敷脐法。将肚脐局部洗净，药用黄连 2g，雄黄 3g，丝棉（烧灰）3g。使用时，将药粉填于脐部，外盖纱布敷料，胶布固定，每日 1 次。

［**出处**］蒋希林.《中华脐疗大全》中国中医药出版社.

【**按语**】

本病治宜疏风清热、利湿解毒，但因小儿服药困难，改汤剂为散剂，变内服为脐部给药，同样可起到较好的疗效。脐部为任脉经穴，与督脉的命门相应，任督二脉有调节全身经气，平衡整体阻阳之功。这些药物粉剂直接通过脐穴发挥作用，因脐穴又称神阙穴，是阴经经脉交合之处，有"阴海"之称，可以调节人体的气机，加强防御功能，促进人体内环境的调节作用而达到治疗目的药物通过脐部通经达络而贯穿周身，起到穴位和药物的双重治疗作用，又解决小儿服药之困难。临床用之每收佳效。

患者治疗过程中，应可能避免各种可疑致病因素，如热水洗烫、过多使用肥皂、用力搔抓及外用药不当等。生活上注意避免精神紧张、过度劳累，食物中勿食辣椒、鱼、虾、蟹或浓茶、咖啡、酒类，衣被不宜用丝、毛及化纤等制品，平时保持大便通畅，睡眠充足，冬季注意皮肤清洁及润泽。这些都可减少湿疹的复发，达到治愈的目的。

银 屑 病

银屑病是一种慢性具有复发倾向的红斑鳞屑状皮肤病，相当于中医学中"白癣""松皮癣"。

【**病因病机**】

银屑病病因尚未明了，但初步观察与下列因素有关：①遗传因素。多认为本病受多基因控制，同时也受外界其他因素的影响。②感染因素。有人认为是病毒感染所致，链球菌感染可能是本病的重要诱发因素。③代谢障碍。有报告患者血清内脂质、胆固醇、球蛋白、糖、尿酸、钾等增高，叶酸含量降低，也有人报告皮损内多胺及花生四烯酸增加。④免疫功能紊乱。有的患者细胞免疫功能低下；有的血清 IgG、IgA、IgE 增高；部分患者血清中存在有抗 IgG 抗体；有人用免疫荧光技术测到患者表皮角质层内有抗角质的自身抗体。⑤精神因素。精神创伤和情绪紧张及过度劳累可诱发本病或使病情加重。⑥其他。

中医学认为，本病多由营血亏损，生风生燥，肌肤失养面成。初起多夹有风寒或风热之邪侵袭肌肤，以致营卫不和，气血不畅，阻于肌表而生。也有因湿热蕴结，外不宣泄，内不能利导，阻于肌表而成；病久则气血耗伤，血虚生风，肌肤失养或因营血不足，气血循环受阻力，以致瘀血阻于肌表，或因肝肾不足，冲任失调，更使营血亏损，遂成本病。

【诊断要点】

（1）寻常型银屑病：①基本皮损为红斑或红斑上覆有多层银白色鳞屑。有薄膜现象，点状出血现象，进行期可有同形反应；②好发于头皮及四肢伸侧，对称分布或泛发；③部分有甲损害；④皮损形状多种多样，头皮可见束状发；⑤自觉不同程度瘙痒；⑥病情慢性，易复发；⑦特征性组织病理特征。

（2）脓疱性银屑病：①红斑上或正常皮肤上成批发生表浅性无菌性小脓胞，可形成脓湖，伴脱屑；②掌蹠发病或全身泛发；③有指（趾）甲病变或关节及全身症状。

（3）关节病型银屑病：①非对称性外周多关节炎；②常与脓疱型并发，皮损呈急性广泛分布，或呈蛎壳状，关节症状与皮损平行；③X线见类风湿关节炎改变，RF阴性。

（4）红皮病型银屑病：①多有急性进行期寻常型银屑病受刺激等处理不当，或脓疱性银屑病历史；②全身潮红，大量脱屑；③可有发热、畏寒等全身症状。

【治疗方法】

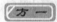

[**主治**] 银屑病，证属营血亏损，生风生燥，肌肤失养者。

[**材料**] 全蝎、蜈蚣、土鳖虫、地龙各等份。

[**方法**] 用上药焙干共研为细末备用。

[**用法**] 用敷脐法。将肚脐消毒后，用白酒将药粉调成膏状敷脐，外用纱布包扎固定，2天换药1次。同时用斑蝥15g，良姜15g，细辛15g，肉桂15g，吴茱萸15g，研粗末浸泡于95%乙醇300ml，7天后即可使用。外涂于患处。

[**疗效**] 韩永胜用方一治疗银屑病20例，痊愈12例，好转5例，未愈3例，总有效率85%。

[**出处**]《中医外治杂志》2007，16（3）：31.

方 二

[**主治**] 银屑病，证属血热、血瘀、血虚者。

[**材料**] 平银糊膏：黄芪、丹参、白芷、青黛、狼毒。

[**方法**] 药用黄芪、丹参、白芷、青黛、狼毒按8:8:5:5:1的比例制成粉剂，加甘油、10%二甲基亚砜适量配制。

[**用法**] 用敷脐法。用时取药2g，敷于脐上，用医用胶布贴盖，2天换1次药，30天为1个疗程。

[**疗效**] 王东海用方二治疗本病118例，治愈46例，好转53例，未愈19例，总

有效率 83.9%。

[**出处**]《中医外治杂志》1999，8（30）：4.

方三

[**主治**] 银屑病，证属风热结聚，血流不畅者。

[**材料**] 升麻 9g，葛根 30g，赤芍 10g，生地 30g，大枫子 9g，丹参 9g，甘草 9g，水牛角粉 9g，冰片 6g。

[**方法**] 将上药研末过 120 目筛，装瓶密封备用。

[**用法**] 用敷脐法。消毒脐部，再将药粉填满肚脐，外贴肝疾宁膏胶布固定，24 小时换药 1 次，7 次为 1 个疗程。

[**疗效**] 刘炎用方三治疗一女，15 岁，全身红疹已半年，覆盖银白鳞屑，用方三治疗 1 周鳞屑脱落，继用半月，皮肤已正常。

[**出处**]《针灸临床杂志》1997，13（4、5）：110.

方四

[**主治**] 银屑病。

[**材料**] 山莨菪碱注射液 10mg 加维生素 B_{12} 注射液 100μg。

[**方法**] 用一次性空针吸入上药混合。

[**用法**] 用穴位注射法。取神阙。头皮皮疹重者可加百会。左下肢重者配右后溪，右下肢配左后溪。注射神阙穴时，让患者仰卧位，双下肢呈曲屈式，在脐旁开约半寸处常规消毒，进针时倾斜 30°~10°（具体据病人肥瘦程度而定），徐徐刺进脐中，待有酸、麻胀感后缓慢注入药物，每日 1 次，每次 1 穴，每 25 次为 1 个疗程。

[**疗效**] 王孟柏用方四治疗 40 例，痊愈 27 例，显效 9 例，有效 4 例，总有效率 100%。

[**体会**] 行神阙穴注射可使药物通过上述静脉速达全身，有利于发挥山莨菪碱降低血浓度、改善微循环、纠正组织缺氧状态、抑制细胞增殖、加快皮疹消退，以及维生素 B_{12} 促进体内三大代谢、调节植物神经功能、激发抗病能力、促进机体康复的作用。

[**出处**]《人民军医》1990，（3）：71.

方五

[**主治**] 银屑病，证属风湿热之邪阻滞肌肤所致者。

[**材料**] 马钱子 30g，朱砂 5g，苍耳子 10g，核桃仁 10 个。

[**方法**] 马钱子用香油炸鼓后与另三味药共研细末。

[**用法**] 用敷脐法。将上药用香油调敷脐上，1 天 1 次。

[**出处**]《中医外治杂志》2005，14（6）：54.

方六

[**主治**] 银屑病，由风邪搏于皮肤，血燥不能营养所致者。

[**材料**] 升麻、葛根、赤芍、生地、大枫子、丹参、甘草、水牛角粉、冰片。

[**方法**] 上药研末过 120 目筛、装瓶密封备用。

[**用法**] 用敷脐法。令患者平卧，将药粉填实脐眼，外贴肤疾宁膏胶布周定，每24小时更换一次，七次为1个疗程。

[**出处**]《空军总医院学报》1991，7（2）：121.

【**按语**】

使用敷脐法能使血液黏度降低，改善微循环，促进银屑病的修复和功能恢复。观察表明，治疗时间越长，治愈率越高，复发率越低，所以，坚持治疗是提高疗效的关键。

用本法治疗银屑病对急性进行期疗效要高于静止期。其作用机制，中药填脐类似针灸，可以激发经络功能，泻其有余，补其不足，阴阳平复，疾病消除，以达治疗目的。

治疗期间，应注意：①忌口：忌酒、忌海鲜、忌辛辣。②尽可能避免感冒、扁桃腺炎、咽炎的发生。③消除精神紧张因素，避免过于疲劳，注意休息。④居住条件要干爽、通风、便于洗浴。⑤在日常用药中，抗疟药、β-受体阻滞剂均可诱发或加重病情。⑥内分泌变化、妊娠均可诱发本病并使其加重。⑦多食富含维生素的食品，如新鲜水果、蔬菜等。⑧清洗患处时，动作要轻揉，不要强行剥离皮屑，以免造成局部感染，如红、肿、热、痛，影响治疗，使病程延长。⑨银屑病临床暂时痊愈后，其免疫功能、微循环、新陈代谢仍未完全恢复正常，一般需要2~3个月后才能复原。所以在临床痊愈后，即外表皮损完全消退后，应再继续服用2~3个疗程药物进行巩固，使病毒清理更彻底，以免复发。

狼毒、马钱子有毒，内服宜慎；体弱及孕妇忌服，故使用时应避免误服。

第十七章　五官科疾病

过敏性鼻炎

过敏性鼻炎是鼻部一种变态反应性疾病。属中医"鼻渊""鼻漏"的范畴。

【病因病机】

本病起因于两个基本因素：①遗传性过敏体质；②反复多次的暴露和吸入外界过敏原。过敏性鼻炎的患者多具有过敏体质，即对外界抗原较易产生比正常人多的IgE，这种体质有一定的遗传性和家族性，故本病患病较易同时或先后患湿疹皮炎、药物过敏和支气管哮喘等疾病；本病患者的家族中也较易发生这类过敏性疾病。引起本病的吸入性抗原有尘螨、屋尘、动物皮屑、各种树木和草类的风媒花粉等，这些抗原的颗粒大都较大（5~25μm），因此能在鼻部被阻挡下来而在鼻腔内发生速发型（Ⅰ型）变态反应，造成鼻黏膜的充血、水肿及分泌增加等一系列表现，其免疫病理过程与吸入型支气管哮喘类同。

中医认为，鼻为肺之外窍，肺气通于鼻，本病主要由于肺气亏虚，卫气不固，病邪乘虚而入，或脾虚气弱，肾虚不固，腠理疏松，风寒乘虚而入，肺气失宣，邪客于清窍，邪正相搏，造成本病。

【诊断要点】

（1）阵发性鼻痒，连续喷嚏，鼻塞，鼻涕清稀量多为主要症状，伴有失嗅、眼痒、咽喉痒。

（2）起病迅速。持续数分钟至数十分钟。

（3）常因接触花粉、烟尘、化学气体等致敏物质而发病，环境温度变化也可诱发。

（4）鼻腔检查：黏膜多为苍白，少数充血，鼻甲肿胀。发作时有较多清稀分泌物。

【治疗方法】

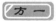

［**主治**］脾虚卫气不固型过敏性鼻炎。

［**材料**］党参10g，白术7g，干姜5g，炙甘草3g，盐酸苯海拉明1.25g。

［**方法**］将前4味药混合烘干碾面，加入苯海拉明（研末），备用。

［**用法**］每用0.2g填脐，覆盖一软纸片，再加棉花，外用白胶布固封，3~7天换药1次。

［**疗效**］李忠用方一治疗某女，38岁，经常感冒，鼻塞不通，时常打喷嚏、流清涕。用上法治疗1周后基本痊愈，继续治疗3周以巩固疗效。

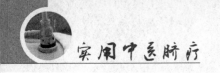

[出处]《河南中医》1983,（1）：39.

方 二

[主治] 各型过敏性鼻炎。

[材料] 火罐。

[方法] 火罐消毒后备用。

[用法] 用拔罐法。用大号真空罐抽真空至患者能耐受为度，神阙穴30分钟，每天治疗1次，治疗时每隔5分钟拔罐1次，共拔3次，3天后可根据病情隔日1次，10次为1个疗程。

[疗效] 许荣正用方二治疗50例，痊愈25例，好转17例，无效8例，总有效率84%。治疗时间最短1~3次，最长30次，大部分在3~10次之间。

[体会] 临床实践证明，应用神阙穴拔火罐能降低非特异性刺激引起的超敏反应，确实有助于治疗过敏性鼻炎且能使血清中IgE、IgA水平明显下降外，还能使EC恢复正常。其刺激作用具有较好的抗过敏作用外，确有蓄积后后效应作用，对防止复发有重要意义。

[出处]《陕西中医》1992,13（3）：124.

方 三

[主治] 过敏性鼻炎，证属肺气失宣，邪客清窍者。

[材料] 白芥子、细辛、甘遂、干姜、麻黄、苍耳子、辛夷等。

[方法] 共为细末，用姜水调成膏状。

[用法] 用敷脐法。取脐周穴（以脐周配八卦九宫人体脏腑，以脐为中心旁开1.5寸），新洛宫（脐左上方，合于肺），玄委宫（脐左下方，合于脾），叶哲宫（脐正上方，合于肾），配穴肺俞、脾俞、肾俞、京门、章门、膻中。取2g药膏放在3cm见方的麝香壮骨膏上，贴于穴位，贴敷24小时取下，10天贴1次。

[疗效] 李爱琴用方三治疗76例中痊愈8例（10.5%），显效41例（54%），好转24例（31.6%），无效3例（3.9%），总有效率96%。

[出处]《中国乡村医药杂志》2002,9（3）：28.

方 四

[主治] 过敏性鼻炎，证属肾气不固，腠理疏松者。

[材料] 乌梅、白芥子、细辛、辛夷、补骨脂、肉桂各等份。

[方法] 将上药研末，取适量的鲜姜汁调制成饼状。饼之大小视患者肚脐大小而定，以覆盖整个肚脐为度。

[用法] 用敷脐法。贴敷于神阙穴，然后用胶布固定，24小时取下，每3天贴1次，1个月为1个疗程，间隔1个月再行第2个疗程，连治3个疗程。

[疗效] 严欣用方四治疗58例，痊愈24例，显效19例，有效13例，无效2例，总有效率为96.55%。

[出处]《针灸临床杂志》2001,17（11）：26.

【方 五】

[主治] 过敏性鼻炎，证属肺脾气虚者。

[材料] 将黄芪 30g，白术 20g，黄芩 15g，薄荷 15g，辛夷花 20g，细辛 5g，地龙 15g，蝉蜕 15g，牡丹皮 10g，甘草 5g 等按量配齐。

[方法] 粉碎，过 2 号筛，混匀，装入特制的药袋。药袋采用透气性好的薄棉质布料，制成椭圆形口袋，两侧用扁宽形橡皮筋固定于腰部。每袋 30g。

[用法] 用敷脐法。戴于神阙穴位，20 天换 1 次药，为 1 个疗程；一般患者用药为 3 个疗程。

[出处]《中国医院药学杂志》2003，23（7）：422.

【按语】

临床资料显示，本病治疗后患者的鼻部症状可以明显改善，观察治疗后较治疗前相比有明显改善，巩固治疗后较治疗前相比有显著改善，表明较长时间的巩固治疗对改善患者的鼻部症状效果更明显，治疗具有改善本病患者的过敏症状，提高临床疗效的作用。药物敷脐易于吸收，药性损失少。据观察，敷脐 2 小时即呈现治疗作用，近期疗效短，症状消失后，最后继敷 1 个疗程，以巩固疗效，复发病例再次敷用仍效。

慢 性 鼻 炎

慢性鼻炎是鼻腔黏膜和黏膜下层的慢性炎症。中医称为"鼻窒"。

【病因病机】

现代医学把本病分为单纯性鼻炎和肥厚性鼻炎。其发病原因很多，多由急性鼻炎演变而来，环境因素，如气温的突然变化、空气过于干燥、通风不良、空气污染、粉尘烟雾以及有害气体长期刺激，也可导致本病。小儿营养不良、维生素 A、C 缺乏与全身抵抗力下降，易患本病。

中医学认为，本病是由于外感六淫之邪，或热邪窒肺，使肺气不宣，肺窍闭塞所致。

【诊断要点】

（1）慢性单纯性鼻炎：鼻黏膜肿胀，表面光滑、湿润，一般呈暗红色。鼻甲黏膜柔软而富有弹性，探针轻压可现凹陷，但移开探针则凹陷很快复原，特别在下鼻甲为明显。若用 1%~2% 麻黄素液作鼻黏膜收缩，则鼻甲迅速缩小。总鼻道或下鼻道有黏液性或脓性分泌物。

（2）慢性肥厚性鼻炎：①下鼻甲明显肥大，或下鼻甲与中鼻甲均肥大，常致鼻腔堵塞。鼻腔底部或下鼻道有黏液性或黏脓性分泌物。②黏膜肿胀，呈粉红色或紫红色，表面不平，或呈结节状或桑椹状，尤以下鼻甲前端及其游离缘为明显。探针轻压凹陷不明显，触之有硬实感。③局部用血管收缩剂后黏膜收缩不明显。

【治疗方法】

方 一

[**主治**] 慢性鼻炎，证属脏气不宣，肺窍闭塞者。

[**材料**] 辛夷 3 份，苍耳 2 份，干姜 1 份，白芷 2 份，升麻 2 份，木通 2 份，当归 3 份，白术 4 份。

[**方法**] 苍耳子用中火炒至焦黄取出放凉，碾去刺，筛净备用；当归加黄酒拌匀（每 100kg 当归片用黄酒 10kg）稍闷，待酒被吸尽后用文火炒至深黄色，取出放凉备用；白术用文火微炒至黄色，喷洒盐水（100kg 白术用水 20kg、盐 1kg），炒干，取出放凉备用。各药分别研末，过 80 目筛混匀，先用 95% 乙醇将其浸湿搅拌，以握之成团，抖之则散为度，加盖放置 30 分钟，然后加入芝麻油，10∶1 的比例，搅拌均匀后，装入干净瓶中密封备用。3 天后，若瓶内药物上方未见浸出油，则应开瓶，加入芝麻油，以至油能高出药物 1cm 为度。

[**用法**] 用敷脐法。先用生理盐水棉球把患者脐部擦净，然后将瓶中药物（尽量控干油）置于脐内，稍加压，以填平脐窝稍凸为好（用药量约 2~2.5g），稍后，用 4cm×4cm 脐布覆盖固定。2 天换药 1 次。3 次为 1 个疗程。

[**疗效**] 翟铜广用方一治疗 50 例，其中临床痊愈 46 例，好转 4 例。

[**出处**]《新疆中医药》2002，20（5）：80.

方 二

[**主治**] 风寒型慢性鼻炎。

[**材料**] 白芷、苍耳子、细辛、辛夷、荆芥各等份。

[**方法**] 研末备用。

[**用法**] 用敷脐法。取药粉 10g，加白凡士林调成糊状，敷于脐上。上置无底塑料瓶 1 个，紧扣于神阙穴上，倒入 55℃ 的溶蜡于瓶中，外盖浴巾保温，20 分钟后取下塑料瓶，用风茄膏外贴脐部，每天 1 次，10 次为 1 个疗程。

[**疗效**] 张海华用方二治疗 32 例中，显效 12 例，好转 16 例，无效 4 例。

[**出处**]《双足与保健》2004（2）：22.

方 三

[**主治**] 慢性鼻炎，肺窍不通。

[**材料**] 白芥子、延胡索、细辛、辛夷、苍耳子、肉桂各等量。

[**方法**] 上药研成细粉混合，备用。

[**用法**] 用敷脐法。用鲜姜汁把药粉调制成圆饼贴敷于脐眼，药饼大小视患者肚脐大小而定，一般以覆盖整个肚脐为准，后用胶布固定，24 小时后取下，每隔 10 日贴敷 1 次，3 次为 1 个疗程，间隔 1 个月再行第 2 个疗程，连治 3 个疗程。

[**出处**] 高树中.《中医脐疗大全》济南出版社.

【按语】

中医学认为，脐属任脉，古时为禁针之所。本法通过药物直接填敷在脐眼，由于脐与诸经相通，能使经气循行并交通于五脏六腑、四肢百骸、五官九窍、皮肉筋膜，药物得以循经直趋病所，从而祛除病邪，达到治疗目的。在方一中辛夷、苍耳、白芷、干姜辛散外邪，芳香通窍，加当归辛香善走，温通血脉，以利开窍，并能调理气血；白术、升麻配辛夷、白芷、木通升清降浊，木通在内，既能宣通血脉，使全方升降并用，又不致药发散太过，耗伤肺气，共奏芳香通窍之功。药物敷脐易于吸收，药性损失少。据观察，敷脐2小时即呈现治疗作用，近期疗效短，症状消失后，最后再继敷1个疗程，以巩固疗效，复发病例再次敷用仍有效。

治疗期间，应戒烟酒，注意饮食卫生和环境卫生，避免粉尘长期刺激。并应配合体育疗法，以增强体质和抗病能力。长期使用麻黄素滴鼻，慢性单纯性鼻炎鼻黏膜光滑、有弹力，对血管收缩剂敏感；而慢性肥厚性鼻炎一般因黏膜肥厚，对血管收缩剂不敏感，故即使滴麻黄素后鼻塞亦无明显减轻，且会引起嗅觉障碍、头痛、记忆力减退，并有可能造成"药物性鼻炎"。

积极治疗急性鼻炎，每遇感冒鼻塞加重，不可用力抠鼻，以免引起鼻腔感染。注意环境卫生，嗜烟酒者自然也应戒除。

梅尼埃病

梅尼埃病是以膜迷路积水的一种内耳疾病。梅尼埃病属中医学"眩晕"范畴。

【病因病机】

关于病因，学说甚多，尚无定论，如变态反应、内分泌障碍、维生素缺乏及精神神经因素等引起自主神经功能紊乱，使血管神经功能失调，毛细血管渗透性增加，导致膜迷路积水，蜗管及球囊膨大，刺激耳蜗及前庭感受器时，引起耳鸣、耳聋、眩晕等一系列临床症状。

中医学认为，本病多因风阳上扰、痰瘀内阻、脾气虚弱、肾精亏损等导致脑窍失养，脑髓不充，引起眩晕。

【诊断要点】

（1）以旋转性眩晕为主要症状，目闭难睁及伴有耳鸣及轻度耳聋，恶心呕吐，神志清楚。

（2）发病突然，发作时间多为数分钟至数小时，间歇期为数日至数月或更久。

（3）发病诱因常有疲劳、思虑过度、情绪波动等。

（4）发作期有自发性水平性或旋转性眼球震颤，或有偏倒及错指物位等。可有轻度感音神经性聋。

【治疗方法】

方 一

[**主治**] 风阳上扰型内耳性眩晕。

[**材料**] 吴茱萸 30g，半夏 15g，熟大黄 10g，生姜 30g，葱白（带须）7 根。

[**方法**] 共为粗末，放铁锅内，加醋适量，炒热，分作两份，纱布包裹。

[**用法**] 用敷脐法。趁热放脐上熨之，两包轮流，冷则换之，每次 30~60 分钟，每日 2~3 次，连用 3~7 天（1 剂药可用 3 天）。

[**疗效**] 高树中用方一治疗内耳眩晕，临床疗效较好。笔者试用 5 例，4 例有效。

[**出处**] 高树中.《中医脐疗大全》济南出版社.

方 二

[**主治**] 梅尼埃病，证属痰瘀内阻，脑窍失养者。

[**材料**] 药物组成：半夏、茯苓、枳实、胆南星、黄芩、生姜、大枣各 10g，陈皮、甘草各 5g。

[**方法**] 以上诸药共研细末，装瓶备用。

[**用法**] 用敷脐法。用时取药末适量，用米酒调成糊状，如钱币厚，敷于肚脐及脐周，覆盖消毒纱布，外以长、宽各 6cm 的胶布固定。每日换药 1 次。

[**疗效**] 段昭侠用方二治疗 32 例患者中，治愈 28 例，好转 2 例，无效 2 例，总有效率 93.8%；对照组 15 例患者中，治愈 10 例，好转 1 例，无效 4 例，总有效率 73.3%。

[**出处**]《吉林中医药》2005，25（5）：23.

方 三

[**主治**] 梅尼埃病，脾虚肾亏证。

[**材料**] 吴茱萸（胆汁拌制）100g，龙胆草 50g，土硫黄 20g，朱砂 15g，明矾 30g，小蓟根汁适量。

[**方法**] 先将前 5 味药共研为末，过筛，加入小蓟根汁，调和成糊。

[**用法**] 用敷脐法。将上药敷于神阙穴，并敷涌泉（双）穴，每穴用 10~15g，固定，2 日 1 换，1 个月为 1 个疗程。

[**出处**] 高树中.《中医脐疗大全》济南出版社.

【按语】

中医学认为，梅尼埃病多由于风痰上扰、痰蒙清窍而致。脐是神气通行出入的门户，称为生命之蒂、五脏六腑之本。脐中的穴位是神阙穴，为经气汇集之海。以中药化痰祛风、益气和胃组方外敷，通过毛孔及皮肤的渗透，对脏腑产生治疗作用。方二中半夏辛温，燥湿化痰，温化寒痰，为方中主药，善治脏腑之痰湿，具有降逆和胃的功效；黄芩、胆南星清热化痰止呕除烦；枳实理气化痰，使气顺痰消；陈皮理气、燥湿，茯苓健脾渗湿，俾湿去痰消；生姜、大枣、甘草健脾和胃，调和诸药。因本病有 2

周可自愈的倾向，故治疗一般进行 3 个疗程。治愈者随访 3~6 个月未见复发。此法简、便、廉、验，无不良反应，值得临床推广。

慢性咽炎

慢性咽炎系咽黏膜的慢性炎症，常为呼吸道慢性炎症的一部分，中医称其为"喉痹"。

【病因病机】

慢性咽炎是一种常见病，为慢性感染所引起的弥漫性咽部病变，主要是咽部黏膜炎症。多发于成年人，其主要病因有屡发急性咽炎、长期粉尘或有害气体刺激，烟酒过度或其他不良生活习惯、鼻窦炎分泌物刺激、过敏体质或身体抵抗力减低等。慢性咽炎也可以是某些全身性疾病的局部表现，如贫血、糖尿病、肝硬化及慢性肾炎等。

中医学认为，本病急性期多因风热侵袭咽喉，内伤于肺，热邪循经上扰咽部而致；慢性者多由病后余邪未清；或肺肾阴虚，虚火上炎，咽失濡养导致。

【诊断要点】

（1）病史：常有急性咽炎反复发作史，或因鼻病长期张口呼吸及烟酒过度、环境空气干燥、粉尘和刺激性气体污染等。

（2）症状：咽部不适，或疼，或痒，或干燥感、灼热感、烟熏感、异物感等；刺激性咳嗽，晨起用力咳出分泌物，甚或作呕。病程 2 个月以上，常因受凉、感冒、疲劳、多言等原因致症状。

（3）检查：咽部慢性充血，加重。呈暗红色，或树枝状充血；咽后壁淋巴滤泡增生，或咽侧索肿大；咽黏膜增生肥厚，或干燥、萎缩、变薄，有分泌物附着，具各上述症状 1 项或 1 项以上，即可诊断。

【治疗方法】

[**主治**] 慢性咽炎，病后余毒未清者。

[**材料**] 细辛、食醋适量。

[**方法**] 将细辛 5g 放锅内焙碎研成细末，放少量食醋，摊于 5cm×5cm 伤湿止痛膏上，外贴脐部，夜敷晨取，连贴 4 次。

[**用法**] 将细辛 5g 放锅内焙碎研成细末，放少量食醋，摊于 5cm×5cm 伤湿止痛膏上，外贴脐部，夜敷晨取，连贴 4 次。

[**疗效**] 笔者用方一治疗李某，女，患慢性咽炎多年，自觉咽部有异物感，用方一治疗 5 次，症状消失。

[**出处**] 经验方。

方 二

[**主治**] 慢性咽炎，证属肺肾阴虚，虚火上炎者。

[**材料**] 药物组成：子午效灵膏（简称Ⅰ号）：白芥子 20g，白芷 10g，川乌 10g，草乌 10g，山栀子 20g，皂角 10g，细辛 5g，桃仁 10g，芦荟 10g，使君子 10g，杏仁 10g，冰片 2g，上药研末调匀，装入袋内备用。太乙壮身膏（简称Ⅱ号）：芦荟 10g，皂角 10g，桃仁 10g，红花 10g，杏仁 10g，草决明 10g，白胡椒 6g，山栀子 20g，使君子 10g，冰片 2g。

[**方法**] Ⅰ号用鲜姜汁调成膏状。Ⅱ号用鸡蛋清调成膏状。

[**用法**] Ⅰ号用鲜姜汁调成膏状涂于患处（厚约 0.5cm，面积稍大于肿块），上盖硬纸，胶布密封固定。穴位取神阙、大椎、中脘等，每次贴 24~48 小时取下。Ⅱ号用鸡蛋清调成膏状，方法同上。取穴为：曲池、内关、足三里、太溪，每次选 2~4 个穴。每次贴 48~72 小时，可连续贴或换穴贴。贴 3 次为 1 个疗程。

[**疗效**] 李国柱用方二治疗 58 例，痊愈 55 例，占 94.8%。有效 2 例，占 3.4%。无效者 1 例，占 1.7%。

[**出处**]《中国针灸》1995，15（2）：23.

方 三

[**主治**] 肺热上扰型慢性咽炎。

[**材料**] 白芥子、山栀子各 20g，白芷、使君子、皂角、川芎、草乌、桃仁、芦荟、杏仁各 10g，细辛 5g，冰片少量。

[**方法**] 以上药物研为细末，用生产生姜汁为膏。

[**用法**] 用敷脐法。将上药敷于脐部，每日 1 次。

[**出处**] 蒋希林.《中华脐疗大全》中国中医药出版社.

方 四

[**主治**] 由肾气虚所致的慢性咽炎。

[**材料**] 用黄芪、防风、肉桂、白术各适量。

[**方法**] 上药共研细末。

[**用法**] 用敷脐法。脐部消毒后，趁湿撒药粉 0.5g，纱布覆盖，胶布固定。

[**出处**] 罗和古.《脐疗巧治病》中国医药科技出版社.

【**按语**】

慢性咽炎与中医虚火喉痹相类似。长期烟酒过度，受化学气体、粉尘的刺激及消化道的痰患，均可诱发本病。因此，治疗期间应注意口腔卫生，坚持早晚及饭后刷牙。减少烟酒和粉尘刺激，还需纠正张口呼吸的不良习惯。应加强身体锻炼，增强体质，预防呼吸道感染，少用烟酒，积极治疗咽部周围器官的疾病。合理安排生活，保持心情舒畅，避免烦恼郁闷。保持室内合适的温度和湿度，空气新鲜。宜吃清淡，酸、甘滋阴的一些食物，如水果、新鲜蔬菜、青果等。

川乌、草乌、细辛均有毒，使用时不可误服。

牙　痛

牙痛是多种牙病或牙周疾病的常见症状，见于龋齿、牙周炎、牙髓炎等。中医称为"齿痛"。

【病因病机】

牙痛可由牙齿本身疾患、牙周组织及颌面某些疾病或因神经性疾病使牙齿根部神经末梢受到刺激或牵涉而发生疼痛。

中医认为，此病多因外感风热邪毒瘀阻牙龈，或因胃火上拢牙床；或因肾阴亏损，虚火上炎而导致。

【诊断要点】

（1）牙齿疼痛，遇冷、热、酸、甜等刺激加重，咀嚼更甚。

（2）可伴齿龋齿、牙龈肿胀、出血等症状。

（3）牙髓炎者，牙痛反复发作，疼痛剧烈，患者常以手扶腮；牙周病者牙齿松动，局部肿痛。

【治疗方法】

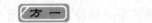

[**主治**] 胃火牙痛。

[**材料**] 生石膏 15g，细辛 3g，丹皮 4g，黄连 5g，升麻 3g，大黄 3g，生地 6g。

[**方法**] 上药晒干，共混合研为细末，贮瓶备用。

[**用法**] 用敷脐法。用时取药粉 6g，以水调为糊，敷于患者肚脐部，每天换药 1 次，5~7 天为 1 个疗程。

[**疗效**] 用方一治疗赵某，女，13 岁，学生。患牙痛曾服止痛药暂缓解，药过后又再疼痛难忍。症见左边尽头牙周红肿，叩之痛楚，内侧有空洞，蚀人牙髓深处，予以生石膏散敷脐治之，先后敷脐 2 周，牙龈红肿消失，牙痛亦转愈。

[**出处**] 谭支绍.《中医药物贴脐疗法》广西科学技术出版社.

方 二

[**主治**] 风火牙痛。

[**材料**] 牙痛散：细辛 6g，荜茇 3g，生石膏 9g，川大黄 6g。

[**方法**] 将上药晒干，共研成粉末，贮瓶密封备用。

[**用法**] 用敷脐法。用时取上药粉 5~6g，用水调成糊，敷于脐部，上盖纱布一层，外加胶布固定。每天换药 1 次，敷至牙痛消失后停止。

[**疗效**] 用方二治疗马某，素有牙痛病，时休时发，遇冷热均痛，用方二治疗 2 周，病症消失。

[**出处**] 谭支绍.《中医药物贴脐疗法》广西科学技术出版社.

方 三

[**主治**] 胃火上炎牙痛。

[**材料**] 药用生石膏 15g，细辛 3g，丹皮 4g，黄连 5g，升麻 3g，大黄 3g，生地 6g。生地 12g，黄连 10g，细辛 5g，丹皮 5g，骨碎补 12g。

[**方法**] 上药共研细末，备用。

[**用法**] 用敷脐法。每次取药粉 6g，水调成糊，敷于脐部，每天换药 1 次，直至痊愈。

[**出处**]《湖南中医学院学报》1996，16（4）：23.

【**按语**】

脐疗对牙痛有一定疗效，但对病变已累及深层组织，牙龈已产生脓肿者，疗效可能受到影响。治疗期间应少食膏粱厚味之品，以防炙煿之火；要避免房劳过度，耗伤肾精，以免影响疗效。对一些炎性疾病的牙痛还应配合消炎方法，方能根除。在用本法治疗时，应积极寻找原发性疾病进行治疗。对于龋齿，止痛后，应转口腔科进一步处理。

口 腔 溃 疡

复发性口腔溃疡亦称复发性口疮或复发性阿弗他性口炎，是一种最常见的具有反复发作特性的口腔黏膜溃疡性损害，中医学称之为"口糜""口舌生疮"等。

【**病因病机**】

西医学认为，复发性口腔溃疡首先与免疫有很密切的关系。有的患者表现为免疫缺陷，有的患者则表现为自身免疫反应，其发作常常还与一些疾病或症状有关，比如消化系统疾病胃溃疡、十二指肠溃疡、慢性或迁延性肝炎、结肠炎等，另外贫血、偏食、消化不良、腹泻、发热、睡眠不足、过度疲劳、精神紧张、工作压力大、月经周期的改变等等也与口腔溃疡有关。随着一种或多种因素的活跃、交替、重叠就出现机体免疫力下降，免疫功能紊乱，造成了复发性口腔溃疡的频繁发作。

中医认为，本病与心、脾、肺、胃、肾等脏腑关系密切，由于口腔与咽喉、肺、胃相连，为诸经循行会聚之处，故无论外感、内伤均可在口腔黏膜出现病变，外邪以风、火、燥为多见，体质异常，素体阴虚，精神紧张，睡眠不足，阴液耗伤，虚火上炎为本病常见的发病因素。

【**诊断要点**】

（1）口腔黏膜长期反复出现孤立的圆形或椭圆形浅层小溃疡，可单发或多发在口腔黏膜的任何部位，局部有剧烈的烧灼疼痛。

（2）以唇黏膜、舌侧缘、舌尖、舌腹、颊黏膜最为常见，轻者可数月发作一次，重者间歇期逐渐缩短。

（3）发病期逐渐延长，甚至溃疡此愈彼起，长期不愈。

【治疗方法】

方 一

[主治] 心脾积热型口腔溃疡。

[材料] 艾条。

[方法] 将艾绒制成艾条。

[用法] 用艾灸法。点燃艾条，插于灸架上，然后对准神阙穴进行艾灸，连续灸15分钟，至局部皮肤发红为度，每日1次。同时，取大杼穴进行常规消毒，用28号1.5寸毫针进行针刺，得气后使针感向四周放射，每日治疗1次，每次20分钟。

[疗效] 张宏用方一治疗42例，针灸1次治愈24例，占57.1%；3次治愈14例，占33.3%；无效4例，占9.5%。

[出处]《中国针灸》2002，22（10）：686.

方 二

[主治] 急性溃疡性口炎，证属心火上炎，脾热上蒸者。

[材料] 溃疡膏：茵陈、黄柏、黄连、生地、白术、甘草等量。

[方法] 将上药研细末，用蜂蜜及75%乙醇调成糊状。

[用法] 用敷脐法。将上药敷贴脐部；纱布块覆盖，周围用胶布固定，3~4小时揭去，日敷贴1次，4次为1个疗程。患处先用小苏打水清洗，再涂以溃疡散（泼尼松2.5mg×3片，维生素B_2 5mg×3片，锡类散0.9g，共研成细末，每日6次，4天为1个疗程。

[疗效] 詹建丽用方二治疗52例，显效32例，有效18例，无效2例，总有效率为96.15%。

[出处]《中医外治杂志》1995，7（2）：43.

方 三

[主治] 口腔溃疡，证属脾胃湿热，郁蒸于上者。

[材料] 口疮散由玄明粉、黄连、细辛、冰片以5∶3∶1∶1比例组成。

[方法] 先将各药分别研末，其中川连、细辛过100目筛，然后混合研匀贮瓶备用。

[用法] 用敷脐法。使用时先将脐部用75%乙醇清洗，脐窝内留少许乙醇，将口疮散1~2g填于脐窝内，以胶布覆盖固定。每日换药1次，7天为1个疗程。

[疗效] 陆建中用方三治疗30例，2天内疼痛缓解，3天内溃疡愈合者21例。3天内疼痛缓解，5天内溃疡愈合者4例。4天内疼痛缓解，7天内溃疡愈合者3例。7天内溃疡不愈合者2例。

[出处]《江苏中医》1997，18（10）：14.

方 四

[主治] 心火上炎型口腔溃疡。

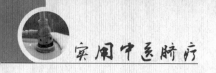

[材料] 细辛、生姜适量。

[方法] 取细辛适量研末备用。

[用法] 每次取 2g，生姜汁调和，外敷脐部，上覆塑料薄膜，胶布固定，观察 4~6 小时揭下，连用 5~7 天。

[疗效] 赵娟用方四治疗 16 例，用药 5~7 天后，治愈 10 例，好转 6 例，未愈 0 例。

[出处]《河南中医》2006, 26（11）: 22.

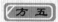方五

[主治] 小儿口腔溃疡口腔黏膜充血水肿、糜烂或溃疡疼痛、拒食或拒乳、哭闹不安。

[材料] 细辛。

[方法] 将细辛碾成极细粉末备用。

[用法] 用敷脐法。使用剂量按每次每千克体重 0.1g 计算，每日 1 次。根据患者体重计算出所需药物的剂量，称取所需量药物置于清洁的小烧杯内，滴加蒸馏水或生理盐水，用清洁的玻璃棒搅拌，边搅边加水，直至成稠糊状备用。患者取仰卧位，以脐眼为中心 10cm 范围内用 75% 乙醇消毒皮肤，取全部药糊填敷于脐部中央，按实并使之成圆饼状，再用与药饼面积等大的清洁薄膜覆盖，最后用胶布密封固定即可。每隔 24 小时换药 1 次。

[出处]《中国社区医师》2004, 20（22）: 35.

方六

[主治] 心脾积热型口腔溃疡。

[材料] 细辛 5g，黄连 3g。

[方法] 将细辛、黄连研末混匀。

[用法] 用敷脐法。加陈醋调成糊状，贴敷于脐部，以伤湿止痛膏覆盖固定，每日换药 1 次。

[出处]《中国民间疗法》2004, 12（10）: 24.

方七

[主治] 口腔溃疡，虚火上炎证。

[材料] 丁香、吴茱萸、附子、细辛。

[方法] 是用艾绒或加入其他药物（如丁香、吴茱萸、附子、细辛等以加强作用）做成的艾条。

[用法] 灸脐法。点燃对准脐部进行熏烤（悬灸），直到患者感觉温热舒适，即将艾条燃端固定在一定高度（一般距离 2cm 左右），连续灸烤 5~10 分钟至局部发红为主，也可配合雀啄灸，日一次，重者加灸一次。

[出处]《新中医》1989,（4）: 36.

【按语】

在腹部治疗口腔溃疡，取穴重在神阙穴的使用，除用药物贴敷外，艾灸之法应用很广泛。其原理在于，溃疡内热气被火夺之，随火而出，热者灸之，引郁热之气外发。亦即心脾积热，由艾灸神阙，引火邪下达外出以治病。艾条灸脐既有穴位的刺激作用，又有药物本身的功能（艾叶性味辛温芳香，具有温通经络，祛除寒湿，回阳救逆等作用），它可通脐，藉经脉特别是任督经之循行以达病所，而治愈疾病。此法简便易行，见效较快，无痛苦和不良反应，对反复性口腔溃疡经多次熏灸后复发期逐渐延长而获治愈，故值得推广。在灸治过程中发现，每久灸而不知温热者疗效特灵。无效者一灸便叫局部热痛难忍而拒灸。

患者平时要注意口腔卫生，避免进食刺激性食物，戒除不良嗜好，在日常生活活动中宜劳逸结合，加强身体锻炼，增强抗病能力。这些对预防口疮复发，亦有一定益处。

慢 性 唇 炎

慢性唇炎又称剥脱性唇炎、慢性光化性唇炎，以唇黏膜红肿、糜烂、皲裂、脱屑为主要特征，中医称之为"唇风"。

【病因病机】

西医学认为，其发病与寒冷、干燥、日光照射、烟酒刺激以及舔唇、咬唇、乐器吹奏等因素有关。

中医学认为，本病或因风火毒邪搏结于唇；或因过食辛辣厚味，脾胃湿热，熏灼唇部；或因脾经血燥生风所致。

【诊断要点】

（1）本病多发于下唇，也有上唇发病者。病情长，有反复发作史，以冬、春干燥季节多发，严重者可四季发病。

（2）唇黏膜肿胀，色暗红，干燥，有广泛灰白色秕糠状鳞屑，或有皲裂，局部发痒发干，灼痛不适。严重者可有糜烂、脓性分泌物，可影响到嘴唇功能（粘连后不能张开）。

【治疗方法】

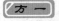

[**主治**]慢性唇炎，证属脾经血燥生风者。

[**材料**]细辛、米醋适量。

[**方法**]细辛研为细末，备用。

[**用法**]用敷脐法。每次以细辛2g，以米醋调为糊状敷于脐部，外贴纱布或膏药。每日换药1次，3日为1个疗程。

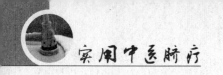

[疗效] 孙向英用方一治疗 54 例，显效 34 例，有效 15 例，无效 5 例，总有效率为 90.74%。

[出处]《齐齐哈尔医学院学报》1999，20（6）：573.

方二

[主治] 脾胃湿热型慢性唇炎。

[材料] 炮姜、醋炒吴茱萸各 15g，木鳖子（去壳）5 个，陈醋适量。

[方法] 将以上三味药物烘干或晒干，混合共研为细粉，入瓶贮存备用。

[用法] 用敷脐法。取药粉 2g，以陈醋适量，调成糊状，敷患者肚脐眼上，外贴一层油纸，用胶布固定。一般每天换药 1 次，3~5 天为 1 个疗程。

[疗效] 笔者用方二治疗 3 例，2 例显效，1 例有效。

[出处] 经验方。

方三

[主治] 慢性唇炎，风火毒邪搏结于唇。

[材料] 生地 10g，吴茱萸 3g，肉桂 3g，蜂蜜适量。

[方法] 取药粉 3g，以适量蜜水各半，调成稠膏。

[用法] 用敷脐法。以膏敷于患者肚脐中央（神阙穴），外以纱布覆盖，胶布固定。2 天换药 1 次，5 次为 1 个疗程。

[出处] 谭支绍.《中医药物贴脐疗法》广西科学技术出版社.

【按语】

本病的自身护理及预防十分重要。首先要改正不良习惯，勿舔唇、咬唇或揭唇部皮屑；其次要减少烟酒刺激，少食辛辣厚腻之品，避免烈日暴晒。平素口唇常以油脂或护唇膏润之，常服健脾、利湿之品，如薏米、芡实、荸荠、赤小豆等煎汤饮。

睑 腺 炎

睑腺炎，是指睑板腺或睫毛毛囊周围的皮脂腺受葡萄球菌感染所引起的急性化脓性炎症。中医称为"针眼"。

【病因病机】

睑腺炎为细菌（常见为葡萄球菌）感染引起睑腺体的急性炎症，根据受累腺组织的不同部位分为外睑腺炎和内睑腺炎。外睑腺炎是睫毛毛囊所属的皮脂腺受感染，内睑腺炎为睑板腺急性化脓性炎症。因睑板腺被牢固的睑板组织包围，病变较深，故眼睑红肿不很明显。

中医学认为，本病多因脾胃蕴热或心火上炎，复加风热，积热与外风相搏，气血瘀阻，火热结聚，熟腐化为脓肿而致。

【诊断要点】

（1）眼睑皮肤局限性红、肿、热、痛，邻近球结膜水肿。

（2）3～5天后形成脓肿，出现黄色脓头。外睑腺炎发生在睫毛根部皮脂腺，表现在皮肤面；内睑腺炎发生在睑板腺，表现在结膜面。破溃排脓后疼痛缓解，红肿消退。

（3）重者伴有耳前、颌下淋巴结大及压痛，全身畏寒，发热等。

【治疗方法】

方一

[主治] 心火上炎型睑腺炎。

[材料] 食盐适量。

[方法] 将食盐研为细末备用。

[用法] 用敷脐法。令患者仰卧，将食盐末放入脐孔穴中，以填满并隆起为度，以纱布或小纸片覆盖，再用橡皮膏固定。每日换药1次。

[疗效] 方一原载于日本《特效疗法100种》，笔者曾广泛应用于临床，经验证其效霍然。一般3天左右可消肿而获痊愈。

[出处] 谭支绍.《中医药物贴脐疗法》广西科学技术出版社.

方二

[主治] 脾胃蕴热型睑腺炎。

[材料] 龙胆生地膏：龙胆草、生地、生石膏各3g，黄连、栀子各2g。

[方法] 将上药共研为细末，充分搅拌均匀，贮瓶备用。

[用法] 用敷脐法。取上药粉末3～5g，用米醋适量调成稠膏，敷于患者肚脐孔上，外以纱布覆盖，再以胶布固定。每日换药1次，3天为1个疗程。

[疗效] 谭支绍用方二治疗杜某，女，左眼睑上缘出现红肿小硬结，用方二敷脐2天即痊愈。

[出处] 谭支绍.《中医药物贴脐疗法》广西科学技术出版社.

方三

[主治] 脾经风热型睑腺炎。

[材料] 黄连60g，芒硝120g，牙皂30g，菊花10g，冰片0.5g。

[方法] 共研为细末，以鸡蛋清调之。

[用法] 用敷脐法。将药糊敷于脐部及太阳穴，病愈为止。

[出处] 蒋希林.《中华脐疗大全》中国中医药出版社.

【按语】

睑腺炎病虽小，但很是让人烦恼，痛苦不堪，用脐疗法有一定效果，一般在3天左右即可见效。如配合一些外治法处理，疗效更佳。如当开始患病——眼睑发痒，出现红肿或疼痛时，即刻用酒精棉球擦眼睫毛。擦时要双眼紧闭，用酒精棉球（不要太湿，太湿时挤掉一些酒精）在眼睫毛根处来回轻轻擦几下。擦后双眼会感到发热（发

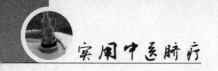

热时不可睁眼，否则酒精会渗透到眼里使眼睛疼痛），待热劲过后再睁眼。只要当天擦2~3次就可消肿。

另外，可在中指上系上棉线绳，把棉线绳捻紧，刺激中指的根部，很快睑腺炎就会消退。在双手的中指根上都系上绳子，捻紧，放松，再捻紧，反复刺激。

当脓头出现时切忌用手挤压，因为眼睑血管丰富，眼的静脉与眼眶内静脉相通，又与颅内的海绵窦相通，而眼静脉没有静脉瓣，血液可向各方向回流，挤压会使炎症扩散，引起严重并发症，如眼眶蜂窝织炎、海绵窦栓塞甚至败血症，从而危及生命。不要用脏手揉眼睛，以免将细菌带入眼内，引起感染。

第十八章　其他疾病

出 汗 异 常

出汗异常是自主神经功能障碍最常见的症状之一，常见的有"自汗""盗汗"。中医归属于"汗证""自汗""盗汗"范畴。

【病因病机】

本病可由先天性遗传性、精神及神经损伤因素、疾病继发引起，如盗汗证、干燥综合征、全身无汗症、局部无汗症、血汗症等自主神经功能紊乱引起的各种出汗异常。其中自汗、盗汗多见于结核病、风湿热、甲状腺功能亢进、低血糖症等疾病。

中医学认为，自汗、盗汗的病因主要有病后体虚、表虚受风、思虑烦劳过度、情志不舒、嗜食辛辣五个方面。其病机主要是阴阳失调，腠理不固，以致汗液外泄失常。病理性质有虚实之分，但虚多实少，一般自汗多为气虚，盗汗多为阴虚。虚实之间每可兼见或相互转化，如邪热郁蒸，久则伤阴耗气，转为虚证；虚证亦可兼有火旺或湿热。虚证之间自汗日久可伤阴，盗汗久延则伤阳，以致出现气阴两虚或阴阳两虚之候。

【诊断要点】

（1）不因外界环境影响，在头面、颈胸，或四肢、全身出汗者，昼日汗出溱溱，动则益甚为自汗，睡眠中汗出津津，醒后汗止为盗汗。

（2）除外其他疾病引起的自汗、盗汗。作为其他疾病过程中出现的自汗、盗汗，因疾病不同，各具有该疾病的症状及体征，且出汗大多不居于突出地位。

（3）有病后体虚、表虚受风、思虑烦劳过度、情志不舒、嗜食辛辣等易于引起自汗、盗汗的病因存在。

（4）必要时作 X 线胸部摄片，痰涂片等检查以排除肺痨、风湿痹症、甲状腺功能亢进等。

【治疗方法】

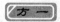

[主治] 气阴两虚汗证。

[材料] 五倍子 3g。

[方法] 将五倍子研粉，用食醋适量调成糊状。

[用法] 用敷脐法。用上药糊敷于脐部神阙穴，外盖纱布固定。盗汗者夜用昼取，自汗者昼用夜取，自汗盗汗兼有者昼夜 24 小时皆敷，每日 1 次，5 天为 1 个疗程，疗

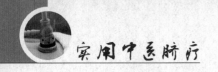

程间休息 2 天继续用药。

[疗效] 徐桂华用方一治疗气阴两虚汗证 50 例,治愈 16 例,好转 32 例,无效 2 例,总有效率为 96%,治愈率为 32%。其中自汗治愈 4 例,好转 8 例;盗汗治愈 8 例,好转 12 例,自汗盗汗兼有者治愈 4 例,好转 12 例,无效 2 例。用药最长者 4 个疗程,最短者仅 2 次即愈,平均治愈天数为 10 天。

[出处]《山东中医杂志》2000,19(11):662.

方 二

[主治] 邪热内扰多汗。

[材料] 枯矾。

[方法] 明矾 50~100g,置于空心五倍子内,文火煅存性,使五倍子黑而不焦。明矾受热后脱水成白色不透明块状。

[用法] 用敷脐法。以枯矾适量,用患者涎唾调成糊状,胶布或创可贴贴敷神阙穴,隔日 1 次,一般 2~3 次即可。

[疗效] 王继平用方二治疗 1 例,流感后多汗,动则汗出淋漓,用此法贴 2 次即愈。

[出处]《四川中医》1990,8(8):52.

方 三

[主治] 自汗、盗汗,证属气虚不固,阴虚火旺者。

[材料] 取五倍子、何首乌、黄芪等量。

[方法] 压粉,过 120 目筛,以药用基质调药制成每粒含药 1g 的锭,或以凡士林作为基质,每次调药粉 1g。

[用法] 用敷脐法。将脐都洗净擦干,放一枚药物于脐内,上盖软塑料薄膜,外敷纱布,周边用胶布周定,24 小时换药 1 次,最多连用 8 次。

[疗效] 魏振装用方三治疗自汗、盗汗 168 例,其中自汗 48 例,痊愈 21 例,显效 10 例,有效 14 例,无效 3 例;盗汗 66 例,痊愈 28 例,显效 19 例,有效 16 例,无效 3 例;自汗兼盗汗 54 例,痊愈 25 例,显效 18 例,有效 7 例,无效 4 例。治多汗患者共 168 例,治愈率为 44.05%,有效率为 94.05%。

[出处]《军医进修学院学报》1991,12(3):248.

方 四

[主治] 气阴两虚多汗。

[材料] 五倍子、何首乌、黄芪各等份,冰片适量。

[方法] 将上药研极细末。

[用法] 用敷脐法。混匀用凉开水调敷神阙穴(脐部用温开水洗净),并用虎骨麝香膏贴盖,1 日 1 次,连续用药 10 天。

[疗效] 周仕秀用方四治疗多汗症 100 例,痊愈:44 例,占 44%;有效 51 例,占 51%;无效 5 例,占 5%。

[出处]《河南中医药学刊》2001,16(6):43.

方五

[主治] 阴阳两虚多汗。

[材料] 龙倍糊：煅龙骨 60g，五倍子 60g。

[方法] 上药研末，取 10g 用温开水或醋调成糊状。

[用法] 用敷脐法。将药糊敷于神阙，覆盖油纸，胶布固定，每天一次，每次 20~24 小时。

[出处]《针灸临床杂志》1998，13（4）：110.

方六

[主治] 虚汗。

[材料] 五倍子 10g，枯矾 3g，煅龙骨、煅牡蛎各 6g。

[方法] 上药共研为散备用。

[用法] 用敷脐法。取药末适量，以口津调成稀糊，敷于脐部，每晚 1 次连续 3~10 次。

[出处]《四川中医》1985，（10）：52.

【按语】

本病的治疗多用五倍子，五倍子性味酸、涩，具有收敛止汗作用。西医学认为，五倍子含有大量鞣质，与汗腺、消化腺接触，可使腺体表面细胞蛋白质变性或凝固，使腺体分泌减少，从而抑制汗腺分泌。

患者应加强体育锻炼，注意劳逸结合，避免思虑烦劳过度，保持精神愉快，少食辛辣厚味，是预防自汗、盗汗的重要措施。汗出之时，腠理空虚，易于感受外邪，故当避风寒，以防感冒。汗出之后，应及时用干毛巾将汗擦干。出汗多者，需经常更换内衣，并注意保持衣服、卧具干燥清洁。

止汗锭对多种汗证有效，治疗病种上，对小儿盗汗、产后或手术后的多汗、上感等急性热病在体温正常后遗留的多汗、慢性疾病的体质虚弱性多汗等病种的疗效好，对肺结核活动期、肿瘤化疗期的多汗证疗效差。对见于前额、胸、背、四肢、颈等不同部位的多汗证，均有明显的疗效。显效开始出现最快者为用药 1 天，最慢者为用药 6 天，平均 25 天。

出汗异常多是一种症状，许多病均可导致本病的产生，因此，在治疗本症的同时，应该及时治疗原发疾病。

肺结核和恶性肿瘤化疗是引起盗汗的常见原因，临床可以选用以下处方治疗。

肺结核盗汗：五倍子 50g 研末过筛，以细末加入朱砂 10g，混合备用，每次用药 2g。于神阙穴消毒后，取止汗粉加开水少量调成糊状，填入脐中，外以消毒纱布覆盖，胶布固定，每天换药 1 次，3 次为 1 个疗程。

化疗后盗汗：外敷脐部。药物制备：先取五倍子 30g、朱砂 3g 研末和匀备用；操作：治疗时取适量药末用凉开水调制成糊状。嘱患者取仰卧位，暴露脐部，避免着凉。贴敷前用温水洗净并擦干脐部，然后将药糊填满神阙穴（肚脐），按压铺平后，外用医用透明薄膜敷贴固定，临睡前敷，早晨起床后取下，每天1次，3~5天为1个疗程，治愈后停药。

休 克

休克是急性周围循环衰竭产生的证候群，属于中医"虚脱""脱证""厥证"范畴。

【病因病机】

休克可由以下原因引起：①低血容量性休克。系因大量失血、失水或失血浆所致。②心源性休克。见于急性大面积心肌梗死、严重心肌炎或心肌病、严重的心律失常等。③感染中毒性休克、细菌毒素引起广泛的血管扩张，以革兰阴性菌感染多见。④过敏性休克。是人体对某些药物或生物制品过敏而产生的一种急性全身性反应，如青霉素引起。⑤神经源性休克。系由于外伤、骨折、剧烈疼痛，精神创伤及麻醉过深等所致。⑥内分泌性休克。系由于肾上腺、甲状腺等功能减退引起。

中医学认为，厥、脱证是阴阳气血逆乱的结果。引起的原因不外乎外感六淫，内伤七情或者是劳伤后引起的剧烈疼痛或大量出血等。厥证的发生，主要由于人身气化功能突然逆乱，导致气血运行失常，从而引起血脉功能的改变和心主精神意识功能的逆乱。脱证中血脱可由于创伤出血，或月经过量，或暴吐暴衄失血如涌，导致血脱气亦脱。气不能摄血，气和血失去了相互依存。气脱的原因，多由气虚发展而来，加之惊恐、劳累或饥饿诱发，一时气机逆乱，中气下陷，清阳不升，气虚不能温达四肢，故四肢逆冷，气虚表卫不固，则自汗。临床上以心气虚脱最为多见。

【诊断要点】

（1）淡漠，意识模糊，瞌睡常见，手和足发冷、潮湿、皮肤常发绀和苍白、毛细血管充盈时间延长。神志可能保持清醒。

（2）在极端严重的病例，可出现大面积的网状青斑，除有心脏阻滞或出现终末心动过缓外，脉搏通常细速。有时，只有股或颈动脉可扪及搏动。可有呼吸增快和换气过度，当大脑灌注不足呼吸中枢衰竭时可出现呼吸暂停。后者可能为终末表现。

（3）休克时用气囊袖带测得的血压常低下（收缩压＜90mmHg）或不能测得，但从动脉插管直接测得的数值常较之明显为高。

【治疗方法】

[主治]气机逆乱休克。

[材料]食盐、艾叶。

[方法]将艾叶做成艾炷。

[用法]用艾灸法。皮肤常规消毒后，先在肚脐上放置少许食盐，用大艾炷放置于肚脐上，点燃其尖端，让其逐渐燃尽，再换一个新的艾炷，直至休克症状缓解为止。

[疗效]盛生宽用方一治疗措某，因针刺晕针导致休克，用方一灸神阙穴15壮后，

神志清醒。

[**出处**]《中国针灸》1996，16（1）：46.

方 二

[**主治**]中气下陷休克。

[**材料**]香烟。

[**方法**]用香烟熏灸。

[**用法**]用艾灸法。取穴神阙。配穴中脘、天枢、气海、关元、足三里。将上述穴位用常规方法消毒，用香烟点燃其一端，快速点灸穴位，每穴 3 壮。

[**疗效**]宾学森用方二治疗某男，因风寒腹痛，痛泻交作，遂昏迷不醒，用点灸法数分钟后清醒。

[**出处**]《江西中医药》1989，20（5）：21.

方 三

[**主治**]休克：脱阳虚证，体冷无脉，气息欲绝，不省人事者。

[**材料**]葱 500g。

[**方法**]将葱去根叶，用麻缠如盏大，留 2 寸许。

[**用法**]用熨脐法。将葱用火烘一面令热，置患者神阙中及脐下（阿是区），以熨斗熨之，逼药气入内。可作饼三四个，饼坏另易一饼，至患者渐醒，手足温，更服四逆汤温其内即健。

[**疗效**]笔者用方三治疗李某，患者素患低血糖，某天中午感到饥饿，一会儿即面色苍白，出汗，血压下降。用方三治疗，患者渐醒。

[**出处**]经验方。

方 四

[**主治**]气脱血脱休克。

[**材料**]用葱白一握（连根须，不水洗），麝香 0.3g。

[**方法**]将葱白捣碎，再加麝香共捣烂如糊状。

[**用法**]用敷脐法。取药湖涂在患者肚脐上，以纱布包扎，再用电熨斗熨之，熨至患者手足汗出时病即告愈。于涂熨的同时配合内服四逆汤，或以葱白适量捣烂煮酒灌服，奏效更速。

[**出处**]蒋希林.《中华脐疗大全》中国中医药出版社.

方 五

[**主治**]中气不足休克。

[**材料**]葱白 1 握（去根须及青皮，留白 6cm），黄酒适量。

[**方法**]将葱白捣烂，加黄酒适量炒热，放布袋中包裹扎牢，备用。

[**用法**]用敷脐法。取炒热的葱白布袋，乘热熨烫患者脐窝处，冷后再炒再熨，直至患者苏醒为止。熨脐的同时，用葱白 60g 捣烂煮酒灌服，其效更佳。

[**出处**]谭支绍.《中医药物贴脐疗法》广西科学技术出版社.

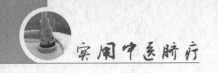

【按语】

神阙是治疗休克的有效穴位。艾灸该穴对心输出量、外周血管阻力、平均血压都有明显增加，艾灸本穴还能增加肾血流量、肾小球滤过率，以及钠、氯离子的排泄。

用灸法治疗休克可以在输血补液条件暂不具备的情况下，或配合抢救时具有一定的临床实用价值。在治疗休克患者时，应采取平卧位，或将下肢抬高30°，并保暖，保持呼吸道通畅，务需密切注意患者的呼吸、心率、血压、脉搏等情况以及针刺的即时效应，如果在短时内无法取得理想的效果，应即改用其他疗法，以免延误治疗时机。

中　暑

中暑俗称"发痧"，中暑，是人们夏季长时间受烈日曝晒，或高温作业引起的常见急症。中医称为"伤暑""暑厥"等。

【病因病机】

本病的发病原因，是由高温环境引起，因机体体温调节中枢功能障碍，散热功能障碍，水、电解质丢失过多，导致周围循环衰竭造成中暑。

中医学认为，本病多因长期处在高温环境或烈日下作业，温热秽浊毒气侵入人体，使气血滞塞而发病。

【诊断要点】

（1）在高温环境下出现全身乏力、头昏肢倦、胸闷恶心、口渴多汗等症。为先兆中暑。

（2）面色潮红、胸闷烦躁、皮肤干燥、呼吸急促、大量汗出、恶心呕吐、面色苍白、血压下降，为轻度中暑。

（3）上症持续不解，继现汗闭高热、头痛呕吐、神昏肢厥，或肢体痉挛抽搐等症，为重度中暑。

（4）多有在夏季暴晒或高温环境下体力或活动过量史。

【治疗方法】

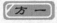

[主治] 中暑，头晕头痛，胸闷，恶心欲吐，烦热口渴，倦怠嗜睡，肌肤灼热，舌苔腻黄，脉濡数。

[材料] 中成药清凉油一盒。

[方法] 市售中成药，药店有售。

[用法] 用涂脐法。将清凉油半盒填入患者脐孔中，用手轻轻按之。另用清凉油涂双侧太阳穴，并轻按穴位。一般敷涂药后半小时症状逐渐消失而病愈。

[疗效] 谭支绍用方一治疗唐某，男，41岁，操作于烈日之下，两个多小时，自觉头晕、心闷、恶心作呕，用方一用涂药30分钟后，诸症完全消失，速获病愈。

［**出处**］谭支绍.《中医药物贴脐疗法》广西科学技术出版社.

方二

［**主治**］中暑，高热神昏，烦躁口渴，甚至抽搐频作。舌质红，苔黄燥，脉濡数。

［**材料**］活蛤蟆 1 个。

［**方法**］将活蛤蟆剖开腹皮。

［**用法**］将剖腹的活蛤蟆直接敷在患者的脐眼上，外以纱布绷带束定之，2 小时换 1 次。

［**疗效**］用方二治疗李某，女，32 岁，工人。夏天负重赶集市，途中身热自汗，继之烦躁神昏，手足抽搐。取活蛤蟆 1 只，剖腹直接敷于患者脐孔上。敷 2 小时后诸症霍然，竟获病愈。

［**出处**］谭支绍.《中医药物贴脐疗法》广西科学技术出版社.

方三

［**主治**］湿热毒气阻窍中暑。

［**材料**］乘土热时用之。在路边挖取热土。

［**用法**］用涂脐法。先将患者移至树阴下，将路旁热土，敷在患者脐眼上，同时用指压按人中穴 10 分钟。

［**出处**］谭支绍.《中医药物贴脐疗法》广西科学技术出版社.

【按语】

万一有先兆中暑和轻症中暑表现时，首先要做的是迅速撤离引起中暑的高温环境，选择阴凉通风的地方休息；并多饮用一些含盐分的清凉饮料。松开或脱掉患者的衣服，让其舒适地躺着，将头及肩部垫高。其次以冷湿的毛巾覆在患者头上，如有水袋或冰袋更好。将海绵浸渍乙醇，或毛巾浸冷水，用来擦拭身体，尽量扇凉以降低其体温到正常温度。同时，应用敷脐法进行治疗，可以取得良好的效果。

晕车、晕船

晕动症又称晕车、晕船，是在乘车、船时产生的一组症状群。此属中医"眩晕""呕吐"范畴。

【病因病机】

晕车晕船除了和人体的个体差异有关系以外，还和人体的前庭平衡感受器有关系。它是指乘坐交通工具时，人体内耳前庭平衡感受器受到过度运动刺激，引起前庭功能紊乱，前庭器官产生过量生物电，影响神经中枢而出现的出冷汗、恶心、呕吐、头晕等症状群。常因体质虚弱、睡眠不足、情绪不佳及不良气味刺激、劳累等引发。

中医学认为，本病主要因患者气血亏虚，或因痰湿中阻，或因肝阳上亢，在精神紧张、情绪不佳、不良气味的刺激下，导致清阳不升，或清窍被阻，或阳亢于上，导致本病的发生。

【诊断要点】

（1）在乘车坐船中或过后出现眩晕，有自身或四周景物旋转或摇晃的感觉。

（2）重者伴恶心呕吐、面色苍白、出汗、全身乏力，甚则虚脱。

（3）多在睡眠不足、精神紧张、情绪不佳、不良气味刺激下发生。

【治疗方法】

方 一

[主治] 痰湿中阻型晕车、晕船。

[材料] 风油精。

[方法] 准备风油精备用。

[用法] 用涂脐法。将风油精数滴滴入肚脐眼，外用伤湿止痛膏或胶布封固。

[疗效] 笔者用方二预防晕车晕船12人，8人有效，4人无效。

[出处]《大众中医药》1988，（3）：29.

方 二

[主治] 气血亏虚型晕车、晕船。

[材料] 生姜，伤湿止痛膏1张。

[方法] 将生姜切成片。

[用法] 用贴脐法。将姜片放肚脐内，伤湿止痛膏固定，乘车船前30分钟贴。

[疗效] 用方二治疗刘某，长期乘坐汽车时均晕车，用方二在每次乘车前在脐部贴上，前2次症状减轻，第3次症状消失，以后再未晕车。

[出处] 高树中.《中医脐疗大全》济南出版社.

方 三

[主治] 清窍被阻型晕车、晕船。

[材料] 食盐。

[用法] 用敷脐法。乘坐车或船前半小时，取食盐块如豆大1粒放入肚脐，用胶布固定。下车、船后自行取下，如长途旅行，中途不需更换。

[出处]《中医外治杂志》1997，（5）：10.

方 四

[主治] 清气不升型晕车、晕船。

[材料] 敷脐镇吐膏：天麻、乌梅、代赭石、丁香、石菖蒲、车前子、薏苡仁等。

[方法] 研细做成膏。

[用法] 用敷脐法。以镇吐膏敷脐。

[出处]《南通医学院学报》2004，24（4）：419.

【按语】

用敷脐法治疗晕车、晕船，疗效颇好。往往有立竿见影的治疗效果。此法多用以预防晕车，由于心理的逐步稳定，以后乘车时，可以不再产生眩晕。如有复发，再用以上方法，同样见效。

预防晕车晕船的方法很多。如：①改坐面向前进方向的座位，打开窗户，让冷风吹拂。②可用冷毛巾敷在额面部及胸部，会使症状缓解。③如果实在想吐，最好找地方尽量吐出来，吐完后，会感觉畅快多了。④晕船时，若船是前后颠簸起伏，你可横向平卧；若船是左右摇晃，你可顺船体而卧，然后闭目休息，做深呼吸动作。⑤不要看窗外一闪而过的东西，要凝视远方。⑥保持愉快情绪，暗示自己不会晕车，避免过饥、过饱，勿疲劳旅行。尽量使周围环境清静，空气流通，

水 肿

水肿系指血管外的组织间隙中有过多的体液积聚，为临床常见症状之一。中医学称之为"水气"，亦称为"水肿"。

【病因病机】

西医认为，肝、肾、心脏疾病也可引起水肿。如肝硬化腹水、肾炎浮肿和心脏病浮肿等均属中医水肿病的范畴。生理情况下，人体的组织间液处于不断的交换与更新之中，组织间液量却相对恒定的。组织间液量恒定的维持，有赖于血管内外液体交换平衡和体内外液体交换平衡。如果这两种平衡被破坏，就有可能导致组织间隙或体腔中过多体液积聚。

中医认为，水肿的发病与肺、脾、肾功能失常有关。产后体质虚弱，汗出当风，或因感受外邪、劳倦内伤，或饮食失调，或长期在潮湿环境中工作，营养不良等因素为本病的诱因。使气化不利，津液输布失常，导致水液潴留，泛溢于肌肤，引起以头面、眼睑、四肢、腹背甚至全身浮肿为临床特征的病证。

【诊断要点】

（1）水肿先从眼睑或下肢开始，继及四肢、全身。

（2）轻者仅眼睑或足胫浮肿，重者全身皆肿，甚则腹大胀满，气喘不能平卧。

（3）严重者可见尿闭，恶心呕吐，口有秽味，齿衄鼻衄，甚则头痛，抽搐，神昏谵语等危象。

（4）可有乳蛾、心悸、疮毒、紫癜以及久病体虚史。

（5）应做尿常规、24小时尿蛋白定量、血常规、血沉、血浆白蛋白、血尿素氮、肌酐、体液免疫，以及心电图、心功能测定、B超等实验室检查，以助明确诊断。

【治疗方法】

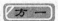

[**主治**] 水肿，症见小便短少、腹胀如鼓、全身浮肿。

[**材料**] 利尿糊：甘遂100g，甘草10g。

[**方法**] 将甘遂碾成细粉末备用，甘草煎汤待用。

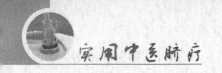

[用法] 用敷脐法。用时取药末适量（约10~15g），加入米汤适量调和成稠糊状，将药糊涂敷患者脐孔处，外以蜡纸或纱布盖上，胶布固定。另外令患者服下甘草汤。每日涂药2次，直至肿消为止。

[疗效] 谭支绍用方一治疗蔡某，男，35岁。于1980年患肝硬化，腹水并下肢水肿。腹水严重，下肢呈凹陷性水肿，按之没指，用利水糊敷脐治疗，每天换药1次。连续使用利水糊贴药至第七天，腹水基本消失，腹围70cm，下肢水肿已消失。

[出处] 谭支绍.《中医药物贴脐疗法》广西科学技术出版社.

方 二

[主治] 阳虚水肿。

[材料] 附子、干姜、茯苓、桂枝各等份。

[方法] 将上药研末，用辅料调成糊状，做成直径约3.5cm，厚度约0.3cm的圆形药糊，用酒作辅料，固定式艾条温灸器是笔者用圆皮膏筒制作而成的。其身高8cm，直径5~5.5cm。插艾条的管高3~3.5cm，直径2cm。筒身有2排小孔，在下面一层小孔上有铁丝作固定耳，筒底有直径为5~5.5cm的圆形铁纱。此温灸器不但省力省艾条，且较严实，不漏气，便于药物渗透。有孔小木板为长8.5cm、宽7cm、中有直径约3cm圆孔的三层板。

[用法] 用艾灸法。根据施灸部位取适当的体位，将松紧带放在施灸部位下面，用调药刀将药糊放在腧穴上，做成直径为3.5cm，厚度为0.3cm的圆形药饼。在药饼上放有孔小木板，将点燃的艾条放入温灸器内，再将其放于小木板上，用松紧带固定。一般灸29~39分钟后观察药饼已干且不黏手，又不散开时，将温灸器取下，用长9cm，宽8cm的胶布固定4~6小时后取下药饼。一次选灸1~2穴，每日灸1次，5次为1个疗程，2个疗程间休息三天。

[疗效] 卢桂英用方二治疗水肿5例，平均治疗5次，5例均痊愈。

[出处]《中国针灸》1995，15（1）：19.

方 三

[主治] 水肿，水湿停聚泛滥肌肤。

[材料] 实证：炒牵牛子10g，茯苓10g，泽泻10g，陈皮15g，菟丝子15g，蓖麻子15g，琥珀3g。偏风寒者加防风12g、桂枝10克；热盛者加银花10克、连翘15g；湿盛者加苦参10g、土茯苓10g、大腹皮15g、生姜皮15g；水肿甚者加商陆10g、槟榔10g。虚证：苦马豆60g，商陆60g，丝瓜藤15g，生姜皮20g；脾虚者加白术20g、陈皮15g、云苓30克、厚朴15g；肾虚加熟地15g、山药20g、山萸肉20g、附片10g、菟丝子30g。

[方法] 药共研为细末，备用。

[用法] 用敷脐法。用温开水调成糊状，外敷于脐部。每隔2日换药1次药。

[疗效] 李宗国用方三治47例，痊愈27例，占56.3%，复发2例，复发率占4.2%；显效15例，占31.3%；无效3例，占63%。总有效率为93.7%。

[出处]《中医外治杂志》1994，（1）：3.

方 四

[主治] 水肿，小便短少，腹胀如鼓，面睑或下肢凹陷性浮肿。

[材料] 利尿糊：甘遂 100g，甘草 10g。

[方法] 将甘遂碾成细粉末备用，甘草煎汤待用。

[用法] 用敷脐法。取药末适量（约 10~15g），加入米汤适量调和成稠糊状，将药糊涂敷患者脐孔处，外以蜡纸或纱布盖上，胶布固定。另外令患者服下甘草汤。每日涂药 2 次，直至肿消为止。

[疗效] 谭支绍用方四治疗蔡某，男，患肝硬化 2 年，腹水及下肢水肿，按之没指，治疗 3 次，腹围缩小，七天基本消失，下肢水肿已消。

[出处] 谭支绍.《中医药物贴脐疗法》广西科学技术出版社.

方 五

[主治] 大腹水肿，或全身浮肿小便不利，舌淡苔白腻，脉缓无力。

[材料] 消水膏药用大活田螺 1 个，生大蒜瓣 1 片，鲜车前草 1 棵。

[方法] 将田螺去壳，同大蒜瓣和鲜车前草一齐捣烂成膏状备用。

[用法] 用敷脐法。取药膏 1 团填敷入患者脐孔中，外加纱布覆盖，胶布固定，待小便增多，水肿消失时，即去掉药膏。如 1 次未痊愈，可待脐孔不痒时，再敷 1~2 次，直至肿消为止。本法适用于治疗肝硬化腹水、肾炎腹水，效果满意。

[出处] 谭支绍.《中医药物贴脐疗法》广西科学技术出版社.

方 六

[主治] 全身浮肿，肝硬化腹水，肾炎腹水。

[材料] 遂水散：甘遂、大戟、芫花各等量。

[方法] 将上药共碾成极细末，备用。

[用法] 用敷脐法。临用时先用 75% 乙醇消毒脐窝皮肤，趁湿取药末 10g 填满患者脐孔，外加纱布覆盖，胶布固定。每日换药 1 次，10 次为 1 个疗程。

[出处] 谭支绍.《中医药物贴脐疗法》广西科学技术出版社.

【按语】

用方二时，应遵《千金要方》"凡灸法，坐点穴，则坐灸，卧点穴，则卧灸，立点穴，则立灸，须四体平直，毋令倾侧，若倾侧则穴不正"，灸时穴位一定要正，效果才好。遵《千金要方》"凡灸当先阳后阴……先上后下"施灸，一般宜先灸上部后灸下部、腹部。妇女月经期或孕妇腹部、腰骶部、三阴交穴不宜灸，以防月经量增多或流产、早产。施灸时应注意安全，防止烧坏皮肤或衣物，如不慎灸处皮肤破损或出现奇痒、潮红及水疱，不必紧张，只要立即停灸各穴，涂皮肤消毒剂后 3~4 天即愈。施灸后，用胶布贴药 4~6 小时即可取下药饼。不可长贴，以防起疱或皮肤过敏。

治疗期间，在饮食方面，注意增加营养，禁忌食盐，并注意摄生，加强身体锻炼，提高自身抗病力，预防水肿发生。

水肿是一种症状，需同时治疗原发性疾病，才能持久见效。

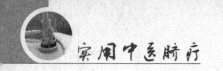
慢性疲劳综合征

慢性疲劳综合征是以持续或反复发作的严重疲劳为主要特征的证候群。中医学据其主要临床表现归属于"虚劳""百合病""不寐"等范畴。

【病因病机】

西医学认为，本病的发病与长期过度劳累，饮食生活不规律，精神紧张等心理社会应激因素以及病毒感染等造成的神经、内分泌、免疫、消化、循环、运动等系统的功能紊乱关系密切。

中医学认为，本病可因长期过度疲劳，气虚血弱；或外邪入侵，导致脏腑功能失调；或饮食不节，伤及脾胃以致阴精气血生化不足，脏腑失养；或因忧思抑郁等不良情志刺激，均可导致机体神经、体液调节紊乱，免疫功能异常而产生疲劳。

【诊断要点】

（1）主症：较长时间（6个月以上）的疲乏无力和活动后疲劳加重。

（2）兼症：头晕头沉，记忆力减退，思维不集中；失眠、恶梦或嗜睡而醒后疲劳更甚；心慌，气短，胸闷憋气；易紧张，易激动，烦躁，抑郁，或恐惧不能自制，或悲伤欲哭；自觉发热，伴有头痛、关节疼痛、肌肉酸痛、淋巴结肿大；咽堵，腹胀，胁肋胀痛，食欲不振；平素抗病力低，易患咽炎、感冒、尿路感染等疾病。应具备前述主症并具备3条以上兼症者作为观察对象。

（3）实验室检查：观察对象治疗前、后各检查1次，①血常规；②血沉；③乳酸脱氢酶 –L；④体液免疫 IgA、IgG、IgM、C3、C4；⑤细胞免疫 T 细胞亚群 CD3、CD4、CD8、CD4/CDs。

【治疗方法】

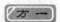

[**主治**] 慢性疲劳综合征气阴两虚汗证：疲劳兼自汗或盗汗、低热、头晕目眩、虚烦不寐、口咽干痛等，舌淡红苔少，脉弦细。

[**材料**] 五倍子3g。

[**方法**] 将上药研细备用。

[**用法**] 用敷脐法。用食醋适量调成糊状敷于神阙穴，外盖纱布固定，盗汗者夜用昼取；自汗者昼用夜取；自汗盗汗兼有者昼夜24小时皆敷，1日1次，5天为1个疗程，疗程间休息2天继续用药。

[**疗效**] 徐桂华用方一治疗气阴两虚汗证50例，治愈16例，好转32例，无效2例，总有效率为96%。

[**出处**]《山东中医杂志》2002，19（11）：662.

方 二

[主治] 慢性疲劳综合征，症见持续疲劳、失眠、思维不集中、身疼发热等症。

[材料] 白人参30g，黄芪30g，当归15g，生、熟地各15g，丹参30g，苦参30g，紫草30g，郁金15g，茯苓15g，白术15g，败酱草30g，陈皮10g。

[方法] 将上药干燥、粉碎，过100目筛，包装袋密封备用。

[用法] 用敷脐法。治疗前温水洗净脐部，再以75%乙醇擦拭，取扶正祛邪贴药0.3~0.5g，用2%氮酮3~5ml，调成糊状，采用"填贴混合法"将药糊填满脐窝，外用香膏严密固封。贴药后用电热机，放在穴位上20分钟热敷理疗，以利药物吸收及迅速发挥药效。24小时后取下，用温水洗净脐部药渣。隔日治疗1次，10次为1个疗程，每疗程间隔7天。

[疗效] 张越林方二治疗32例中，显效15例，占46.88%；有效13例，占40.63%；无效4例，占12.50%。总有效率87.50%。

[出处] 《中医外治杂志》2000，9（1）：14.

方 三

[主治] 慢性疲劳综合征，证属脏腑功能失调，气血不足者。

[材料] 五灵脂、乳香、没药、夜明砂、小茴香、白芷、木香、胡椒、丁香、吴茱萸、肉桂、干葱头、附子各20g。

[方法] 将上药研末，加10g艾绒混匀塞进直径为10cm布袋中，套入腹袋中备用。

[用法] 用敷脐法。取药末适量用黄酒调成膏状敷脐，并施以温灸，每次20~30分钟，隔日1次，其余时间令患者将腹袋系于腹部，药袋对准脐眼。

[疗效] 易受乡用方三改善脾虚症状效果显著。

[出处] 《湖南中医学院学报》1994，14（4）：49.

方 四

[主治] 慢性疲劳综合征阴虚火旺、胃中不和与心脾两虚型，常伴有低热、心烦、不思饮食，舌红苔少或舌淡苔白。脉细数或缓。

[材料] 丹参、远志、石菖蒲、硫黄各20g。

[方法] 将上药共研细末，装瓶备用。

[用法] 用敷脐法。加白酒适量，调成膏状贴于脐中，再以棉花填至与脐部平齐。用胶布固定，每晚换药1次。

[疗效] 张化南用方四治疗35例，痊愈15例，显效17例，无效3例，有效率为91.43%。

[出处] 《吉林中医药》1989（3）：28.

方 五

[主治] 慢性疲劳综合征，肝肾不足。

[材料] 龙骨、虎骨（以其他药物代替）、蛇骨、南木香、雄黄、朱砂、乳香、没

435

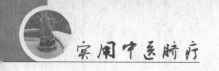

药、丁香、胡椒、夜明砂、五灵脂、小茴香、两头尖、附子、青盐各等量，麝香 0.5g。

[**方法**] 除麝香研末另用外，其余各种药物共碾成极细粉末，瓶贮密封备用。

[**用法**] 取敷脐法。先取麝香三分之一，纳入患者脐孔中央，再取药末 15~20g，填入脐内麝香上面，盖以槐树皮，上放预制的艾炷（如黄豆大），点燃灸之，灸至患者腹中作声，大便泻下涎物为止。2~3 天灸 1 次，灸后令病者服米汤，食白粥，或饮少量黄酒，以助药力，至痊愈为止。

[**出处**] 谭支绍.《中医药物贴脐疗法》广西科学技术出版社.

方 六

[**主治**] 慢性疲劳综合征，证属情志或思虑所伤、过度劳累、起居失常、饮不节导致者。

[**材料**] 公鼠屎（两头尖）30g，麝香 0.6g。

[**方法**] 将两味药各自碾成细末，瓶贮备用。

[**用法**] 取隔药灸法。先取麝香 0.2g，纳入患者脐孔中央，将鼠屎末填满脐眼，外盖以槐树皮（预先穿孔多个）盖在脐孔内鼠屎末上，再取如黄豆大的艾炷放在槐树皮上，点燃灸之，反复频灸，直灸至患者自觉热气透身，微微出汗为度。3 天灸 1 次，坚持灸至患者年龄的壮数。

[**出处**]《辽宁中医杂志》1980，（11）：40.

方 七

[**主治**] 慢性疲劳综合征，证属中焦气虚复感外邪，湿热蕴结者。

[**材料**] 取五倍子 3g。

[**方法**] 研粉。

[**用法**] 用敷脐法。用食醋适量调成糊状敷于神阙穴，外盖纱布固定，1 日 1 次，5 天为 1 个疗程，疗程间休息 2 天。

[**出处**]《实用医药杂志》2000，13（2）：28.

【**按语**】

随着社会的发展，生活节奏的加快，慢性疲劳综合征的发病率在逐年增加，本病的发病机制尚不明确，主要是由于工作竞争、职务升迁、生活压力、经济问题等多方面的因素，使人体处于高度紧张和劳累状态，最终导致机体各系统功能紊乱，免疫低下而发生本病。药物外敷使药力经脐部迅速渗透到人体，以调节人体脏腑、气血、阴阳，扶正祛邪，改善机体免疫功能，以抗应激、抗疲劳和镇静作用达到治疗目的。以中药穴敷疗法进行治疗，药物有效成分经皮透吸收快，显效迅速，直接扩散进入血液，故可消除药物对胃肠道的刺激，克服肝脏的"首过效应"，提高了药物的生物利用度，易为患者所接受，为治疗慢性疲劳综合征开辟了一条"简、廉、效、捷"的新途径。

根据临床观察，脐中填鼠屎灸之，有美容和抗衰老作用。经实验证明，鼠屎灸脐可作用于免疫系统，提高免疫功能。因免疫功能低下是衰老发生的主要原因，故鼠屎灸脐有抗衰老作用。

不宁腿综合征

不宁腿综合征亦称不安腿综合征，一表现为小腿的针刺样、虫爬样、酸感或难以述说的不适感。中医学一般将其归入"痹证"范畴。

【病因病机】

该综合征分为原发性与症状性两大类。①原发性不安腿综合征，该型的原因不明，少数患者有家族史。②症状性不安腿综合征，继发于其他疾病，常见有以下原因：尿毒症、缺铁性贫血、叶酸缺乏、孕娠、风湿性关节炎、帕金森病、多灶神经病、代谢疾病和药物。

中医学认为，因外感风寒，邪气不尽，伤及阳气，久累营血；或因阴血不足，不能行气，而致气滞血瘀，脉络不通，而致本证。

【诊断要点】

（1）部位：不宁腿综合征多发生于下肢，以腓肠肌最常见，大腿或上肢偶尔也可以出现，通常为对称性。

（2）性质：不宁腿患者常有撕裂感、蚁走感、蠕动感、刺痛、烧灼感、疼痛、瘙痒感等不适感，有一种急迫的强烈要运动的感觉，并导致过度活动。

（3）时间：不宁腿综合征在安静时发作，夜晚或者休息一段时间后症状更为严重，有时仅仅持续数分钟，严重的则整夜不停，活动下肢可以使症状明显减轻，但患者在休息或入睡以后症状会明显加重。

（4）失眠：由于夜间失眠，导致不宁腿患者严重的日间嗜睡，工作能力下降。

【治疗方法】

方 一

[主治] 不宁腿综合征，证属感受风寒，气滞血瘀者。

[材料] 细盐、艾炷。

[方法] 将艾绒制成艾炷备用。

[用法] 用隔盐灸法。患者取仰卧位，穴处用酒精棉球擦净消毒，铺细盐使之与脐平，用底与高均约0.8cm艾炷施灸，待患者感到灼痛即更换艾炷，每次30~50壮，每日1次。若灸后局部起小水疱者，可令其自行吸收，大者可用消毒针头挑破，外涂皮肤消毒剂。

[疗效] 杜学芹用方一治疗23例，绝大多数于施灸的当天晚上症状减轻，其中痊愈为经4次治疗后症状完全消失、1年以上未复发者，计20例；显效为经10次治疗后症状减轻，偶有发作，但较治疗前减轻者计3例（均系脑栓塞形成后发病者）；总有效率为100%。

[出处]《中国社区医师》2008，8（7）：55.

方 二

[**主治**] 不宁腿综合征，证属阴血不足，不能行气，脉络不通者。

[**材料**] 乳香、没药各 100g，秦艽、桂枝各 30g，红花、土鳖虫、川乌、草乌、当归、杜仲、川断、三七、血竭、透骨草、延胡索各 50g，马钱子 7 个，麝香 1.5~3g。

[**方法**] 上药除麝香外，共研为细末，贮瓶备用。

[**用法**] 用敷脐法。用药前，先令患者鼻孔对准装麝香的瓶嗅吸约 0.5 分钟，取上药 10~15g 放入肚脐中（先放麝香 0.05g 后再放药末），外盖纱布，胶布固定。再取本散 30g，炒热，洒白酒，用布包，趁热熨患肢，冷则加热再熨。

[**疗效**] 用方二治疗本病患者 3 例，均 2 次治愈。

[**出处**] 王肖岩.《穴位贴药疗法》湖南科学技术出版社.

方 三

[**主治**] 不宁腿综合征，表现为小腿的针刺样、虫爬样、酸困感或难以述说的不适感。

[**材料**] 枯矾 12g，真净银朱 9g。

[**方法**] 上药研为末，铺纸上，做纸捻 3 条。

[**用法**] 灸脐法。每天早上以 1 条捻蘸麻油点火向肚脐熏之，盖被睡，取汗即愈。

[**出处**] 罗和古.《脐疗巧治病》中国医药科技出版社.

【**按语**】

不安腿综合征是某种疾病或原因而引起的下肢血运不足所产生的不适感。目前药物治疗效果欠佳。取神阙穴，不仅定位准确易取，且结构特殊，在胎儿时期是脐动脉与脐静脉出入处，亦是腹壁结构最薄处，奇经脉中有任、督、冲、带脉直接到达该穴位处，脐又通过奇经八脉与十二经脉相通，为经脉之总枢、经气之汇海。根据"经脉所通，主治所及"的原则，隔盐灸神阙穴能通调全身经脉，从而改善下肢血液循环，故能取得捷效。该法经济、简单易学，且效优，值得临床推广应用。